药物制剂设备

（供制药设备应用技术、药物制剂技术、药品生产技术、

制药技术应用、制药设备维修等专业用）

国家药品监督管理局高级研修学院　组织编写

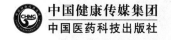

中国健康传媒集团

中国医药科技出版社

内 容 提 要

　　本教材是全国药品职业教育教学指导委员会指导、国家药品监督管理局高级研修学院组织编写的活页式、工作手册式系列教材之一，系根据制药企业相关职业岗位能力、知识和素养需求，结合专业培养目标以及相关课程的教学目标、内容与任务要求编写而成。教材内容包括制剂设备认知与管理、固体制剂生产、注射剂生产、粉针液生产、中药制剂生产、药物制剂包装、公用系统配置7个工作领域，涵盖了18个工作任务和55个职业能力点。

　　本教材主要供职业院校制药设备应用技术、药物制剂技术、药品生产技术、生物制药技术、化学制药技术、中药制药技术、制药技术应用、制药设备维修等专业使用，药学、中药学等相关专业师生也可根据需要选用，还可供相关行业企业培训及从业人员自学使用。

图书在版编目（CIP）数据

药物制剂设备/国家药品监督管理局高级研修学院
组织编写. – – 北京 ：中国医药科技出版社，2024.9
　ISBN 978 – 7 – 5214 – 4579 – 4

　Ⅰ. ①药… 　Ⅱ. ①国… 　Ⅲ. ①制剂机械 – 高等职业教
育 – 教材 　Ⅳ. ①TQ460.5

中国国家版本馆 CIP 数据核字（2024）第 085251 号

美术编辑　陈君杞
版式设计　友全图文

出版 **中国健康传媒集团**｜中国医药科技出版社
地址　北京市海淀区文慧园北路甲 22 号
邮编　100082
电话　发行：010 – 62227427　邮购：010 – 62236938
网址　www. cmstp. com
规格　889 × 1194mm $^1/_{16}$
印张　27
字数　849 千字
版次　2024 年 9 月第 1 版
印次　2024 年 9 月第 1 次印刷
印刷　河北环京美印刷有限公司
经销　全国各地新华书店
书号　ISBN 978 – 7 – 5214 – 4579 – 4
定价　**75.00 元**

获取新书信息、投稿、
为图书纠错，请扫码
联系我们。

编 委 会

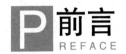
前言
PREFACE

本教材由全国药品职业教育教学指导委员会指导，国家药品监督管理局高级研修学院组织全国12所职业院校、2家制药设备生产企业和1家计算机虚拟仿真网络应用科技企业联合编写。

药物制剂设备是职业教育制药相关专业的一门综合性、应用性专业核心课程。课程内容涵盖设备结构、原理、操作、调试、维护、管理以及GMP实施等多方面的知识技能，蕴含着制药从业者的职业素养和态度。

本教材以国家职业标准为基础，以制药行业员工综合素养需求和企业生产岗位职责为依据；以"懂原理、能操作、会维护、可调试、知表述"为目标编写而成。具有以下几方面特色：①以"能力本位"构建教材框架。将制药工作岗位相关职业能力作为最小结构单元来编写，每个能力点都以解决工作中遇到的问题为指引。②能力点设置考虑到了教育价值和可获得性，并力图揭示每个能力点所处场景的新技术和新趋势。③编写过程体现产教融合，书岗对接。编者深入制药企业，学习一线生产岗位操作技能、收集工作案例或真实生产问题，将之体现在能力训练和问题情境中。④教材融入信息化资源。通过与企业合作，把课程中的知识点、技能点制作成动画、微视频，使学生可以使用移动终端扫描二维码，随时随地观看。⑤问题情境融入课程思政。教材基于"药德、药规、药技"的人才培养理念，在教材设置的"问题情景"中单列思政要素的情境和案例，体现教材价值引领，突出教材的思想深度，结合课程教学目标，在具体的能力点中落实工匠精神和创新精神，培育文化自信、质量意识和环保意识等。

教材结构上分为7个工作领域，共18个工作任务和55个能力点，每一个能力点相当于一节的内容。具体编写分工为：丁志诚负责3.1.2、3.1.3、3.1.5；王文婷负责6.3.4、6.3.5、6.3.6、6.3.7；白而力负责5.1.1、5.1.2、5.2.1、5.2.2；刘亚娟负责6.1.1、6.2.1、6.2.2、6.2.3；孙传聪负责2.2.1、2.2.2、3.1.4；张玲负责1.1.1、1.1.2、3.3.3；陈建雯负责2.1.5、2.1.6、2.1.7、3.1.1；赵月珍负责1.2.1、1.2.2、1.2.3；赵延武负责2.3.3、2.4.1、2.4.2、7.3.1；钟雄权负责6.3.1、6.3.2、6.3.3、7.3.2；高莉丽负责3.2.1、3.2.2、3.3.1、3.3.2；郭锐负责7.2.1、7.2.2、7.2.3；黄自通负责4.2.1、7.1.1、7.1.2、7.1.3；龚伟负责2.1.1、2.1.2、2.1.3、2.1.4；蔡旺负责4.1.1、4.1.2、4.2.2；王建涛编写6.1.2，并协同丁立、孙传聪负责教材的整体设计及所有能力点的审稿工作，会同武杉杉协助编者提供虚拟仿真动画及视频资源；郑起平、吴武通负责设备选型并提供技术资料。最后，由楚天科技股份有限公司首席制药工艺专家郑起平副总裁、中国药科大学黄家利教授承担主审工作。

本书适于职业院校的制药设备应用技术、药物制剂技术、药品生产技术、生物制药技术、化学制药技术、中药制药技术、制药技术应用、制药设备维修等专业使用，药学、中药学等相关专业师生也可根据需要选用。

本教材为所有编者经过15个月的艰苦历程，融合了几十位企业专家的意见精心编纂而成，殊为不易。在此衷心感谢每一位编著者的精心、恒心和耐心！也感谢众多企业专家的深度参与！活页教材作为新形态教材，需深入探索的领域很多，加之受精力、学识、时限所限，舛误之处难免，诚挚地希望使用和参阅者谅解并不吝指正！

编　者

2024 年 3 月

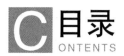

工作领域七　公用系统配置

工作领域一 制药设备认知与管理

工作任务 1.1 制剂设备认知

职业能力 1.1.1 能认知制药设备的分类及产品型号

PPT

一、核心概念

1. 标准 依据《中华人民共和国标准化法》规定，标准（含标准样品）是指农业、工业、服务业以及社会事业等领域需要统一的技术要求，包括国家标准、行业标准、地方标准和团体标准、企业标准。

2. 国家标准 简称国标（GB），是指由国家标准化主管机构（国家标准化管理委员会）批准发布，对全国经济、技术发展有重大意义，在全国范围内统一使用的标准。

国家标准分为强制性国标（GB）和推荐性国标（GB/T）。强制性国标是保障人体健康、人身、财产安全的标准和法律及行政法规规定强制执行的国家标准；推荐性国标是指生产、检验、使用等方面，通过经济手段或市场调节而自愿采用的国家标准。但推荐性国标一经接受并采用，或各方商定同意纳入经济合同中，就成为各方必须共同遵守的技术依据，具有法律上的约束性。

3. 制药机械和设备 用于制药工艺过程的机械设备称为制药机械和设备，是机械工业的子行业之一。一般来说，制药设备和制药机械包含内容是相近的。药品生产企业为生产药品所采用的各种机器设备统称为制药机械，包括专用设备和通用设备。

在日常工作和生活中，我们经常接触到与机械设备含义相近的名词术语，如装备、设施、机器等，其概念辨析见表 1-1-1-1。

表 1-1-1-1 设备、机械、设施、装备的概念辨析

术语	定义	异同
设备	设备有时也称为机器，指为了完成特定的工作或操作而专门设计的机械系统	设备的特点是可重复使用，可进行维护和维修，能够自主运作或者由人类操作，而且大部分可以根据需要来移动 设备侧重于完成一定的工作或操作，是用于生产或服务的机器和工具
机械	机械是组装起来执行特定功能的零部件组合体	机械与设备、机器的术语密切相关，有时可以把它们当作同义语
设施	设施是为进行某项工作或满足某种需要而建立的系统、建筑物或成套设备	设施的规模较大，且大部分不好移送，是固定的
装备	装备是指用于完成某项任务、操作或活动的工具、器具或配备。它可以是人类携带或使用的物品，也可以是机器、设备及其附属品	装备的特点是可变化、可组合、可调整、可携带 装备侧重于完成各种任务或活动，包括机器、设备、工具和配备等

二、学习目标

1. 能认知制药设备的类型及产品型号。

2. 会运用相关网站查阅制药设备的标准、品种、价格等。

3. 能认知设备质量对药品生产的重要性，明确课程内容与学习任务，领悟工匠精神，具备质量意识。

三、基本知识

（一）制药机械的分类与标准

制药机械是药物生产操作的关键因素，按 GB/T 15692—2008 分为 8 大类，包括 3000 多个品种规格（表 1 - 1 - 1 - 2）。

微课 1

表 1 - 1 - 1 - 2 制药机械类型及简介

制药机械类型	简介
原料药设备及机械	指利用动、植、矿物制取医药原料的工艺设备及机械。分为 11 类：反应设备、塔设备、结晶设备、分离机械及设备、萃取设备、蒸发设备、换热器、蒸馏设备、干燥设备、储存设备、灭菌设备
制剂机械	是将药物制成各种剂型的机械与设备。按剂型分为 13 类：颗粒剂机械、片剂机械、胶囊剂机械、粉针剂机械、小容量注射剂机械及设备、大容量注射剂机械及设备、丸剂机械、栓剂机械、软膏剂机械、口服液体制剂机械、气雾剂机械、眼用制剂机械、药膜剂机械
药用粉碎机械	指以机械力、气流、研磨的方式粉碎药物的机械。分为 4 类：机械式粉碎机、气流粉碎机、研磨机械、低温粉碎机
饮片机械	指将中药材通过净制、切制、炮炙、干燥等方法，改变其形态和性状制取中药饮片的机械及设备。分为 4 类：净制机械、炮炙机械、切制机械及药材烘干机械
制药用水、气（汽）设备	指采用适宜的方法，制取制药用水和制药工艺用气（汽）的机械及设备。分为 4 类：制药工艺用气（汽）设备、纯化水设备、注射用水设备、离子交换设备
药用包装机械	指完成药品直接包装和药品包装物外包装及药包材制造的机械及设备。分为 2 类：药品直接包装机械和药品包装物外包装机械。药品直接包装机械是直接接触药品的包装机械，包括药品印字机械、瓶包装机械、袋包装机械、泡罩包装机械、蜡壳包装机、饮片包装机械。药品包装物外包装机械是指对药品包装物实现装盒（袋）、印字、贴标签、裹包、装箱等功能的机械及设备
药物检测设备	检测各种药物质量的仪器与设备。包括测定仪、崩解仪、溶出试验仪、融变仪、脆碎度仪、冻力仪等
其他制药机械及设备	与制药生产相关的其他机械及设备。分为 2 类：输送机械装置与制药辅助设备。输送机械装置指利用机械力或空气流，运载固体物料或输送液体的机械及装置，如螺旋送料器、离心泵等；制药辅助设备是辅助制药生产设备用的其他设备，例如在线清洗灭菌设备、安瓿擦瓶机等

（二）制药机械行业标准与产品型号

行业标准主要是对于没有相应的国家标准，而又需要在某个行业范围内统一做出技术要求的标准。制药机械行业标准是为便于制药机械的生产管理、产品销售、设备选型、国内外技术交流而制定的，现行标准见表 1 - 1 - 1 - 3。

微课 2

表 1 - 1 - 1 - 3 制药机械行业标准目录（节选）

现行标准代号	标准名称	现行标准代号	标准名称
YY/T 0216—1995	制药机械产品型号编制方法	JB/T 20002.1—2011	安瓿洗烘灌封联动线
YY 0260—1997	制药机械产品分类与代码	JB/T 20002.2—2011	安瓿立式超声波清洗机
JB 20015—2004	制药机械产品分类与代码	JB/T 20002.3—2011	安瓿隧道式灭菌干燥机
JB 20020—2004	湿法混合制粒机	JB/T 20002.4—2011	安瓿灌装封口机
JB 20021—2004	旋转式压片机	JB 20008.2—2012	抗生素玻璃瓶螺杆式粉剂分装机

产品型号按 JB/T 20188—2017《制药机械产品型号编制方法》编制，由主型号和辅助型号组成。主型号依次按制药机械的分类名称、产品型式、功能及特征代号组成，辅助型号包括主要参数、改进设计顺序号，其格式如下：

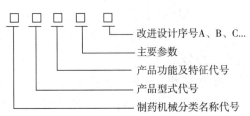
微课 3

改进设计序号A、B、C…
主要参数
产品功能及特征代号
产品型式代号
制药机械分类名称代号

制药机械分类按 GB/T 15692—2008 分为 8 大类。产品型式是以机器工作原理、用途或结构型式进行分类（表 1-1-1-4），如旋转式压片机代号为 ZP。产品功能及特征代号以其有代表性的汉字的第一个拼音字母表示，主要用于区别同一种类型产品的不同型式，由 1~2 个符号组成；如只有一种型式，此项可省略。如异形旋转压片机代号为 ZPY。产品的主要参数有生产能力、面积、容积、机器规格、包装尺寸、适应规格等，一般以数字表示。当需要表示两组以上参数时，用斜线隔开。改进设计顺序号以 A、B、C……表示，第一次设计的产品不编顺序号。

表 1-1-1-4　制药机械分类名称代号及产品型式代号（节选）

产品分类	产品项目	代号	产品分类	产品项目	代号
原料药机械及设备（Y）	反应设备 结晶设备 提取、萃取设备 蒸馏设备 热交换器 蒸发设备	F J T L R Z	药用粉碎机械（F）	锤式粉碎机 气流粉碎机 球磨机	C Q M
			饮片机械（P）	洗药机 润药机 切药机	X R Q
制剂机械及设备（Z）	混合机 制粒机 压片机 包衣机 水针剂机械 西林瓶粉、水剂机械 大输液剂机械 硬胶囊机械 软胶囊机械 丸剂机械 软膏剂机械 栓剂机械 口服液剂机械 药膜剂机械 气雾剂机械 滴眼剂机械	H L P BY A K S N R W G U Y M Q D	药用包装机械（B）	药用印字机 药用贴标签机 药用袋装包装机 药用瓶装包装机 药用装盒包装机 药用捆合包装机 空心胶囊制造机械	Y T D P H K N
			药用制水、气（汽）设备（S）	列管式多效蒸馏水机 离子交换设备 电渗析设备 反渗透设备	L H D F
			药物检测设备（J）	硬度测定仪 崩解仪 药品异物检测仪	Y B YW

四、能力训练

国标的发布，为产品构筑了质量底线，保护了消费者权益，也为新技术的推广应用搭建了桥梁。而新设备、新材料、新技术、新工艺的出现也推动了新标准的诞生，新标准凝聚了创新要素，掌握新标准是提高产品竞争力的重要途径。现代信息技术为查找资料、研究四新技术和新标准提供了便利。

本能力点的训练内容设计为上网查找制药设备的专业网站，查找 GB/T 15692—2008，并予以解读。

（一）操作条件

1. 计算机。

2. A4 纸张。

3. 桌签。

4. 阅读材料：《制药机械术语》简介。

（二）安全及注意事项

1. 按每组 4~6 人，将全班同学分成数个学习小组。

2. 学习相关资料和 PPT，复习相关基本知识。

3. 研读工作任务要求，熟悉工作任务内容。

4. 完成课前讨论：通过什么网站能查到制药设备相关的国标？

（三）操作过程

序号	步骤	操作方法及说明	质量标准
1	明确任务	（1）利用网络查找国家发布的 GB/T 15692—2008 （2）正确解读国标内容	（1）资料内容完整，无删减 （2）解读准确无误 （3）收载资料的网站为行业公认的正规网站
2	网站筛选与确认	（1）输入"制药机械"，搜索适宜网址并记录 （2）输入"制药装备"，搜索适宜网址并记录 （3）输入"制药设备"，搜索适宜网址并记录 （4）浏览网站内容 （5）找到收载国家标准和行业标准的网站	（1）正规的行业网站 （2）记录各网页的内容与功能 （3）网址数量齐全，至少包括以下网站 http：//www. phmacn. com/中国制药装备行业协会 http：//www. cipm—expo. com/中国国际制药机械博览会 https：//www. cphi. cn/中国制药在线 https：//reg. pmecchina. com/世界制药机械、包装设备与材料中国展 http：//www. pm8. cn/制药设备网 https：//std. samr. gov. cn/全国标准信息公共服务平台 https：//openstd. samr. gov. cn/国家标准化管理委员会
3	点开收载国家标准和行业标准的网站，利用站内检索工具查找 GB/T 15692—2008	（1）点击链接 https：//openstd. samr. gov. cn （2）登录国家标准全文公开系统，点击 GB/T 推荐性国家标准 （3）在搜索栏中输入 15692，点击在结果中筛选 （4）搜到 GB/T 15692—2008，点击查看详情 （5）点击在线预览，得到 GB/T 15692—2008 的 PDF 文件 	（1）能打开正确网站 （2）能搜到 GB/T 15692—2008 全文 （3）文件内容齐全，字迹清晰
4	国标内容解读与文字整理	（1）浏览 GB/T 15692—2008 的 PDF 文档内容。国标封面有标题、发布及实施时间和单位等内容 （2）扉页为印刷、版权相关内容	（1）能介绍国标发布及实施时间和单位 （2）会辨别是否为现行国标 （3）能说出版权内容 （4）能汇总目次内容 （5）能说出国标修改、发布的历史情况 （6）能阐释正文内容

续表

序号	步骤	操作方法及说明	质量标准
4	国标内容解读与文字整理	(3) Ⅰ、Ⅱ页为目次内容 (4) Ⅲ页为前言，介绍了该国标修改、发布的历史情况 (5) 第1页开始为《制药机械 术语》内容，有范围、一般术语、设备类型术语 (6) 将目次内容整理成word文档，汇总出8类设备	
5	评估总结	(1) 各学习小组将本组查到的制药设备网页的内容、功能，以及GB/T 15692—2008的内容解读、制药设备分类情况，制作成制药设备分类认知的PPT (2) 各学习小组将PPT展示汇报，主动进行分享交流，学生互评，教师点评	(1) 分享内容全面 (2) 交流汇报的内容逻辑性很好，条理清晰

【问题情境一】张华是制药设备企业的销售人员，负责压片机的销售。客户询问压片机的种类、型号及质量情况，张华如何答复？

【问题情境二】小张想通过制药机械展会来了解制药机械的新技术、新设备、新材料和新动向，如何精准找到权威的展会信息？

【问题情境三】张华准备参加中国国际制药机械展览会，展销本厂生产的压片机，搜索某个制药机构展览会的展区布置图，请问他应该选择在哪个展区展销？

【问题情境四】药以安为先，药品质量关系到人民群众的健康与生命安全，而制药设备的质量又密切关联药品质量。谈谈制药设备产业链上的从业人员应该具备什么样的质量意识和职业道德？

（四）学习效果评价

序号	评价内容	评价标准	评价结果（是/否）
活动一	查找解读国标	能打开正确网站	
		能搜到GB/T 15692—2008全文内容	
		会辨别是否为现行国标	
		能介绍国标发布及实施时间、单位	
		能说出版权内容	
		能说出国标修改、发布的历史	
		能阐释正文内容，分享交流时条理清晰	
活动二	查找制药设备网站	网站名称正确	
		网站数量齐全	
		网站服务有特色，用户评价高	
活动三	查找制药设备展会	展会名称正确	
		展会时间地点正确	
		展会特色介绍全面	

五、目标检测

习题

答案

（一）单选题

1. 药品生产企业为生产药品所采用的各种机器设备统称为（　），包括专用设备和通用设备

    A. 制药机械　　　　B. 制剂机械　　　　C. 制药设施

    D. 原料药设备　　　E. 药用设备

2. 按GB/T 15692—2008，制药机械产品型式是以（　）进行分类

    A. 机器工作原理、用途或性能　　　　　　B. 机器工作原理、用途或结构型式

C. 机器工作原理、用途或生产能力　　　D. 机器工作原理、结构型式

E. 机器工作原理、用途

3. 按 GB/T 15692—2008，旋转式压片机代号为（　　）

A. XP　　　　　B. ZY　　　　　C. GZP　　　　　D. ZP　　　　　E. ZPY

4. 药用包装机械指完成（　　）的机械及设备

A. 药品直接包装　　　　　　　B. 药品包装物外包装

C. 药包材制造　　　　　　　　D. 药品直接包装和药品包装物外包装

E. 药品直接包装和药品包装物外包装及药包材制造

（二）判断题

1. 制药设备处于医药产业链的中游。（　　）

2. 按 GB/T 15692—2008，制剂机械分为 8 大类。（　　）

3. 按 GB/T 15692—2008，药材包装机械属于饮片机械。（　　）

4. 药用粉碎机械是以机械力、气流、研磨的方式粉碎药物的机械。（　　）

（三）多选题

1. 以下设备代号中，（　　）属于压片机

A. ZP　　　　　B. GZP　　　　　C. ZPY　　　　　D. KP　　　　　E. BY

2. 制药装备指用于（　　）的机械设备，是医药大规模生产得以实现的关键设施。制药装备可划分为药物生产制备等前端装备以及分装、检测、后包装等后端装备

A. 医学检测　　　　　　　B. 医药制备　　　　　　　C. 包装

D. 检测　　　　　　　　　E. 医疗防护

（四）思考题

请你结合现状，对制药设备产业进行 SWOT 分析（S—Strength，优势；W—Weakness，劣势；O—Opportunity，机会；T—Threat，威胁）。将与制药设备产业密切相关的各种主要内部优势、劣势、机会和威胁等，通过调查列举出来。

职业能力 1.1.2　能认知制剂设备发展趋势

PPT

一、核心概念

1. 智能制造（Intelligent Manufacturing，IM）　是一种由智能机器和人类专家共同组成的人机一体化智能系统，源于人工智能的研究。一般认为，智能是知识和智力的总和，前者是智能的基础，后者是指获取和运用知识求解的能力。它在制造过程中能进行智能活动，诸如分析、推理、判断、构思和决策等。通过人与智能机器的合作共事，去扩大、延伸和部分地取代人类专家在制造过程中的脑力劳动。它把制造自动化的概念更新、扩展到柔性化、智能化和高度集成化。

智能化是制造自动化的发展方向，智能制造正在世界范围内兴起，它是制造技术发展，特别是制造信息技术发展的必然，是自动化和集成技术向纵深发展的结果。近年来，各国对于制造业发展愈发重视，纷纷加快推动技术创新，促进制造业转型升级，智能制造行业由此不断升温。

2. 智能装备　指具有感知、分析、推理、决策、控制功能的制造装备，它是先进制造技术、信息技术和智能技术的集成和深度融合。

智能装备面向传统产业改造升级和战略性新兴产业发展需求，重点包括智能仪器仪表与控制系统、

关键零部件及通用部件、智能专用装备等。它能实现各种制造过程自动化、智能化、精益化、绿色化，带动装备制造业整体技术水平的提升。

3. 智慧药厂 是现代药厂信息化发展的新阶段，是在数字化工厂的基础上，利用物联网技术和设备监控技术加强信息管理和服务，清楚掌握产销流程，提高生产过程的可控性，减少生产线上人工的干预，及时正确采集生产线数据，合理编排生产计划与生产进度。是融绿色智能手段和智能系统等新兴技术于一体，构建而成的高效节能、绿色环保、环境舒适的人性化药厂。

智慧药厂通常包含智能仓储、智能车间、智能品质管控、追溯管理、集成其他系统（如 ERP、MES 等）等模块。

二、学习目标

1. 能认知制药装备行业的发展方向。
2. 会运用相关网站查阅制剂设备的性能、前沿技术、生产厂家等。
3. 能认知智能化制药装备对药品生产的重要性，明确课程内容与学习任务，领悟创新精神，具备精益求精理念。

三、基本知识

（一）制剂设备发展趋势

制剂设备作为生产药物制剂的核心设备，与下游制药企业的市场需求息息相关。我国是制药大国，近三十年发展迅速，总产量位居世界第二。据统计，国内现有医药工业企业 5000 多家，其中制剂企业占 80% 以上。制药装备是医药工业发展的手段、工具和物质基础。目前我国制药装备企业已达 800 余家，可生产 3000 多个品种规格的制药装备。随着社会老龄化加剧以及国家大健康战略推进，医药产品作为市场刚需，直接带动了上游制药装备行业的高速发展，呈现出自动化、集成化、智能化、连续化程度更高的趋势，涌现了 OEE 管理、柔性模块、一次性设备、WMS 等新技术、新产品、新模式，为最终建成绿色智慧化药厂奠定了基础（表 1 - 1 - 2 - 1）。

表 1 - 1 - 2 - 1 制剂设备发展趋势

趋势	内容
自动化	制药装备的自动化是指机器设备、系统或过程在无人或较少人参与的情况下，按照人的要求，经过自动检测、信息处理、分析判断、操纵控制，实现预期目标的过程。制药工业涉及化学合成制药、生物代谢制药、天然药物分离纯化以及各种药物制剂配制加工等过程，具有工艺复杂、易腐蚀、易燃、易爆、有毒有害等特性。逐渐提高制药装备的自动化水平，注重自动控制系统及自动控制技术在制药设备上的广泛应用，是确保药品质量的重要手段。制药设备自动化也是确保制药生产过程达到安全、降耗、高效、环保等综合生产目标的必经之路
集成化	制药装备的集成化包括多工序工艺装备的集成、前后联动设备的集成、进出料装置与主机的集成以及主机与检查设备的集成。把分离或转序的工艺集成在一个设备中完成，能够克服交叉污染，减少操作人员和空间，降低安装技术要求及安装空间的要求。国外著名制药设备企业生产中使用的几乎都是整体生产线，在包装方面也可以根据客户需要设计完整的生产线，并提供包括技术服务在内的交钥匙方案。我国制药装备的集成化水平亦在不断提高
智能化	通过为制药装备配置相应功能，使其具有对自身状态、环境、过程的自感知能力；具有分析、推理、决策和执行能力；具有一定自适应与优化能力；具有能够提供各类数据并支撑数据分析与挖掘的能力。此外，可以通过进一步增强设备信息上传下达和网通互联功能，实现制药生产全过程自动化与柔性化控制和管理，以形成真正的智能化制药装备。在制药装备领域，智能化是主流趋势之一。随着国内制药工业的规模进一步扩大，生产水平不断提升，智能化的高新技术装备将成为行业增长的新亮点
连续化	制药设备的连续化是指上道工序生产出一单位的中间品即向下转移的生产方式，依靠现代化的控制方式以及可靠、稳定的工艺过程来保证最终产品品质的一致性。连续化生产工艺相对于传统的批次生产模式，具有生产效率更高、减少设备占用空间和生产空间、减少人为干预、提高产品标准化程度、降低能耗等优势。配合在线检测技术，制药设备的连续化有着广阔的市场前景和应用空间

趋势	内容
OEE 管理	总体设备效能（Overall Equipment Effectiveness，OEE），表明在需要设备运行时其表现的好坏程度。是用来衡量 TPM（全员生产维护）状态的标尺。OEE 是监控和改善制造流程效率的最优方法，由三部分指标组成：时间利用率、性能利用率、合格率。其相互关系为：OEE ＝时间利用率×性能利用率×合格率。其中，时间利用率提高代表了设备停止时间的减少；性能利用率提高代表着加工时间的缩短；合格率提高则意味着不良品减少。通过对 OEE 的计算统计，可以对生产设备进行精益管理，提高设备的利用率及产能，降低设备发生故障的机率，是企业提高利润、降低成本的重要途径
柔性模块	多品种、小批量的产品生产时需要频繁更换设备以满足产品的更新和转型要求，其生产方式需要高度灵活、敏捷、个性化，即柔性生产。柔性是对快速变化的市场、制造要求等具有很强的适应性，并不利于生产的自动化。柔性模块将微电子学、计算机和系统工程等技术有机地结合起来，运用模块化的设计理念，解决生产柔性需求与高自动化需求的矛盾。使设备不仅具备实际功能和高自动化效率，还能灵活应对产品的更新和转向，具有强大的兼容能力。在保证产品质量的前提下，提高设备利用率和生产稳定性，缩短产品生产周期，降低产品成本。在生物药、抗癌药等高附加值药物的生产领域有广泛的应用
一次性设备	一次性设备是指使用一次后即抛弃的物品或设备，常由聚合材料组件焊接装配而成，形成一个系统或生产单元，可用于单次或阶段性制药研发或生产活动。随着对生物制药产品消毒要求越来越严，不锈钢设备在消毒、杀菌方面的成本日渐增高，而一次性制药生产装置及元器件有方便、安全、快速、经济的特点，污染风险少，清洁、验证成本低，在生物制药领域应用日渐广泛
WMS	仓库管理系统（Warehouse Management System，WMS），是对物料存放空间进行管理的系统，区别于库存管理，其功能主要有两方面：一是通过在系统中设定一定的仓库仓位结构，对物料具体空间位置定位，二是通过在系统中设定一些策略，从而对物料入库、出库、库内等作业流程进行指导。该系统有效控制并跟踪仓库业务的物流和成本管理全过程，实现完善的企业仓储信息管理，有利于仓库资源的充分利用。既能满足企业生产、搬运、存储、出入库的全自动作业模式要求，又能降低库存、实现快速高效周转。WMS 在医药领域的各作业环节能实现并确保对药品批号的严格控制与追溯，并保证对药品质量的管控。同时，与电子监管码系统实时对接，在生产、流通的各环节实现药监码的获取、药监码信息查询与药监码信息上传，满足双向追溯的要求，在医药行业应用日渐广泛

（二）课程与行业

行业的快速发展和设备的先进性和复杂性都需要大批懂技术、懂设备的从业人员，本课程也应运而生。本课程是药物制剂技术、中药制药、制药设备应用技术等专业的专业核心课，课程内容是药物制剂生产过程中的专用设备，包括制剂设备的结构组成、工作原理、调试原理与调试方法、维护与保养方法、管理方法等。本课程将对广泛使用的基本剂型，如片剂、胶囊剂、水针剂、粉针剂、输液剂、丸剂等剂型的常用生产设备进行重点介绍。

本课程以制剂生产中实际工作岗位需求的职业能力为目标，按照典型工作过程设置课程工作领域和工作任务，以典型制剂设备为载体，是一门实践性很强的专业核心课程。本课程的培养目标是培养学生对典型制剂设备达到"三懂四会"，即懂结构、懂原理、懂管理，会使用、会维护、会调试、会排故，培养学生成为制剂设备应用技术领域的高素质技术技能人才，为从事制剂设备应用技术及相关工作打下坚实基础。

本课程与相关专业学生的初始就业岗位直接对接，对学生专业技能的形成起直接训练作用，对职业素养的养成起重要培养作用，对学生的可持续发展也起到了重要支撑作用。

四、能力训练

我们以"参观线上中国国际药机展"为例进行能力训练。

（一）操作条件

1. 计算机。

2. A4 纸张。

3. 桌签。

4. 视频资源：制药机械展览会宣传片。

（二）安全及注意事项

1. 按每组 4~6 人，将全班同学分成数个学习小组。

2. 学习相关资料和 PPT，复习相关基本知识。

3. 研读工作任务要求，熟悉工作任务内容。

4. 完成课前讨论：何为制药机械展览会？CIPM 英文全称是什么？

（三）操作过程

序号	步骤	操作方法及说明	质量标准
1	明确任务	（1）利用网络参观线上药机展 （2）编写药机展参观总结 ① 归纳整理药机展上设备类型，找出生产该类设备的龙头企业 ② 联系实际，总结制药设备行业发展的趋势 ③ 探究制药设备行业产业链，梳理产业之间关系	（1）参观内容详细完整，覆盖制药装备不同类型 （2）引用的资料内容准确科学，无虚假夸大的宣传成分 （3）药机展网站为行业公认的正规网站
2	网站筛选与确认	（1）输入"制药装备""会展"等关键词，搜索适宜网址并记录 （2）浏览网站内容 （3）选择适宜的会展网站	（1）行业网站正规可靠 （2）记录各网站栏目的主要内容、功能 （3）网址数量齐全，至少包括以下网站 http：//www.cipm-expo.com/中国国际制药机械博览会 https：//www.cphi.cn/中国制药在线 https：//reg.pmecchina.com/世界制药机械、包装设备与材料中国展 http：//www.pm8.cn/制药设备网 http：//www.eshow365.com/e展网
3	登录有线上药机展功能的网站，参观线上药机展	（1）点开链接 http：//www.cipm—expo.com，点击页面上方"在线展览"，打开在线展览页面 CIPM Online 中国国际制药机械展在线 （2）点击在线展览页面左侧的菜单，浏览国内外各种类型制药设备生产厂家 （3）点击右上角"注册"，登记个人信息，完成注册 （4）注册成功后，可登录浏览各设备厂家的产品信息等详细内容	（1）能打开正确网站 （2）能成功注册并登录 （3）能成功浏览并下载设备厂家提供的产品信息：设备视频、设备图片及性能参数
4	编写参观总结	（1）总结药机展上设备类型，并举例说明 （2）找出各类设备的龙头企业，并下载其产品视频或图片信息作为佐证材料 （3）观看药机展论坛和技术交流的视频回放资料，联系参观实际，总结制药设备行业发展的趋势 （4）探究制药设备行业产业链，梳理产业之间关系	（1）设备类型正确、全面，无遗漏 （2）选出的龙头企业有核心技术，有先进（或独家特色）的产品，且产量、质量、市场占有率等综合实力强 （3）能从智能制造所需要的自动化、数字化、集成化、精益化、柔性化、可视化、环保化等方面总结制药设备行业发展的趋势 （4）产业链上游至少包括钢铁、机械零部件及电气零部件；中游至少包括原料药机械、制剂机械、药用粉碎机械、饮片机械、制药用水、气（汽）设备、药用包装机械、药物检测设备、其他制药机械及设备、工程、净化与环保设备；下游至少包括西药、中药、生物制药、动物药、农药、部分保健品和日化品、食品

续表

序号	步骤	操作方法及说明	质量标准
5	评估总结	各学习小组将本组编写的线上药机展参观总结展示汇报，小组同学主动进行分享交流，教师点评，学生互评	（1）总结内容全面、没有错误 （2）交流汇报观点明确，条理清晰

【问题情境一】小明在参观线上药机展时，点击参展厂家获取参展设备信息时无反应，此时应如何操作怎样才能看到厂家参展的设备信息，并获取有关技术资料？

【问题情境二】小明参观线上药机展后，画了下面这张制药设备行业的产业链示意图，但这张图上收录产业不全，请将这张图所示产业链补充完整。

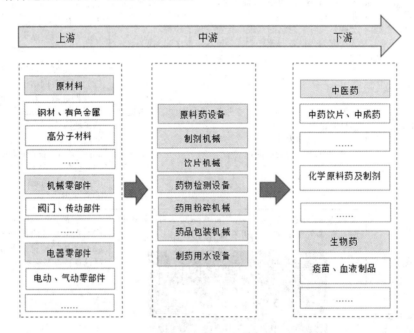

【问题情境三】楚天科技股份有限公司成立于2000年，主营业务系医药装备及其整体技术解决方案。登录楚天科技官网，按照制药机械产品分类的国标要求，梳理出楚天科技"产品中心"设备的思维导图。

【问题情境四】在工业4.0的发展趋势下，制药工业也迈入了4.0时代。我国的药机设备企业，应用现代化信息技术，数字赋能，将智能控制、远程监测控制、在线分析和处理系统等引入制药机械，使产品从单一设备转变为国际领先的智能化生产线或单元操作设备组合，为制药生产提供整体解决方案，为医药工业转型升级，走高端化、智能化和绿色化发展道路提供了无限可能。就此谈谈你对专业创新、科技报国的认知和领悟。

可以从认清行业发展趋势，结合民族自信、家国情怀，以及自己将来立足专业创新、发扬工匠精神、科技保国等几方面综合分析。

（四）学习结果评价

序号	评价内容	评价标准	评价结果（是/否）
活动一	查找制药设备展会	展会名称正确	
		展会时间地点正确	
		展会特色介绍全面	

续表

序号	评价内容	评价标准	评价结果（是/否）
活动二	参观线上药机展	打开正确网站	
		成功注册个人信息	
		登录后能点开参展厂家页面并能获取厂家的设备信息资料：宣传片视频、图片、动画	
活动三	分析制药设备国际国内龙头企业	企业名称地点正确	
		企业规模特色介绍全面	
		企业文化介绍有思政领悟	
		企业产品优势、擅长领域介绍正确	
活动四	梳理制药装备行业的产业链	上游行业分析全面合理，行业名称正确	
		中游行业分析全面合理，行业名称正确	
		下游行业分析全面合理，行业名称正确	

五、目标检测

习题　　答案

（一）单选题

1. 总体设备效能简称（ ）

A. TEE 　　B. OEE 　　　C. TOE 　　　D. EOE 　　　E. EOT

2. 库管理系统简称（ ）

A. MMS 　　　B. ERP 　　　C. WMS 　　　D. NMS 　　　E. MHA

3. 关于仓库管理系统功能，以下描述错误的是（ ）

A. 不能实现对物料具体空间位置的定位

B. 通过在系统中设定一些策略，从而对物料入库、出库、库内等作业流程进行指导

C. 与电子监管码系统实时对接，在生产、流通各环节实现药监码的获取、药监码信息查询与药监码信息上传，满足双向追溯的要求

D. 能满足企业生产、搬运、存储、出入库的全自动作业模式要求；又能降低库存、实现快速高效周转

E. 该系统有效控制并跟踪仓库业务的物流和成本管理全过程，实现完善的企业仓储信息管理，有利于仓库资源使用

4. 一次性设备常由（ ）焊接装配而成

A. 金属材料组件 　　　　B. 聚合材料组件 　　　　C. 防腐材料组件

D. 灭菌组件 　　　　E. 过滤材料组件

（二）判断题

1. 制药装备的自动化是指机器设备、系统或过程在无人参与的情况下，按照人的要求，经过自动检测、信息处理、分析判断、操纵控制，实现预期目标的过程。（ ）

2. 提高制药装备的自动化水平，注重自动控制系统及自动控制技术在制药设备上的广泛应用，是确保药品质量的重要手段。（ ）

3. 库管理系统与电子监管码系统延迟对接。（ ）

4. 制药设备自动化也是确保制药生产过程达到安全生产、降低消耗、高效产出、利于环保等综合生产目标的必经之路。（ ）

（三）多选题

1. 自动化的制药装备在实现预期目标时，按照人的要求，经过（　　）的过程

    A. 自动检测　　　　　　　B. 分析判断　　　　　　C. 信息处理

    D. 操纵控制　　　　　　　E. 自动编程

2. 制药装备的集成化包括（　　）

    A. 前后联动设备的集成　　　　　　B. 进出料装置与主机的集成

    C. 主机与检查设备的集成　　　　　　D. 多工序工艺装备的集成

    E. 仓储管理系统的集成

（四）思考题

建设绿色智能化药厂是大势所趋，当生产线上不再需要大批人手时，你会失业吗？你将如何面对这一挑战？

工作任务 1.2　制剂设备管理

职业能力 1.2.1　能认知 GMP 与制药设备

PPT

一、核心概念

1. GMP　英文"Good Manufacturing Practice"的缩写，翻译为"药品生产质量管理规范"，是药品生产和质量管理的基本准则，适用于药品制剂生产的全过程和原料药生产中影响成品质量的关键工序。

2. 确认　证明厂房、设施、设备能正确运行并可达到预期结果的一系列活动。

3. 设备综合管理　运用长远的、全面的、系统的观点，采取一系列技术的、经济的、组织的措施，力求设备寿命周期费用最经济，综合效率最高，从而获得最佳经济效益。

二、学习目标

1. 能说出药品生产洁净区的等级，并能判断药品各工序应达到的洁净等级。

2. 能够说出 GMP 的检查要求、确认要求和管理要求。

3. 会应用网站查阅设备的相关资料，例如设备的型号、性能、特点等。

三、基本知识

（一）GMP 与制药生产

药品生产洁净区可分为 A、B、C、D 四个级别。设备的设计、选型、安装等均需达到所在工序的洁净要求，不同工序的洁净要求如下（表1-2-1-1）。

表1-2-1-1　药品生产洁净要求

洁净级别	生产工序
A	无菌原料药的粉碎、过筛、混合、分装 非最终灭菌的无菌制剂的配制、灌装等

洁净级别	生产工序
B	无菌配制和灌装等高风险操作 A 级洁净区的背景区域 非最终灭菌制剂中，与药品直接接触的包装材料、器具等的转运与存放
C	最终灭菌的制剂的灌装与灌封 大容量注射剂药品的灌装或灌封的 A 级洁净区的背景区域
D	非无菌制剂的生产工序

（二）GMP 与制药生产设备

GMP 对制药机械有明确规定，要求设备的设计、选型、安装、改造和维护必须符合预定用途，应当尽可能降低产生污染、交叉污染、混淆和差错的风险，便于操作、清洁、维护，以及必要时进行的消毒和灭菌。具体来说，GMP 对于设备提出了以下要求。

1. GMP 对制药设备的要求

（1）设备设计要求

1）设备结构要求。设备的结构应尽量简单、满足安全性和稳定性要求；预留必要的区域，以满足取样和在线监控的要求；备件应通用化、标准化，便于维护。

2）设计和安装满足易于清洁和排空的要求。设备、工具、管道表面要便于清洁，做到边角圆滑、无死角、不易积垢、不漏隙；便于拆卸、清洗、清毒、检查和维护。

3）所用润滑剂和冷却剂应满足防止污染的要求。尽可能少用润滑油，所有润滑剂和冷却剂不得对药品或容器造成污染。对于与裸露的产品直接接触的设备，采用食品级润滑油。

4）设备采用低噪音设计要求。噪音超过规定须安装消音装置。

5）设备密闭性要求。设备密闭性要好，确保设备零部件在传动过程中因摩擦所产生的微量异物不会带入产品中。

6）空气过滤器要求。空气过滤器不能采用易脱落纤维及含有石棉的过滤器，不得使用吸附药品成分或释放异物的过滤装置。

7）管道设计要求。管道应保证不积存原料，各种料液的输送管道接头连接做到严密、光滑、不生锈。管路要便于清洗、消毒，防止堵塞。

8）设备材质满足防止污染的要求。凡接触药品物料的设备、工具，管道，必须用无毒、无味、抗腐蚀、不吸水、不变形、易清洁的材料制作（不锈钢材质以 304、316 为主）。

（2）设备安装要求

1）设备安装必须符合工艺卫生要求。安装时与天花板、屋梁、墙壁、其他设备等应有足够的间距，一般 >10cm；设备安装位置要方便工作人员操作和生产物料通行。

2）开放的生产线上方须加保护罩，传动部分须设置防水、防尘罩；设备内的保护罩、门、窗等均保证能够密封。

3）要消除生产线上方积集冷凝水的点，所有必要的排气罩均应设置冷凝水排出装置，以避免冷凝水掉落产品中。

4）生产线上方尽量不安装电机以避免润滑油掉落到产品中，如不能避免，则在电机下面设置收集盘，专人负责定期清理。

5）生产线上方避免人员通道，当无法避免时，在暴露产品的地方应加保护罩。

6）无菌室不设置排水口，管道坡度要确保消灭死角，易于管道的清洁。

7）物料及辅料传输选用适宜的传送形式，不同洁净级别区域之间的传输带必须是完全分隔开的，不得互相穿越，避免输送过程中产生交叉污染。传送带要易于清洁，不能安装在盒/箱子里面。

8）设备的电机或其他电动、传动装置须安装封闭的保护装置，以防止产品进入其中。

（3）设备运行要求

1）设备操作应严格按照其标准操作规程进行。

2）用经过验证的工艺和设备进行生产，尽可能使用密闭的生产设备。使用敞口设备时，必须采用相应的防护措施，如局部排风系统、除尘系统、层流保护等。

（4）设备维护要求

设备维修与维护是 GMP 的基本要求之一。建立良好维修作业规范，实施主动性维修以保证产品在高稳定及高可靠性状态下生产。

设备的维护和维修不得影响产品质量，应制定设备的预防性维护计划和操作规程，设备维护和维修应有相应的记录。经改造或重大维修的设备应进行再确认，符合要求后方可用于生产。

2. GMP 对设备确认的要求 企业的厂房、设施、设备和检验仪器应当经过确认。确认是指证明厂房、设施、设备能正确运行并可达到预期结果的一系列活动。

微课1

设备确认包括：设计确认（Design Qualification，DQ）、安装确认（Installation Qualification，IQ）、运行确认（Operational Qualification，OQ）、性能确认（Performance Qualification，PQ）。设备维修以后，要对设备的安装、性能、运行进行重新确认。GMP 对于设备确认的要求如表 1-2-1-2。

表 1-2-1-2　GMP 对设备确认的要求

确认类型	确认目标	所需文件	确认内容
设计确认	设备的设计符合预定用途和 GMP 要求	用户需求文件（URS）、设备选型评审资料、设备采购招投标文件及合同书、设计确认文件、技术规格说明文件（TS）、供应商应提供的其他技术资料	对供应商提供的产品设计与用户需求说明的符合程度进行确认
安装确认	设备的安装符合设计标准	设备使用说明书，设备安装图、设备各部件及备件的清单，设备安装相应公用工程和建筑设施资料、安装确认草案，相关的标准操作规程	开箱检查、安装环境条件确认、安装确认
运行确认	设备的运行符合设计标准	安装确认报告、SOP 草案、人员培训记录、运行确认草案、设备各部件用途说明、工艺过程详细描述、试验需用的检测仪器校验记录	（1）SOP 草案的适用性 （2）外部条件工作的可靠性 （3）仪表显示的准确性（确认前后各进行一次校验） （4）设备运行参数的波动性 （5）设备运行的稳定性及安全性
性能确认	设备在正常操作方法和工艺条件下，能够持续符合标准	设备操作 SOP、产品生产工艺规程、产品质量标准及检验 SOP、人员培训记录、性能确认草案	（1）空白料或代用品试生产 （2）产品实物试生产 （3）进一步确认运行确认过程中考虑的因素 （4）对产品物理外观质量的影响 （5）对产品内在质量的影响 （6）必要时进行"挑战性试验"——最大、最小负荷（或能力） （7）管理软件已制定——标准操作规程、批生产记录 （8）人员已培训

3. GMP 对设备管理要求 设备管理是实施 GMP 最基本的部分之一。GMP 对于设备管理应当建立设备使用、清洁、维护和保修的操作规程，并保存相应的操作记录。应当建立并保存设备采购、安装、确认的文件和记录。

GMP 不但要求设备符合确认要求，更重要的是在管理制度上要保证设备符合生产工艺要求，保证生产过程连续稳定。目前多数企业采取的是设备综合管理。设备综合管理具有三个特点：一是全过程管理（一生）；二是全员参加管理（从企业领导到生产工人）；三是价值管理。其中，全过程管理是基础，全员参加是手段，价值管理是目的。具体管理分三个部分，即投资管理、运行管理和后期管理。

（1）设备的投资管理　涉及从规划到投产这一阶段的全部工作。它包括设备方案的构思、调研、论证和决策；自制设备设计和制造；外购设备的采购、订货；设备安装、调试运转；使用初期效果分析、评价和向制造单位的信息反馈等。设备选型依据的原则是技术上先进、工艺上适用、经济上合理。具体应考虑以下八个方面：工艺性、生产性、可靠性、维修性、节能性、环保性、灵活性、经济性。对上述因素要统筹兼顾，全面权衡利弊。

（2）设备的运行管理　是指设备从开始使用至开始频繁出现小故障这一段时间。这一时间对大部分设备而言运行较为平稳，很少出现较大的问题。但这一时期是今后较大故障的酝酿期，若没有较好的保养、维护，设备将很快进入衰老期。因此，中期管理的任务是加强维护、巡回检查以及日常整修工作。

1）设备维护　包括日常维护、定期维护、清扫或清洗、润滑、清洁、调整，并建立三级维护保养，从而达到减少设备磨损，延长设备使用寿命，消除事故隐患，保证生产任务完成的目的。设备应有日常保养计划和实施的工作卡，由设备操作人员负责执行。

2）状态检查　包括对重点设备的定期检查，精密设备的定期精度检查，设备完好检查以及由维修人员按区域负责的日常巡回检查等几项。

3）日常整修　由维修保全工或维修工程师负责，及时排除巡回检查或其他状态检查中发现的设备缺陷或劣化状态。其主要维修策略可选择以预防维修（PM）为主，以纠正性维修（DOM）、故障维修（OTF）等为辅的维修策略。关键设备的预防维修的执行应受质量管理体系的监督。

（3）设备的后期管理　主要有设备状态信息、预防维护信息、设备更新报废信息等。各种信息必须建立在设备使用部门、维修部门、供应部门制度的基础上，其目的是保证设备在生产过程中，能严格按照生产工艺的要求，符合GMP，并能在此基础上提高设备综合管理水平，追求设备寿命周期费用的最经济性。

1）建立设备维修管理制度　应从实际出发，选择适宜的方法，建立适合本企业的设备维修系统。

2）制订规程　制订每一台专用设备的清洗规程、维修规程等，坚持定期维修和状态维修，针对设备在使用过程中存在的局部缺陷进行修复、更换，以使其恢复精度性能，把问题解决在萌芽状态。

3）大修　按大修周期，结合设备普查的状态，并对设备维修的历史记录各项数据进行分析后，确定恢复性和包括改造的修理。

4）加强故障控制与管理，健全维修记录　设备维修管理中，很重要的一个环节就是有计划地控制故障的发生，防止故障重复发生。应采取以下措施：①通过区域负责、维修工日常检修和按计划安排的设备状态检查，对故障信息及积累的各种原始记录，进行整理分析，了解故障规律，针对各类型设备的特点，采取适当的对策，在预测故障发生之前进行有计划的"日常维修"，改变过去事后被动状态。②通过各种维修后的原始记录，包括设备的安装试车、历次修理、改装后的变化等，了解故障发生的原因和部位，突出重点采取措施。③将设备管理的原始凭证，如设备定期检查卡、设备维修情况反馈表、设备故障清修单、设备项目修理施工单、设备完好状态单等，作为设备管理的主要依据。

5）建立信息反馈制度　信息反馈主要有两种：一是车间基层修理组现场反馈；二是向维修职能部门反馈并填写"设备完好状态反馈单"作为设备维修管理的重要依据。

四、能力训练

制药设备管理必须遵守GMP，追本溯源，我们需要明确GMP对制药设备的规定，理解GMP对设备管理方面的要求。现在以查询GMP为例进行能力训练。

（一）操作条件

1. 计算机或智能手机。

2. A4 纸张。

3. 桌签。

4. 网址：国家市场监督管理总局、国家药品监督管理局官网；药机展会网址。

（二）安全及注意事项

1. 按每组 4~6 人，将全班同学分成数个学习小组。

2. 学习相关资料和 PPT，复习相关基本知识。

3. 研读工作任务要求，熟悉工作任务内容。

4. 完成课前讨论：如何确保所查资料真实准确。

（三）操作过程

序号	步骤	操作方法及说明	质量标准
1	明确任务	（1）利用权威官网获取 GMP 原文 （2）总结 GMP 对设备管理在设计、安装、运行、维护保养方面的指导 （3）探究制药企业中制药设备选型需要考虑的问题。以药机展中的某一设备为例，以设备供应商的身份，推荐产品	（1）能完整下载 GMP 原文，会使用权威网站获取准确信息 （2）列出 GMP 对设备管理的条例 （3）总结网络上获得的资料，列出设备选型的原则
2	网站筛选与确认	（1）输入"GMP"或者"药品生产质量管理规范"，搜索适宜网址并记录 （2）浏览网站内容 （3）确定是官方网站	选择官方网站，至少包括 （1）国家市场监督管理总局网址 https：//www.samr.gov.cn/ （2）搜索国家药品监督管理局网址 https：//www.nmpa.gov.cn/
3	下载 GMP 原文	（1）点击 https：//www.samr.gov.cn/ 国家市场监督管理总局 State Administration for Market Regulation （2）搜索"药品生产质量管理规范" （3）办公厅栏目里有"药品生产质量管理规范" （4）点击"药品生产质量管理规范"，下载	（1）能打开网站 （2）能搜到 GMP 全文 （3）会下载 GMP 原文
4	查找 GMP 中制药设备相关条款	（1）浏览"药品生产质量管理规范"文档内容，文档有标题、发布及实施时间和单位等内容 **药品生产质量管理规范** （2011年1月17日卫生部令第79号公布 自2011年3月1日起施行） （2）GMP 规范共十四章313条，其中第五章设备是对制药设备提出的明确要求 （3）将其他章节中与制药设备有关的内容挑选出来，阐明其对制药生产的意义	（1）能介绍 GMP 发布及实施时间和单位 （2）会辨别是否为现行 GMP （3）能汇总目录内容 （4）能说出 GMP 的宗旨 （5）能阐释正文内容
5	撰写设备宣传方案	（1）列出与制药设备有关的条款 （2）认真研读 GMP 中与制药设备有关的条款，结合用户对制药设备的需求，撰写个性化的产品推荐说明书。其用户需求为高效、稳定、灵活、精确、节能、安全、维护性、自动化、数据化	（1）与制药设备有关的条款有 71~101 条及139条、142条、143条等 （2）总结出符合 GMP 的表现包括设备的设计、安装、材质、安全、操作、清洁等关键词 （3）能总结出符合工程的表现点有：设备生产能力、工艺适应性、经济性等
6	评估总结	各学习小组将本组编写的宣传片的文案展示汇报，小组同学主动进行分享交流，教师点评，学生互评	（1）总结内容全面、无错误 （2）交流汇报观点明确，条理清晰

【问题情境一】小明在网站的主页上找不到"GMP下载"，因而怀疑无法从官网上下载。请提出解决办法。

【问题情境二】设备是药品生产的必备条件，药品生产工艺以制药设备为支撑，设备性能和技术水平的高低直接影响着药品生产能力和产品质量。请分析，如果由你负责选购设备，应该采取的选择策略。

【问题情境三】在学习GMP时，小明非常认同制药生产就要保证GMP实施，他满怀信心准备通过药机展中选购一台设备。但在药机展上，看到琳琅满目的设备和繁杂的型号，他却陷入了迷茫的选择困境。请就此分析选择制药设备时应重点考虑的因素。

【问题情境四】"但凡成绩，皆属过去，我想的更多的还是向前看。"这是平凡岗位上坚守不平凡的制药人雷洁萍常说的一句话。作为一名制药企业的质检员，她一直保持着认真踏实的工作态度，时刻坚持严格要求自己，不断提高质量管理和质量改进水平，让产品质量持续提高。通过扫描二维码阅读《平凡岗位上坚守不平凡的制药人雷洁萍》，结合雷洁萍的故事，谈谈你对"制药人"的理解。

微课2

（四）学习结果评价

序号	评价内容	评价标准	评价结果（是/否）
活动一	下载GMP原文	正确打开指定网站	
		下载GMP原文	
		完整列出GMP中与制药设备有关的条款	
活动二	撰写宣传方案	打开线上药机展会	
		选择某类型中先进的制药设备	
		撰写该设备符合GMP的特点（包括设计、安装、材质、安全、操作、清洁等）	
		撰写该设备工程特点（包括生产能力、工艺适应性、经济性等）	

五、目标检测

习题　　　答案

（一）单选题

1.《药品生产质量管理规范》的英文缩写为（　）

    A. GAP　　　　B. GSP　　　　C. GLP　　　　D. GDP　　　　E. GMP

2. 根据2011年版GMP规定，药品生产洁净区可分为（　）

    A. 100级、1000级、10000级、100000级

    B. 100级、1000级、10000级、100000级、300000级

    C. A级、B级、C级、D级

    D. A级、B级、C级、D级、E级

    E. B＋A级、C＋A级、C＋B级、D＋B级、D＋A级

3. 设备运行管理是指设备处于（　）阶段

    A. 从开始使用至开始频繁出现小故障　　　B. 维护管理阶段

    C. 中期管理阶段　　　　　　　　　　　　D. 设备整个生命周期

    E. 初期管理阶段

4. 制药生产不需要确认的是（　）

    A. 制药用水系统　　　　B. 空调系统　　　　C. 粉碎机

    D. 厂区绿化　　　　　　E. 车间布局

（二）判断题

1. 设备综合管理是对设备全过程、全员参加的管理方式，但不符合 GMP 设备管理的要求。（　）

2. 对于设备内壁的要求是光洁、平整、不存在凹陷结构，所有转角尽量 90°，保证横平竖直。（　）

3. 为防止污染，所有设备不得使用润滑剂和冷却剂。（　）

4. 设备密闭性要好，确保设备所产生的微量异物不会带入产品中。（　）

（三）多选题

1. GMP 要求设备要便于（　）

　　A. 操作　　　　B. 清洁　　　　C. 维护　　　　D. 必要时的消毒　　　　E. 必要时的灭菌

2. 设备的确认包括（　）

　　A. 设计确认　　　　　　B. 安装确认　　　　　　C. 运行确认

　　D. 性能确认　　　　　　E. 再确认与再验证

（四）思考题

任选一种熟悉的设备，试制定其运行确认方案。

职业能力 1.2.2　能对制剂设备进行清洁操作

PPT

一、核心概念

1. 清洁　指去除污垢、杂物、异味等不洁物质，使物体表面干净、整洁、卫生的过程。

2. 制药设备清洁　通过清除设备表面的污垢、残留物和微生物等，使设备处于卫生、无菌状态，以确保药品在制造过程中的质量和安全性。

3. CIP/SIP 清洗系统　CIP（Cleaning in Place）和 SIP（Sterilization in Place）是指设备（罐体、管道、泵、过滤器等）及整个生产线在无需人工拆卸及打开的前提下，在预定的时间内，将一定的清洗液通过密闭的管道对设备内表面进行喷淋循环再进行灭菌从而达到清洗及灭菌的目的。通常 CIP（在线清洗）和 SIP（就地消毒灭菌）结合使用，先 CIP 后 SIP。

二、学习目标

1. 能认知清洁对于制药设备和制药过程的重要性。

2. 能够根据设备标准操作规程有序地进行手动清洁或自动清洁灭菌工作。

3. 会填写清洁记录。

三、基本知识

制药设备的清洁非常重要，直接关系到药品的质量和安全性。清洁过程需要遵循严格的规定和标准，并需要根据具体设备和药品的特性进行调整和优化。

微课1

1. 清洁的必要性

（1）避免交叉污染　制药设备可能与不同的药物接触，如果不进行彻底清洁，残留的药物、化学物质和微生物等可能对其他批次的药品造成交叉污染。通过清洁设备，可以有效防止交叉污染，确保药品质量和稳定性。

微课2

（2）防止微生物污染　微生物污染是制药行业中一个重要问题。制药设备往往存在微小的缝隙、孔隙和管道，这些地方可能滋生和滞留细菌、真菌和病毒等微生物。彻底清洁设备可以有效消除这些微生物，减少药品受到污染和变质的风险。

（3）提高产品质量和安全性　清洁设备可以去除设备表面的污垢、残留物和有害物质，确保设备在药品制造过程中的洁净度和无菌状态，有助于提高产品质量，降低产品变质和不合格的风险，保障药品的安全性和疗效。

（4）符合法规和标准　GMP对设备的清洁进行了详细的规定。清洁设备是符合GMP要求的重要环节，对于通过监管检查和审核是非常关键的。定期进行清洁并记录清洁过程，可以确保符合GMP要求。

2. 清洁的原则　设备的清洁内容包括清洁、干燥、消毒和灭菌等操作，应当按照详细规定的操作规程清洁生产设备，确保设备得到全面彻底的清洁，保证设备安全，确保产品质量。应当选择适当的清洗、清洁设备，并防止这类设备成为污染源。已清洁设备应当在清洁、干燥的条件下存放。

3. 清洁的步骤　制药设备的清洁工作应严格按照相关法规和标准进行。制药企业通常会有清洁规程和流程，员工应接受专业培训，以确保清洁工作的正确性和一致性。

（1）生产设备清洁规程内容包括以下几个方面。

1）具体而完整的清洁方法、清洁用设备或工具、清洁剂的名称和配制方法。

2）去除前一批次标识的方法。

3）保护已清洁设备在使用前免受污染的方法。

4）已清洁设备的最长保存时限。

5）使用前检查设备清洁状况的方法。

6）需拆装设备的拆装顺序和方法。

7）消毒或灭菌的具体方法、消毒剂名称和配制方法。

（2）生产设备的清洁流程如下。

1）检查设备　在开始清洁之前，检查设备的状态和完整性。确保所有零部件都在正常工作，并且没有损坏或污染。

2）清洁表面　使用适当的清洁剂和消毒剂来清洁设备的表面。根据设备的材质和使用需求，选择合适的清洁剂。使用清洁布、海绵或刷子等工具来擦拭和清洁设备的表面。特别注意清洁难以到达的角落和缝隙。

3）冲洗和消毒　在清洁后，进行彻底的冲洗以去除任何残留的清洁剂。然后，使用适当的消毒剂对设备进行消毒。根据药品类型和制造要求，选择适合的消毒方法，如热消毒、化学消毒或辐射消毒。

4）干燥设备　确保设备在清洁和消毒后完全干燥。使用干净的毛巾或风扇等方法帮助加速干燥过程。注意避免设备表面重新受到污染。

微课3

5）记录清洁过程　在清洁过程中，务必记录清洁日期、清洁人员和所用清洁剂的信息。这有助于跟踪清洁工作的质量和合规性，并满足监管要求。

4. 清洁的方法　设备的清洁方法有手工清洁和自动清洁。手工清洁是指由操作工在生产结束后，按一定程序对生产设备进行清洗，一般是针对需要拆卸或简单的设备进行。自动清洁常采用CIP/SIP清洗系统，一般先CIP后SIP。

（1）手工清洁　是一种常见且重要的清洁方法，用于清洁制药设备的表面、管道和其他部件。在执行时，操作员应严格遵守制定的清洁程序、法规和标准，并根据具体情况选择和使用适当的清洁剂和工具，以确保设备的清洁性和药品的质量与安全性。手工清洁的方法见表1-2-2-1。

微课4

表 1-2-2-1 手工清洁方法

制药机械		清洁方法及说明
衡具	日常清洁	（1）频次 一次/日 （2）操作 ①去尘：在每日生产完毕后，关掉电源，用干海绵块或尼龙刷刷一遍以去尘；②抹干：用饮用水湿润海绵块拧干后擦拭衡具表面
	清洁消毒	（1）频次 每周一次 （2）操作 ①配制清洁剂和消毒剂；②清洁：干刷→加清洁剂抹擦→加饮用水抹擦；③消毒：加消毒剂抹擦→加纯化水抹擦；④挂上"已清洁"牌，做好清洁记录
制药设备		（1）频次 一次/班 （2）操作 ①配制清洁剂和消毒剂；②准备清洁用具；③切断电源；④拆卸须清洗的部件；⑤洗涤拆下部位：清洁剂洗涤→饮用水漂洗至水澄清→纯化水漂洗→干燥；⑥主机内外表面清洁：干刷除去尘垢和残留药物→饮用水擦至无粉尘无积垢→清洁剂擦拭→干擦除去清洁剂→饮用水擦洗→消毒剂擦洗→保持10分钟→纯化水擦洗；⑦在机上挂上"已清洁"状态牌；⑧晾干主机内外表面备用；⑨做好设备清洁记录 （3）备注 ①机台清洗程序：先内后外，先上后下，先拆后洗；②表面清洁采用先刷后擦：刷是用尼龙刷由内至外、由上至下清理残留药物；擦是用海绵块加液体拧干后擦拭主机内外表面或不加液体直接干擦；③消毒剂需每月更换一次

微课5

（2）CIP 为在线清洗，也称原位清洗，是指不需要拆卸设备并在密闭条件下就能完成设备的清洗，是系统的设计、现场设备的集成。其特点有：①能保证一定的清洗效果，提高产品安全性；②节约时间，提高效率；③自动化程度高，节约操作劳动力；④节约能源；⑤操作安全性高。CIP 系统广泛应用于机械化程度较高的食品、药品等行业，主要针对生产设备内部的清洗，例如管道内部、罐体内部等。根据具体应用需求和制药工艺的不同，CIP 的类别、特点与应用见表 1-2-2-2。

表 1-2-2-2 CIP 的分类、特点与应用

类别	特点	应用
单站式 CIP	包括一个清洗站，通过控制系统和泵送系统实现清洗液和清洗剂的循环，以清洗设备的表面和内部	最基本的 CIP 方式，用于清洗单个设备或系统
多站式 CIP	通过设置多个清洗站和多个泵送系统，可实现同时对多个设备进行清洗，提高清洗效率和生产效率	用于同时清洗多个设备或系统
封闭式 CIP	可在严格控制的环境下完成清洗过程，以防止外部污染和交叉污染	一种在封闭系统内进行的清洗方式，适于对具有较高要求的设备和系统清洗
移动式 CIP	清洗设备和部分泵送系统安装在移动平台上，可移动到不同位置进行清洗	灵活性较高的清洗方式，适于清洗分散的设备和临时设备
手持式 CIP	通过手持喷枪或喷头对需清洗的制药设备表面进行局部清洗	更具灵活性的清洗方式，通常适于清洗较小的设备、管道和部件

CIP 设备一般由清洗液贮罐、清洗液泵、控制系统、管道系统、喷嘴/喷头、过滤系统以及待清洗的全套设备组成一个清洗循环系统。其中的各部件作用见表 1-2-2-3。

表 1-2-2-3 CIP 的部件及作用

CIP 部件	作用
清洗液储罐	储存清洗液和清洗剂的容器
清洗液泵	用于泵送清洗液和清洗剂到设备内部
控制系统	设置和控制清洗参数的系统，包括温度、流量、时间等
管道系统	将清洗液和清洗剂通过管道输送到设备内部各个通道和部件
喷嘴/喷头	用于将清洗液均匀喷洒到设备表面和内部
过滤系统	用于过滤清洗液中的杂质和颗粒物
触摸屏/控制面板	用于操作员设置和监控清洗过程

　　1）清洗液储罐　CIP 系统的清洗液储罐可根据待清洗设备的要求，选择性设置碱罐、酸罐和水罐，可有三个罐，也可是其中的一个或两个。酸罐、碱罐、水罐均为双层全封闭罐，其中酸碱罐配置搅拌器，罐体主要由筒体、支座、封头、接管、取样口、液位计等组成。配液罐筒体圆柱形，上下封头为标准椭圆形或蝶形封头，主要材质为 316L 不锈钢（图 1-2-2-1）。

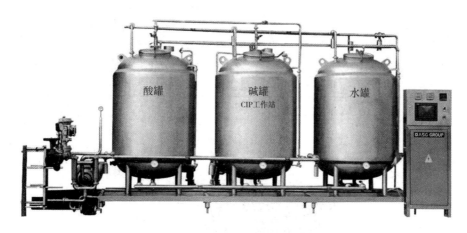

图 1-2-2-1　清洗液储灌

　　2）清洗液泵　清洗泵起到输送清洗液的重要作用，它主要用于将清洗液从储液罐中抽取并推送到要清洗的设备和管道系统中。清洗泵的材质需要具备耐腐蚀性和耐高温性能，以应对不同的清洗介质和工作环境。常见材质选择包括不锈钢、特殊合金等。通常采用离心泵或隔膜泵作为清洗液泵。其中，离心泵适用于较高流量和较低压力的清洗要求，而隔膜泵则适用于较小流量和较高压力的清洗要求。根据具体的应用需求选择适合的泵类型，可以确保清洗过程的有效性和高效率。

　　①离心泵：主要由电机、泵壳、泵轴、叶轮等组成。对液体的输送是通过叶轮的旋转产生离心力，将液体从中心吸入，然后通过压缩和加速作用将液体推向外部系统，实现液体的输送。其结构见图 1-2-2-2。

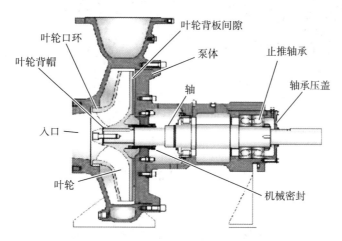

图 1-2-2-2　离心泵结构示意图

　　②隔膜泵：又称控制泵，其基本组成部分有泵体、隔膜、阀门和驱动装置。借助薄膜将被输液体与活柱和泵缸隔开，从而保护活柱和泵缸。隔膜泵有电动隔膜泵（图 1-2-2-3）和气动隔膜泵（图 1-2-2-4，图 1-2-2-5），其核心部件都是隔膜。电动隔膜泵通过电动机驱动隔膜的运动，实现液体的吸入和排出，气动隔膜泵是通过压缩空气驱动隔膜的运动，实现吸入和排出液体。隔离泵的构件组成与作用见表 1-2-2-4。

表 1 – 2 – 2 – 4　隔离泵的构件组成与作用

构件	组成	作用
泵体	金属材料（如铸铁、不锈钢等）或非金属材料（如聚丙烯、聚四氟乙烯等）	容纳泵的内部组件和导向泵流动的流道
隔膜	耐酸碱、耐腐蚀的弹性材料制成（如氟橡胶、氯丁橡胶等）	隔膜泵的核心部件，隔膜将泵体的进出口分隔开，一侧与吸入腔相连，另一侧与排出腔相连。通过隔膜的往复运动实现液体的吸入和排出
驱动装置	电机和传动装置	提供泵的工作动力。常见的驱动方式有电动、气动和液动等
阀体	进出口阀门或流量控制装置	控制介质的流动方向和流量大小。常见的阀体类型有球阀、蝶阀等
连接件	螺栓、法兰等	连接泵体、阀体和驱动装置等各个部件

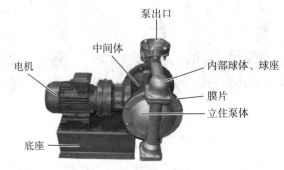

外观

内部

图 1 – 2 – 2 – 3　电动隔膜泵的结构

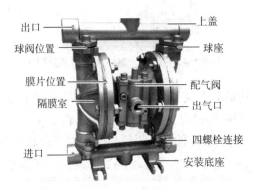

图 1 – 2 – 2 – 4　气动隔膜泵的结构

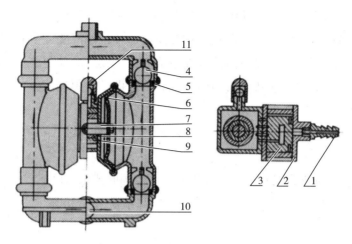

图 1 - 2 - 2 - 5　气动隔膜泵的内部结构示意图

1. 进气口　2. 配气阀体　3. 配气阀　4. 圆球　5. 球座　6. 隔膜
7. 连杆　8. 连杆铜套　9. 中间支架　10. 泵进口　11. 排气口

3）控制系统　CIP 控制系统用于自动控制和监控整个 CIP 过程，运行人员可以方便地设定清洗程序，控制整个 CIP 过程的参数和步骤，并监测和记录清洗效果和过程数据，确保设备和管道达到要求的清洁和卫生标准。CIP 控制系统的组成及作用见表 1 - 2 - 2 - 5。

表 1 - 2 - 2 - 5　CIP 控制系统的组成及作用

结构	作用
PLC	PLC（可编程逻辑控制器）是 CIP 控制系统的核心，用于编程和控制 CIP 流程的各个步骤。PLC 接收传感器和仪器的反馈信号，并根据预设逻辑执行相应的操作，如开关阀门、调节流量、控制温度等
HMI	HMI（人机界面）是 CIP 控制系统中的操作界面，用于人机交互和监控系统运行状态。通过 HMI，操作员可以设定 CIP 程序的参数，监视各个步骤的执行状态和报警信息，以及记录和管理 CIP 过程的数据
传感器	CIP 控制系统中的各类传感器用于监测和检测 CIP 过程中的关键参数，例如流量传感器、温度传感器、压力传感器等。传感器将实时信息反馈给 PLC，以实现对 CIP 过程的自动控制和调节
阀门和执行器	CIP 控制系统通过控制阀门和执行器来实现流体的导向、分配和调节。阀门和执行器可以根据 PLC 的指令开启或关闭，以确保清洗液的合适流量和方向
泵和储液罐	CIP 控制系统中的泵用于循环和输送清洗液，储液罐则用于存储和供应清洗液。通过控制泵和储液罐的运行和停止，CIP 系统能够实现清洗液的供给和回收

4）管道系统　CIP 的管道系统是用于将清洗液在设备中循环流动的管道网络，是 CIP 过程中的关键组成部分，用于输送清洗液到需要清洗的设备表面，并将污染的清洗液和杂质排出系统。

CIP 管道系统的关键组件有主管道、分支管道、排污管道、阀门和控制装置等。其中，主管道是 CIP 系统的主要输送通道，连接清洗液储罐和被清洗设备之间的路径。它通常由不锈钢或其他耐腐蚀材料制成，以确保对清洗液的安全输送和卫生要求。分支管道负责将清洗液从主管道引入各个需清洗的设备或管路中。这些分支管道可在需要清洗的设备或管路上设置多个出口，以确保全面覆盖清洗。排污管道用于将污染的清洗液和从设备表面脱落的污垢导出系统。这些管道通常与设备的底部或其他适当位置连接，以确保排出污染物时不影响清洗效果。阀门和控制装置用于控制清洗液的流量、方向和停止。这些阀门和控制装置可手动或自动操作，以实现清洗过程的控制和调节。

CIP 管道系统的设计需考虑到清洗液的流动性、压力损失、卫生要求和操作便利性。它应具备易清洗、无死角、可防交叉污染和杂质滞留的特性，以确保清洗过程的高效性和安全性。在设计和安装过程中，需遵循相关行业标准和规范，以确保管道系统的稳定性和可靠性。

5）喷嘴/喷头　喷洗头是 CIP 系统中的一个重要组成部分，是清洗设备和管道系统的一种喷洗装置，通常由多个喷嘴组成，通过高压喷射清洁液或清洗剂喷洗设备和管道表面去除污垢和残留物，从而达到彻底清洁和消毒的效果。喷洗头通常由耐腐蚀和耐高温的材料制成，如不锈钢或特殊合金。其结构见图 1-2-2-6。

CIP 喷洗头的设计和功能取决于具体的应用和清洗需求，常见的设计如下。

①多喷嘴设计：CIP 喷洗头通常由多个喷嘴组成，可以同时或依次喷射清洁液，覆盖到需要清洗的区域。多喷嘴设计可以提高清洗效率和覆盖范围。

②高压喷射：CIP 喷洗头可以通过高压喷射清洁液来清洗设备和管道。高压喷射能够增加清洗力度，有效去除污垢和残留物。

③方向可调：CIP 喷洗头的喷射方向可以调整，可根据实际清洗需求来定向喷射，并覆盖到需要清洗的区域。

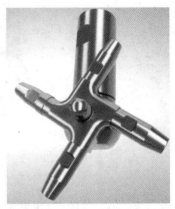

图 1-2-2-6　喷洗头

④自动化控制：CIP 喷洗头通常配备自动化控制系统，能够根据设定的清洗程序和时间进行操作，实现自动化清洗过程。

⑤耐腐蚀材料：由于 CIP 喷洗头在清洗过程中接触到各种化学品和清洁剂，通常使用耐腐蚀材料制造，以确保长期的稳定性和可靠性。

6）过滤系统　CIP 过滤系统的主要目的是去除清洗液中的固体颗粒、杂质和污垢，以保证清洗液的清洁度和再利用。系统通常包括一系列过滤器和相关的管道连接。过滤器可以是不同类型的，如滤袋过滤器、滤筒过滤器、滤板过滤器等。在 CIP 过滤系统中，清洗液会通过过滤器，其中的固体颗粒、杂质和污垢会被拦截下来，而清洗液则会继续流经系统。这样在清洗过程中，过滤系统可有效保持清洁液的清洁度，并防止固体颗粒和污垢重新附着到被清洗的设备表面上。通过使用 CIP 过滤系统，可提高清洗过程的效率和质量，并减少人工清洗的工作量。

①袋式过滤器：袋式过滤器是一种常见的压力式液体过滤装置，主要由过滤器壳体、进料口、出料口和滤袋组成，液体从进料口进入过滤器壳体，通过滤袋时，固体颗粒会被滤袋截留在内部，而干净的液体则从出料口排出。滤袋内部通常使用纺织材料，如聚酯纤维、聚丙烯纤维等制成的袋状滤料。滤袋的细度可以根据过滤要求选择，通常有不同级别的细度可供选择。滤袋的材质和细度决定了其过滤效果。袋滤过滤器具有操作简便、维护方便的特点。当滤袋需更换时，只需打开过滤器壳体，取下旧滤袋，安装新滤袋即可。此外，袋滤过滤器还可根据需要配置多个滤袋，以增加过滤面积，提高过滤效率。

②滤筒过滤器：滤筒过滤器是一种常见的液体过滤设备，由筒体和滤料组成。其工作原理是通过将待过滤的液体流经筒体内滤料的细孔，以捕获悬浮物、固体颗粒及其他杂质。滤筒过滤器结构一般包括进料口、出料口和滤筒。滤筒内通常填充有多层不同级别的滤料，如粗砂层、细砂层、无烟煤层等，以实现不同尺寸颗粒的过滤效果。液体从进料口进入滤筒，通过滤料层时，其中的杂质会被滤料截留，并将干净的液体通过出料口排出。在滤筒过滤器的工作过程中，随着操作时间的增加，滤料中的杂质会逐渐积聚，从而影响过滤效果。为解决这一问题，需定期清洗或更换滤料。

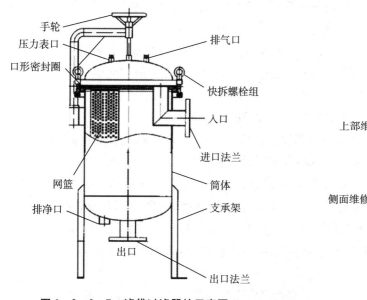

图 1-2-2-7　滤袋过滤器的示意图

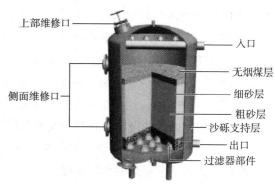

图 1-2-2-8　滤筒的结构示意图

7）控制面板　CIP 的控制面板是用于操作和监控 CIP 系统的界面装置。它提供了对清洗过程的控制、调整和监视的功能。

CIP 清洗设备时，需预先设定清洗程序，清洗过程中通过气动阀门、循环泵、在线仪表等进行检测和控制，清洗终点程序自动判断。其工作原理见图 1-2-2-9。

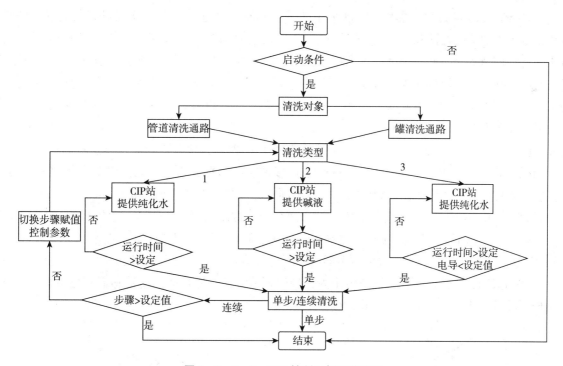

图 1-2-2-9　CIP 控制面板工作程序

CIP 控制面板通常具备以下功能和特点。

①操作界面：控制面板提供易于操作和导航的用户界面，使操作人员能够方便地设置清洗参数，选择清洗程序和监视清洗过程。通常，控制面板采用触摸屏或按钮等控制元素，以提供直观的操作体验。

②清洗程序选择：控制面板允许操作人员选择预设的清洗程序，根据需要进行切换。不同的清洗程序可能针对不同的设备或产品具有不同的参数设置和清洗步骤。

③参数设置和调整：控制面板允许操作人员设置和调整清洗参数，如流量、温度、清洗时间等。这些参数的设定对实现有效的清洗非常重要，因此控制面板应提供合理的界面和选项。

④清洗过程监控：控制面板显示清洗过程中的关键指标和数据，如流量、温度、压力等。它可以提供实时的数据更新和趋势图，帮助操作人员监视清洗过程的进行和效果。

⑤报警和故障提示：控制面板能够监测传感器状态，检测任何异常情况，并发出相应的警报或故障提示。这有助于操作人员及时采取措施，避免潜在问题对清洗过程产生不利影响。

⑥数据记录和报告：控制面板通常具备数据记录和报告功能，可以记录关键的清洗参数和事件，以便后续分析和追溯。这些记录和报告有助于维护和验证清洗过程的有效性，并满足监管要求。

⑦CIP 控制面板的设计：应符合人机工程学原理，使操作人员能够轻松和准确地操作和监控 CIP 系统。同时，它应具备易于清洁、耐用和防水防尘的性能，以适应工业环境的需求。与手工清洁相比，CIP 系统可达到均匀一致的清洁效果，并可再现。

CIP 的优点有：①能保证一定的清洗效果，提高产品安全性；②节约时间，提高效率；③自动化程度高，节约操作劳动力；④节约能源；⑤操作安全性高。

（3）SIP 又称就地消毒/灭菌、原地消毒/灭菌、定位消毒/灭菌，是一种在食品、制药、医疗设备等行业中常用的清洁和消毒方法，用于清洁和消毒系统、设备或容器，而不需要将其拆卸，主要用于设备内部如管道、缸体内部等的消毒或灭菌。其工作原理是 SIP 系统首先将高温蒸汽或热水引入设备和管道系统中，通过管道和喷嘴，将高温介质传递到需灭菌的部位。在灭菌过程中，高温的蒸汽或热水能够杀灭设备和管道表面的微生物，实现灭菌效果。同时，通过传感器和仪表对灭菌过程中的温度、压力和流量等参数进行监测和控制，以确保灭菌过程的实时监测和准确性。控制系统根据预设的程序和参数，自动调节灭菌时间、温度、压力等参数。确保灭菌完成后，高温介质会被排出，设备和管道进行辅助清洗和冲洗，以确保灭菌过程中的残留物被彻底清除。SIP 分为热水灭菌和蒸汽灭菌，热水灭菌用于一些对高温敏感的设备和管道，如某些塑料材料制成的设备；蒸汽灭菌为高温蒸汽灭菌，用于大多数金属设备和管道。

SIP 主要由灭菌介质供应系统、温度传感器、压力传感器、灭菌室或容器、过滤器、控制系统、反应容器和搅拌装置等组成，另外，还可包括管道连接件、压力释放装置、清洁喷头、阀门和阀门位置指示器等。具体的 SIP 系统的设计和构成将根据不同的应用和工艺需求而有所不同。

1）灭菌介质供应系统　SIP 过程需要提供灭菌介质，常用的灭菌介质包括蒸汽（饱和蒸汽或干燥蒸汽）、热水、氧化剂等。灭菌介质供应系统包括储罐、管道、控制阀和计量仪器等。

2）温度传感器和控制装置　温度传感器用于测量灭菌介质的温度。控制装置则通过对传感器信号的反馈，控制灭菌介质的温度在合适的范围内，确保灭菌效果。通常的温度传感器有热敏电阻传感器、电热偶传感器等（图 1-2-2-10，图 1-2-2-11）。

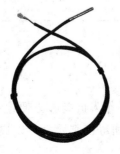

图 1-2-2-10　热敏电阻传感器

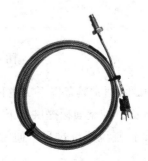

图 1-2-2-11　电热偶传感器

3）压力传感器和控制装置 压力传感器用于测量灭菌介质的压力。通过对压力传感器信号的监测和反馈，控制装置可以调整灭菌介质的压力，确保压力符合要求。

4）灭菌室/容器 是进行 SIP 的主要区域，包含需灭菌的设备或管道。灭菌室通常具有密封性，以防止灭菌介质的泄漏和外界的污染。

5）过滤器 用于过滤灭菌介质中的固体颗粒或微生物。在 SIP 过程中，过滤器可以阻止污染物进入设备或管道，从而保证灭菌效果。

6）控制系统 用于监控和调整灭菌介质的温度、压力和持续时间等参数。控制系统通常包括控制面板、传感器、执行器和数据记录设备等。

7）反应容器和搅拌装置 某些情况下，SIP 过程可能需要使用反应容器和搅拌装置，用于混合反应液体、稀释药剂或均匀分布灭菌介质。

SIP 的操作步骤如表 1 - 2 - 2 - 6 所示。

表 1 - 2 - 2 - 6 SIP 的操作步骤

操作步骤	操作过程
准备	准备好清洁和消毒的系统、设备或容器 关闭和排空系统、保护敏感部件、连接清洁介质的管道等
预冲洗	SIP 之前常需进行预冲洗，旨在清除系统中的杂质和残留物，确保清洁介质能够有效地接触到表面
清洗	将清洁介质引入系统中，以清洁表面的污垢和有机物。清洗时间、温度和浓度通常根据具体需求和清洁剂的要求进行控制
冲洗	去除清洁剂和杂质。这一步骤可以使用水或其他洗涤剂来进行
消毒	将消毒介质引入系统，以杀灭微生物，确保无菌状态。消毒剂的种类、浓度以及接触时间通常是根据特定的要求和卫生标准进行控制
中和和清洁	将中和剂引入系统，以去除残留的消毒剂。系统一般会进行清洁和冲洗，确保没有任何残留物
恢复系统	在 SIP 完成后，系统可以重新投入使用

四、能力训练

（一）操作条件

1. 操作人员熟悉 CIP 设备结构与性能，经培训后才能上岗操作。

2. 小容量注射剂的浓配系统的在线清洗灭菌系统。

3. 小容量注射剂浓配系统在线清洗灭菌标准操作规程。

（二）安全及注意事项

1. 检查好管路接头，防止液体喷溅。

2. 生产结束后及时（生产结束后 2~3 小时内）对药液配制、过滤、输送系统进行清洁；系统清洁后及时灭菌（清洁后 4 小时内）。

3. 发现机器故障，要及时停机处理或通知维修人员，不得私自拆机。

（三）操作过程

序号	步骤	操作方法及说明	质量标准
1	准备	（1）检查公用设施，保证 CIP 能进行 （2）排空管路中的药液。打开药液输送管路的各排液阀，排尽系统中残留的产品液，注意保护敏感部件、连接清洁介质的管道等 （3）关闭输送管路中的排液阀	（1）各公用设施的仪表能正确显示数据。阀门开闭等都处于正常状态 （2）各阀门中不再有液体流出 （3）开机前检查各仪表能正确显示数据 （4）CIP 设备管道连接处若有盲管，须连接成一定的斜角，保证管内液体能流出

序号	步骤	操作方法及说明	质量标准
2	开机操作	浓配系统清洗流程：排出系统内残留液→加碱液至浓配罐→碱循环→进注射用水冲洗并排出→检测→排出残留冲洗水→在线灭菌→关闭系统 (1) 开机：进入 CIP 操作界面，选择清洗配方及编号 (2) 排出系统内残留液：点击浓配 CIP 按钮。系统会自动打开呼吸器进出口气动阀门和夹套排放疏水阀以排除浓配系统中的残留液 (3) 加碱液至浓配罐：系统自动向浓配罐加注射用水至设定 CIP 配方中浓配碱液位后，打开浓配罐入孔投入碱液 (4) 碱循环：点击"加碱完成"按钮，确认加碱完成。系统自动在浓配罐与浓配液输送管路之间通过离心泵形成碱循环。至规定循环时间结束后，自动打开浓配罐输送系统中的气动排出阀，通过自吸泵将碱液排出。当罐内洗液液位到达低液位时，各气动阀关闭，离心泵停止运行，同时，压缩空气管路上的气动阀打开，利用压缩空气将罐内剩余残液排出 (5) 进注射用水冲洗并排出：系统自动注射用水冲洗浓配罐并排出。冲洗水由自吸泵排出 (6) 排出残留冲洗水：使用压缩空气压空排水 (7) 在线灭菌：点击配滤控制系统 HMI 上的 SIP 按钮，在线灭菌。灭菌条件为纯蒸汽116℃灭菌40分钟。灭菌完成后，向药液配滤输送系统中通入氮气排出系统中纯蒸汽的冷凝水，并使系统冷却 (8) 关闭系统：关闭所有与系统连接的阀门，保持正压，保证系统的无菌状态	清洗完成检测：通过末端电导率来监测清洗效果，当电导率值达到生产配方设定值（符合注射用水电导率标准）时，管道清洗合格
3	设备维护	(1) 设备在使用前后进行一次仔细检查 (2) 设备使用结束后要清洗 CIP 内部贮罐、管道 (3) 同品种日常连续生产时，只需使用注射用水对浓配系统进行清洗；同品种连续生产5天、更换品种时，先用1%的氢氧化钠溶液对浓配系统循环清洗30分钟，再用注射用水冲洗至合格	(1) 打开出液阀，确保所有管道中没有残留液体 (2) 定期检查系统中密封情况，发现有异常情况应及时进行修理 (3) 若长期不用，应对设备进行清洁，并干燥保存，再次启用前，需对设备进行全面检查，方可投入生产使用

【问题情境一】用热碱进行清洗时，请思考并分析控制面板上显示的温度是不是清洗时的温度？为什么？

【问题情境二】在完成 CIP 后进行残留液的检查，发现仍有残留物。请分析原因并提出解决办法。

【问题情境三】若 CIP 的控制系统出现故障，导致清洗过程无法正常进行。请分析原因并提出解决办法。

【问题情境四】中国自动控制学科和自动化教育的开拓者之一钟士模（1911—1971），幼年半耕半读艰难求学，奋发图强，先入上海交通大学电机工程系学习，后获得麻省理工学院（MIT）电机工程博士学位。回国后，其受命创建自动化领域的新专业，投身于自动化专门人才的培养，主持与组织对自动控制及计算机领域的一系列重大项目的研究，为创建中国的自动化学科和自动化教育事业付出了巨大的心血。请同学们从网络上收集更多关于钟士模的故事。结合钟士模的生平，从个人和国家的角度，谈谈对"自强不息"的理解。

（四）学习结果评价

序号	评价内容	评价标准	评价结果（是/否）
活动一	清洗前准备	检查管道正确连接	
		检查各阀门处于关闭状态	
		检查仪表能正确显示数据	
		正确配制好酸液、碱液	
		贮液罐中液体的装量为80%	

续表

序号	评价内容	评价标准	评价结果（是/否）
活动二	清洗操作	在电脑中点清洗按钮	
活动三	清洗后维护	结束后清洗 CIP 内部贮罐、管道	
		CIP 管路的活节、三通阀、管路死角拆下后浸于消毒液（200～250ppm）中浸泡 30 分钟，取出后手工清洗	
		磨损垫片及时更换	

五、目标检测

习题

答案

（一）单选题

1. 设备的清洁不包括（　）

　　A. 清洁　　　　　B. 干燥　　　　　C. 灭菌　　　　　D. 冲洗　　　　　E. 消毒

2. CIP 是指（　）

　　A. 在线清洗　　　B. 手动清洁　　　C. 清场工作　　　D. 灭菌系统　　　E. 控制系统

3. 不需要拆卸设备并且在密闭的条件下就能完成设备的清洗是指（　）

　　A. SIP　　　　　B. CIP　　　　　C. SOP　　　　　D. EUR　　　　　E. 反渗透

4. 手工清洁时，消毒剂更换周期为（　）

　　A. 每天　　　　　B. 每周　　　　　C. 每月　　　　　D. 每 3 个月　　　E. 每 6 个月

（二）多选题

1. CIP 的优点包括（　）

　　A. 能保证一定的清洗效果，提高产品安全性

　　B. 节约时间，提高效率

　　C. 自动化程度高，节约操作劳动力

　　D. 节约能源

　　E. 操作安全性高

2. CIP 设备的组成一般包括（　）

　　A. 清洗液贮罐与清洗液泵　　　　B. 待清洗的全套设备

　　C. 控制系统　　　　　　　　　　D. 管道系统、喷嘴/喷头

　　E. 过滤系统

（三）判断题

1. 设备清洁工作是为保证产品洁净，达到 GMP 检查要求。（　）

2. 手工清洁设备时，无须切断电源，可以直接进行冲洗。（　）

3. 清洁设备需要进行验证，但是清洁方法无须验证。（　）

4. 机台清洗程序为：先内后外，先上后下，先拆后洗。（　）

（四）思考题

GMP 旨在最大限度降低药品生产过程中污染、交叉污染，以及混淆、差错等风险。制药设备的清洁是生产中降低污染、混淆和差错的重要环节。从药机展上选择一台设备，分析探讨如何采用合理的清洁方法以确保清洁效果。

PPT

职业能力 1.2.3 能对制剂设备进行管理与记录

一、核心概念

1. 状态标识 是指表示设施、设备、管道等所处状态的一种标识，通常会用文字或特定的颜色表示。

2. 设备维护保养 是指通过擦拭、清扫、润滑、调整等一般方法对设备进行护理，以维持和保护设备的性能和技术状况。

二、学习目标

1. 能对制剂设备进行日常管理，包括设备资料归档、设备编号、设备管道状态标识、管道涂色、设备润滑、维护保养、检修等。

2. 能按照制剂设备的日常管理工作内容要求填写相关记录单。

三、基本知识

设备使用须定人定责，须严格遵守 GMP。生产过程必须实现"写我所做，做我所写"，设备的每一步操作都应该按照标准操作规程进行，每一个操作都须有记录用于追溯。以下的设备管理中的操作都须有相应的记录，记录内容参考二维码中对应的项目。

（一）设备资料管理

设备管理部门负责进行设备档案管理，设备管理部门设备管理人员统一编号、管理、建立设备技术台帐。所有设备、仪器、仪表、衡器必须登记造册，主要设备要逐台建立档案。将设备分为三类，对Ⅰ、Ⅱ类设备建立档案，进行档案管理，对Ⅲ类设备只进行台帐管理。Ⅰ类是指与产品质量有直接关系的设备或结构复杂的设备；Ⅱ类是指与产品质量没有直接关系且结构一般的设备；Ⅲ类是指与产品质量没有直接关系且结构简单的设备。每台设备应有《设备档案卡》，设备档案必须做到帐、物、卡相符，必须有设备的技术文件（设备的技术文件包括：设备使用说明书、设备质量证明文件、设备图纸、技改资料、验证资料、维修记录），必须能真实反映设备运行全过程，设备档案由专人管理，定期清查、整理，做到完整、清晰。

微课1

微课2

（二）设备编号管理

设备、设施、仪器从进入企业起由设备管理部门按规定赋予唯一编码。编码不能更改，也不能重复。该设备报废时，编码随之作废。编码的原则是能体现所属使用部门，同一剂型和规格的设备在编号中能体现统一性，设备编号须表现集群型设备的特点，企业须根据设备编码规则建立设备编码一览表。编码的方法如下：

微课3

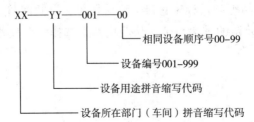

XX——YY——001——00
- 相同设备顺序号00-99
- 设备编号001-999
- 设备用途拼音缩写代码
- 设备所在部门（车间）拼音缩写代码

（三）设备、管道状态标识管理

企业应当建立设备、管道标识管理制度，以便于生产操作和维修、保养，避免发生差错。用于药品生产的所有设施、设备、管道等都必须有明确、清晰的状态标识，无状态标识的设施、设备、管道等不得使用。设备标识的内容有运行、待运行、检修、停用、已清洁、待清洁等。管道标识可直接用不干胶 PVC 防水材料，根据管道直径选择好标识规格和大小，直接贴于管道的显眼且不影响操作和观察处，同类状态标识位置尽量统一，标识内容为管道内容物及用箭头表示内容物流向。固定管道涂色的方法符合《医药工业设备及管道涂色的规定》。

微课4

（四）管道涂色管理

安装好的管道根据输送的物料用不同颜色进行油漆，既便于识别，也美观且能防蚀。金属表面先涂红丹防锈漆，第二层再涂所需颜色的油漆；非金属表面可直接涂油漆，油漆稀释剂必须符合要求。表 1-2-3-1 是常用介质管道的涂色和注字颜色。

表 1-2-3-1　常用介质管道的涂色和注字颜色

序号	介质名称	涂色	管道注字名称	注字颜色
1	生活水	绿	生活水	白
2	过滤水	绿	过滤水	白
3	循环上水	绿	循环上水	白
4	循环下水	绿	循环回水	白
5	热循环水（上）	暗红	热水（上）	白
6	热循环回水	暗红	热水（回）	白
7	消防水	红	消防水	白
8	空气（工业用压缩空气）	深蓝	压缩空气	白
9	真空	白	真空	天蓝
10	物料管道	灰	按管道内介质注字	白
11	三废排放	黑	三废排放	白

（五）设备润滑管理

良好的润滑管理制度，能延长设备使用寿命，提高机台的设备利用率。设备的润滑剂选择需要考虑制药设备的运动速度、运动负荷、工作温度、工作环境等。

微课5

操作人员必须对设备润滑油实行"五定""三过滤"。"五定"是指定点、定质、定量、定时、定人。定点是指确定每台设备的润滑部位和润滑点；定质是指按照润滑说明或图表规定的油脂牌号选用润滑油，润滑材料必须经检验合格，润滑装置和加油用具保持清洁；定量是指在保持良好润滑基础上，实行定量消耗和废油回收退库，防止浪费；定时是指按照润滑卡片或图表规定的时间加油、添油和清洗换油，确保及时润滑；定人是指规定每台设备分清楚操作人员、维修人员、电工分别负责加油换油的部位。"三过滤"是指入库过滤（油液经运输入库储存时的过滤）、发放过滤（油液发放注入润滑容器时过滤）、加油过滤（油液加入贮油部位时过滤）。设备润滑后须填写《设备润滑记录》。

微课6

（六）设备维护保养管理

设备的维护保养应该贯穿设备的整个生命过程，从设备的安装、运行、操作到专门的维护保养都要严格遵守操作规程。设备应按适当时间间隔维护、保养，以防止故障或污染。规定设备维修人员的职责，并制定维修的操作规程，自动化设备、机械设备、电子设备及精密仪器，每次清洁完毕后应做好校正、核对，并做好完整的记录。

微课7

设备机台要求做到每台设备有专人负责操作，专人保养、维护，使用前后检查制度，保持设备机台经常处于完好状态。设备检修、保养后，填写《设备保养记录》。对设备的维护、检修要求有大、中、小修的间隔期、检修内容及保养方案。

（七）设备巡回检查管理

微课8

对所有生产设备都应建立和规范设备的巡回检查制度，以确保贯彻设备管理工作中的"预防为主，专群结合"的方针。操作人员必须掌握好使用设备的基本功，必须对全部主要设备和重要设备的运行状态进行日常点检和定期检查。其中日常点检以设备操作人员为主，车间维修人员配合执行。

点检主要通过人的"五感"，即听、摸、查、看、闻，或用有关仪器对设备规定部位（点）进行有无异常检查。

微课9

（八）设备检修与验收管理

建立设备检修与验收管理制度，能减少故障发生，压缩故障停机时间，保证设备正常运行。设备故障的发生和发展过程受多因素影响，故障发生时间的变化范围很大，应加强对设备技术状态的监测。如凭经验针对机台容易发生故障部位进行检查；靠听觉针对机台运转噪音、振动进行分析；凭嗅觉针对机台发热、气味进行研究。发现设备出现异常情况应及时找专业维修人员解决，避免更严重事故发生。修理前应准备好说明书、图纸、技术标准等技术资料，要调查设备运行时间、缺陷、隐患、事故、功能失常等设备技术状态。设备修理类别分为小修、中修和大修。小修是指对一般机械部件的修理工作，只要更换部分易磨损的零件。中修是指更换与修理主要零部件，同时检查整个系统，固紧所有机件，消除扩大了的间隙，换油和调正设备，校正其设备基准，以保证设备达到应有的标准和技术要求。大修是指对设备进行全面修理，设备全部拆开，更换所有磨损零部件，校正和调正设备应有的标准和技术要求，整个设备恢复原有精度、性能和生产效率。

微课10

（九）封存设备与闲置设备管理

对于停用设备，为保证其安全，避免误用和尽量提高设备的利用率，须建立封存设备与闲置设备的制度管理。

闲置设备是指因生产结构改变或技术原因长期不用，已停用1年以上的设备。对于闲置设备，应积极组织外调、出租或转让，以提高设备的利用率。在调出前应将设备集中封存管理，并填写"设备封存单"，存入设备档案。封存设备不得放在露天，应加保护罩放在室内，但要移出生产区。

封存设备若需启封再用，要由启封部门提出申请填写"设备启封单"，"设备启封单"也须存入设备档案。

微课11

四、能力训练

根据压片机的点润滑编写点润滑记录。

（一）操作条件

1. 有网络的电脑或具有扫描二维码功能的手机。

2. A4 纸张。

3. 桌签。

4. 参考文件：点润滑记录。

（二）安全与注意事项

1. 了解文件编写流程，组建文件编制小组。建议 4～6 人为一组。

2. 查阅资料，参考旋转式压片机的润滑操作过程，讨论润滑记录的项目和内容，编制出压片岗位的润滑记录。

ZP-35B 旋转式压片机的润滑操作如下：每班开车使用前应加一次。中途可按各轴承的温升和运转情况添加。其中蜗轮箱内加机械油，油量以蜗杆浸入一个齿面高为宜（图 1-2-3-1）。

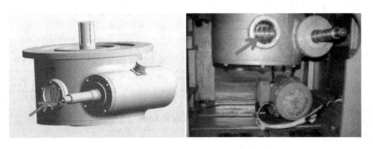

图 1-2-3-1　蜗轮箱内的油量

通过视窗观察油面的高低，使用半年左右更换新油。上轨道盘上的油杯是供压轮表面润滑的，加注的油量以毛毡吸附的油不溢出为宜。冲杆和导轨用 30# 机械油润滑，不宜过多，以防止油污渗入粉末而引起污染。加油位置如下（图 1-2-3-2）。

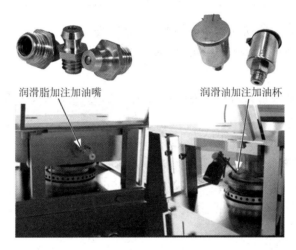

润滑脂加注加油嘴　　　　润滑油加注加油杯

图 1-2-3-2　润滑油的加油位置

左图为上压轮轴心加注润滑油脂，或压片机主轴上压力轴承加润滑油脂，润滑上压轮和主轴轴承；

右图为铜质油杯中加注润滑油，润滑冲杆、上导轨及上压力轮表面。

3. 确定编制任务并进行设计、起草、审核等的分工。

4. 查阅压片机所加润滑油的类型及润滑操作步骤。

（三）操作过程

序号	步骤	操作方法及说明	质量标准
1	明确任务	本学期，我院实训中心按课时计划开展固体制剂实训课程，按设备润滑管理制度规定，现 ZP-35B 旋转式压片机需设计润滑记录一份，并对该设备进行润滑	（1）表格设计应遵循格式明了、项目齐全、使用方便、结果可追踪 （2）该记录符合 GMP 的要求和设备本身的润滑需要 （3）项目应包括：设备名称、润滑部位、润滑点、润滑方式、润滑工具、润滑油类型（型号）、润滑周期、润滑时间、操作人、检查人等
2	收集资料	通过网络和 ZP-35B 技术质料，结合 ZP-35B 旋转式压片机设备润滑安全操作规程，查找制药设备润滑操作需要记录内容	组内人员统一协调、合理分工、职责明确、按时保质保量完成任务，记录并整理查找结果

续表

序号	步骤	操作方法及说明	质量标准
3	设计并起草润滑记录表	（1）根据查找的质料内容，列出需要记录的项目 （2）设计制作润滑记录草表 （3）对表格进行优化调整	（1）旋转式压片机需要记录的内容：设备编号、设备名称、润滑部位名称、润滑油型号、加油量、本次润滑时间、上次润滑时间、下次润滑时间、操作人、润滑情况等 （2）铅笔绘制，考虑填写顺序及内容字数 （3）设计表格应格式明了、项目齐全、使用方便
4	试填写记录表	根据 ZP-35B 旋转式压片机设备润滑安全操作规程，对 ZP-35B 旋转式压片机进行润滑并记录	（1）根据设备润滑过程，如实填写记录，表格不当之处及时标记 （2）部分部位可以模拟润滑
5	修改审核润滑记录	根据润滑记录的试填写结果，小组讨论，对润滑记录进行修改审核	压片机润滑记录信息完整，表头信息应含有企业的相关内容
6	评估总结	（1）各小组将经过实际操作检验并优化的记录，指派组员进行展示汇报，师生共同检验各组记录设计的完整性、规范性、实用性 （2）各小组组长根据组员本次活动的表现给予评价，并对其他小组的表现予以点评 （3）教师对本次活动进行点评总结	（1）汇报人员和评价点评人员不能为同一组员 （2）评价点评以鼓励语言、指出优点为主 （3）通过学生汇报、自评、互评和教师点评总结，让学生多方面对相关知识点有一个全面、宏观的认知

【问题情景一】企业正在将各项技术资料录入到档案管理平台。但是原来的编码是纯数字，如固体制剂车间的烘干臭氧灭菌柜的编号就是0134024，单纯的数字给出的信息量太少，故在建档时需要重新编号，设备的编号原则是什么？

【问题情景二】现在企业经常会遇到因为忙着提高产量，点检做不到位的情况，在管理上如何避免点检不到位的情况发生？

【问题情景三】作为一名新员工，小明对于所管理的设备不能做到适时保养，当设备出现故障时，无法尽快排除恢复生产。可采取哪些措施避免此类情况发生？

【问题情景四】据《印度快报》报道，2022年12月26日晚，位于印度安德拉邦的一家跨国制药和生物技术公司月桂实验室发生火灾。据悉，事故是因溶剂甲苯泄漏造成的。结合本次事故，谈谈你对制药设备安全的看法。

（四）学习结果评价

序号	评价内容	评价标准	评价结果（是/否）
活动一	设计表头	确定表头的内容	内容完整
		制作表头表格	具有逻辑性，合理安排
活动二	设计润滑记录单	确定润滑记录的内容	内容完整
		制作润滑表格	具有逻辑性，合理安排
活动三	审核润滑记录单	讨论记录的完整性与措词	记录完整，不产生歧义

五、目标检测

习题

答案

（一）单选题

1. 设备使用须定人定责，须严格遵守 GMP，下列说法正确的是（ ）

　　A. 每周工作做完后，统一每周五固定一个时间完成本周所有记录

　　B. 每个操作都须记录，但是可以稍微修正一下数据

　　C. "写我所做"是指诚实记录生产过程的数据，"做我所写"是指操作人员严格按照 SOP 来操作

D. 企业应当有相对应的标准操作规程，但可以根据设备的实际情况进行调整

E. 为防止出现责任追踪到本人，最好不要在记录上签字

2. 以下属于管道标识内容的是（　　）

A. 管道内物质名称及箭头　　　B. 管道内物质名称　　　　　C. 箭头

D. 管道材质　　　　　　　　　E. 运行中

3. 管道用不同颜色进行油漆的目的是（　　）

A. 识别　　　B. 防磨蚀　　　C. 美观　　　D. 以上皆是　　　E. 以上皆不是

4. 设备修理前不需要调查设备的（　　）

A. 运行时间　　　B. 运行地点　　　C. 事故　　　D. 隐患　　　E. 缺陷

（二）判断题

1. 设备设施仪器的编码是唯一的，不可更改不可重复。设备取消，编码保留。（　　）

2. 停用设备就是需要报废的设备。（　　）

3. 设备档案需做到帐卡物相符。（　　）

4. 状态标识是指表示设施、设备、管道等所处状态的一种标识。（　　）

（三）多选题

1. 设备档案管理中，需要建立档案管理的设备有（　　）

A. 与产品质量直接相关的设备

B. 结构复杂的设备

C. 与产品质量直接相关且结构简单的设备

D. 结构简单的设备

E. 与产品质量不直接相关且结构一般的设备

2. 下列属于设备标识的内容有（　　）

A. 运行　　　B. 检修　　　C. 安装中　　　D. 已清洁　　　E. 待清洁

（四）思考题

以一台熟悉的设备为例，通过网络查阅资料，根据润滑管理的"五定"原则，制定具体的润滑管理方案并填写润滑记录。

工作领域二 固体制剂生产

工作任务2.1 颗粒制备

职业能力2.1.1 能按规程操作、维护摇摆式制粒机

PPT

一、核心概念

1. 制粒机械 将粉状物料与适宜的药用辅料制成颗粒的机械。

2. 湿法制粒机 将物料与适宜的药用辅料制成湿颗粒的机械。

3. 挤压式制粒机 搅拌混合后的物料通过机械力挤出筛网，制成湿颗粒的机械。

4. 摇摆式制粒机 是通过制粒滚筒正反交替旋转，使搅拌后的物料挤压通过筛网，制成湿颗粒的机械（图2-1-1-1）。

5. 旋压式制粒机 搅拌混合后的物料在制粒碾刀的推动挤压下，从筛筒挤出或同时受筛筒外固定切刀切割而制成湿颗粒的机械。

二、学习目标

1. 能简述摇摆制粒机的工作原理及与旋转式制粒机的差异。

2. 能按规程操作和维护摇摆式制粒机。

3. 能解决摇摆式制粒机在使用过程中产生的问题。

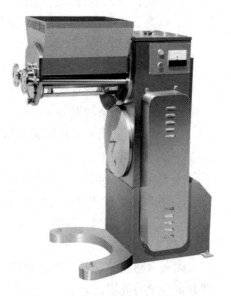

图2-1-1-1 摇摆式制粒机

三、基本知识

（一）制粒的目的

①减小堆密度，改善溶解性能；②防止混合物料中各组分间因粒度和密度的差异产生分层；③改善物料的流动性和可压性；④减少生产过程中细粉的飞扬，可防物料损失，也有利于GMP生产管理。

（二）制粒的方法和设备

常用的制粒方法有湿法制粒和干法制粒两种。

1. 湿法制粒 湿法制粒是在原辅料粉末中加入润湿剂、液态黏合剂或药物浓缩液，将颗粒表面润湿，靠润湿剂、液态黏合剂或药物浓缩液的架桥或黏结作用使粉末聚结在一起而制备颗粒的方法。湿法制粒包括挤压制粒、搅拌混合制粒、沸腾制粒、喷雾制粒等方式，常用设备有摇摆式制粒机、湿法混合制粒机、沸腾制粒机、喷雾干燥制粒机等。不同的制粒方式所获得的颗粒形状、大小、强度、崩解性、压缩成型性不同。由于湿法制粒过程经过表面润湿，因此具有外形美观、耐磨性强、便于压缩等特点，是中国医药工业中最广泛使用的一种制粒方法。

2. 干法制粒 干法制粒是指药物与辅料混匀后直接挤压成块，再破碎、整粒后制得颗粒。制粒方

式通常有压片法和辊压法两种，生产设备也相应地分为压片机和辊压干法制粒机。由于干法制粒在整个制粒过程中不使用润湿剂或液态黏合剂，故适用于对湿热敏感、容易压缩成型的药物制粒。干法制粒无须干燥，工艺更简单、更节能，但要注意由于压缩引起的晶型转变及活性降低问题。

（三）认识挤压式制粒机

挤压式制粒的方式有摇摆挤压式、旋转挤压式、螺旋挤压式等。设备有摇摆式制粒机、旋压式制粒机等。

微课1

1. 摇摆式制粒机 摇摆式制粒机主要结构由制粒系统和机械传动系统组成。

（1）制粒系统 包括加料斗、制粒滚筒、筛网、筛网管夹（表2-1-1-1）。

表2-1-1-1 摇摆式制粒机制粒系统

前轴承座	制粒滚筒	棘轮	棘爪	筛网管夹

如图2-1-1-2和图2-1-1-3所示，设备上部是加料斗，由七条六边形凸棱组成的七角中空制粒滚筒在加料斗下部，筛网管夹夹住筛网，将筛网张紧罩住七角中空制粒滚筒下部。工作时将制备好的软材加入加料斗，并从凸棱间隙落到筛网上，七角中空制粒滚筒正反交替旋转，筛网上的软材被凸棱强制挤出筛网，制得颗粒。

摇摆式制粒机筛网常用编织筛，筛网孔径范围大，可使用小孔径筛网生产压片用颗粒，使用大孔径筛网生产颗粒剂颗粒。由于编织筛较软，所以长时间生产可能导致筛网张紧度下降，可通过顺时针紧固筛网夹管，棘爪下落扣住筛网夹管上的棘轮，防止筛网夹管回转筛网张紧度再次下降。

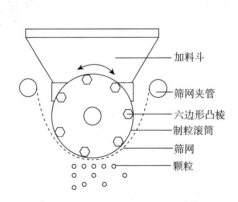

图2-1-1-2 摇摆制粒机制粒系统结构原理示意图

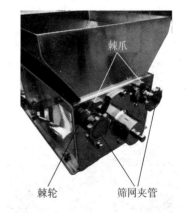

图2-1-1-3 筛网固定装置图

（2）机械传动系统 包括传动皮带、减速涡轮箱（涡轮、蜗杆）、曲轴、齿条、齿轮轴（表2-1-1-2）。

表2-1-1-2 摇摆式制粒机机械传动系统

蜗杆	涡轮	偏心曲轴	齿条	齿轮轴

如图 2-1-1-4 所示，主电机的主动轮通过皮带带动蜗杆的被动轮，使与之相连的蜗杆转动，再通过蜗轮带动偏心曲轴上的齿条进行上下往复运动，使得与齿轮轴相连的七角中空制粒滚筒正、反方向往复转动，从而达到制粒的目的。七角中空制粒滚筒与齿轮轴之间采用花键联接，便于拆装与清洗。

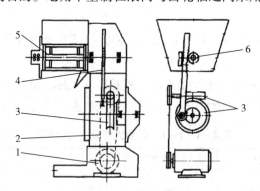

图 2-1-1-4 摇摆式制粒机机械传动系统原理示意图

1-电动机；2-传动皮带；3-蜗轮蜗杆；4-齿条；5-制粒滚筒；6-齿轮轴

特点及适用范围：结构简单，操作方便，产量较大，适用于绝大多数物料的制粒以及干颗粒的整粒。缺点是筛网使用寿命较短，且筛网更换较为繁琐。

2. 旋压式制粒机 旋压式制粒机主要结构由制粒系统和机械传动系统组成。

（1）制粒系统 包括筛筒、碾刀、压料叶等。

碾刀主体为大角度螺旋叶，螺旋叶外侧安装刀片。压料叶和碾刀同轴安装在筛筒内，压料叶在碾刀上端，工作时相向旋转，与平面成一定角度的压料叶，在旋转时将物料压入筛筒下部碾刀区，碾刀旋转时先通过螺旋叶将物料推向筛筒壁，再通过刀片将物料从筛孔挤出制成颗粒（图 2-1-1-5）。

微课2

（2）机械传动系统 包括皮带轮、驱动轴、锥形齿轮等组成。

电机驱动皮带轮转动，皮带轮通过驱动轴将动力传输给上锥形齿轮和下锥形齿轮，使上下两个锥形齿轮转动方向相反。上锥形齿轮与碾刀相连，下锥形齿轮与压料叶相连，通过驱动轴驱动上下锥形齿轮，使碾刀和压料叶相向旋转，从而达到制粒目的（图 2-1-1-6）。

微课3

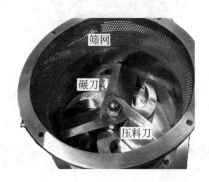

图 2-1-1-5 旋压式制粒机制粒系统结构示意图

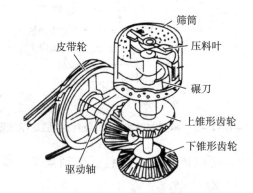

图 2-1-1-6 旋压式制粒机传动系统结构示意图

特点及适用范围：本机结构简单、产量大，适用于黏性较高物料的制粒。缺点是旋转式制粒机一般需要配备较大功率的电机，因此能耗较高。

摇摆式制粒机与旋转式制粒机的比较见表 2-1-1-3。

表 2 – 1 – 1 – 3　摇摆式制粒机和旋转式制粒机比较

项目	摇摆式制粒机	旋转式制粒机
筛网	编织筛，易损坏	冲制筛，不易损坏
物料适应性	黏性低的物料，干颗粒整粒	黏性高的物料
产量	大	大
结构	简单	简单
图示		

四、能力训练

（一）操作条件

1. 检查制粒间的温度、湿度、压差。

2. YK – 60 摇摆式制粒机。

3. YK – 60 摇摆式制粒机标准操作规程。

4. 筛网、软材、周转桶。

（二）安全及注意事项

1. 设备安装拆卸时要关闭设备电源，防止设备异常启动造成机械伤害。

2. 添加软材时必须使用规定工具，防止器具、人、手卷入设备，造成设备损坏或机械伤害。

3. 设备操作出现异常时必须停机检查或排除故障，防止操作不当造成设备损坏或机械伤害。

4. 加料斗内物料停滞或粘连设备时，不能在运行中用手或金属器具刮铲，应停机后用木质或塑料器具刮铲。

（三）操作过程

序号	步骤	操作方法及说明	质量标准
1	筛网安装	（1）区分左右筛网夹管 （2）安装一侧筛网 	（1）通过筛网夹管上的棘轮轮齿朝向判断筛网夹管左右，棘轮轮齿向左为右筛网夹管，棘轮轮齿向右为左筛网夹管 （2）选取一侧筛网夹管插入前夹管固定孔后，将筛网夹入夹管内，继续插入筛网夹管，直至进入后夹管固定孔。为保证筛网安装平整，筛网夹管夹住筛网的前后位置应一致（可利用筛孔对齐） （3）同法装入另一侧筛网 （4）放下左右两侧棘爪，使棘爪进入棘轮轮齿，左筛网夹管向左旋转，右筛网夹管向右选择旋转，张紧筛网。筛网未张紧会导致无法挤出颗粒，张得过紧会减少使用寿命

序号	步骤	操作方法及说明	质量标准
1	筛网安装	（3）安装另一侧筛网 （4）张紧筛网	
2	开机操作	开启电源，启动设备	电源开启，设备启动
3	设备调试	（1）调节筛网平整度 （2）调节筛网张紧度 	（1）短暂开启设备2~3秒钟，空机运行观察设备运行情况，筛网如不平整、太松或太紧，则停机调节。筛网不平整则应调整筛网位置，确保左右两侧筛网夹管夹住筛网的前后位置一致 （2）若筛网太松，左（右）筛网夹管向左（右）旋转张紧筛网；若筛网太紧，抬起左（右）棘爪，左（右）筛网夹管向右（左）退回1~2个轮齿放松筛网
4	清场	（1）清洁场地及设备 （2）取出筛网 （3）清洁容器具 	（1）按清场记录进行清场作业 （2）抬起左右棘爪，抽出左右筛网夹管，取出筛网 （3）清洁筛网、筛网夹管、加料斗和制粒滚筒，工具和容器清洁和摆放合理有序
5	设备维护	（1）检查紧固螺母 （2）润滑减速箱 	（1）检查各部位紧固螺栓，无松动现象 （2）减速箱需要一直处于有油的状态，通过观察窗判断油量，每班开机前补充满 （3）定期检查传动齿条润滑脂的量，量少时及时补充

续表

序号	步骤	操作方法及说明	质量标准
5	设备维护	（3）润滑传动齿条 	

【问题情境一】摇摆式制粒机在生产过程中出现颗粒成团挤出的现象。请思考并分析如何处理。

【问题情境二】摇摆式制粒机在生产过程中遇到软材较干或较湿，无法制得颗粒的情况。请思考并分析如何处理。

【问题情境三】摇摆式制粒机在生产过程中出现颗粒无法挤出的现象。请思考并分析如何处理。

【问题情境四】摇摆式制粒机在生产过程中突然出现巨大金属摩擦声。请思考并分析如何处理。

【问题情境五】中药是我国独特的医药资源，也是传统文化的重要载体，通过扫描二维码阅读《制粒机与中药》，谈谈你对现代化制药技术与传统中药的关系。

微课4

（四）学习结果评价

序号	评价内容	评价标准	评价结果（是/否）
活动一	筛网安装	分辨左右筛网夹管	
		筛网被左右夹管夹紧固定	
活动二	筛网松紧度调节	调紧筛网	
		调松筛网	
活动三	清场	拆卸筛网	
		清洁设备	
活动四	设备维护	检查螺母紧固情况	
		补充减速箱润滑	

五、目标检测

习题　　　答案

（一）单选题

1. 摇摆制粒机左右筛网夹管通过（　　）区分

　　A. 筛网夹管的长短　　　　　　　　B. 筛网夹管的大小

　　C. 筛网夹管上棘轮轮齿的方向　　　D. 筛网夹管上棘轮的大小

　　E. 筛网夹管上棘轮轮齿的大小

2. 下列设备中既可用于制粒，又可用于整粒的设备是（　　）

　　A. 沸腾制粒机　　　　B. 湿法混合制粒机　　　　C. 摇摆式制粒机

　　D. 喷雾制粒机　　　　E. 立式湿法混合制粒机

3. 摇摆式制粒机制得颗粒的大小主要受（　　）的影响

A. 筛网孔径　　　　　　B. 筛网类型　　　　　　C. 转速

D. 加料斗大小　　　　　E. 滚筒大小

4. 摇摆式制粒机通过（　　）的方式制得颗粒

A. 摩擦　　　　B. 挤压　　　　C. 剪切　　　　D. 粉碎　　　　E. 撞击

（二）判断题

1. 摇摆式制粒机筛网安装越紧越好。（　　）

2. 摇摆式制粒机筛网夹管上棘轮轮齿方向向左为左夹管。（　　）

3. 摇摆式制粒机生产时出现颗粒无法挤出的现象通常是筛网堵塞造成的，取下筛网清洗后可解决。（　　）

4. 摇摆式制粒机开机前应检查减速箱润滑油情况。（　　）

（三）多选题

1. 摇摆式制粒机的机构组成包括（　　）

A. 制粒滚筒　　　　　　B. 筛网　　　　　　　C. 压轮

D. 筛网夹管　　　　　　E. 加料斗

2. 摇摆式制粒机的主要保养内容有（　　）

A. 制粒滚筒润滑　　　　B. 减速箱润滑　　　　C. 筛网夹管润滑

D. 传动齿条润滑　　　　E. 紧固螺母检查

（四）思考题

简述安装摇摆式制粒机筛网的流程。

职业能力 2.1.2　能按规程操作、维护湿法混合制粒机

PPT

一、核心概念

1. 湿法混合制粒机　物料与黏合剂在同一容器内搅拌混合，经制粒刀制成湿颗粒的机械。

2. 减速器　是一种由封闭在刚性壳体内的齿轮传动、蜗杆传动、齿轮–蜗杆传动所组成的独立部件，常用作原动件与工作机之间的减速传动装置，起匹配转速和传递转矩的作用。

二、学习目标

1. 能表述湿法混合制粒机的结构及工作原理。

2. 能按规程操作湿法混合制粒机。

3. 能维护湿法混合制粒机。

三、基本知识

混合制粒机又名高速湿法混合制粒机或高速搅拌制粒机，分为卧式和立式两种。卧式湿法混合制粒机结构合理、生产效率高、产能大，可和真空上料、湿整粒、沸腾干燥、旋转整粒设备组成制粒一体机，这些优势使其市场应用量占湿法混合制粒机的 80% 以上。立式湿法混合制粒机较卧式节省空间。

微课1

1. 湿法混合制粒机

（1）组成　湿法混合制粒机又称卧式混合制粒机，主要由盛料缸、搅拌桨、制粒刀、黏合剂加料

口、顶盖、气动出料阀、排气筒和控制系统构成（图2-1-2-1）。

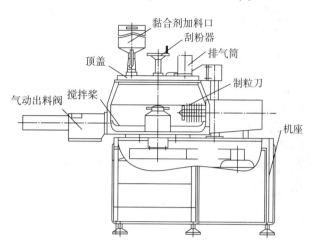

黏合剂加料口
刮粉器
排气筒
顶盖
制粒刀
气动出料阀
搅拌桨
机座

图2-1-2-1　湿法混合制粒机结构示意图

1）搅拌桨　搅拌桨安装座上有安装孔，孔内有键槽，安装在盛料缸底部传动轴上，上端用搅拌桨螺母固定。桨叶与底部平面呈一定角度，其结构有实心和空心两种，空心桨叶重量轻，可降低设备运行能耗，方便拆卸，防止桨叶颤动，但制造工艺更复杂。桨叶外端为形状与缸体内壁曲线配合良好的刮板，有利于缸体外侧物料充分混合（图2-1-2-2）。

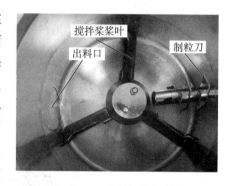

搅拌桨桨叶
出料口
制粒刀

图2-1-2-2　盛料缸内部装置图

搅拌桨在搅拌时可产生轴向、径向和切向的三维运动效果，其转速应确保物料在缸内处于翻腾状态。一般干物料混合时因密度小，较低转速即可使物料处于翻腾状态，转速太高径向作用太强，反而不利于干物料混合；物料加入黏合剂或润湿剂后用较高转速，高速搅拌有利于打散成团的黏合剂或润湿剂，使制得的软材干湿度适宜，也能让更重的湿物料保持翻腾状态。搅拌桨转速还会影响颗粒粒径的大小，在确保物料处于翻腾状的速度范围内，速度越快，颗粒粒径越大，反之颗粒粒径越小。

搅拌混合的时间将影响制粒的效果，混合时间短，混合不均匀，导致颗粒有效成分不均一，干粉较多；混合时间过长，颗粒容易成团，制得的颗粒较硬，且药物与设备撞击摩擦导致局部温度升高，可能会改变原辅料性质。

2）制粒刀　制粒刀刀片一般为三棱形，安装在盛料缸壁制粒刀轴上，与翻腾的物料团交汇，通过高速旋转粉碎切割软材制得颗粒（图2-1-2-2）。制粒刀的转速和运行时间直接影响颗粒的粒径大小，转速快时，粉碎切割作用增强，颗粒粒径变小，转速慢时颗粒粒径则变大。运行时间长也能增强切割作用，颗粒粒径变小，时间短则颗粒粒径较大。

3）吹气　搅拌桨和制粒刀均通过传动轴与盛料缸外的电机相连，传动轴与缸体有一定的间隙，为防止物料粉末进入间隙影响传动，生产时要向间隙吹压缩空气（图2-1-2-3）。设备清洁时也要吹气，防止清洗溶剂进入间隙，也可将间隙内残留的物料或清洁溶剂吹出。生产时吹气压力不宜过大，防止大量物料被吹入排气筒导致排气筒堵塞，排气筒内物料也无法制粒，清洁时可加大吹气压力，吹净间隙。

4）排气筒　吹入的压缩空气从顶盖上的排气筒排出，排气筒内一般设置滤袋过滤，拦截被压缩空气吹起的物料（图2-1-2-4）。

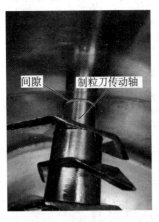

图 2 - 1 - 2 - 3　制粒刀传动轴间隙图

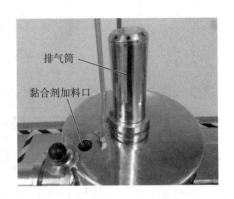

图 2 - 1 - 2 - 4　排气筒装置图

5) 黏合剂加料口　黏合剂加料口是在顶盖上的一个开口,黏合剂或润湿剂可从开口直接加入,也可用喷枪定量喷入。

6) 气动出料阀　气动出料阀通过气缸推动出料门开启和关闭出料口,出料口为盛料缸底部一侧开口,出料门形状与盛料缸内壁弧度一致,关闭时封堵住开口,组成完整盛料缸。出料阀开启时可拧松出料阀螺母,取出出料阀(图2 - 1 - 2 - 5)。

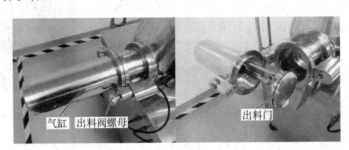

图 2 - 1 - 2 - 5　气动出料阀装置图

(2) 湿法混合制粒机的工作原理:在盛料缸内加入原料干粉,盖上顶盖,依靠搅拌桨旋转使物料混合均匀,再将黏合剂或润湿剂从黏合剂加料口加入,搅拌桨继续搅拌将物料制成软材,随后利用高速旋转的制粒刀,将软材迅速搅碎、切割成均匀的湿颗粒,最后由出料口放出。

(3) 湿法混合制粒机特点及适用范围:操作简单、快速,制备一批颗粒仅用 8 ~ 10 分钟,黏合剂较传统方法少用 15% ~ 25%;所得颗粒质地结实、大小均匀、流动性和可压性好。适于大多数物料的制粒,但对于乳香、没药和全浸膏类等黏性大又不耐热的物料,不宜用本机制粒。

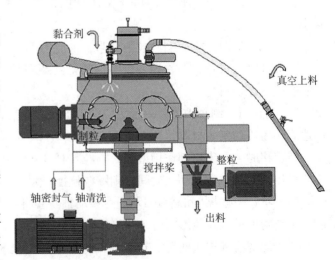

图 2 - 1 - 2 - 6　湿法混合制粒机工作示意图

2. 立式混合制粒机　其结构原理与湿法混合制粒机相似,主要不同之处在于搅拌桨和制粒刀的位置,立式混合制粒机搅拌桨和制粒刀均在顶盖上。生产时物料很难进入传动轴与顶盖的间隙,所以本机没有吹气装置和排气筒，制造工艺更简单，但顶部的制粒刀与物料的接触面较小，制粒效率较低，故制药企业应用较少。

卧式、立式两种制粒机性能特点见表2-1-2-1。

表2-1-2-1 卧式、立式两种制粒机性能特点

项目	湿法混合制粒机（卧式）	立式混合制粒机
搅拌桨和制粒刀位置	盛料缸底部和侧面	顶盖
吹气装置和排气筒	有	无
制粒效率	高	低
制造工艺	相对复杂	相对简单
图示		

四、能力训练

（一）操作条件

1. 检查制粒间的温度、湿度、压差；介质仪表应均在校验合格周期内，压力表指针正常；压缩空气（压力：0.60~0.80MPa），滤芯更换状态卡应在有效期内。

微课2

2. CHL-10 湿法混合制粒机。

3. CHL-10 湿法混合制粒机标准操作规程。

4. 物料原辅料、黏合剂（润湿剂）、周转桶。

（二）安全及注意事项

1. 设备安装拆卸时要关闭设备电源，防止设备异常启动造成机械伤害。

2. 设备运行期间，不得打开顶盖，人、手、器具不得进入设备内部，防止设备损坏或机械伤害。

3. 设备操作异常时必须停机检查或排除故障，防止操作不当造成设备损坏或机械伤害。

（三）操作过程

序号	步骤	操作方法及说明	质量标准
1	制粒刀安装	（1）安装制粒刀 （2）安装制粒刀螺母	（1）找出键槽与刀垂直或平行的两种制粒刀，将制粒刀键槽与轴上连接键相对，刀尖朝外交替装入两种制粒刀，使相邻两个制粒刀相互垂直 （2）拧紧制粒刀螺母

序号	步骤	操作方法及说明	质量标准
2	搅拌桨安装	（1）连接键安装 连接键　键槽　搅拌轴 （2）安装搅拌桨 （3）安装拌桨螺母 搅拌桨螺母	（1）连接键装入搅拌轴键槽内 （2）把搅拌桨键槽与连接键相对，将搅拌桨装进搅拌轴 （3）搅拌桨螺母拧紧
3	排气筒安装	（1）套滤袋 支撑架　滤袋　排气套筒 （2）安装排气筒 	（1）滤袋套在支撑架上 （2）套好的滤袋放入排气套筒，套筒装在排气筒上
4	开机操作	（1）开启压缩空气 （2）打开设备电源开关和急停开关 	（1）压缩空气阀全开，压力：0.60～0.80MPa （2）顺时针打开设备电源开关，顺时针旋转急停开关，开关按钮弹起，打开急停开关 （3）进入工作界面，分别点击搅拌电动、制粒点动、出料开、吹气开，调节吹气压在0.1MPa左右，观察设备能否正常运行。点击设备状态观察电机等确认正常 （4）设置低速运行时间、高速运行时间、低速运行速度、高速运行速度、制粒延时时间和制粒运行时间等参数 （5）加入物料后，开开吹气，点击自动启动，设备开启运行 （6）设备自动运行结束，点击出料开关，气动出料阀打开，点击搅拌电动，搅拌桨旋转将颗粒从出料口推出

序号	步骤	操作方法及说明	质量标准
4	开机操作	（3）进入工作界面点动试机 （4）设置参数 （5）自动启动 （6）出颗粒	
5	设备清洁	（1）清洁场地及设备 （2）拆卸清洁 （3）清洁盛料缸 	（1）按清场记录进行清场作业 （2）拆卸排气筒、制粒刀、搅拌桨清洁 （3）清洁盛料缸，打开排料阀，清洁气动排料阀。注意盛料缸要多次吹气，吹气压力在 0.6~0.8MPa
6	设备维护	（1）开机前检查 ①设备内部 ②压缩空气管 ③密封圈 （2）检查同步带 	（1）开机前检查 ①设备内部保持清洁：无油污、无细分、无杂物 ②压缩空气管无破损，连接处不漏气 ③检查顶盖和气动出料阀密封圈气密性，无老化现象 （2）检查电机同步带的松紧和磨损情况，调整传动带松紧，更换破损同步带

【问题情境一】湿法混合制粒机常通过设置运行时间来确定制粒是否完成，但在生产过程中，因黏合剂浓度、温度等条件的细微变化，导致固定时间内制出的颗粒并不一定能达到最佳状态。如何能更好地判断制粒终点，得到最佳状态的颗粒？

【问题情境二】湿法混合制粒机在生产结束后发现排气筒筛网内有大量干粉末未制成颗粒。请思考并分析如何处理。

【问题情境三】湿法混合制粒机生产的颗粒干燥后出现"花粒"现象。请思考并分析如何处理。

【问题情境四】目前，中国装备制造业的产值已成功跻身世界装备制造业的大国行列，但发展历程尤为艰辛，通过扫描二维码阅读《中国第一台制粒机的诞生》，谈谈你对中国装备制造业发展的认识。

微课3

（四）学习结果评价

序号	评价内容	评价标准	评价结果（是/否）
活动一	制粒刀安装	找出键槽与刀垂直或平行的两种制粒刀	
		两种制粒刀交替安装，拧紧螺母	
活动二	搅拌桨安装	传动运行平稳，安装稳固	
活动三	排气筒安装	滤袋安装紧实，不漏	
		排气筒安装稳固	
活动四	设备操作	设置运行参数	
		点动试机，判断设备状态	
		排出盛料缸内物料	
活动五	设备清洁	拆卸排气筒、制粒刀、搅拌桨	
		清洁设备	
活动六	设备维护	开机前检查	
		同步带检查	
		减速器润滑	

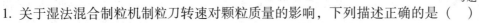

五、目标检测

习题　答案

（一）单选题

1. 关于湿法混合制粒机制粒刀转速对颗粒质量的影响，下列描述正确的是（　）
   A. 转速高，颗粒粒径大　　　　B. 转速高，颗粒粒径小
   C. 转速高，颗粒密度大　　　　D. 转速高，颗粒密度小
   E. 转速对颗粒质量没有影响

2. 可在同一设备中完成混合、制软材，并用制粒刀制粒的设备是（　）
   A. 沸腾制粒机　　B. 湿法混合制粒机　　C. 摇摆式制粒机
   D. 喷雾制粒机　　E. 旋转式制粒机

3. 安装在湿法混合制粒机盛料缸底部的装置是（　）
   A. 搅拌桨　B. 制粒刀　C. 黏合剂加料口　D. 排气筒　E. 气动出料阀

4. 湿法混合制粒机比传统方法制粒节约黏合剂的比例是（　）
   A. 0~10%　　B. 5%~15%　　C. 10%~20%　　D. 15%~25%　　E. 20%~30%

（二）多选题

1. 影响湿法混合制粒机制粒粒径的因素有（　）

A. 搅拌桨转速　　　　B. 搅拌时间　　　　C. 制粒刀转速

D. 制粒时间　　　　　E. 吹气气压

2. 湿法混合制粒机在以下哪些运行环节需要吹气（　　）

A. 物料干混合　　　　B. 物料加黏合剂后　　　C. 制粒刀制粒

D. 设备拆卸　　　　　E. 设备清洁

（三）判断题

1. 湿法混合制粒机搅拌桨和制粒刀的转速越高，制得的颗粒越细。（　　）

2. 一般情况下，湿法混合制粒机搅拌桨在物料干混合阶段的转速要低于加黏合剂后湿混合阶段。
（　　）

3. 湿法混合制粒机制粒刀的作用是将软材粉碎切割成颗粒。（　　）

4. 湿法混合制粒机需将盛料缸倾斜，使制得的颗粒从出料口滑出。（　　）

（四）思考题

简述电流法判断湿法混合制粒机制粒终点的原理。

职业能力 2.1.3　能按规程调试、操作、维护流化床制粒机

PPT

一、核心概念

1. 流化床　指利用气流穿过颗粒状固体层，使固体颗粒处于悬浮运动状态，并进行气固相传热和传质反应的机械。

2. 流化床制粒机　指物料在热气流作用下，与雾化的黏合剂或润湿剂聚集制成干颗粒的机械。

3. 喷雾干燥制粒机　指液体物料雾化成液滴在热气流作用下，制成干颗粒的机械。

二、学习目标

1. 能简述流化床制粒机的结构和工作原理。

2. 能按规程调试、操作和维护流化床制粒机。

3. 能解决流化床制粒机在使用过程中产生的问题。

三、基本知识

（一）流化床制粒机

流化床制粒机由机身、喷雾系统、热风系统等系统组成（图 2 - 1 - 3 - 1）。利用热风使粉末物料悬浮呈沸腾流化状态，喷枪喷入液态黏合剂或润湿剂使粉末物料聚结成粒，热风在使物料沸腾的同时还加热颗粒使其干燥。流化床制粒机按喷雾方式的不同，可分为顶喷、侧喷和底喷三种方式，用于制粒时一般采用顶喷方式。

微课1

1. 机身　流化床制粒机机身由底座、物料筒、喷雾室和捕集室四部分组成。

（1）底座　底座呈圆柱体状，有与热风进口相连的固定座和可活动的顶升座两部分（图 2 - 1 - 3 - 2）。顶升座下段套在固定座内，上段左右两侧有两个气缸或液压缸，可推动顶升座向上顶升，从而将制粒机机身挤压连为一体，同时仍能保持顶升座与固定座的连结，顶升座上有密封垫圈，用于密封与物料筒的连接缝隙。固定座上部有气密封装置，在顶升状态下，气密封内气囊充气膨胀，将固定座与顶升座间的缝隙密封。

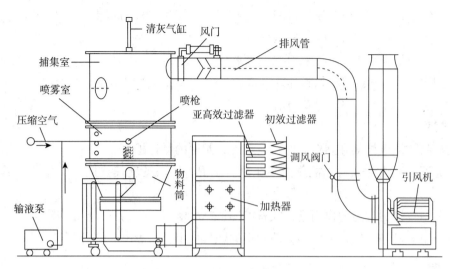

图 2-1-3-1　流化床制粒机结构示意图

（2）物料筒　物料筒为倒锥形圆筒，放置在物料筒车架上，可随车架移动，工作时安装在底座上部（图 2-1-3-3）。物料筒底部为气体分布装置，可分布热风并承载物料，一般使用筛网或空气分流板。气体分布器和物料筒形状对颗粒运动有很大影响，合适的气流分布和物料筒形状既可以让物料粉末能达到很好的流化状态，又可以避免物料与筒壁发生黏附。物料筒底部可安装喷枪实现底喷制粒（包衣），也可在物料筒壁上安装喷枪实现侧喷制粒（制丸）。为防止物料在筒底形成死床，还可在筒底安装搅拌桨，实现搅拌流化床制粒。

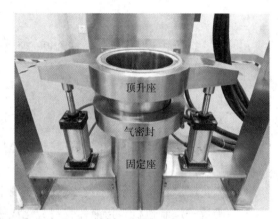

图 2-1-3-2　底座结构

（3）喷雾室　喷雾室为一段圆柱形或圆锥形筒体，安装在机架上，可沿连接轴旋转，工作时在物料筒上部，筒体上下均有密封垫圈，密封与物料筒和捕集室的连接缝隙（图 2-1-3-4）。喷雾室侧壁开孔，可安装喷枪。顶喷制粒时，喷枪的位置会影响物料的润湿程度，位置太高，液滴从喷嘴到达物料前，液相介质挥发较多，物料不能完全润湿，使颗粒中细粉增多；喷枪位置太低，部分细粉在喷枪以上，使雾化的黏合剂或润湿剂不能与物料充分接触，制得的颗粒粒度不均匀，喷嘴前缘还容易出现喷射障碍。所以在喷雾室侧壁通常会开多个孔，以便调节喷枪位置。

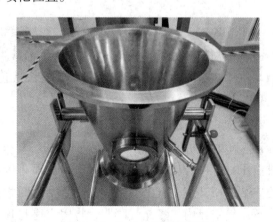

图 2-1-3-3　物料筒结构

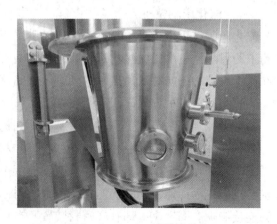

图 2-1-3-4　喷雾室结构

（4）捕集室　捕集室固定在机架上，内部分为左右两个区域，每个区域的上端安装抖灰气缸，气缸连接抖灰挂架，捕集袋挂在挂架上（图2-1-3-5）。两个区域的后侧分别有独立的风门与排风管相连，可独立控制该区域的排风。捕集袋的作用是捕集随热风上升的细粉，工作一段时间后，捕集袋上累积的物料影响捕集袋的通透性，关闭其中一个区域的风门，再通过气缸上下移动抖落捕集袋内的物料，实现该区域捕集袋的清灰。两个区域的风门不能同时关闭，因为同时关闭会导致热风无法被排出，故清灰时两个风门交替关闭实现交替清灰，保障捕集袋畅通。抖动清灰时，捕集袋袋管弯曲，影响物料抖出效果，现多采用

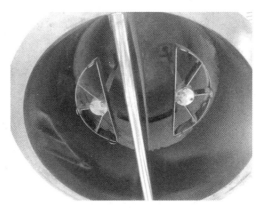

图2-1-3-5　捕集室结构

压缩空气逐一交替反吹捕集袋的方式清灰。关闭风门清灰以及脉冲式反吹清灰都会较大程度地改变热风在机身内的气流流向，影响流化床制粒效果，为降低影响，可采用循环式反吹法清灰。

2. 喷雾系统　喷雾系统由配料桶、蠕动泵和喷枪组成。配料桶外层有夹套加热或保温，桶内配搅拌浆混合配料。蠕动泵用于黏合剂的供应和流量控制。喷枪用于黏合剂的雾化，常用的喷枪为空气喷枪，有单气流和双气流两种，喷枪通过压缩空气将黏合剂雾化，具有雾化效果好、调节灵活的特点。

3. 热风系统　热风系统由引风机、加热器、空气过滤系统组成，为设备提供热空气。

（1）引风机　引风机是热风系统的动力来源，一般设置在室外，通过排风管与机身相连。引风机的电机有定频和变频两种，定频风机通过管道上的阀门控制风量，变频风机则通过改变风机转速控制风量，现一般使用变频风机。

（2）加热器　加热器用于对进入机身的空气加热，有电加热和蒸汽加热两种方式，其中蒸汽加热方式成本低，应用广。热风温度主要通过加热器来控制，常采用简单的"开、关"模式，当温度达到设定值时停止通电或通汽，但加热器仍然有余热继续加热，有可能会造成较大的温度波动，影响制粒质量。可通过控制电流或蒸汽流量的大小来稳定进风温度，一般升温时用大流量使进风温度尽快接近设定值，然后自动调小电流或蒸汽流量降低升温速度，使其逐渐接近设定值，最后保持稳定的电流或蒸汽流量使进风温度稳定。

（3）空气过滤系统　空气过滤系统一般由初效过滤器、中效过滤器和高效或亚高效过滤器组成，对进入机身的空气进行过滤，过滤后的空气进入加热器加热，加热后的空气通过管道从机身底座进入机身，对物料加热。

本机能一步完成混合、制粒、干燥甚至包衣等操作，简化了工艺，自动化程度高，生产条件可控，制得的颗粒密度小、流动性和可压性好。特别适于黏性大、普通湿法制粒不能成型的物料制粒。

（二）喷雾干燥制粒机

喷雾干燥制粒机与一步制粒机的结构相似，主要由鼓风机、加热器、喷枪、盛料器、供液装置、颗粒贮槽等系统构成（图2-1-3-6）。生产时，空气经过滤和加热后，从喷雾塔顶部呈螺旋状地进入干燥室。料液经塔体顶部的高速离心雾化器，雾化成细微的液珠，与热空气向下并流接触，在极短的时间内干燥为颗粒。颗粒由干燥塔底部干料贮器和旋风分离器中输出，废气经袋滤器过滤好由引风机排出。本设备生产时若仅以干燥为目的，则可称其为喷雾干燥机。

该设备集混合、喷雾干燥、制粒多种功能于一体；制得球形颗粒密度小，强度小，粒度均匀，流动性好，可塑性好。本机适于黏度大、传统湿法制粒不能成型、对湿热敏感的药物制备颗粒，特别适于中药颗粒剂的生产。

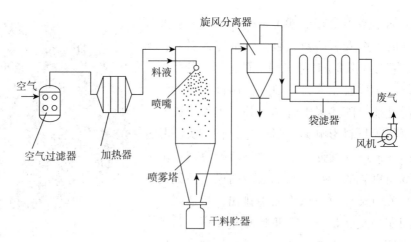

图2-1-3-6 喷雾干燥制粒机结构示意图

流化床制粒机和喷雾干燥制粒机性能特点见表2-1-3-1。

表2-1-3-1 流化床、喷雾干燥两种制粒机性能特点

项目	流化床制粒机	喷雾干燥制粒机
热风温度	较低，一般在50~80℃	较高，一般在110~180℃
热风方向	从下往上吹	从上往下吹
喷雾方式	顶喷、侧喷、底喷	顶喷
喷出料液种类	黏合剂、润湿剂、中药提取液等	含药物原辅料的溶液、悬浮液等
颗粒生产方式	间歇	连续
适宜物料	中药颗粒	中药颗粒、热敏性物料
图示		

四、能力训练

（一）操作条件

1. 检查制粒间温度、湿度、压差；介质仪表应均在校验合格周期内，压力表指针正常；压缩空气（压力：0.60~0.80MPa）。

2. FL-5流化床制粒机。

3. FL-5流化床制粒机标准操作规程。

4. 黏合剂（润湿剂）、原辅料、周转桶。

微课2

（二）安全及注意事项

1. 设备安装拆卸时要关闭设备电源，防止设备异常启动造成机械伤害。

2. 顶升和顶降过程中，人员不能靠近机身。

3. 发现机器故障，要及时停机处理或通知维修人员，不得私自拆机。

（三）操作过程

序号	步骤	操作方法及说明	质量标准
1	捕集袋安装	（1）挂捕集袋 （2）紧固袋口 	（1）将捕集袋袋管底部挂钩挂到捕集袋挂架上，袋管不要相互交叉缠绕，捕集室左右两个区域袋管数量相同 （2）将捕集袋袋口套在捕集室下部，袋口边缘翻出后收紧绳子并捆扎固定袋口，检查捕集袋褶皱部分，处理均匀
2	喷枪安装	（1）安装调试喷头 （2）安装调节喷枪 （3）连接喷枪管道 	（1）将喷头安装到喷枪上，接压缩空气和物料管试喷，确保喷枪喷雾均匀 （2）将喷枪装入喷枪孔，枪座上的固定孔与喷枪孔上的固定孔相对，安装固定螺母连接喷枪孔和枪座（不要拧紧），用卡箍固定枪座，调节喷枪位置，使喷头在雾化室中心垂直朝下，拧紧固定螺母固定喷枪位置 （3）喷枪尾部为压缩空气入口，侧面为黏合剂入口，将相应的连接管直接插入孔内即可
3	物料筒安装	（1）安装取样器 （2）安装气体分布装置 	（1）将取样槽一端从物料筒内穿过取样口，外部拧紧取样器螺母，即可 （2）将物料筒翻转，依次装上编织筛、冲制筛和固定环，固定环螺孔与物料筒底部螺孔相对，装上螺母，完成安装

续表

序号	步骤	操作方法及说明	质量标准
4	开机操作	（1）对齐机身 （2）开启压缩空气 （3）设置进出风温度 （4）启动设备 （5）调节进风量 （6）开启喷枪 	（1）物料装入物料筒，将底座、物料筒、喷雾室和捕集室对齐，锁死物料筒车轮 （2）压缩空气阀全开，压力调至0.60～0.80MPa，调节气密封压力至0.4MPa （3）打开设备电源，开启设备开关，设置进风温度和出风温度。设置方法是将控制杆拨到左侧，旋转调节钮设置温度下限，拨到右侧设置温度上限，拨到中间则显示测量温度 （4）依次开启顶升、气密封启动、引风机启动、加热，将清灰状态调为自动，设备运行，自动交替关闭左右风门清灰 （5）通过管道上阀门调节进风量，阀门手柄与进风管平行进风量最大，与进风管垂直进风量最小，调节进风量使物料在喷枪下部呈流化态 （6）根据工艺参数设置蠕动泵转速，长按快进键，将黏合剂迅速送至喷枪，到达喷枪后停止快进，按暂停键。待设备温度达到调节雾化压力至规定工艺参数，开始喷雾
5	设备清洁	（1）清洁场地及设备 （2）拆卸清洁 	（1）按清场规程进行清场作业 （2）按与安装方法相反的流程拆卸喷枪、捕集袋、空气分布装置和取样器，清洁机身、喷枪、捕集袋、空气分布装置和取样器，工具和容器清洁和摆放合理有序
6	设备维护	（1）开机前检查 ①气动元件和气管 ②气密封 ③密封圈 （2）空气过滤器	（1）开机前检查 ①检查气动元件运行确保顺畅，紧固螺母无松动，压缩空气管无破损，连接处不漏气 ②检查气密封气囊确保不漏气 ③检查底座和喷雾室密封圈确保完好，无老化现象 （2）定期检查空气过滤器压差，压差超过规定值，初中效过滤器清洗或更换，高效过滤器更换，发现破损更换

续表

序号	步骤	操作方法及说明	质量标准
6	设备维护	（3）检查传感器 （4）检查电气箱	（3）定期检查温度感应器等装置的灵敏度 （4）定期吹扫电气箱，检查接线，发现异常或松动及时处理

【问题情境一】流化床制粒机在生产过程中出现颗粒起团或塌床的现象。请思考并分析并提出解决措施。

【问题情境二】流化床制粒机在生产过程中出现一侧粘壁现象。请思考并分析并提出解决措施。

【问题情境三】在原辅料没有问题的情况下，流化床制粒机制得的颗粒细粉过多。请思考并分析并提出解决措施。

【问题情境四】流化床制粒机制粒过程中会有大量热空气被引风机排出，排出的热空气一般需要经过处理后才能排到大气中，结合你对环境保护的认识谈谈制药工业废气处理的意义。

（四）学习结果评价

序号	评价内容	评价标准	评价结果（是/否）
活动一	捕集袋安装	捕集袋袋管均匀挂到左右两侧捕集袋挂架上，袋管不交叉缠绕	
		袋口捆扎牢固，捕集袋平整	
活动二	喷枪安装	喷头安装牢固，管道连接正确	
		喷头在雾化室中心且垂直朝下	
活动三	物料筒安装	取样器安装正确	
		气体分布装置安装正确	
活动四	开机操作	能将机身各部分对齐	
		能设置进出风温度范围	
		能按操作流程开启设备	
		能调节进风量	
		能调节黏合剂流速以及雾化压力	
活动五	设备清洁	能拆卸喷枪、捕集袋、空气分布装置和取样器	
		能按规程清洁设备	
活动六	设备维护	开机前检查	
		正确维护空气过滤器	
		正确维护电气箱	

五、目标检测

习题　　　　答案

（一）单选题

1. 可在同一设备内完成混合、制粒、干燥操作的设备是（　　）

　A. 摇摆式制粒机　　　　　B. 湿法混合制粒机　　　　　C. 立式湿法混合制粒机

D. 流化床制粒机　　　　　　　E. 喷雾干燥制粒机

2. 流化床制粒机捕集袋堵塞应该（　　）

A. 清灰　　　　　　　　B. 加大进风量　　　　　　　C. 降低温度

D. 升高温度　　　　　　E. 更换捕集袋

3. 流化床制粒机工作时，底座的固定座和顶升座的密封方式为（　　）

A. 垫圈密封　　　　　　B. 轴封　　　　　　　　　　C. 气密封

D. 油密封　　　　　　　E. 不需要密封

4. 流化床制粒机机身从下往上的结构顺序是（　　）

A. 物料筒、底座、喷雾室和捕集室

B. 底座、物料筒、喷雾室和捕集室

C. 底座、喷雾室、物料筒和捕集室

D. 捕集室、喷雾室、底座和物料筒

E. 捕集室、底座、喷雾室和物料筒

（二）判断题

1. 流化床制粒机热风温度过低可能导致塌床。（　　）

2. 流化床制粒机喷枪安装只需喷嘴垂直朝下即可。（　　）

3. 流化床制粒机和喷雾干燥制粒机的热风都是从下往上吹的。（　　）

4. 流化床制粒机捕集袋采用压缩空气反吹的清灰效果好于抖动清灰。（　　）

（三）多选题

1. 影响流化床制粒机制粒效果的因素有（　　）

A. 黏合剂喷入速度　　　B. 热空气进气量　　　　　　C. 雾化的压力

D. 热空气的温度　　　　E. 气密封的压力

2. 造成流化床制粒机塌床可能的原因有（　　）

A. 黏合剂喷入速度过快　B. 黏合剂喷入速度过慢　　　C. 热风温度过高

D. 热风温度过低　　　　E. 热空气进气量太小

（四）思考题

进风量对流化床制粒机制粒效果有何影响？

职业能力 2.1.4　能按规程调试、操作、维护干法制粒机

PPT

一、核心概念

1. 干法制粒机　干粉经辊压轮挤压成薄片，薄片经粉碎、整粒后制成所需干颗粒的机械。

2. 干法制粒压片法　是将药物和辅料粉末混合均匀，经压片机压实成片剂，再将压实的片剂粉碎成所需大小颗粒的方法。因粉末流动性不强，片剂重量差异大，密度不均匀，颗粒质量不易控制。

3. 干法制粒辊压法　是将药物和辅料粉末混合均匀，经辊压轮压制成片状硬片，再将片状硬片粉碎成所需大小颗粒的方法。辊压法可通过进料速度、辊压轮间距、压力、转速等参数调节片状硬片密度，颗粒质量更可控，为干法制粒主流方法。

二、学习目标

1. 能简述干法制粒机的结构和工作原理。

2. 能按规程调试、操作和维护干法制粒机。

3. 能解决干法制粒机在使用过程中产生的问题。

三、基本知识

干法制粒一般有压片法和辊压法，压片法主要设备为压片机，辊压法主要设备为干法制粒机，现代企业常用辊压法制粒。

干法制粒机主要由供料装置、辊压装置、粉碎整粒装置等构成（图2-1-4-1）。本机利用供料装置将药物粉末推入辊压装置内两个辊压筒间的缝隙，两个辊压筒相向旋转，将粉末挤压成片状物，再利用粉碎整粒装置将片状物粉碎、整粒成颗粒。

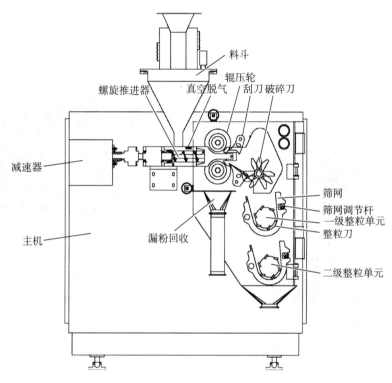

图2-1-4-1 干法制粒机结构示意图

1. 供料装置 干法制粒机供料装置由料斗和螺旋推进器组成（图2-1-4-2）。料斗为锥形筒体，桶内安装垂直搅拌螺杆，搅拌推动粉体物料进入螺旋推进器。通常情况下，粉体物料的流动性较差，搅拌螺杆转速过低，会导致供料不足，压片不成型，制粒率低。为保证供料，还可以在料斗上加装振荡器，辅助进料。

螺旋推进器是通过螺杆在推进管内旋转，将物料挤压推送进辊压轮的。螺杆推进器内螺杆可水平或垂直安装，根据安装方式可将干法制粒机分为卧式和立式两种，螺杆水平进料，可以有效地避免重力对物料的影响，提高产品的均一性，故卧式干法制粒机比立式干法制粒机应用更多。

螺杆的转速过低，会导致供料不足，使辊压轮压力不稳定，制得的颗粒密度不均一，细粉多，制粒效率低；转速过高，物料挤压在辊压轮前摩擦生热，影响药物性质。粉体物料粉末间隙会有大量

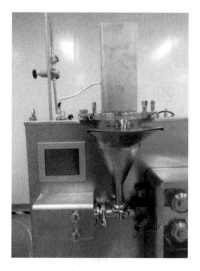

图2-1-4-2 供料装置结构

空气，在螺杆的挤压下空气逆向从料斗逸出，影响加料速度，所以在螺旋推进器的后端会安装真空脱气装置，排出粉末间隙空气，保证物料供应。

2. 辊压装置 辊压装置由两个辊压轮和对应的两把刮刀组成（图2-1-4-3）。辊压装置最重要的部件是辊压轮，辊压轮的表面有光滑、凹槽、网纹等形式。凹槽或网纹的作用是防止物料在辊压轮间打滑，提高生产效率，但也容易黏附物料，故黏性强的物料一般选择表面光滑的辊压轮。辊压轮的压力来自于液压装置，压力可调。生产中，挤压和摩擦会导致辊压轮温度升高，一般通过冷却水循环降温。辊压轮两侧安装密封片，防止药粉从两侧逸出，减少漏粉。辊压轮下部可设置漏粉回收装置，回收漏出的药粉。辊压轮刮刀可将黏附在辊压轮上的物料刮掉，刮刀与辊压轮间间隙可调。

3. 粉碎整粒装置 粉碎整粒装置由粉碎和整粒两个系统组成（图2-1-4-4）。破碎刀起粉碎作用，将辊压轮挤压出的片状物粉碎成大颗粒，以便更好整粒，中小型设备也可不用破碎刀，利用整粒装置直接将片状物制成颗粒。

整粒系统由一个或两个整粒单元组成，每个整粒单元由整粒刀和回转筛组成，筛网和整粒刀间隙可调，筛网倾斜安装，最大限度地增大制粒面积。

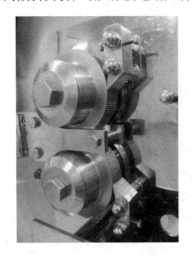
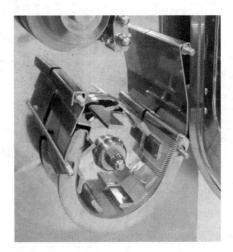

图2-1-4-3　辊压装置结构　　　　　图2-1-4-4　整粒装置结构

干法制粒不加入液体，避免了湿和热对物料的影响，与湿法制粒相比，工艺更为简单，成本更低。但存在以下问题：物料被挤压成颗粒，导致可压性损失，特别是在高压力下塑性物料可压性降低，高压力还可能使物料变色、晶型改变和塑化等，影响物料性质。辊压轮两侧会出现不同程度漏粉，导致两侧物料未被压实，形成细粉，细粉可回收再制粒，但反复压缩制粒可能会使物料损失可压性和改变晶型。

四、能力训练

（一）操作条件

1. 检查制粒间温度、湿度、压差；介质仪表应均在校验合格周期内，压力表指针正常；压缩空气（压力：0.60~0.80MPa）。

2. ZNGL-100干法制粒机。

3. ZNGL-100干法制粒机标准操作规程。

4. 原辅料、周转桶。

（二）安全及注意事项

1. 设备安装拆卸时要关闭设备电源，防止设备异常启动造成机械伤害。

微课1

2. 设备运行期间，不能打开防护罩。

3. 发现机器故障，要及时停机处理或通知维修人员，不得私自拆机。

（三）操作过程

序号	步骤	操作方法及说明	质量标准
1	辊压轮安装	（1）润滑辊压轮 （2）安装辊压轮 （3）检查辊压轮	（1）检查辊压轮轴和辊压轮内垫圈以确保完好，可在垫圈上涂抹润滑油，方便安装 （2）圆孔朝内，方孔朝外，辊压轴上进水口与辊压轮内引水槽相对后装入，辊压轴与辊压轮外沿齐平，盖上盖板，拧紧螺母 （3）上下辊压轮安装到位后，打开冷却水循环系统，检查以确保不漏水，若漏水及时更换垫圈
2	螺旋推进器安装	（1）组装螺旋推进器 （2）选择内侧密封片 （3）安装内侧密封片 （4）安装螺旋推进器 （5）固定传送带 	（1）将空气过滤模块装入真空脱气孔，盖上真空吸头，拧紧螺母。将螺杆装入推进管，用卡箍连接固定，螺杆减速模块带两个小螺孔的面与真空脱气模块所在面水平，进料口垂直朝上 （2）找出内侧不锈钢密封片和聚四氟乙烯密封片，内侧不锈钢密封片上三个孔均有螺纹，其中一面可拧入螺母 （3）内侧不锈钢密封片可拧入螺母的一面朝外，叠加聚四氟乙烯密封片后放置在辊压轮内侧，将垫片定位销插入3个孔的中间一个孔，垫片突出一端朝下，垫片上下两孔与3个孔的上下两孔对齐，并挡住内侧两个密封片，使密封片保持水平位置 （4）将组装好的螺旋推进器水平安装，加料口朝上，真空脱气模块面朝外，螺杆减速模块背面定位孔套入主机定位销，紧固螺杆减速和真空脱气模块螺母，如螺孔对齐困难，可松开卡箍调整位置。将螺杆传动轮套入传送带，将真空管与脱气模块连接 （5）打开设备侧面防护门，松开张紧轮固定螺母，下压将传送带压紧后，拧紧固定螺母，关闭侧面防护门。安装时，传送带齿条要与主动轮和传动轮完全啮合，下压压力要适中，以能保证正常传动为宜

续表

序号	步骤	操作方法及说明	质量标准
2	螺旋推进器安装	(6) 安装防护罩 (7) 安装上下密封片 (8) 安装外侧密封片 	(6) 盖上防护罩，拧紧螺母 (7) 将密封片弧形面朝向辊压轮，推入螺旋推进器出料口上下部，即可 (8) 聚四氟乙烯密封片在内，不锈钢密封片在外，叠加密封辊压轮外侧，固定螺密封片上3个螺母，辊压轮出口端紧固时需在螺母上安装套管作为支撑
3	料斗安装	(1) 安装搅拌螺杆 (2) 安装料斗 (3) 连接螺旋推进器	(1) 将搅拌螺杆拧紧安装在驱动电机连接杆上 (2) 将料斗套上搅拌螺杆，拧紧连接螺母 (3) 调整物料斗位置，将物料斗下端出口与螺旋推进器进料口相连，用卡箍连接固定，物料斗上端用螺母固定位置
4	整粒装置安装	(1) 安装粉碎防护罩 (2) 安装整粒机构 (3) 安装整粒挡板 (4) 安装取样器	(1) 将粉碎防护罩装入拧紧螺母即可。如有粉碎刀，安装方法同整粒刀安装 (2) 将整粒刀装入整粒刀轴，拧紧螺母。装入筛网和两侧挡板 (3) 将挡板弧形朝下，取样口朝右安装，拧紧螺母，装入筛网张紧调节杆 (4) 将整粒装置防护门关闭，拧紧固螺母。将取样器插入取样口，用卡箍固定

续表

序号	步骤	操作方法及说明	质量标准
5	设备调节	（1）调节辊压轮刮刀 （2）调节整粒筛网 	（1）以刮刀下侧螺杆为支杆，调整上侧螺杆两侧螺母改变刮刀上端位置，从而调整刮刀与辊压轮的距离。拧松前侧2个螺母，拧紧后侧1个螺母则刮刀与辊压轮间距减小，反之则增大 （2）整粒筛网调节杆内孔偏心，旋转调节杆，可改变筛网位置，达到调节筛网张紧度的作用
6	开机操作	（1）开启压缩空气 （2）打开电源 （3）设置参数 （4）制粒	（1）压缩空气阀全开，压力调至0.60～0.80MPa （2）打开设备电源，顺时针旋转打开急停开关。点击启动按钮 （3）进入手动模式，点击参数设定，设置压制压力、竖直转速、水平转速和压轮转速 （4）加入物料后，点击脱气、竖直、水平、压辊、加压、制粒，开始制粒生产
7	设备清洁	清洁场地及设备	按清场规程进行清场作业。按与安装方法相反的流程拆卸加料斗、螺旋推进器、辊压轮、整粒刀、整粒筛网、取样器等，工具和容器清洁和摆放合理有序
8	设备维护	（1）开机前检查 ①冷却水管和气管 ②辊压轴承 ③传动带 （2）检查液压系统 （3）检查电气箱	（1）开机前检查 ①检查冷却水管、压缩空气管确认无破损，连接处不漏水、漏气 ②辊压轴承加润滑油 ③检查传送带磨损和张紧程度，确认无老化现象 （2）定期检查液压系统，如果油压升压困难，或压力下降太快，应检查油泵电机、减速阀单向阀；如果卸压失灵，检查电磁阀，如果稳压不好，检查贮能器 （3）定期吹扫电气箱，检查接线，发现异常或松动及时处理

【问题情境一】干法制粒机制得的颗粒过硬，在后续压片生产时可压性低。请思考并分析如何解决？

【问题情境二】干法制粒机生产的物料出现变色。请思考并分析如何解决？

【问题情境三】在原辅料没有问题的情况下，干法制粒机颗粒得率偏低。请思考并分析如何解决？

微课2

【问题情境四】通过扫描二维码阅读《我国干法制粒机行业"既要金山银山，也要绿水青山"》，谈谈你对制药工业节能减排的认识。

（四）学习结果评价

序号	评价内容	评价标准	评价结果（是/否）
活动一	辊压轮安装	辊压轮安装到位	
		冷却水不漏水	
活动二	螺旋推进器安装	螺旋推进器组装正确	
		螺旋推进器安装牢固，管道连接正确	
		传送带安装正确	
		密封片安装正确	
活动三	料斗安装	料斗安装正确	
		与螺旋推进器连接正确	
活动四	整粒装置安装	整粒机构安装正确	
		整粒挡板安装正确	
		取样器安装正确	
活动五	设备调节	能调节辊压轮刮刀	
		能调节整粒筛网张紧度	
活动六	开机操作	能设置参数	
		能开关机	
活动七	设备清洁	能拆卸加料斗、螺旋推进器、辊压轮、整粒刀、整粒筛网、取样器等	
		能按规程清洁设备	
活动八	设备维护	开机前检查	
		正确维护液压系统	
		正确维护电气箱	

五、目标检测

习题　　　答案

（一）单选题

1. 黏性较强的药物用干法制粒机制粒时应选择表面（　）的辊压轮

    A. 光滑　　　　　B. 带凹槽　　　　　C. 带网纹　　　　　D. 带字　　　　　E. 带品牌 logo

2. 干法制粒机螺旋推进器转速低可能导致（　）

    A. 物料堵塞　　　　　　　　B. 供料太多　　　　　　　　C. 供料不足

    D. 物料温度升高　　　　　　E. 物料温度降低

3. 干法制粒机真空脱气装置的作用是（　）

    A. 给加料斗脱气，使其保持负压吸入物料

B. 排出螺旋推进器内粉末间隙空气，防止空气逆向从料斗逸出，加快进料速度

C. 排出滚压轮内粉末间隙空气，使压片更紧实

D. 给整粒装置脱气，减少细粉

E. 没有作用

4. 为了避免重力对进料的影响，干法制粒机螺杆推进器一般应（　　）

A. 垂直安装　　　　B. 水平安装　　　　C. 倾斜安装　　　　D. 折叠安装　　　　E. 回转安装

（二）多选题

1. 干法制粒机辊压轮的表面应（　　）

A. 光滑　　　　B. 带凹槽　　　　C. 带网纹　　　　D. 带字　　　　E. 以上都不对

2. 干法制粒机辊压轮压力过高可能导致物料（　　）

A. 可压性损失　　　　B. 颜色改变　　　　C. 晶型改变　　　　D. 分子量改变　　　　E. 塑化

（三）判断题

1. 干法制粒机利用冷却水循环对辊压轮冷却。（　　）

2. 干法制粒机制粒时压力越大越好。（　　）

3. 干法制粒机辊压轮上的网纹是为了让压出来的片更好破碎。（　　）

4. 为保障干法制粒机供料，螺旋推进器转速越高越好。（　　）

（四）思考题

干法制粒机辊压装置处的哪些安装和调节因素会对颗粒质量造成影响？

职业能力 2.1.5　能按规程操作、维护干燥设备

PPT

一、核心概念

1. 干燥　是指利用热能使湿物料中的湿分（水分或其他溶剂）气化，并利用气流或真空带走气化的湿分，从而获得干燥物料的操作。干燥的目的是提高物料的稳定性，或使成品、半成品具有一定的规格标准，便于进一步处理等。广泛应用于中药饮片、药剂辅料、原料药、中间产品以及成品的干燥等，是制剂生产中不可缺少的单元操作。

2. 干燥机械　是一种利用热能降低物料水分的机械设备，用于对物体进行干燥操作。

二、学习目标

1. 能表述常用干燥机工作原理及不同型号之间的异同。

2. 能按照标准操作规程正确调试、操作、维护单室沸腾干燥机。

3. 能够解决单室沸腾干燥机在使用过程中的产生的问题。

三、基本知识

（一）干燥的原理

干燥的基本原理是在干燥过程中，湿物料与热空气接触时，热空气将热量传递至物料，这是一个传热过程，湿物料吸收热量后，物料内部的水分不断气化，并向空气中转移，这是一个传质过程。因此，物料的干燥是传热和传质同时进行的过程。

（二）干燥的方法

表 2 - 1 - 5 - 1　常用干燥方法与设备

分类	常用设备
常压干燥	烘箱、鼓式薄膜干燥机、单带式、复带式和翻带式干燥机
真空干燥	真空干燥机
沸腾干燥	单层沸腾床干燥机、卧式多室沸腾干燥床
喷雾干燥	喷雾干燥设备
冷冻干燥	冷冻干燥机
红外线干燥	隧道式、振动式远红外线干燥机

微课 1

（三）干燥设备

药厂常用的干燥设备有厢式干燥机、沸腾床干燥机、喷雾干燥机等。

1. 厢式干燥机　小型的称为烘箱，大型的称为烘房。整体呈厢形，外壁包上绝热层，厢内支架上有多个长方形料盘，湿物料置于盘中，堆放厚度约为 10~100mm，热空气由厢体入口送入，流过盘间物料层表面，对物料进行加热干燥。

优点：适应性强，装卸容易；结构简单；物料破损少；粉尘少。

缺点：干燥时间长，物料干燥不均匀；装卸料劳动强度大；干燥中途需翻动物料；若物料量大，所需设备容积也大。

适用范围：易碎的物料；胶黏性、可塑性物料；颗粒状、膏状物料；纤维状及坯状制品等。

厢式干燥器根据热空气的流动方式可分为水平气流式、穿流气流式和真空式等。

（1）水平气流厢式干燥机

1）结构　由厢体、循环风机、空气加热器（如蒸汽加热翅片管或电加热元件）和可调节的气体挡板组成（图 2 - 1 - 5 - 1）。

2）工作原理　干燥过程中物料保持静止状态，热风沿着物料表面和烘盘底面水平流过，同时与湿物料进行热质交换并带走物料气化的湿气，传热传质后热风在循环风机作用下，部

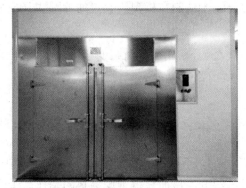

图 2 - 1 - 5 - 1　水平气流厢式干燥机

分从排风口放出，同时由进风口补充部分湿度较低的新鲜空气，与部分循环的热风一起加热进行干燥循环。当物料的含湿量达到工艺要求时停机出料（图 2 - 1 - 5 - 2）。

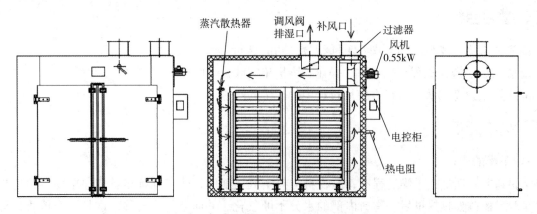

图 2 - 1 - 5 - 2　水平气流厢式干燥机（热风循环风箱）结构示意图

（2）穿流气流厢式干燥机　如图 2 - 1 - 5 - 3 所示，其料盘底部为金属筛网或多孔板，可供热风均

匀穿流通过料层，此机克服了水平气流式干燥机的热风只在物料表面流过、传热系数较低的缺点，提高了传热效率。其干燥效率为水平气流式的 3~10 倍，但能耗较大。

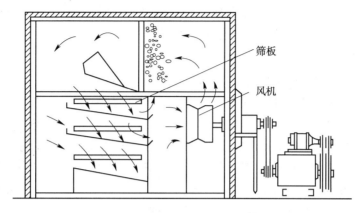

图 2-1-5-3　穿流气流厢式干燥机结构示意图

（3）真空厢式干燥机　由进气多支管、冷凝液多支管、连接多支管与空心隔板的短管和空心隔板组成（图 2-1-5-4），内设多层空心隔板，隔板中通入加热蒸汽或热水。由进气多支管通入蒸汽，由冷凝液多支管流出冷凝水。

将被干燥物料置于密封干燥机内，操作时用真空泵抽出由物料中蒸发的湿分或其他蒸气。其优点是干燥的温度低，速度快，干燥物品疏松易粉碎，质量高。适于热敏性、易氧化的物料及生物制品等，或所含湿分为有毒、有价值需回收的蒸气以及防止污染的场合。同时，此法可减少药物与空气的接触，避免粉尘飞扬，适于小批量价值昂贵的物料。

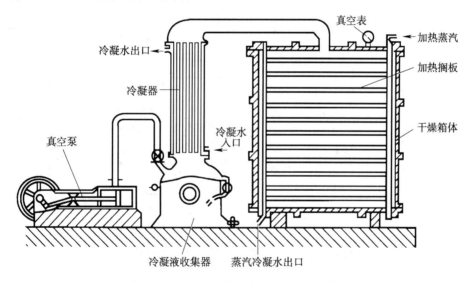

图 2-1-5-4　真空厢式干燥机结构示意图

2. 沸腾干燥机　又称流化床干燥机，主要利用外力使物料沸腾流化，保证物料与热风的充分接触，使物料干燥更快、更均匀。

常用的沸腾干燥机有立式单室沸腾干燥机、卧式多室沸腾干燥机和振动流化床干燥机三种。

沸腾干燥主机是物料干燥的场所，物料通过真空上料、重力垂直进料或人工加料的方式进入主机的物料容器中。在离心风机的作用下，干燥用的新风经空气处理单元净化、除湿、加热处理后，进入主机，通过物料容器底部气流分布板后，进入物料容器内，并将物料容器内的物料吹起，使物料呈沸腾流化状态。在物料容器中物料和新风不断进行热交换，

微课2

使物料不断被加热、干燥，直至物料干燥完成。

（1）立式单室沸腾干燥机

1）结构 与一步制粒机相似，主要由独立的空气处理单元、流化干燥主机、除尘单元、在位清洗泵站等组成（图2-1-5-5，图2-1-5-6）。

①空气处理单元：专门为沸腾干燥机提供洁净、高温、（低湿）空气的设备。组成结构包括机柜柜体、初效过滤器、中效过滤器、除湿机、混合栅风门、加热段、高效过滤器等。

②流化干燥主机：主要包含基座、物料容器、扩散室、过滤室四个部分，各部分间通过双气缸联动平衡顶升保证硅胶密封圈与凸面法兰压紧密封，也有采用气囊充气密封方式密封。

③除尘单元：一般采用滤筒脉冲反吹、水沫、旋风等除尘方式，出于环境考虑，为防止物料干燥过程中产生的粉尘污染，需对干燥后的新风进行除尘处理。

④离心风机：整个干燥机系统的动力源，一般采用医药专用高压低噪声离心风机，可变频调节风机转速，实现进风量的智能调节。

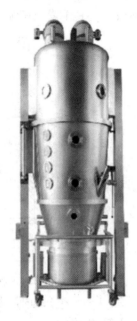

图2-1-5-5 单室流化床干燥机

⑤在位清洗泵站：可提供出口压力为0.4~0.6MPa的清洗介质，以提高清洗效率及清洗的可靠性。同时还具有自动提供清洁剂功能，并可配备清洗介质加热器。

⑥控制系统：控制系统可设置、存储并自动执行产品主要工艺控制参数，可实时检测并显示工艺参数。

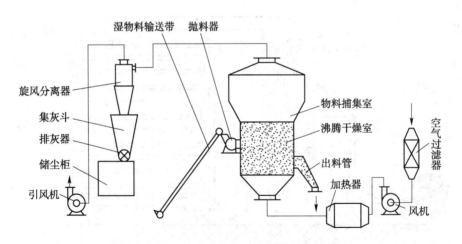

图2-1-5-6 单室流化床干燥机结构示意图

2）主要特点和物料要求 本机优点为：传热系数大，传热良好，干燥速率高，可在小装置中处理大量的物料；沸腾室内温度均一，可得到均匀的干燥产品；结构简单，造价低廉，维修费用低；密封性能好，物料不接触传动机械，因此不会有杂质混入。但由于要使物料流态化，须对物料含水量、形状和粒径有一定限制，一般要求被干燥物料粒度范围0.3~6mm，粉料含水量2%~5%，湿颗粒含水量10%~15%，易结块和含水量高的物料易发生堵塞和粘壁现象；干燥过程中易发生摩擦，使脆性物料产生过多细粉。

3）应用范围 特别适于处理湿性粉粒状而不易结块的物料，如片剂湿颗粒及颗粒剂的干燥。对于干燥要求较高或所需干燥时间较长的物料，可采用多室沸腾干燥器。

（2）卧式多室沸腾干燥机 与单层立式相比，本机热利用率较好，产品干燥较均匀，产品质量易于控制。

1）结构 为一长方形箱式流化床，干燥器内按一定间距设置垂直隔板，构成多室（一般为4~8室）（图2-1-5-7）。隔板可以是固定的或活动的，可上下移动，以调节其与筛板的间距，使物料能逐室通过，到达出料口。

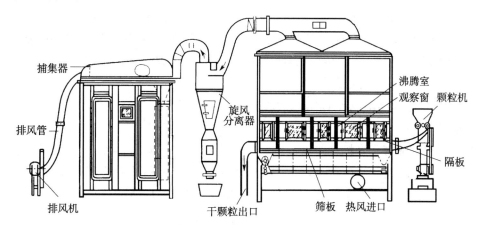

图2-1-5-7 多室流化床干燥器结构示意图

2）工作原理 相当于多个流化床串联使用，每一室相当于一个流化床。热空气分别通入各室，各室的热空气温度、湿度和流量均可以调节。如第一室中由于物料较湿，热空气量可调大；至最后一室可通入低温空气，冷却产品。这类干燥器可使每室的干燥速率达到最大，且不降低效率或不破坏热敏性物料。

3）主要特点 结构简单、制造方便，没有运动部件；卸料方便，容易操作；干燥速度快，处理量幅度宽；对热敏性物料，可使用较低温度进行干燥有效成分不会被破坏。

4）应用范围 卧式多室沸腾干燥机所干燥的物料大部分是经制粒机预制成4~14目的散粒状物料，其初始湿含量一般为10%~30%。

（3）振动沸腾干燥机

1）结构 主要由进料器、振动筛板、振动电机、出料口、风机、换热器等组成（图2-1-5-8）。

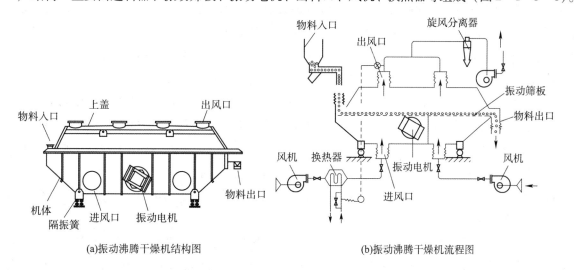

(a)振动沸腾干燥机结构图 　　　　(b)振动沸腾干燥机流程图

图2-1-5-8 振动流化床干燥机结构示意图

2）工作原理 物料经给料器均匀连续地加到振动沸腾后，在振动力和热气流双重作用下，使物料在空气分布板上跳跃前进；调整好给料量、振动参数及风压、风速后，悬浮状物料在床层形成更为均匀的流化状态；物料颗粒与热介质之间进行激烈的湍动，使传热和传质过程得以强化，获得一个较理想的活塞流。本机改善了普通流化床粉粒返混等问题，可在一定范围内改善系统的处理能力。

3）主要特点　由于施加振动，可降低最小流化气速，显著降低空气需求量，节能效果显著；可通过调整振动参数改变物料在器内滞留时间，其活塞流式的流化床降低了对物料粒度均匀性及规则性的要求，易于获得均匀的干燥产品；有助于物料分散，通过调节适宜的振动参数，对易结团或产生沟流的物料也可顺利地流化干燥；由于无激烈的返混，气流速度较低，物料颗粒破损小；故适于易破损物料、干燥过程中要求不破坏晶形或对粒子表面光亮度有要求的物料；由于施加振动，会产生噪声，而且会缩短机器中个别零件的使用寿命。

4）应用范围　适于易结团或产生沟流、易破损物料的干燥。

3. 喷雾干燥机

（1）结构　一般的喷雾干燥机主要由干燥室、雾化器、空气加热器和空气输送器、供料器与旋风分离器等组成。喷雾干燥制粒机生产时若仅以干燥为目的，则可称其为喷雾干燥机，主要由鼓风机、加热器、喷枪、盛料器、供液装置、颗粒贮槽等系统构成（图 2-1-5-9）。

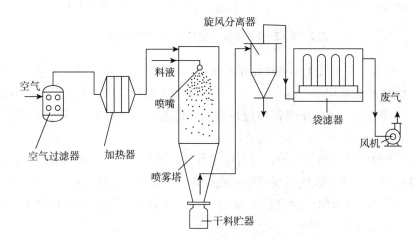

图 2-1-5-9　喷雾干燥机结构示意图

（2）工作原理　主要利用喷雾器将原料液分裂成细小雾状液滴，形成具有较大表面积的分散微粒，与热空气发生强烈的热交换，料液中的水分在几秒内就能迅速气化并被干燥介质带走，从而获得干燥物料。而喷雾干燥制粒机生产时，空气经过滤和加热后，从喷雾塔顶部呈螺旋状地进入干燥室。料液经塔体顶部的高速离心雾化器，雾化成细微的液珠，与热空气向下并流接触，在极短的时间内干燥为颗粒。颗粒由干燥塔底部干料贮器和旋风分离器中输出，废气经袋滤器过滤好由引风机排出。

（3）主要特点　干燥速率快，时间短，受热损失小，雾粒表面积大，与热空气接触时传质传热迅速，因此具有瞬时干燥的特点。干燥条件便于调节，可在较大范围内改变操作条件以控制产品的质量，产品具有良好的疏松性、分散性和速溶性。可由液体物料直接获得干燥产品，简化了蒸发、结晶、过滤或离心分离等操作。操作控制方便，易于实现机械化、自动化、连续化生产，无粉尘飞扬，生产能力大，符合 GMP 生产要求。

（4）应用范围　喷雾干燥机有气流式、压力式、旋转式三种结构形式，以压力式喷雾干燥机应用最多，动力消耗最小，气流式喷雾器结构简单，适于任何黏度或稍带固体的药液。旋转式喷雾干燥机适用于高黏度或带固体颗粒料液的干燥，但造价较高。原料液可以是溶液、悬浮液，也可以是熔融液或膏糊液。干燥产品根据需要可制成颗粒状、空心球或团粒状。

四、能力训练

（一）操作条件

1. 检查生产所用工具是否齐全、洁净，机器部件是否安装完好；检查蒸汽、压缩空气是否供应正常；检查投料的物料是否齐全，数量、品名、批号是否与生产指令相符，外观是否合格。

微课 3

2. FZ300B 型沸腾干燥机。

3. FZ300B 型沸腾干燥机标准操作规程。

（二）安全及注意事项

1. 操作人员在每次操作之前先检查蒸汽阀、压缩空气及计量或压力表是否正常。

2. 检查设备外表及内部应洁净，无污物聚积。

3. 气动系统的空气过滤器应清洁，按规定清洗或更换滤材。

4. 检查气动阀活塞应完好可靠。

5. 检查水冲洗系统无泄漏。

6. 空气处理单元高效过滤器的更换：每年进行检漏检测，若不合格应及时更换。当过滤器阻值≥初阻值 2 倍时，应更换过滤器。

（三）操作过程

序号	步骤	操作方法及说明	质量标准
1	生产前准备工作	（1）检查设备及各部件 （2）检查电器控制面板各仪表及按钮 （3）检查气动阀活塞 （4）检查水、气系统 （5）检查安全联锁 （6）检查设备安装 ①安装沸腾制粒机的捕集袋 ②将扩散室、料斗复位至工作位，紧固所有紧固件 ③安装进料管、取样量杯	（1）按要求检查设备清洁，设备外表及内部洁净。设备各部件完好，按规定要求安装连接到位，如发现异常及时排除 （2）检查电器控制面板各仪表及按钮、开关完好 （3）检查气动阀活塞应完好可靠 （4）检查水、气冲洗系统压力在规定范围，压缩空气压力 0.3～0.7MPa，蒸汽压力 0.4～0.6MPa，水、气管路连接无泄漏 （5）安全联锁装置运行正常，在物料容器未到位状态无法进行设备操作，无压缩空气状态下无法进行设备操作，紧急开关开启下无法进行设备操作 （6）设备装置检查沸腾制粒机的捕集袋，确保每个捕集袋都紧固；将捕集袋提升至固定位，再将扩散室、料斗复位至工作位，紧固所有紧固件；安装进料管、取样量杯

续表

序号	步骤	操作方法及说明	质量标准
2	运行	（1）将物料加入进料器内 （2）接通水、气系统及设备电源 （3）开启设备电源，登录设备，设置运行参数 ①开启电源 ②点击登录 ③点击生产按钮 ④输入配方设定相应的生产参数 （4）启动进料 （5）启动干燥 （6）启动出料 （7）关闭电源	（1）将物料加入进料器内，检查进料器与进料管道的连接，确保连接完好、密封 （2）接通水、气系统及设备电源，检查水、气管路无泄漏 （3）开启设备电源，登录设备，设置运行参数 （4）启动进料：进料正常 （5）启动干燥：干燥正常 （6）启动出料：出料正常 （7）关闭电源
3	设备维护	（1）开机检查 ①设备内部 ②蒸汽管路 ③风筒 ④紧固螺栓 （2）润滑	（1）保持设备清洁，各部件完好 （2）每班按要求检查蒸汽管路、风筒等部件是否有漏气现象 （3）控制仪表等要定期校验 （4）经常检查各紧固件是否松动，如松动应加以紧固 （5）设备长期不用时应在电镀件上涂中性油脂或凡士林，防止腐蚀

【问题情境一】　某药厂在使用 FG-120 型沸腾干燥机干燥颗粒时出现结块现象，试分析原因及处理方式。

【问题情境二】　在使用 FG-120 型沸腾干燥机制粒时出现沟流或死角，请思考并分析原因及处理方式。

【问题情境三】　某药厂在使用沸腾式干燥机干燥一批物料，发现物料在干燥机中沸腾不充分，请思考并分析处理方式。

【问题情境四】　某药厂在使用沸腾干燥机干燥时出现腾涌现象，试分析主要原因及改进措施。

【问题情境五】　通过扫描二维码观看《不服输的制药人，丁金国成功完成"万分之二"挑战【可爱的中国，奋进的上海】》，结合丁金国的故事，谈谈你对"工匠劳模精神"的理解。

微课4

（四）学习结果评价

序号	评价内容	评价标准	评价结果（是/否）
活动一	生产前准备工序	检查设备清洁程度，尤其是外表及内部	
		设备各部件完好	
		电器控制面板各仪表及按钮、开关完好	
		气动阀活塞完好可靠	
		水、气冲洗系统压力在规定范围，水、气管路连接无泄漏	
		安全联锁装置运行正常	
活动二	安装工序	捕集袋安装紧固	
		扩散室、料斗至工作位，所有紧固件紧固	
		进料管、取样量杯安装完好	
活动三	运行工序	加料	
		压缩空气及设备电源正常	
		充气密封情况正常	
		温度控制正常	
		进料正常	
		含水量合格	
		物料干燥合格	

五、目标检测

（一）单选题

1. 沸腾干燥器适用于处理（　　）

　　A. 含水量大的物料　　　　B. 颗粒状且不结块的物料　　　C. 易结团的物料

　　D. 长条形物料　　　　　　E. 含水量小的物料

2. 下列关于喷雾干燥器，叙述错误的是（　　）

　　A. 干燥速率慢，时间长，大约需要十几个小时

　　B. 无粉尘飞扬，生产能力大

　　C. 动力消耗大，一次性投资较大

　　D. 产品具有良好的疏松性和速溶性

　　E. 可由液体直接获得干燥固体产品

3. 下列关于厢式干燥机，描述正确的是（　　）

　　A. 物料层厚度一般为 10～100mm　　　　B. 物料处于动态干燥

　　C. 干燥效率高，干燥时间短　　　　　　D. 只能间歇式生产

　　E. 能连续生产

4. 湿分具有热敏性、易氧化性的物料可以选择（　　）干燥

　　A. 厢式干燥机　　　　　B. 气流式干燥机　　　　　C. 真空干燥机

　　D. 红外线干燥机　　　　E. 喷雾干燥机

（二）判断题

1. 常用的流化床干燥机有立式单室流化床干燥机、卧式多室沸腾干燥机和振动流化床干燥机三种。
（　　）

2. 喷雾干燥机的工作原理是利用喷雾器将原料液分裂成细小雾状液滴，形成具有较大表面积的分散微粒，与热空气发生强烈的热交换，料液中的水分在几秒内就能迅速气化并被干燥介质带走，从而获得干燥物料。（　　）

3. 流化床干燥机又称沸腾干燥机，主要利用外力使物料沸腾流化，保证物料与热风的充分接触，使物料干燥更快、更均匀。（　　）

4. 热空气干燥流动方式可分为垂直气流式和穿流式。（　　）

（三）多选题

1. 下列干燥方法属于动态干燥的有（　　）

　　A. 鼓式干燥　　　　　　B. 减压干燥　　　　　　C. 沸腾干燥

　　D. 微波干燥　　　　　　E. 喷雾干燥

2. 使用沸腾干燥机干燥物料时影响干燥的因素有（　　）

　　A. 物料的性质　　　　　B. 干燥介质的温度　　　　C. 干燥介质湿度

　　D. 干燥介质的流速　　　E. 干燥方法

（四）思考题

真空厢式干燥机结构如下图所示，请分别写出图中 1、2、3、4 分别是何种部件。

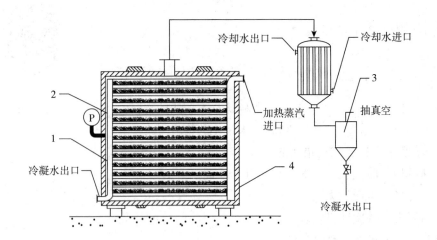

冷却水出口　冷却水进口

加热蒸汽进口

抽真空

冷凝水出口

冷凝水出口

PPT

职业能力 2.1.6　能按规程操作、维护整粒机

一、核心概念

1. 整粒　是制粒之后的一道工序，借助网孔工具使细粉和干燥过程中结块、粘连的颗粒分散开，以得到大小均匀的颗粒的操作。整粒后的颗粒表面光洁、硬度适中，便于密封贮存，并可进一步进行颗粒剂包装、胶囊和片剂制备等操作。

2. 快速整粒机　一种常温造粒，可以一次成型，适用于颗粒的破碎及整粒的设备。原理是使结团或不均匀的颗粒在高速旋转整粒刀（转刀）作用下，被撞击、剪切，然后经筛网网孔排出均匀的颗粒。

3. 固定提升整粒机　由固定提升转料机和整粒机组成，是用于将干燥后的固体物料从制粒干燥机的料仓中转移出来并整粒，实现转料和整粒一步完成的设备。工作时，将锥斗与沸腾制粒机或沸腾干燥机的料仓扣合。物料可提升、翻转，整粒后密闭转移到下一工序。

二、学习目标

1. 能表述常用整粒机工作原理及异同。
2. 能按照标准操作规程正确调试、操作、维护快速整粒机。
3. 能够解决快速整粒机在使用过程中产生的问题。

三、基本知识

药厂常用的整粒设备有摇摆式颗粒机、快速整粒机、固定提升转料整粒机等。

（一）快速整粒机

1. 主要构造　快速整粒机机如图 2-1-6-1 所示，由整粒装置、整粒传动装置、电器控制装置三大件组成。加料粉斗位于制粒装置的上端、电机的动力通过直角传动装置传递到制粒装置，控制装置通过变频器调整电机的转速，整个设备由机架支撑。

（1）整粒装置　由转动轴、筛网、调整垫、旋转刀（整粒刀）、锁紧螺母组成，传动轴通过锁紧螺母将调整垫、旋转刀固定在该轴上面，并承接电机传递的动力带动旋转刀一起转动（图 2-1-6-2）。根据物料的不同性质和制粒、整粒的要求不同，可选择不同的旋转刀（图 2-1-6-3）。

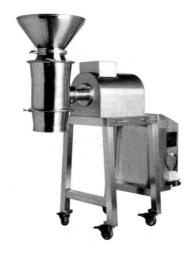

图 2 - 1 - 6 - 1　快速整粒机

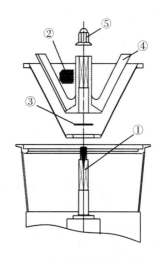

图 2 - 1 - 6 - 2　快速整粒机结构示意图
①动轴；②筛网；③调整垫；④旋转刀；⑤锁紧螺母

筛网有锥形方孔筛、锥形圆孔筛和鱼鳞网孔供选择，筛网的类型及规格根据工艺的不同要求进行选择（图 2 - 1 - 6 - 4）。

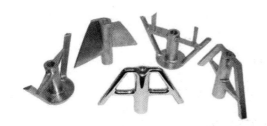

图 2 - 1 - 6 - 3　快速整粒机常用旋转刀

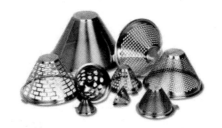

图 2 - 1 - 6 - 4　快速整粒机常用筛网

1）筛网更换　其装配如图 2 - 1 - 6 - 2 所示，依次将筛网②、调整垫③、整粒刀④套于转动轴（其中筛网依其沿固定于筒体与直角传动装置），最后拧紧锁紧螺母⑤。拆卸方式与装配方式顺序相反。

2）整粒刀与筛网间距的调整　通过变换调整垫厚度来调节整粒刀与筛网之间的距离，机型不同，调整垫厚度各异，相近机型一般一致。ZL200 及以下机型，调整垫厚度每增加 2mm，整粒刀与筛网间隙就增加 0.5mm；ZL450 及以上机型，调整垫厚度每增加 2mm，整粒刀与筛网间隙就增加 1mm。整粒刀与筛网间隙必须按整粒工艺的要求进行调整，以保证整粒质量和产量都达到要求，一般建议调整间隙为 2～3mm。调整垫圈规格，见表 2 - 1 - 6 - 1。

表 2 - 1 - 6 - 1　垫片厚度和整粒刀与筛网间隙对照表

序号	设备规格型号	厚度（mm）	整粒刀与筛网间隙（mm）
1	ZL50/ZL50/ZL200	2	0.5
2		4	1
3		6	1.5
4	ZL450/ZL700/ZL500	2	1
5		4	2
6		6	3

（2）整粒传动装置　是一个由一对螺旋锥齿轮及其支撑的直角传动头（图 2 - 1 - 6 - 5）。螺旋锥齿轮直角传动装置如图 2 - 1 - 6 - 6 所示。

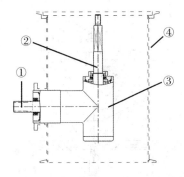

图 2 - 1 - 6 - 5　整粒传动装置结构示意图
①输入轴；②输出轴；③直角头；④整粒筒体

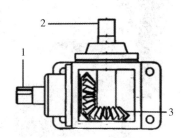

图 2 - 1 - 6 - 6　直角传动装置结构示意图
1. 输入轴；2. 输出轴；3. 锥齿轮

（3）电气控制装置　控制装置主要由控制面板、电器元件与传感器三部分组成的。在本机的使用过程中，电器操作主要是在控制装置的操作面板（图 2 - 1 - 6 - 7）上完成。电气控制系统硬件主要包括变频器、接触器、压力开关、中间继电器、变压器等。

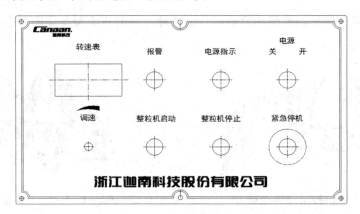

图 2 - 1 - 6 - 7　快速整粒机操作面板

2. 工作原理　待加工的原料进入快速整粒机的进料口后，落入锥形工作室，由旋转回转刀对原料起旋流作用，并以离心力将颗粒甩向筛网面，同时由于回转刀的高速旋转与筛网面产生剪切作用，颗粒在旋转刀与筛网间被粉碎成小颗粒并经筛网排出。粉碎颗粒的大小，由筛网目数、回转刀与筛网之间的间距以及回转转速的快慢来调节。

3. 特点　整机为全不锈钢制作，符合 GMP 规范要求；筛网由不锈钢板加工而成，不易损坏；运行发热小、粉尘少、粉碎刀与筛网间隙可调；定子与筛子之间无金属磨擦、无积料死角，清洗方便；设计新颖、结构合理、体积小、效率高、整粒均匀、噪音低。

（二）固定提升整粒机

1. 主要构造　主要由支撑系统、液压提升系统、翻转机构、整粒机构、保险装置、电气控制系统等组成。将制粒干燥机的料仓与锥斗扣合于提升叉架上，提升机构将料仓提升到适当的高度，翻转电机翻转料仓180°，物料进入锥斗，整粒机下出口和移动料斗连接，此时打开锥斗蝶阀进行整粒操作，现实物料的整粒与转移（图 2 - 1 - 6 - 8，图 2 - 1 - 6 - 9）。

（1）支撑系统　支撑系统外罩材质为不锈钢304，包括底盘与立柱部分。底盘用于整机的安装与定位。立柱置于底盘之上，是整台机子的骨架，支撑整机的各个部件并作为提升导轨。

（2）液压提升系统　分为动力与提升两部分。其中液压系统是设备提升的动力核心，由油泵加压，高压油作为传动介质驱动提升油缸作直线运动，提升链牵引着滑块，带动传动箱的升降。主要由提升油缸、提升链、滑块等组成（图 2 - 1 - 6 - 10）。固定立柱正面滑块上下行走通道采用聚脂材料的帘布系统密封。帘布系统由帘布调紧机构、帘布支架、帘布压板及帘布组成，起到整粒机在运行过程中与外界环境隔离的作用，符合GMP对设备的要求。

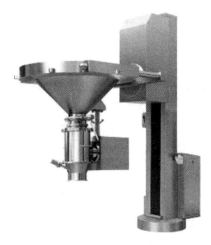

图 2 - 1 - 6 - 8　固定提升整粒机

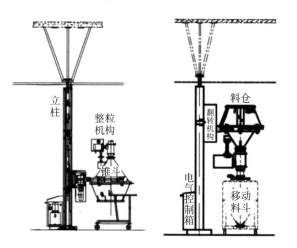

图 2 - 1 - 6 - 9　固定提升整粒机结构示意图

（3）翻转机构　由翻转电机、叉杆组成，电机是低速大转矩减速电机，安装于传动箱内，是主机翻转的动力装置。叉杆起到连接传动箱与锥斗的作用。翻转机构配置了一个锥斗，锥斗上设置了锁扣，使用时，锁扣将锥斗与沸腾制粒机或干燥物料仓牢牢扣合为一体，这样就可以进行翻转、整粒相关操作。

（4）安全保险装置　由挡块销、拉杆销、微动开关、牵引电磁铁、弹簧等组成，是整机的机械安全保险设备，防止平台在高位时出现机械故障引起设备自由下降而造成的安全问题（图2 - 1 - 6 - 11）。当安全锁开关打向"关"时，牵引单作用气缸，挡块在弹簧和拉杆的作用下退回壳体内，这时，提升机构在升降过程不受任何影响；当安全锁开关打向"开"时，牵引电磁铁断电，挡块在弹簧和拉杆作用下伸出壳体，阻挡因提升液压系统发生泄漏或其他故障引起滑块非预期下滑，控制提升机构停止在安全保险装置位置，保障工作人员和设备安全。

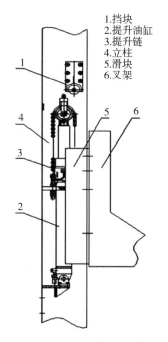

图 2 - 1 - 6 - 10　固定提升整粒机结构示意图

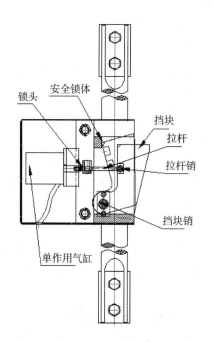

图 2 - 1 - 6 - 11　安全保险装置结构示意图

（5）整粒机构　整粒机构和快速整粒机的整粒装置相同，主体是筛网与旋转刀，通过一间隙调整垫调整旋转刀与筛网的间隙，筛网有锥形方孔筛和锥形圆孔等（图2-1-6-12）。

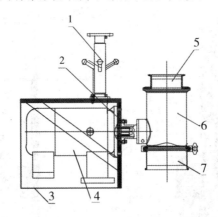

图2-1-6-12　整粒机构结构示意图

1. 旋转吊臂；2. 整粒支撑座；3. 电机罩；4. 电机；5. 进料口；6. 整粒机；7. 出料口

（6）电气控制系统　主要由控制面板、电器元件与传感器三部分组成。在本机使用过程中，电器操作主要是在控制箱的操作面板上完成。电气控制系统硬件主要包括：断路器、接触器、中间继电器、时间继电器、限位开关、接近开关等。在立柱的上限位设置行程开关，限定滑块上行极限位置，设安全保险装置，保护系统安全的同时限定下料时滑块的位置。

2. 工作原理　由固定提升转料机和整粒机组成。工作时，将锥斗与沸腾制粒机或沸腾干燥机的料仓扣合。物料可提升、翻转，整粒后密闭转移到下一工序。

3. 特点　固定提升整粒机和沸腾制粒、沸腾干燥配合使用，只用于干整粒，是固体制剂的发展方向。主要用于固体物料的转送、加料。可与沸腾制粒机、沸腾干燥机的料仓配套使用。

微课1

四、能力训练

（一）操作条件

1. 检查生产所用工具是否齐全、洁净，机器部件是否安装完好；检查所投物料是否齐全，数量、品名、批号是否与生产指令相符，外观是否合格。

2. ZL-50整粒机。

3. ZL-50整粒机标准操作规程。

（二）安全及注意事项

1. 操作人员在每次操作之前先检查各部件是否正常。

2. 整粒机必须可靠接地，使用时应装妥并锁紧脚轮。

3. 启动电源开关时，手要保持干燥，不要佩戴导电物体。

4. 运转中如发现机器振动异常或发出怪声，应立即停机检查。

5. 操作设备时，要注意身体与转动部位保持一定距离。

6. 料斗内如颗粒停滞不下，切不可用手去刮划，以免引发事故，应用竹片铲，或停车后操作。

微课2

微课3

7. 本机不允许超载，操作时，操作人员应密切关注整粒机的运行情况。

8. 本机电源的地线一定要按有关规定可靠接地。未接地线不准使用。

（三）操作过程

序号	步骤	操作方法及说明	质量标准
1	生产前准备工作	（1）检查工序 （2）检查设备 （3）检查电器控制面板各仪表及按钮 （4）检查润滑	（1）确认工序已处于清场合格状态 （2）确认机器已处于清洁待用状态 （3）确认电源处于正常状态 （4）确认各润滑点处于润滑状态
2	设备的安装和调试	（1）安装筛网、整粒刀 ①安装筛网 ②安装调整垫 ③安装整粒刀 ④手动检查 （2）调试整粒刀转向 （3）调试信号 ①调试电源开关 	（1）整粒刀安装正常 ①筛网安装：将筛网锥头向下，至于整粒机筒体内，筛网上沿的两个定位孔套在筒体的两个定位销上，筛网不能左右转动 ②调整垫安装：选择适当的调整垫片厚度和数量，套在转动轴上，并置于输出端盖上，通过变换调整垫厚度来调节整粒刀与筛网之间的距离，整粒刀与筛网间隙必须按整粒工艺的要求进行调整，以保证整粒质量和产量都达到要求，一般建议调整间隙为2～3mm ③整粒刀安装：将整粒刀套于转动轴上，且使下端面置于调整垫片上，最后将锁紧螺母置于转动轴顶部并拧紧 ④手动旋转整粒刀，查看整粒刀与筛网是否有摩擦或者发出异常声响 （2）将整粒装置转至适当位置，启动整粒机，观察整粒刀的转向应为逆时针方向（俯视观察），否则应将电源线三相中任意两相对调 （3）信号调试 ①放开急停开关，将电源开关（钥匙开关）置于"开"的位置，电源指示灯亮 ②按下"整粒机启动"按钮，观察整粒刀是否正常启动，整粒指示灯亮

序号	步骤	操作方法及说明	质量标准
2	设备的安装和调试	②调试整粒机启动按钮 ③调试急停开关 （4）整粒转速调试 ①降低转速 ②提高转速 	③按下急停开关，观察整粒刀是否停止运转，整粒指示灯灭，以检验急停开关是否正常 （4）整粒转速调试按下"整粒机启动"按钮启动整粒机，转速表显示当前整粒刀转速 ①向左旋转旋钮降低变频器频率（转速：r/min） ②向右旋转旋钮提高变频器频率（转速：r/min）
3	试车	（1）打开总电源，启动变频器 （2）通过改变交流电的频率（0～50Hz），调节电机的转速，确认运转方向	（1）变频器电源指示灯亮 （2）运行过程中无杂音，整机运行平稳，无明显抖动，方可准许投料生产
4	运行	（1）接通电源，将急停按钮复位，把转速调至最低，然后启动变频器 （2）将少量待整粒物料加入进料口，观察整粒效果。然后逐渐调高整粒刀转速（300～400r/min），同时加大物料投入量，对比整粒效果 （3）投料的同时，用自封袋或其他容器在出料口处固定以盛接物料，避免粉尘飞扬 （4）关闭设备开关，关闭总电源	（1）启动正常 （2）整粒合格：外观、色泽、粒度均匀，整粒后的粒子应符合制剂工艺规定 （3）出料正常 （4）整粒完成后，待物料全部排出后方可停机
5	设备维护	（1）开机检查 （2）润滑	（1）保持设备清洁，各部件完好 （2）控制仪表等要定期校验 （3）经常检查各紧固件是否松动，如松动应加以紧固 （4）设备长期不用时应在电镀件上涂中性油脂，防止腐蚀

【问题情境一】操作工进行整粒后的颗粒明显不均匀且有大颗粒，应如何解决？

【问题情境二】操作工进行整粒操作时出现整粒刀卡住转不动的情况，应如何解决？

【问题情境三】操作工进行整粒操作时，试运行设备运行均正常，待料生产时出现启动瞬间停机的现象，应如何解决？

【问题情境四】某药厂在使用整粒机时发现整粒完的颗粒有团块，试分析主要原因及改进措施。

【问题情境五】2021年2月10日，国家药监局、国家中医药局、国家卫健委、国家医保局共同发布了《关于结束中药配方颗粒试点工作的公告》，宣布始于1993年的中药配方颗粒试点工作将于2021年11月1日正式结束，开始实行备案管理，并公布了事后监管方案。你从国家对中药配方颗粒实行备案管理这一举措中得到什么启示？

微课4

（四）学习结果评价

序号	评价内容	评价标准	评价结果（是/否）
1	生产前准备工序	检查设备清洁程度，尤其是外表及内部	
		设备各部件完好	
		电器控制面板各仪表及按钮、开关完好	
		各润滑点处于润滑状况	
2	试车	变频器电源正常	
		运行过程正常	
3	运行工序	整粒后颗粒外观、色泽、粒度均匀	
		整粒后的粒子应符合制剂工艺规定	

五、目标检测

习题　　答案

（一）单选题

1. 整粒的目的是（ ）

  A. 提高颗粒的流动性和可压性　　　B. 提高颗粒的流动性　　　C. 提高颗粒的可压性

  D. 降低颗粒的水分　　　E. 让颗粒休止角增大

2. 药厂常用的整粒设备为（ ）

  A. 压片机　　　B. 流化干燥机　　　C. 快速整粒机

  D. 高效混合制粒机　　　E. 包衣机

3. 在使用整粒机时发现整粒完的颗粒有团块，主要原因是（ ）

  A. 安装袋滤器时有漏洞　　　B. 混合制粒机底桨、切刀的转速未调节正确

  C. 由于物料出锅时温度稍高而结块成团　　　D. 压缩空气进气旋钮没有打开

  E. 制粒不均匀

4. 以下对整粒的概念表述，正确的是（ ）

  A. 是制粒之后的一道工序，调整制软材之后干燥的颗粒，整合成均匀颗粒

  B. 使颗粒表面圆滑

  C. 将细小粉末、颗粒进行加工，制成具有一定形状与大小的粒状物的操作

  D. 加入润湿剂制备成大小均匀颗粒的过程

  E. 关键操作是"握之成团，轻压即散"

（二）判断题

1. 颗粒的大小取决于筛网型号。（　　）

2. 整粒机中与物料直接接触的零件，应采用无毒、耐腐蚀、无吸附，且不与物料发生化学反应的材料制成。（　　）

3. 快速整粒机可以实现常温造粒，一次成型，在生产过程中能耗低、寿命长、成粒率可高达100%，是国内较为优良的医用颗粒造粒设备。（　　）

4. 整粒机适用于干燥易碎、无硬块、湿润易碎、硬料或不均匀物料，伴有粉碎作用。（　　）

（三）多选题

1. 快速整粒机的结构组成部分有（　　）

    A. 轴承架　　　　　B. 减速箱　　　　　C. 机座　　　　　D. 送风系统　　　　　E. 排风系统

2. 快速整粒机的特点有（　　）

    A. 整机为全不锈钢制作，符合 GMP 要求

    B. 筛网由不锈钢板加工而成，不易损坏

    C. 运行发热小、粉尘少，回转刀与筛网间隙可调

    D. 定子与筛子之间无金属摩擦、无积料死角，清洗方便

    E. 设计新颖、结构合理、体积小、效率高、整粒均匀、噪音低

（四）思考题

某药厂在使用整粒机时发现整粒前流动性良好的颗粒，整粒后流动性变差，细粉变多，导致无法顺利压片，试分析原因并提出解决办法。

职业能力 2.1.7　能按规程操作、维护总混设备

PPT

一、核心概念

1. 混合　是指两种或两种以上的固体粉料在混合设备中相互分散而达到均一状态的操作，是片剂、颗粒剂、散剂、胶囊剂、丸剂等固体制剂生产中的一个基本单元操作。混合关系到药品质量的均一性，其目的是保证药物剂量准确，保障用药安全。

2. 总混　指药物制剂生产中将不同批次物料混合均匀得到同一批号的混合过程，是构成制剂所有成型物料的汇总，是关键的工序和工艺环节。

3. 混合的原理　主要是混匀的各种粉体粒子以对流、剪切、扩散等形式运动，使粒子发生相对位移而产生均匀混合的效果。在实际操作过程中，3 种运动形式同时发生，但在不同的条件下（混合设备、粉体性质、操作条件等）3 种运动形式会有所差异。混合机制有对流混合、剪切混合、扩散混合三种。

二、学习目标

1. 能表述常用混合机工作原理及异同。

2. 能按照标准操作规程正确调试、操作、维护三维运动混合机。

3. 能够解决三维运动混合机在使用过程中产生的问题。

三、基本知识

（一）混合的方法

常用的混合方法有：搅拌混合、研磨混合与过筛混合。

微课1

微课2

（二）影响混合的因素

影响混合的因素主要有充填量、粒径、粒子形态、粒子密度、混合比和混合时间。

（三）混合设备

混合设备种类繁多，按操作方式可分为间歇式和连续式两种；按对粉体施加的动能不同分为容器回转式、机械搅拌式、气流式、复合式等。药厂常用混合设备有二维混合机、三维混合机、槽型混合机、V型混合机、双螺旋锥型混合机等（图2-1-7-1）。

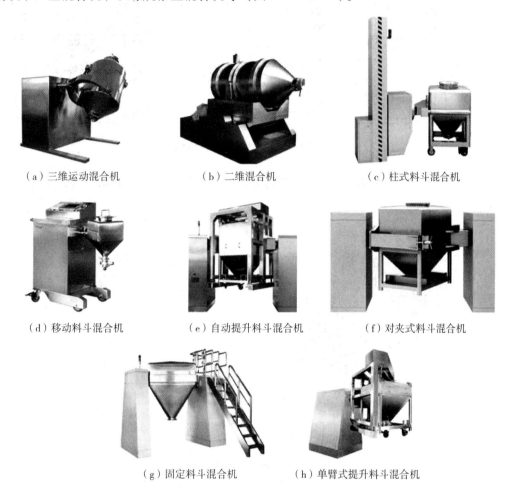

（a）三维运动混合机　　　　（b）二维混合机　　　　（c）柱式料斗混合机

（d）移动料斗混合机　　（e）自动提升料斗混合机　　（f）对夹式料斗混合机

（g）固定料斗混合机　　　　（h）单臂式提升料斗混合机

图2-1-7-1　各种各样的混合机

1. 二维混合机　又称摇滚混合机，属于复合型混合机。

（1）结构　由摆动架、混合料筒、机座三部分组成。转筒装在摆动架上，二维混合机的转筒可同时进行两种运动，一种为转筒的自转，另一种为随转筒摆动架的摆动（图2-1-7-2）。

（2）工作原理　混合筒一方面绕其对称轴做旋转运动，在自转的同时，混合筒环绕一根与其对称正交的水平轴做摇摆运动，独特的运动方式使物料在混合筒内既有扩散混合，又有对流混合（摇摆迫使物料作轴向移动产生对流混合），大大提高了混合效率和精度。混合筒在运动时，做前后倾倒（上下倾角30°）和左右旋转（旋转角度360°），这样多方向、多角度的运动，可使物料充分混合。

（3）特点　属于间歇操作设备；具有易流动、混合快、易出料等优点，可实现无尘操作，装料系数大，混合量大，出料方便。

（4）适用范围　所有粉、粒状物料。尤其适于大批量、长线品种。

2. 三维混合机　又称多向混合机，属于容器回转型混合机。

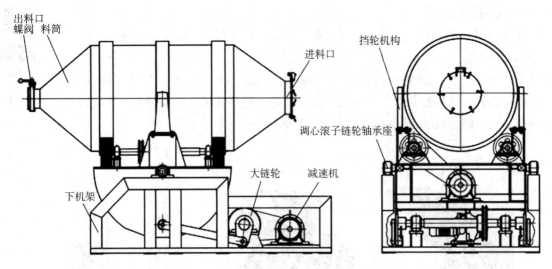

图2-1-7-2 二维混合机结构示意图

（1）结构 由机座、驱动系统、电机控制系统、多向运动机构和混合筒组成（图2-1-7-3，图2-1-7-4）。

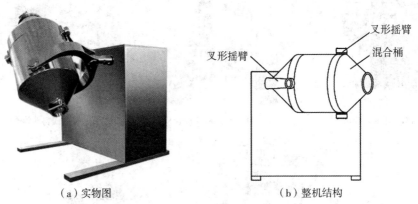

（a）实物图 　　　　　（b）整机结构

图2-1-7-3 三维混合机

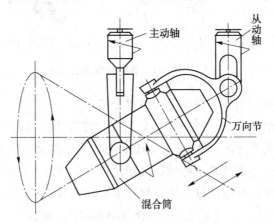

图2-1-7-4 三维混合机结构示意图

（2）工作原理 工作时，装料的筒体在主动轴带动下做平行移动及翻滚等复合运动，促使物料沿筒体做环向、径向和轴向的三向复合运动，使被混合物料在频繁和迅速翻动作用下实现物料间扩散、流动与剪切，达到混合目的。此外，混合筒的翻转运动又使物料在无离心力作用下混合，保证混合物料在短时间内达到理想混合效果。

（3）特点 一般装料系数为80%~85%，混合均匀度≥99%，混合时间为15~20分钟，占地面积小，操作方便，结构简单；全封闭无尘操作；无离心作用，在混合过程中物料不会产生比重偏析、分层和积聚现象，确保混合质量的均一性，装料系数大，是目前粉体混合精度最高的设备之一，同时，筒内无死角、易出料、易清洗且噪音小，是药厂首选混合设备之一。

（4）适用范围 粉状或颗粒状物料。对有湿度、柔软性和相对密度不同的颗粒、粉状物的混合也能达到最佳效果。

3. 其他不同形状的混合机 主要包括V型混合机、快夹容器式混合机、锥型混合机等混合机。

（1）V型混合机

1）结构 主要由V形混合筒、传动部分、机架和配套装置组成（图2-1-7-5）。

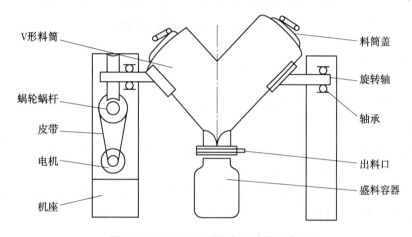

图2-1-7-5 V型混合机结构示意图

2）工作原理 电机通过传动带带动蜗轮蜗杆使V形混合筒绕水平轴转动，物料在V形混合筒内旋转时被反复分开和聚合，这样通过不断循环，在较短时间内即能将物料混合均匀。该混合机以对流混合为主，混合速度快，混合效果好。操作中的最适宜转速可取临界转速的30%~40%，适宜充填量为30%。

3）特点 混合筒结构独特、无死角，但混合效果一般，已不常用。

4）适用范围 适于流动性较好的干性粉状或颗粒状物料。加入配套强制搅拌器，也能用于较细的粉粒、块状及含有一定水分的物料混合。

（2）快夹容器式混合机 快夹容器式混合机是一种适用于多品种、产量大的生产场合的混合设备，例如大产量的片剂、胶囊剂、颗粒剂等固体制剂的混合生产。

1）结构 快夹容器式混合机由机架、回转体、提升回转机构、混合料斗和夹持机构组成，回转体通过提升回转机构安装在机架上，混合工作时，混合料斗置于回转体内，回转体内安装有用于混合料斗夹持固定的夹持机构及感知混合料斗位置的传感器，机体上安装有回转体上下限位提升保护装置（图2-1-7-6）。

2）工作原理 快夹容器式混合机主要采用径向重力扩散原理实现物料混合，回转料桶的回转轴与其集合对称轴呈30°夹角安装。在进行混合物料操作时，先将混合料斗推入方形回转体内，回转体内的压力传感器在感知有混合料斗进入后开始提升，回转体提升至指定高度后，通过夹持机构将混合料斗夹紧，并按照设定的工艺参数开始回转混合，混合完成后，回转体停止在水平状态，降低回转体至地面，夹持机构松开混合料斗，将混合料斗从回转体移出，完成一次混合动作。

3）特点 无粉尘，可实现无人化转移。

4）适用范围 适用于多品种、产量大的生产场合的混合设备。

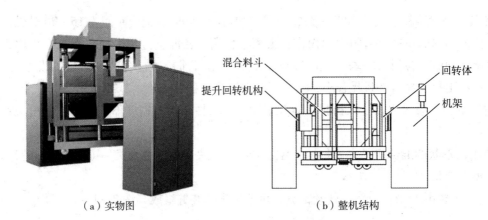

（a）实物图　　　　　　　　　　　（b）整机结构

图2-1-7-6　快夹容器式混合机

5）工作过程及操作方法

①工作过程

a. 进料：快夹容器式混合机进料方式为重力进料，混合料斗进料结束后将混合料斗移动至回转体中，启动上升，夹紧料斗。

b. 混合：选择混合配方或设置混合参数，启动自动运行程序，设备按照设定运用参数混合，混合完成后进入减速定位过程，最后回转体复位。

c. 出料：降低回转体至地面，将混合料斗从回转体内移出，或者使回转体位于混合工作位，在混合料斗下方放置转运料斗完成高位出料。

②操作方法：混合料斗进料完毕后，将混合料斗移动至回转体的地盘上，启动控制系统，回转体自动将混合料斗提升夹紧。按照物料特性及混合要求设置或调用运行参数。按启动电源键，回转体按照运行参数进行转动，完成混合料斗内物料的混合。混合完成后，回转体自动停止复位。输入控制指令，降低回转体至地面，夹持机构松开混合料斗，将混合料斗从回转体中移出；或者使混合料斗位于混合工作位，在混合料斗下方放置转运料斗完成高位出料。切断系统电源，完成混合工作。

（3）双螺旋锥型混合机　适应性广，从底部卸料，劳动强度低。

1）结构　由锥形容器、螺旋推进器、转臂传动系统、电动机、减速器等部件组成（图2-1-7-7，图2-1-7-8）。

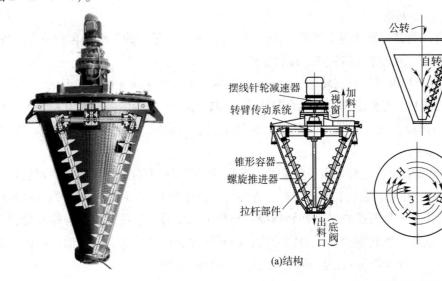

图2-1-7-7　双螺旋锥型混合机　　　　**图2-1-7-8　双螺旋锥型混合机结构示意图**

2）工作原理 双螺旋锥型混合机由锥形容器和内装的 1～2 个螺旋推进器组成。螺旋推进器的轴线与容器锥体的母线平行，在容器内既有自转又有公转，自转的速度约为 100r/min，公转的速度约为 5r/min。在混合过程中，物料在螺旋推进器的自转作用下自底部上升，又在公转的作用下在全容器内产生旋涡和上下循环运动。

3）特点 混合速度快，混合度高，混合效率高；装载系数大；动力消耗小；可密闭操作。

4）适用范围 适于干燥、润湿、黏性的固体药物粉末的混合。

四、能力训练

（一）操作条件

1. 检查生产所用工具是否齐全、洁净，机器部件是否安装完好；检查所投物料是否齐全，数量、品名、批号是否与生产指令相符，外观是否合格。

2. SYH 型三维混合机。

3. SYH 型三维混合机标准操作规程。

微课 3

（二）安全及注意事项

1. 操作人员在每次操作之前检查设备外观及内部应洁净，无污物聚积。

2. 必须在断电的情况下投料。

3. 混合过程中操作人员不得跨越混合机的黄色警戒线，以免发生意外。

4. 混合机装料容积控制在 60L 以内，装料重量控制在 30kg 以下。

微课 4

5. 混合机出现异常噪音或振动时，应立即停机，检查并排除故障后方可使用。

（三）操作过程

序号	步骤	操作方法及说明	质量标准
1	生产前准备工作	（1）检查设备清洁度 （2）检查真空抽气管、吸物料管和过滤布袋 （3）检查混合机紧固件 （4）接通电源，将旋钮开关调到"低速"，检查混合机运动是否灵活，若无异常将旋钮开关调到"停止" 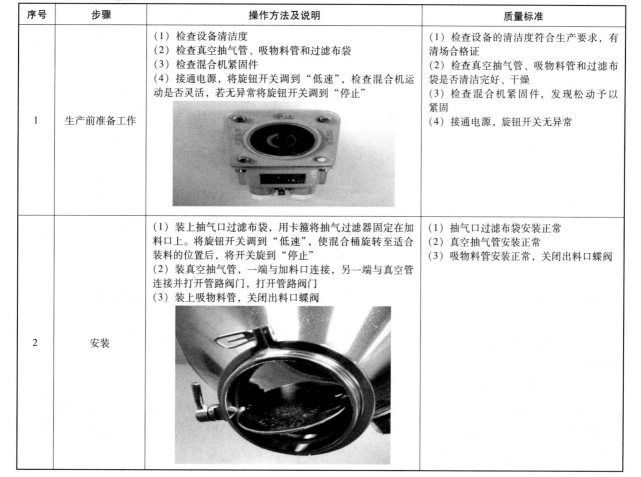	（1）检查设备的清洁度符合生产要求，有清场合格证 （2）检查真空抽气管、吸物料管和过滤布袋是否清洁完好、干燥 （3）检查混合机紧固件，发现松动予以紧固 （4）接通电源，旋钮开关无异常
2	安装	（1）装上抽气口过滤布袋，用卡箍将抽气过滤器固定在加料口上。将旋钮开关调到"低速"，使混合桶旋转至适合装料的位置后，将开关旋到"停止" （2）装真空抽气管，一端与加料口连接，另一端与真空管连接并打开管路阀门，打开管路阀门 （3）装上吸物料管，关闭出料口蝶阀	（1）抽气口过滤布袋安装正常 （2）真空抽气管安装正常 （3）吸物料管安装正常，关闭出料口蝶阀

续表

序号	步骤	操作方法及说明	质量标准
3	运行	（1）打开真空泵冷却水进口和出口阀门 （2）加料 （3）按工艺要求设定混合时间 JSS48A 4000 混合時間調整 （4）设定混合转速 （5）开启混合开关	（1）打开真空泵冷却水进口和出口阀门 （2）加料正常 （3）设定混合时间 ①时间继电器上"H"表示小时，"M"表示分钟，"S"表示秒 ②在对应的时间内，调节"＋"和"－"键，把时间设定在工艺规程规定的时间 （4）设定混合转速：根据工艺规程调节转速，调节转速旋钮，顺时针方向为加速，逆时针为减速 （5）开启混合开关：开始混合前检查混合机运动范围内是否有物料、工具、人员等，确定无误后按电源起动键，再按"RUN"键，混合机开始运行
4	停机	（1）混合至规定时间后，自动停机 （2）用点动按钮把混合筒放料口调至最佳放料位置 （3）打开加料口卡箍，打开加料口盖 （4）放置好盛料桶，缓缓打开蝶形放料口，物料落入盛料桶内 （5）待物料完全放完，关闭放料阀	（1）自动停机 （2）混合筒放料口调整正常 （3）加料口正常 （4）盛料桶正常工作 （5）放料阀关闭
5	清场	（1）场地及设备清洁 （2）容器具清洁 （3）清场记录填写完整	（1）按清场记录进行清场作业 （2）工具和容器清洁和摆放合理有序 （3）清场记录填写准确完整
6	设备维护	（1）开机检查 （2）润滑	（1）保持设备清洁，各部件完好 （2）新设备运行三个月后应更换润滑油、润滑脂，以后每半年更换一次 （3）设备的各传动接触部位，每三个月应加润滑油、润滑脂 （4）轴承及链条要经常加润滑油（一般间隔48小时） （5）经常检查各部位螺丝，紧固机体，不允许出现松动现象 （6）日常维护主要由操作人员来完成，通常是每天上班后、下班前15~30分钟，通过对设备的检查、清扫和擦拭，使设备维持整洁、安全、良好的状态 （7）每月对电气检修一次，每年对机械、电气大修一次

【问题情境一】某药厂在使用 SYH 型三维混合机时出现突然停止，试分析原因并提出解决办法。

【问题情境二】某药厂在使用 SYH 型三维混合机时出现出料机构不能正常动作，试分析原因并提出解决办法。

【问题情境三】某药厂在使用 SYH 型三维混合机发现投料口密封不严，试分析原因并提出解决办法。

【问题情境四】某药厂在使用 SYH 型三维混合机时机器振动较大，有异响，试分析主要原因及改进措施。

【问题情境五】通过扫描二维码观看《十年潜心研发 填补国内药典名录空白——记全国劳动模范万立峰》，十年磨一剑，成功研发三苄糖苷原料药，填补中国医药行业空白，先后荣获廊坊市劳模、河北省劳模、全国劳模等荣誉，从孤独研发者到行业领军人，结合万立峰的故事，谈谈你对职业道德的理解。

微课5

（四）学习结果评价

序号	评价内容	评价标准	评价结果（是/否）
活动一	生产前准备工序	检查设备清洁程度，尤其是外表及内部	
		设备各部件完好	
		电器控制面板各仪表及按钮、开关完好	
		设备工作状态正常，无卡滞、碰撞和异响现象	
活动二	安装工序	装卸料口盖密封、紧固	
		接通电源、调试设备	
活动三	运行工序	电源启动正常	
		加料	
		混合时间	
		混合转速	
		混合正常	
活动四	清场工序	清理产品、物料已交中间站	
		场地及设备清洁	
		容器具清洁	
		清场记录填写完整	

五、目标检测

习题　　　答案

（一）单选题

1. 实现无尘操作，装料系数大，混合量大，出料方便的混合设备是
（ ）

　A. 槽形混合机　　　　　　B. V 型混合机　　　　　C. 双螺旋锥形混合机

　D. 锥型混合机　　　　　　E. 二维混合机

2. 主要由混合槽、搅拌桨、固定轴等部件组成（ ）

　A. 槽形混合机　　　　　　B. V 型混合机　　　　　C. 双螺旋锥形混合机

　D. 锥型混合机　　　　　　E. 二维混合机

（二）判断题

1. 双螺旋锥形混合机适应性广，可用于干燥、润湿、黏性固体粉粒的混合，从底部卸料，劳动强度低。（ ）

2. 槽形混合机为单桨混合机，主要用于不同比例的干性或湿性粉料的均匀混合，也可用于制备软材。该机通过蜗杆、蜗轮带动 S 式搅拌桨旋转，推动物料往复运动，均匀混合。（ ）

（三）多选题

1. 三维混合机结构有（ ）

　A. 机座　　　　　　　　　B. 驱动系统　　　　　　C. 电机控制系统

　D. 多向运动机构　　　　　E. 混合筒

2. 混合操作时应注意（ ）

　A. 操作人员在每次操作之前检查设备外观及内部应洁净，无污物聚积

　B. 必须在断电的情况下投料

　C. 混合过程中操作人员不得跨越混合机的黄色警戒线，以免发生意外

　D. 混合机装料容积控制在 60L 以内，装料重量控制在 30kg 以下

E. 混合机出现异常噪音或振动时，应立即停机，检查并排除故障后方可使用

（四）思考题

制药操作工在使用多向运动混合机操作结束后如何进行清场？

工作任务2.2 片剂成型

职业能力2.2.1 能按规程调试、操作、维护旋转式压片机

PPT

一、核心概念

1. 旋转式压片机 是将干性颗粒状或粉状物料通过模具压制成片剂的药剂设备，是由均布于旋转转台的多副模具按一定轨迹做垂直往复运动的压片机设备。

微课1

2. ZPG35B 高速压片机的型号按 JB/T 20023—2016 标注。

标记示例：ZPH16 表示冲模数为 16 的旋转式压片机，H 代表环形片（Y 代表异形片）。ZP-35B 表示冲模数为 35 的旋转式压片机，经过第二次改进设计。

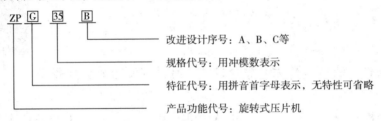

改进设计序号：A、B、C等
规格代号：用冲模数表示
特征代号：用拼音首字母表示，无特性可省略
产品功能代号：旋转式压片机

二、学习目标

1. 能表述旋转式压片机结构及工作原理及异同。
2. 能说明 ZP-35B 旋转式压片机的性能特点。
3. 能按照标准操作规程调试、操作、维护 ZP33 旋转式压片机。

三、基本知识

（一）旋转式压片机结构

旋转式多冲压片机（简称旋转式压片机）是片剂生产中应用最多的压片机，是一种连续操作的设备，在其旋转过程中连续完成加料、充填、压片、出片等动作。旋转式多冲压片机按转盘上的模孔数分为16冲、19冲、27冲、33冲、35冲等；按转盘旋转一周完成加料、充填、压片、出片等操作的次数，可分单压、双压、三压、四压等。单压指转盘旋转一周只完成加料、充填、压片、出片各一次，双压指转盘旋转一周时进行上述操作各两次，故生产能力是单压的两倍。单压压片机的冲模数有5冲、16冲、19冲等；双压压片机的冲模数有25冲、35冲、75冲等。双压压片机内有两套压轮，为使机器减少振动及噪声，两套压轮交替加压并且使动力的消耗大大减少，故双压压片机的冲模数皆为奇数。下面以 ZP35B 型旋转式压片机为例进行介绍。

图 2-2-1-1 所示为 ZP-35B 型多冲旋转式压片机，其结构主要由加料部分、压片部分、吸粉部分、调节装置、传动部分和机架组成。加料部分有两个加料斗，两个刮料器；压片部分主要由转盘、35 副冲模、两组上下压轮装置、上下导轨装置组成。

微课2

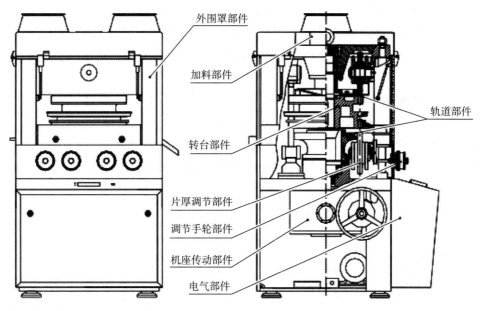

图 2 - 2 - 1 - 1 ZP - 35B 压片机主体结构示意图

1. 转盘 转盘是一个整体铸件，分三层，每层转盘周围都均布 35 个冲模孔，分别装有上、下冲杆和中模。转盘与主轴间由平键传递扭矩。主轴支承在圆锥滚子轴承上，由蜗轮副传动，花键连接，转动主轴，使转盘旋转工作，转盘带动 35 副上下冲杆做圆周运动，同时，35 副冲杆在上、下导轨及压轮的控制下上升或下降，其升降的规律满足压片循环的要求（图 2 - 2 - 1 - 2）。工作时，下冲的冲头部位由中模孔下端伸入中模孔中，封住中模孔底，再利用加料器向中模孔中加料，待下冲转至充填轨上进行填充计量。在上下导轨的控制下，上、下冲头自中模孔上、下两端相向运动，上冲伸入中模孔，待两冲转至上、下压轮中间在上下压轮的控制下，将药粉或颗粒压制成片。然后上冲上升至最高点，下冲也上升至最高点将药片顶出中模孔出片，等转盘运转至加料器处靠加料器的圆弧形侧边推出转盘，完成一次压片过程。

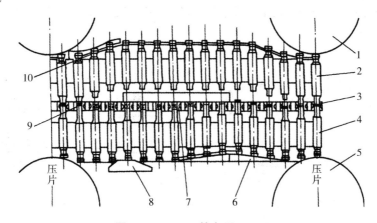

图 2 - 2 - 1 - 2 转盘展开示图

1. 上压轮；2. 上冲；3. 压制片；4. 下冲；5. 下压轮；6. 出片导轨；7. 中模；8. 充填导轨；9. 颗粒；10. 上轨道

2. 加料机构 ZP - 35B 型旋转式压片机的加料机构是月形栅式加料器（图 2 - 2 - 1 - 3）。月形栅式加料器固定在机架上，工作时它相对机架不动。其下底面与固定在转盘上的中模上表面保持一定间隙（0.05~0.1mm）。月形栅式加料器多用无毒塑料或铜材铸造而成。

3. 上压轮液压调节装置 压片力大小可根据被压物料的性质具体而定，一般对于片径大、黏度差、难以成型的物料，选择较高的压片力；反之，选择较小的压片力。压片时的实际压力大小取决于被压物料的性质。接通总开关，压力/转速表即显示出系统压片力。再揿增压（减压）按钮，反复升降压力，将管道中的残余空气排出。然后设定压片力。当系统压力超过设定压力时蓄能器吸收，解除故障后，蓄能器释放能量，以保证系统压力稳定。压力的增减可在机器正面的操作台上操作，并由压力/转速显示器显示。

4. 下压轮片厚调节装置　如图2-2-1-4所示，下压轮空套在偏心轴上，偏心轴外端装一蜗轮4（可用斜齿轮代替）和蜗杆3相啮合。蜗杆轴外端装一手轮，转动手轮即可带动蜗杆旋转，通过蜗轮带动压轮轴转动（装压轮的偏心轴线绕固定轴线转动），以改变下压轮的上、下位置和下冲在压片处处于中模中的位置。上压轮装置调定后，上压轮和上冲在压片处的高度已定，因而改变下冲在压片处处于中模中的位置即改变了片厚。

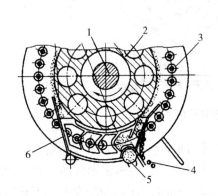

图2-2-1-3　月牙栅式加料器

1. 中心轴；2. 转盘；3. 中模；

4. 药片；5. 加料器；6. 刮板

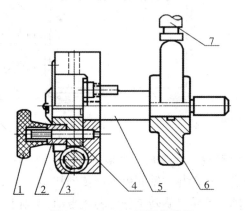

图2-2-1-4　下压轮装置

1. 旋钮；2. 定位销；3. 蜗杆；4. 蜗轮；

5. 下压轮轴；6. 下压轮；7. 下冲

5. 充填调节装置（片重调节装置）　充填调节装置由月牙形充填轨、升降螺杆、蜗轮（螺母）、传动杆（蜗杆）、指示盘、旋钮等组成（图2-2-1-5）。调节时，通过旋转旋钮，由传动杆带动蜗杆转动，同时带动蜗轮转动，蜗轮内孔是螺纹孔并与升降杆连接。蜗轮转动时轴向不能移动，迫使升降杆带动月牙形充填轨升降，以改变下冲在充填处处于中模中的位置，从而改变了模孔的装药容积，即充填量。

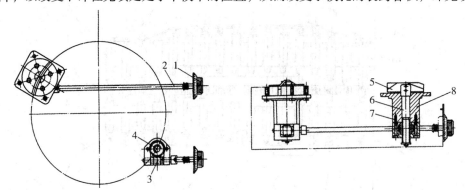

图2-2-1-5　充填调节装置

1. 刻度盘旋钮；2. 调节杆；3. 蜗杆；4. 蜗轮；5. 月牙型充填轨；6. 升降杆；7. 螺钉；8. 主体

调节充填量时，按片剂重量要求进行调整，可旋转刻度盘旋钮，按顺时针方向旋转时，填充量增加，反之减少。填充深度可直接由柱塞、刻度表尺测出，然后将片厚调到一定值压片、测量片重，若片重不符合要求，再转动刻度盘旋钮，做微量调节，直至片重符合要求为止。刻度盘刻度每转1小格，充填深度改变0.01mm，靠左面的刻度盘控制左压轮所压的片重，右面的刻度盘控制右压轮所压的片重，调节时应注意加料器中有足够的物料，同时随时调节片厚，使片剂有一定的硬度，便于片重的测试。

（二）旋转式压片机工作原理

动力由电机输出，通过蜗轮副传动，花键连接，转动主轴，带动转盘转动。冲杆（上冲和下冲）一方面随转盘一起做圆周运动，另一方面沿固定的上下轨道做升降运动，经加料装置、填充装置、压片装置等机构完成加料、充填、压片、出片等连续的工作（图2-2-1-6）。

微课3

1. 加料 固定在机架上的料斗内的药粉靠重力和振动源源不断地流入加料器，保证加料器内的药粉层维持足够的高度。当旋转中的中模从加料器下方通过时，栅格中的药物颗粒落入模孔中，弯曲的栅格板多次将物料刮入模孔。加料器的最末一个栅格上装有刮料板，它紧贴于转盘的工作平面，可将转盘及中模上表面的多余物料刮平和带走。

2. 充填 转盘继续运动，当下冲随转盘转至充填轨时逐渐向上运动，充填轨的作用是控制剂量，当下冲升至充填轨最高点时，将模孔中多余物料顶出，使模孔对着刮料板刮料以后实现了容积定量。当下冲再由充填轨最高点下降到轨道最低点时，使模孔中的药粉振实。

3. 压片 冲模随转盘转到上、下压轮之间，此时，上冲由最高点下行至最低点，下冲升至次高点，两冲距离最小、压力最大，将模孔内的药粉或颗粒压制成片。

4. 出片 上冲上升至最高点，下冲也上升至最高点将药片顶出中模孔出片，药片随转盘运转至加料器处靠加料器的圆弧形侧边推出转盘，进入出片装置，完成一个压片过程。

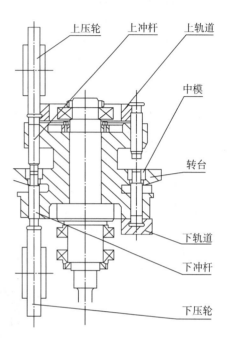

图2-2-1-6 旋转式压片机工作原理示意图

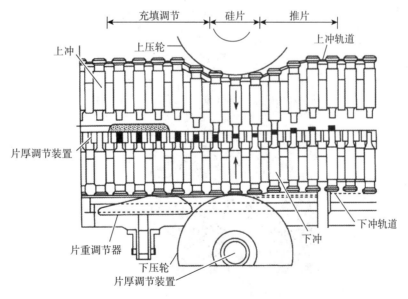

图2-2-1-7 旋转式压片机压片过程示意图

四、能力训练

（一）操作条件

1. 检查压片室温湿度、压差；介质仪表应均在校验合格周期内，压力表指针正常。

2. ZP－35B 旋转式压片机。

3. ZP－35B 旋转式压片机标准操作规程。

4. 颗粒物料、周转箱、塑料袋。

微课4　　微课5

（二）安全及注意事项

1. 机器设备上的防护罩、安全盖应装妥。

2. 冲模需经过严格的探伤实验和外形检查，要无裂缝、无变形、无缺边，硬度适宜，尺寸准确，如不合格切勿使用。

3. 加料器装置与转台平面间隙要适当，若高则漏料，若低则磨损铜屑而影响片剂的质量。

4. 细粉多的物料不要使用，会使上冲飞粉多，下冲漏料多。

5. 不干燥的物料不要使用，易产生黏冲。

（三）操作过程

序号	步骤	操作方法及说明	质量标准
1	主要部件安装与调整	（1）安装与调整中模：将转盘上的中模固定螺钉逐件旋出，使固定螺钉的头部缩至中模孔径外，以便中模在无阻卡情况下装入中模孔。然后用专用的中模打棒将中模轻击入中模孔，直至中模进入中模孔底部，然后将中模紧固螺钉紧固 顶丝 （2）安装与调整上冲：将上导轨的嵌舌向上翻起，然后将上冲杆孔内。（注意上冲杆在上冲杆孔内必须能自由上、下和转动自如，无任何阻尼现象），当上冲杆全部装完后，必须将嵌舌翻下，与平行轨接平 嵌舌板 上模孔 观察嵌舌板	（1）中模装入模孔后，其平面不可高出转盘平面，然后拧紧螺钉固定 （2）上冲头进入中模上下滑动是灵活，上冲杆的尾部都搭在上导轨的边缘上

续表

序号	步骤	操作方法及说明	质量标准
1	主要部件 安装与调整	（3）安装与调整下冲：松开下冲装卸轨（过桥板）螺丝，取下下冲装卸轨；将下冲装卸轨装上，并用螺钉紧固 下冲装卸轨（过桥板） 过桥板 装上下冲装卸轨 食指顶着下冲 （4）安装调试加料装置：根据大盘的位置对加料器支撑板进行粗调，调节支撑板下面的三个调节螺钉，使加料器支撑板与大盘在同一平面上；轻轻抬起加料器，检查滚花螺钉是否落入调节螺钉里，拧动滚花螺钉，拧至两至三丝（大致 2~3 圈） 调节螺钉复位 粗调加料器支撑板的高低 检查加料器是否平衡 （5）安装与调整加料斗：加料斗放置于设备顶部的料斗架上。检查加料斗出口位置与大盘间的距离 加料斗　顶颈圈　调钮：调整加料斗与大盘间的距离 加料斗出口与大盘间的距离	（3）下冲杆上升到最高点时，应高出转盘工作面但不大于 0.7mm，以免损伤冲头和其他零件 （4）模安装完毕后，用手转动手轮，使转盘旋转 2~3 转，观察上、下冲杆在沿着各轨道上、在各孔中上下移动中无阻卡和不正常的摩擦声 （5）检查加料器以确认与大盘平衡，检查时应均匀受力，以加料器无晃动为准 （6）加料斗出口位置与大盘间的距离要求为 1cm 左右，若此距离偏高或偏低，可调节设备顶部的旋钮，调整加料斗的高低，直至距离适中

序号	步骤	操作方法及说明	质量标准
2	开机操作	（1）将颗粒送到加料斗中，先用手转动转盘使颗粒填入模孔内 （2）开启电源，调节参数 （3）设定生产参数，开始生产	（1）检查压片机零部件安装确认正确，机器上无工具及其他物品，所有防护、保护装置安装好；检查压片机各调节旋钮的位置，旋转手轮观察冲模运行情况，在无不正常现象情况下，可以空车开机 （2）压片前粗略调整厚控手轮和填充手轮，使药片厚度和重量接近预定值，然后开启电源启动按钮
3	设备调试	（1）调整填充 （2）调节压力：根据平均压力及上下偏差值设定平均压力值、标准偏差值及单值上下限值，通常标准偏差设置为 $5\sim10$，单位值上下限为平均压力值加/减 $5\sim10$ （3）调节药片厚度 （4）调节压片速度 （5）正常生产	（1）按由少到多原则进行，直到标准片重 （2）按先松后紧原则，逐步增加压力，调到符合该品种质量要求为佳 （3）转动手轮即可带动蜗杆旋转，改变下冲在压片处中模中的位置，即可改变片厚 （4）速度调节，电机启动后，通过一对同步齿形带将动力传递到减速蜗轮副上。电机转速通过交流变频无级调速来调节
4	清场	（1）设备的拆卸：依次取下料斗、出片装置、加料器、刮粉装置；拆下除粉器、吸尘器、筛片机，再拆下其上零部件，拆除冲模，放在洁净小车上，推到清洗室 	（1）一次使用完毕或停工时，应取出剩余粉剂。刷洗机器各部分的残留粉末。当所压制粉剂细粉较多或黏度较高时，则应每2班清理一次。如停用时间较长，必须把冲模全部拆下，并将机器全部擦拭干净，机件表面涂防锈油，用布篷罩好

续表

序号	步骤	操作方法及说明	质量标准
4	清场	（2）设备的清洗：先用吸尘器吸净；料斗、出片装置、月形栅式加料器先用润湿的干净纱布擦拭内外表面，用清洁剂浸泡并用饮用水冲洗，直至水净；用消毒剂消毒后，晾干；用蘸有清洁剂的抹布擦拭冲头，用干的洁净棉纱擦干净冲头、中模，检查冲头有无损坏，若无损坏再放入95%乙醇中浸泡并立即用干的洁净抹布擦拭干净，最后再用消毒剂润湿擦洗，晾干，保存 内部毛由擦拭大盘 右手盘动手轮，左手擦拭大盘 （3）清场记录填写完整	（2）使用场所应经常打扫清洁，医药和食用片剂的制造尤其不能有灰砂粉尘的存在；电气元件要注意维护，定期检查，保持良好运行状态。冷却风机应定期用压缩空气清除积尘 （3）清场记录填写准确、完整
5	设备维护	（1）日常维护：冲模安装完毕，转动手轮，使转台旋转2～3周，观察上、下冲进入模圈孔及在导轨上的运行情况，应灵活，无碰撞现象；试机前，将片厚调节至较大位置，填充量调节至较小位置。将颗粒加入料斗内，用手转动手轮2～3周，试压时先调节充量，逐步把压片重调节至规定比重；然后调节压力至压片硬度、厚度符合要求；压片运行过程中，不得钳夹颗粒中的药片、杂物，不得抹布擦抹机身上的油污，以防事故发生 （2）机器润滑：一般机件润滑，在各装置的外表有油嘴，可按油杯的类型分别注入润滑脂和机械油，每班开车使用前应加一次。中途可按各轴承的温升和运转情况添加 （3）检查电气箱	（1）认真检查冲模质量，确认无缺边、裂缝、变形及卷边等不合格的情况 （2）蜗轮箱内加机械油，油量以蜗杆浸入一个齿面高为宜，通过视窗观察油面的高低，使用半年左右更换新油；上导轨盘上的油杯是供压轮表面润滑的，滴下的油量以毛毡吸附的油不溢出为宜；冲杆和轨导用30#机械油润滑，不宜过多，以防止油污渗入粉粒而引起污染 （3）定期吹扫电气箱，检查接线，发现异常或松动及时处理

【问题情境一】ZP-35B压片机在生产过程中，会出现两片压在一起、造成压片失败的现象，称为叠片，请分析造成此现象的原因。

【问题情境二】ZP-35B压片机在正常压片时由于颗粒黏度的影响，使上下冲在运动中不能自由活动，称为拉冲（也叫吊冲），发生此类现象非常危险，严重时冲头断裂，并将轨道撞坏。请分析总结在生产中如何防止此现象的发生。

【问题情境三】ZP-35B压片机在生产运行中，可能会出现巨大的噪音。请分析压片机产生噪声问题的原因及解决办法。

【问题情境四】在学习旋转式压片机后，有的同学会思考生产片剂的其他方法。在我国，3D打印片剂便是一项片剂生产的新技术，开启了一个数字化制药的新赛道。请查阅并思考3D打印技术是如何通过数字化来改变片剂制造技术？与传统的压片技术相比有哪些创新？

（四）学习结果评价

序号	评价内容	评价标准	评价结果（是/否）
活动一	冲模安装调试	安装中模：旋松中模固紧螺钉（旋出转台外圆2mm），将中模放置在中模孔上方对正，检查中模端面不超过转盘端面；旋紧冲模固紧螺钉	
		在导轨盘缺口处将上冲插入上冲孔	
		右手持上冲插入下冲孔，左手按下压片，右手上推，使下冲进入中模孔内；调整下冲顶柱，使下冲运动灵活，而不至自由滑落	
		每装完一个冲头后检查下冲安装是否正常，上下活动有无冲头过紧	

续表

序号	评价内容	评价标准	评价结果（是/否）
活动二	压片调试	调节片重：调节充填轨的高低，测定片重、片重差异，根据测定的片重进一步调节充填轨高低，从而最终调节好片重	
		调节压力：脆碎度和崩解时限合格，完成片厚（压力）的调节	
		调节输粉量：调节料斗口与转台工作面的距离，一般以观察加料口内颗粒的积贮量足量且勿外溢为合格，如物料流动性较差，可适当增加料斗口与转台的距离	
活动三	润滑	压片前，应及时观察油杯的储油量。对于物料较涩的品种，应检查上下冲的活动情况。定期给压轮与轴承加油	
		上导轨用机械油或黄油进行润滑，用量应较少，防止其污染片剂	
		检查油箱内的润滑脂油量不低于1/3 容量	

五、目标检测

习题　　　答案

（一）单选题

1. ZP－35B 型压片机有（　）套片重调节装置

　　A. 2　　　　　　B. 1　　　　　　C. 3　　　　　　D. 5　　　　　　E. 0

2. ZP－35B 型压片机有（　）套片厚调节装置

　　A. 1　　　　　　B. 2　　　　　　C. 3　　　　　　D. 5　　　　　　E. 0

3. ZP－35B 型压片机的工作流程是（　）

　　A. 加料－充填－压片－出片　　　　　B. 充填－加料－压片－出片

　　C. 充填－压片－加料－出片　　　　　D. 加料－压片－充填－出片

　　E. 加料－充填－预压 －主压

4. 压片机上、下冲头的长度关系是（　）

　　A. 相等的　　　　B. 上冲比下冲长　　C. 下冲比上冲长　　D. 不一定　　　E. 随意更换

5. ZP－35B 冲压片机月形栅式加料器导轨的材质为（　）

　　A. 铸铁　　　　　B. 不锈钢　　　　　C. 铜　　　　　　D. 塑料　　　　　E. 橡胶

（二）判断题

1. ZP－35B 压片机是两次冲压成型。（　）

2. ZP－35B 压片机可以用压力调节器调节片剂厚度。（　）

3. ZP－35B 压片机转盘分为三层，每层都可单独安装。（　）

4. ZP－35B 压片机工作时，上冲头一直在中模孔中。（　）

（三）多选题

1. ZP－35B 型压片机包括（　）个转盘，安装（　）副冲模

　　A. 1　　　　　　B. 2　　　　　　C. 3　　　　　　D. 4　　　　　　E. 35

2. ZP－35B 型压片机在（　）时下冲处于最低点，（　）时上冲处于最低点，（　）时下冲处于最高点，（　）时上冲处于最高点

　　A. 压片　　　　　B. 加料　　　　　C. 出片　　　　　D. 充填　　　　　E. 预压

3. ZP－35B 型压片机调节充填量时，实际上是改变了（　）的高度，从而改变下冲杆在充填时处于（　）中的上下位置

　　A. 充填轨　　　　B. 平行轨　　　　C. 中模　　　　　D. 上压轮　　　　E. 加料斗

（四）思考题

通过查阅资料，剖析 ZP－35B 型压片机的压力调节装置，总结归纳压片时增大或减小压力的方法。

职业能力 2.2.2　能按规程调试、操作、维护高速压片机

PPT

一、核心概念

1. 高速压片机　是将干性颗粒状或粉状物料通过模具压制成片剂的药剂设备，是一种先进的旋转式压片设备，其转台节圆线速度应超过 60m/min。

2. PG28B　高速压片机的型号按 JB/T 20023—2016 标注。

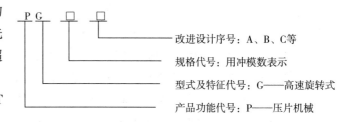

改进设计序号：A、B、C等
规格代号：用冲模数表示
型式及特征代号：G——高速旋转式
产品功能代号：P——压片机械

标记示例：PG28B 表示冲模数为 28 高速压片机，经过第二次改进设计。

二、学习目标

1. 能表述高速压片机结构、工作原理及与旋转式压片机的异同。
2. 能说明 PG28B 高速压片机的性能特点。
3. 能按照标准操作规程调试、操作、维护 PG28B 高速压片机。

三、基本知识

（二）高速压片机结构

高速压片机采用的是上下组合结构形式，各部件可方便组装和拆卸。压片机上部是全密封压片室，是完成压片工序的部分，包括强迫加料系统、冲压组合、出片装置、吸尘系统，压片室由顶板、盖板及有机玻璃门通过密封条完全密封，以防止外界对压片过程的污染。

压片机下部装有主传动系统、润滑系统、手轮调节机构。由左右门板、后门板及控制柜通过密封条将机器下部完全密封，以防止粉尘对机器污染。高速压片机的主体结构示意图见图 2－2－2－1。

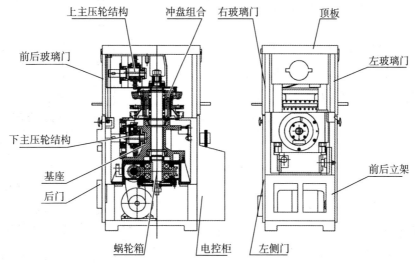

图 2－2－2－1　高速压片机主体结构示意图

1. 强迫加料装置 主要由加料电机、加料蜗轮减速器、万向联轴器、强迫加料器、料桶、送料入口调节器、连接管、加料平台、平台调整机构等组成（图2-2-2-2）。它由一台微型加料电机，通过蜗轮减速器来驱动。加料电机和蜗轮减速器被安装在机器顶板的上部。蜗轮减速器的输出轴通过万向联轴器带动长轴，长轴与强迫加料器的齿轮箱输入轴连接。输入轴带动齿轮轴转动，齿轮箱的下部有两个输出轴，分别装有两个叶轮，齿轮带动两个叶轮相向转动。加料器壳体底部有一个落料槽，该落料槽下部与中转盘表面吻合，用于将加料器中的物料填入中模。加料器落料槽前端装有两个收料刮板，用于将中转盘表面上的物料回收到加料器中。在加料器上部有一观察窗，用于观察加料器内部的工作情况。强迫加料器与平面的间隙应控制在0.05～0.08mm之间，可用厚薄塞规在强迫加料器与转台平面之间几个点上进行检测。倘若此间隙超过范围，可通过加料移板上三个定位螺钉进行调整。一旦调整完毕，在日常工作中，无需再做调整。

药粉颗粒经过强迫加料器叶轮搅拌填入中模空腔内，由定量刮板将中模上表面多余的药粉颗粒刮出，为防止中模孔中的药粉被甩出，定量刮板后安装了盖板。

2. 冲压组合 冲盘组合包括上下冲杆、中模、上下预压轮，上下主压轮、上导轨盘、填充装置、下导轨盘（图2-2-2-3）。冲盘组合的节圆上均匀分布着上下冲杆和中模，上冲杆由一个连续凸轮的上导轨引导，下冲杆由下拉导轨、填充导轨、计量导轨、出片导轨引导，上下冲杆的尾部嵌在固定的曲线导轨上，当转盘作旋转运动时，上下冲杆即随着曲线轨道做升降运动，通过压轮的挤压作用完成压片。

3. 手轮调节装置 如图2-2-2-4所示，高速压片机装有片厚调整手轮、充填调整手轮、预压调整手轮、平移调整手轮。

（1）片厚调整手轮 用来调整上下主压轮间的距离，从而调节施于片剂表面的压力，故又称压力调节手轮。

（2）充填手轮 用来调整填充深度（即填充量），该手轮通过链轮与控制电机相连，从而实现在自动控制状态下，电脑控制器通过控制电机操纵填充手轮来调整填充量。

（3）预压手轮 用来调整上下预压轮间的距离，从而调整预压力。

（4）平移手轮 用来调整上冲进入中模的深度，在一定的调整范围内，旋转平移手轮，将同时改变上下主压轮的位置，上下冲的位置也随之改变，而且变化量基本相等，它能够改变药片的成型位置，使药片的成型位置在中模当中上下

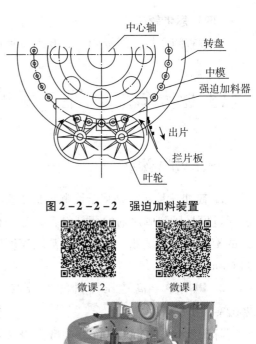

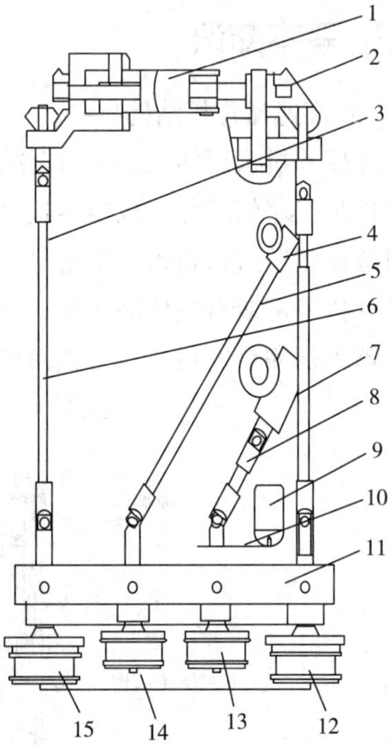

图2-2-2-2 强迫加料装置

图2-2-2-3 高速压片机冲压组合

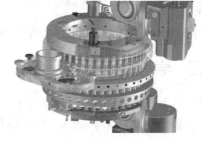

图2-2-2-4 手轮调节装置

1-杠杆传动结构；2-锥齿轮；3-花键轴；4-预压蜗杆；5-连接轴；6-花键套；7-填充蜗杆；8-万向联轴节；9-同步电机；10-传动链条；11-前框架；12-平移手轮；13-填充手轮；14-预压手轮；15-片厚手轮

移动,所以叫平移手轮调整,从而延长冲模的使用寿命。

4. 剔废装置　专门设计的电气系统可实现废片的剔除,通过片重控制系统可实现对整个生产过程片重的自动控制。

片重自动控制的原理:GZP系列压片机的片重大小是以每片受到的压力大小检测的。如果该片受到的压力大,则说明该片的片重比较大。用压力来表示片重的依据为:在上下压轮距离不变的情况下,压力大小跟中模中的物料多少有关,而中模中物料的多少直接跟片重有关。GZP系列压片机控制压力的流程图如图2-2-2-5所示。

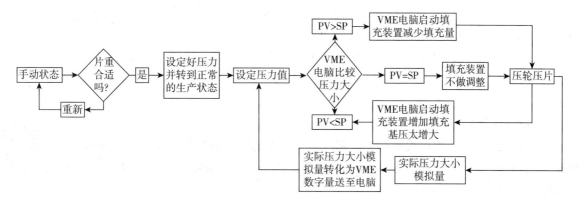

图2-2-2-5　高速压片机控制压力流程图

PV:实际测量值;SP:设定值

5. 出片系统　由导向器和出片槽组成,导向器的功能是将出模的药片导向出料装置,将冲盘上的药粉导入加料器当中。

出料槽分为合格片与废品片两个通道,由一旋转电磁铁带动翼板(活门)转换。机器刚开始工作或生产过程中出现废片时,废品通道打开。机器在正常运转时,废品通道关闭,合格片通道打开。在停机或紧急停车时,合格片通道立即关闭,废片通道打开。

6. 旋转电磁铁　出片槽有2条通道,左边为不合格片通道,右边为合格片通道。在2条通道中央装有一个旋转电磁铁。旋转电磁铁带动闸门做左右摆动,在2条通道之间相互切换。一般情况下,闸门处于中间位置,只有在机器启动或停止的瞬间,旋转电磁铁会自动带动闸门做顺时针旋转,将此刻所产生的不合格片通过不合格片通道,最后流至不合格片收集箱内。

拦片架主要将压好的片剂引入出片槽。在拦片架上装有剔废装置(图2-2-2-6)。

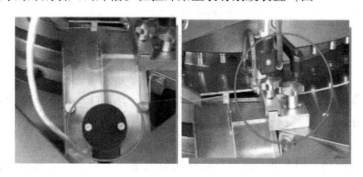

图2-2-2-6　剔废装置

7. 润滑系统

(1)稀油润滑系统　高速压片机带有一新型间歇式微小流量的定量自动压力稀油润滑系统。稀油润滑系统包括电动润滑泵、滤油器、多通道分油块、定量注油器、管接头、管路等。其润滑点为上导轨盘、上冲头、下冲头、主预压轮搭接板毛毡、下预压轮。

（2）干油润滑系统　主要是递进密封式半自动中心润滑脂系统，由手动泵、递进分配块、管路、管接头等组成。具有清洁、操作方便、润滑可靠等特点。

干油润滑系统的主要润滑点有基座上轴承位、基座下轴承位、上主压轮、下主压轮、上预压轮轴。

8. 吸尘系统　高速压片机采用集成式吸尘装置，清理中冲盘及下冲盘漏出的药粉。吸尘管路直接从风机连接到设备后门，内部有管路连接到吸尘装置，吸尘装置安装在刮粉器后侧，直接将中冲盘及下冲盘漏出的药粉吸走（图2-2-2-7）。

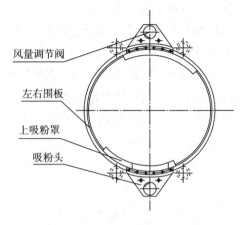

图2-2-2-7　吸尘装置

（二）高速压片机工作原理

微课3

高速压片机工作时，主电机通过无极调速，并经涡轮减速后带动冲盘逆时针旋转。冲盘转动带动冲模、上冲及下冲一起旋转。压片机工作包括填充、定量、预压、主压、成型、出片等流程（图2-2-2-8）。

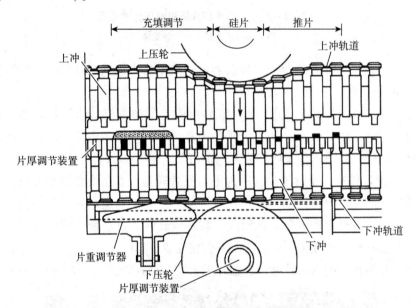

图2-2-2-8　高速压片机压片过程

1. 加料　高速压片机上、下冲头由冲盘带动分别沿上、下导轨做旋转运动。当冲头运动到加料段时，上冲头向上运动绕过强迫加料器，在此同时，下冲头由于加料导轨作用向下运动，在中模孔内正好形成一个带有负压的空腔，药粉颗粒经过强迫加料器叶轮搅拌入中模空腔内，当下冲头经过加料导轨的最低点时形成过量加料。

2. 充填　冲盘继续运动，当下冲头经过充填导轨时逐渐向上运动，并将空腔内多余的药粉颗粒推出中模孔，由于加料器当中的物料比较多而且还有叶轮的搅拌作用，所以在推出的时候中模的药粉也经受了一次压缩的过程，完成了药片重量的定量。充填导轨最高平面为水平面，下冲头保持水平运动状态，由刮粉器的刮板将中模上表面多余的药粉颗粒刮出，保持了每一中模孔内的药粉颗粒填充量一致。为防止中模孔中的药粉被抛出，刮板后安装有盖板，在中模孔移出盖板之前，下冲刚好被下冲保护导轨拉下2mm，药粉在中模当中的高度也降低2mm，使中模当中的药粉不会因为过高的线速度而被甩出，在中模孔移出盖板之后，上冲头逐步进入中模孔，将中模当中的药粉盖死，上下冲头合模，这个过程保证在压缩过程当中漏粉量少而且充填量不会改变。

3. 预压　当冲头经过预压轮时，完成预压动作。

4. 主压成型　冲头再继续经过主压轮，完成压实动作。

5. 出片　药片最后通过出片导轨，上冲上移、下冲上推、将压制好的药片推出，进入出片装置，完成一个压片过程。

四、能力训练

（一）操作条件

1. 检查压片室温湿度、压差；介质仪表应均在校验合格周期内，压力表指针正常。

2. PG28B 高速压片机。

3. PG28B 高速压片机标准操作规程。

4. 颗粒物料、周转箱、塑料袋。

（二）安全及注意事项

1. 手动盘车观察冲模上下运动是否灵活，与轨道配合良好。

2. 启动主机时确认调速钮处于零。

3. 安装加料斗注意高度保持 0.05mm 左右的间隙，必要时使用塞尺，以保证安装精准度。间隙过大会造成漏粉，过小会使加料器与转盘工作台面摩擦，从而产生金属粉末混入药粉中，使压出的片剂不符合质量要求而成为废片。

4. 机器运转时操作人员不得离开，经常检查设备运转情况，发现异常及时停车检查。

5. 生产将结束时，注意物料余量，接近无料时应及时降低车速或停车，不得空车运转，否则易损坏模具。

6. 拆卸模具时关闭总电源，并且只能一人操作，防止发生危险。

（三）操作过程

序号	步骤	操作方法及说明	质量标准
1	主要部件安装与调整	（1）安装与调整中模：将中模放置在中膜孔上方对正，用手柄轴先轻打，使中模正确导入2/3深度，再加中模安装垫重击使其到位；旋紧冲模固紧组合 （2）安装与调整上冲：移开的上轨道盖板处，安装上冲，将上冲涂上润滑油插入模圈内 （3）安装与调整下冲：松开下冲紧固螺钉，取出下冲装卸轨道，下冲垂直装入下冲盘圆孔中	（1）用刀口尺检查中模端面与中冲模工作台面 0 ~ -0.05mm （2）用大拇指和食指旋转冲杆，检验头部进入中模后转动是否灵活，上升降无硬摩擦为合格 （3）调节阻尼螺钉，使下冲既能运动自如，又不可自由下坠

序号	步骤	操作方法及说明	质量标准
1	主要部件安装与调整	（4）校准强迫加料装置：用直尺测量加料平台与转盘两面的平行度，直尺放在加料平台上，检查高出转盘距离；强迫加料器与平面的间隙应在 0.05～0.08mm，若间隙超过此范围，可通过加料移板上的三个定位螺钉调整	（4）将加料器固定在加料平台上，加料器的底盘与冲模之间的间隙必须用 0.05mm 塞尺测量，调整的方法是使塞尺在加料器底盘和转盘之间移动，并阻力较小
2	开机操作	（1）将颗粒送到加料斗中：将颗粒装入到加料桶，用升降机将颗粒送到加料斗中 （2）接通主电源开关，打开安全锁 （3）开启电源，设置参数：当片子达到检测标准后，关上"剔废"触摸"运行"，再触摸"辅机"，打开吸尘器和粉筛装置，触摸"生产参数"，"生产参数"页打开，设定压力，开始生产	（1）空机"点动"检查，运行是否正常，打开加料桶下部的蝶形阀。按下"加料器"，让加料器转动约1分钟，然后返回，用手转动设备，直至压出片子，触摸"剔废"，然后触摸"点动"，使设备开始运行 （2）对药片进行检测，同时对压片机参数进行调整
3	设备调试	（1）调整充填：用充填调节手轮可以调整装填药量（2）调节预压力：装有粉料时，调节上预压力手柄，改变上压轮的上下相对位置，同时进行下预压轮的调节；工作状态下，逆时针转动下预压力手轮，使下预压轮从不转到刚刚转动；再顺时针转动上预压轮手轮，使上预压轮从不转到刚刚转动 （3）调整主压力与药片厚度：实际压片压力用压力手轮调整，顺时针方向转动手轮可增加压力，即厚片变薄，硬度增加；逆时针转动则相反（4）填充导轨选择：多数情况使用 4～12mm 导轨，薄药片使用 0～8mm 导轨，较大药片使用 8～16mm 导轨 （5）正常生产	（1）当填充手轮向左减少调至极限时仍不能达到片重要求，更换小一号的导轨；反之，更换大一号的导轨 （2）在装有粉料时，预压调节使上下预压轮刚刚接触上下冲头。工作状态下，使上下预压轮从不转到刚刚转动 （3）冲头顶部之间的距离指示在圆柱形刻度盘上，精度为0.01mm （4）多数情况使用4～12mm 导轨，薄药片使用0～8mm 导轨，较大药片使用8～16mm 导轨

续表

序号	步骤	操作方法及说明	质量标准
4	清场	(1) 设备的拆卸：依次取下料斗、出片装置、强迫加料器、刮粉装置；拆下除粉器、吸尘器、筛片机，再拆下其上零部件，拆除冲模，放在洁净小车上，推至清洗室 (2) 设备的清洗：机器及零部件上粉尘较多处，先用吸尘器吸净；料斗、出片装置、强迫加料器先用润湿的干净纱布擦拭内外表面，用清洁剂浸泡并用饮用水冲洗，直至水干净；用消毒剂消毒后，晾干；用蘸有清洁剂的抹布擦拭冲头，用干的洁净棉纱擦干净冲头、中模，检查冲头有无损坏，再放入95%乙醇中浸泡并立即用干的清净抹布擦拭干净，最后再用消毒剂润湿擦洗，晾干，保存在专用的盒子里 (3) 清场记录填写完整	(1) 对高速压片机压片室清场每班至少1次 (2) 机器及零部件上粉尘较多处，先用吸尘器吸净；料斗、出片装置、强迫加料器先用润湿的干净纱布擦拭内外表面，用清洁剂浸泡并用饮用水冲洗，直至水干净；用消毒剂消毒后，晾干；用蘸有清洁剂的抹布擦拭冲头，用干的洁净棉纱擦干净冲头、中模，检查冲头有无损坏，若无损坏，再放入95%乙醇中浸泡并立即用干的清净抹布擦拭干净，最后再用消毒剂润湿擦洗，晾干，保存在专用的盒子里 (3) 清场记录填写准确完整
5	设备维护	(1) 日常维护：认真检查冲模质量，是否有缺边、裂缝、变形及卷边等不合格的情况；试机前，将片厚调节至较大位置，填充量调节至较小位置；压片和运行过程中，不得钳夹颗粒中的药片、杂物，不得用抹布擦抹机身上的油污，以防事故发生 (2) 机器润滑：每班开车使用前应润滑一次。中途可按各轴承的温升和运转情况添加；蜗轮箱内加机械油，油量以蜗杆浸入一个齿面高为宜，通过视窗观察油面的高低，使用半年左右更换新油；上轨导盘上的油杯是供压轮表面润滑的，滴下的油量以毛毡吸附的油不溢出为宜；冲杆和导轨用30#机械油润滑，不宜过多，以防止油污渗入粉末而引起污染 (3) 检查电气箱	(1) 定期检查及润滑保养，导轨、压轮、压片机冲模具等易磨损件应做好设备的维护 (2) 本机一般机件润滑，在各装置的外表有油嘴，可按油杯的类型，分别注入润滑脂和机械油 (3) 定期吹扫电气箱，检查接线，发现异常或松动及时处理

【**问题情境一**】PG28B 高速压片机在生产过程中，在对药片进行检测时发现片重差异超限。请分析造成此现象的可能的原因。

【**问题情境二**】PG28B 高速压片机在生产过程中，发现存在黏冲现象。请分析造成此现象的原因。

【**问题情境三**】在 PG28B 高速压片机生产时，可能出现图片所示的药片，请分析造成不合格品的原因并提出正确的解决方法。

【**问题情境四**】高速压片机之所以能实现片剂高速生产，首先是传动方式的创新，由此带来加料机构、预压机构、调节机构、润滑方式等的创新。其发展趋势是向模块化、智能化、信息化发展。创新始终是推动一个国家、一个民族向前发展的重要力量。请由高速压片机的例子谈谈创新和"工匠精神"对我国高质量发展的深远意义。

（四）学习结果评价

序号	评价内容	评价标准	评价结果（是/否）
活动一	冲模安装调试	调试时，手动盘车，检查每个中模与转台表面是否平齐	
		用内螺扳手锁紧螺母，不能过度锁紧（顺时针初步扭到顶后，再次扭动，扭矩幅度不超过1/2圈）	
		每装完一个冲头后检查上冲安装是否正常，上下活动有无冲头过紧	
		每装完一个冲头后检查下冲安装是否正常，上下活动有无冲头过紧	
活动二	强迫加料器调试	安装牢固不松动；强迫加料器旋转杆与电机旋转杆连接完好	
		强迫加料器底部转台平面的间隙应≤0.06mm（每班清场安装后用塞尺检查）	
		强迫加料器安装牢固不松动	
		转台底部防护板安装牢固、连接正确	
		下料斗安装正确，视窗口清晰完整；下料阀能自由调节开口大小	
		硅胶套完好无破损；硅胶套一端与强迫加料器连接，另一端与下料斗下料口连接，连接应完整	
活动三	润滑	通过屏幕点动加油，稀油能顺利出管口溢出	
		稀油油位在正常范围内（不低于1/3容量）	
		检查油箱内的润滑脂油量不低于1/3容量	

五、目标检测

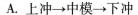

习题　　答案

（一）单选题

1. 压片机冲模的安装顺序是（　　）

　　A. 上冲→中模→下冲　　　　　　　B. 下冲→中模→上冲

　　C. 中模→上冲→下冲　　　　　　　D. 上冲→下冲→中模

　　E. 不分顺序

2. 高速压片机的调节手轮有（　　）等几种

　　A. 转速、充填、预压、片厚　　　　B. 预压、片厚、充填、平移

　　C. 预压、片重、充填、压力　　　　D. 预压、片重、充填、平移

　　E. 片厚、片重、充填、平移

3. 高速压片机的工作过程比 ZP - 33 型压片机多一个（　　）过程

　　A. 加料　　　　B. 充填　　　　C. 预压

　　D. 主压　　　　E. 出片过程

4. 高速压片机的充填轨道多数情况使用（　　）导轨

　　A. 4～12mm　　　B. 1～5mm　　　C. 10～20mm

　　D. 5mm 以下　　　E. 20mm 以上

（二）多选题

1. 高速压片机具有的优点有（　　）

A. 转速快，产量高　　　　　　　　　　B. 增加了预压，片剂质量好

C. 自动化操作　　　　　　　　　　　　D. 可压异形片

E. 不用润滑

2. 单片剔废系统的组成包括（　　）

A. 出料挡杆　　　　　B. 吹气嘴　　　　　C. 剔废气阀

D. 涡轮　　　　　　　E. 气路系统

3. 高速压片机的安全保护装置有（　　）

A. 预防压力过大的安全装置　　　　　　B. 上冲头故障保护装置

C. 下冲头故障保护装置　　　　　　　　D. 润滑不足指示装置

E. 未关玻璃门机器不启动保护装置

4. 压片机的片厚调节装置为（　　），片重调节装置为（　　）

A. 下压轮调节装置　　B. 充填调节装置　　C. 上压轮调节装置

D. 片重调节装置　　　E. 平移调节装置

（三）判断题

1. PG-28 型高速压片机是两次冲压成型。（　　）

2. 高速压片机平移调节可以调节上、下压轮的高度，所以可以代替片厚调节。（　　）

3. 高速压片机转速高是因为增加了变频调速装置，可以调高转速。（　　）

4. 高速压片机工作时，下冲头一直在中模孔中。（　　）

（四）思考题

通过查阅资料，分析高速压片机的发展趋势，总结归纳新技术在高速压片机上的应用。

职业能力 2.2.3　能按规程调试、操作、维护高效包衣机

PPT

一、核心概念

1. 包衣机　是指将素片、颗粒或微丸包制成糖衣或薄膜衣的设备。包衣机分滚转包衣机、流化床包衣机和压制包衣机三类。滚转包衣机常见有荸荠式衣机和高效包衣机两种，其中高效包衣机使用最广泛。不同包衣机的对比见表 2-2-3-1。

表 2-2-3-1　不同包衣机对比

类型	工作原理	优缺点	适用范围
荸荠式包衣机	包衣时，将物料放入不断翻滚的包衣锅内，多次喷洒包衣液，经预热的热空气连续吹入包衣锅，这样边包衣边加热使之干燥，完成包衣	设备简单，间歇操作；劳动强度大，劳动效率低，生产周期长，包衣厚薄不均，质量不均一	糖衣
高效包衣机	包衣时，片芯在滚筒内做连续复杂的轨迹运动，包衣液经由气喷枪自动喷洒在物料表面，热风柜提供洁净的热风对物料进行干燥，热风穿过物料间隙及底部筛孔，由排风柜把废气排出，完成包衣	无粉尘飞扬，生产效率高，耗能低，操作方便，应用广泛	薄膜衣、糖衣等
流化床包衣机	包衣时，经预热的空气以一定速度进入包衣室，从而使得物料悬浮于空气中，并上下翻动。随后，气动雾化喷嘴将包衣液喷入包衣室，物料表面被喷上包衣液后，周围的热空气使包衣液中的溶剂挥发，并在物料表面形成一层薄膜，完成包衣。	包衣速度快，不受药片形状限制，喷雾区域粒子浓度低、速度快，不易粘连；包衣层较薄，药片做悬浮运动时碰撞剧烈，外衣易碎，颜色欠佳	薄膜衣

续表

类型	工作原理	优缺点	适用范围
压制包衣机	包衣时,将两台旋转式压片机用单传动轴配成套,第一台专用于压制片芯,然后由特制的传动器将片芯送至另一台压片机的模孔中心部位(模孔已填入适量包衣材料作为底层),然后在片芯上覆盖适量的包衣材料填满模孔,加压制成包衣片,完成包衣	生产流程短,自动化程度高;机械强度低,透气性、透湿性较高,对设备精度要求较高	对湿热敏感药物的包衣,也可压制肠溶衣片

2. 高效包衣机　是指用电器自动控制的办法,将包衣辅料经高雾化喷枪喷到物料表面上,同时物料在包衣锅内作连续复杂的轨迹运动,使包衣液均匀地包在物料上,锅内有可控常温热风对物料同时进行干燥,使物料表面快速形成坚固、细密、完整、圆滑的表面薄膜衣,从而完成包衣的设备。

3. 蠕动泵　采用旋转的滚轮挤压软管从而输送流体,并使流体朝一定方向运动的输送装置,其流速由软管的直径和压缩速度决定。

二、学习目标

1. 能表述高效包衣机的工作原理和主要结构。
2. 能按照标准操作规程调试、操作、维护高效包衣机。
3. 能解决高效包衣机在使用过程中经常出现的问题。

三、基本知识

(一) 高效包衣机

高效包衣机主要由主机、热风系统、排风系统、定量喷雾系统、电脑控制系统、卸料装置等组成(图2-2-3-1)。

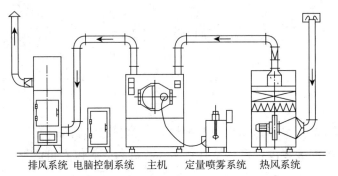

排风系统　电脑控制系统　主机　定量喷雾系统　热风系统

图 2-2-3-1　高效包衣机结构图

1. 主机　由密闭工作室、包衣滚筒、搅拌器、清洗盘、驱动机构等部件组成(图2-2-3-2)。

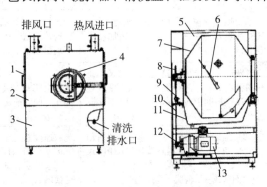

图 2-2-3-2　高效包衣机主机结构示意图

1. 侧门;2. 上箱体;3. 下箱体;4. 门;5. 密闭工作室;6. 搅拌器;7. 包衣滚筒;
8. 大链轮;9. 涨紧轮;10. 链条;11. 清洗盘;12. 小链轮;13. 电动机

根据包衣滚筒一般分为网孔式（图2-2-3-3）、无孔式和间隔网孔式三种。不同类型高效包衣机的对比见表2-2-3-2。

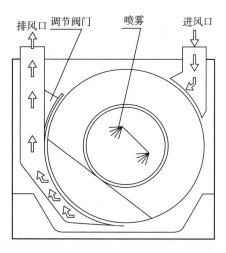

图2-2-3-3　高效有孔包衣机气流走向（直流）示意图

表2-2-3-2　不同类型高效包衣机对比

高效包衣机类型	结构特征	适用范围	特点
网孔式	整个滚筒的周围都带有1.8～2.5mm圆孔	主要用于大于2.5mm片芯的中西药片剂、较大丸剂等包衣	热效率高，包衣质量好
无孔式	整个滚筒的周围没有孔	主要用于微丸、小丸、滴丸、颗粒制丸、糖衣片等包衣	滚筒内表面平整光洁，对物料无损伤
间隔网孔式	整个滚筒每间隔等份弧度开一个网孔区域	过渡产品，已经退出历史舞台	—

2. 热风系统　将室外自然空气经过滤加热后输送进主机，完成物料的加热。主要由离心风机、初效过滤器、中效过滤器、高效过滤器、热交换器等部件组成（图2-2-3-4）。

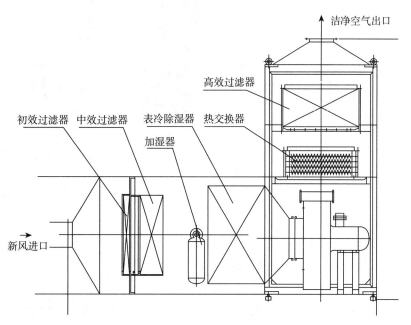

图2-2-3-4　热风系统结构示意图

3. 排风系统　是把包衣滚筒内的尾气经除尘后排到室外，使包衣滚筒内呈负压状态，强制排风可使片芯表面的辅料迅速干燥。主要由风机、布袋除尘器、清灰机构及集灰箱等部件组成（图2-2-3-5）。

4. 定量喷雾系统　将包衣液按程序要求定量送入包衣锅，并通过喷枪口雾化喷到片芯表面。该系统由配浆桶、恒压输送料浆的蠕动泵、料浆流量调节器、喷枪及辅机组成，喷枪由气动控制，根据包衣液的特性选用有气和无气喷雾两种喷枪，并按锅体大小和物料多少放入2~6只喷枪，以达到均匀喷洒的效果（图2-2-3-6）。

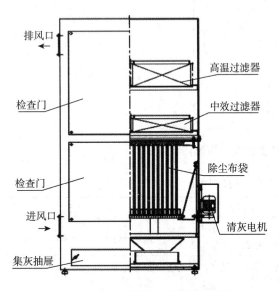

图2-2-3-5　排风系统结构示意图

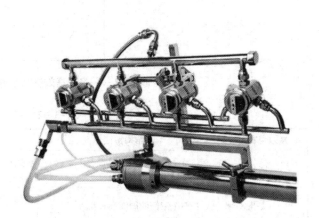

图2-2-3-6　定量喷雾系统结构

（二）流化床包衣机

流化床是一种制粒和干燥设备，同时，还因其高效的干燥效率，被广泛应用于粉末、颗粒和微丸的包衣。在流化床制粒或制微丸及包衣过程中，应根据物料性能和产品质量要求来选择喷雾方式。流化床喷雾方式有三种，即顶端式喷雾（顶喷）、底端式喷雾（底喷）和切线式喷雾（切线喷）（图2-2-3-7）。

1. 流化床包衣机分类

（1）顶喷流化床包衣机　喷枪安装在物料上方，垂直向下喷雾，雾化液滴与气流方向呈逆向

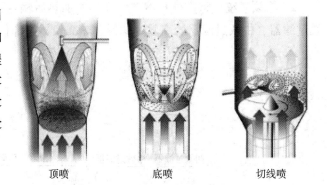

图2-2-3-7　流化床喷雾方式示意图

运动，液滴行程长，干燥蒸发明显。大多数在流化中凝聚的产品都用本机，生产的颗粒以具有多孔性表面和间隙性空洞为特点，堆密度较小。

（2）底喷流化床包衣机　是目前应用最广和主流的流化床包衣机结构。把喷嘴设置在气流分布板中心处的导流筒内，流化颗粒、微丸或片剂在导流筒内接触黏合剂或包衣溶液。包衣效率高，不易粘连。

（3）切线喷流化床包衣机　利用转盘旋转产生的离心力，获得高强度的混合作用，与流化床的干燥效率相结合完成包衣。生产出的粒子堆密度较高，硬度较大，表面有少量间隙和空洞且接近球形，是制备微丸的常用设备。

2. 流化床包衣机主要结构　流化床包衣机一般主要由主机、加热器、风机、喷雾系统、过滤器、控制系统等组成（图2-2-3-8）。该机进出料方便，易于清洗，能有效避免粉尘飞扬及交叉污染，符合 GMP 要求。

（1）流化床　是流化床包衣机的核心部件，在整个包衣过程中起到了至关重要的作用。其基本结构包括下部床体、上部防尘罩、分布板、气体分配器、反吹口、废气排放口等。利用气体动力学原理，将泵送的包衣液化作为微粒喷入流化床内，通过床体内部气体的运动流动，将颗粒物质不断进行翻转、搅拌、干燥、冷却等处理，使其表面逐渐包覆成薄膜。

（2）加热器　是流化床包衣机的重要组成部分，主要作用是使粒子表面包覆物快速干燥，形成坚固的包膜。加热器主要包括电热式、蒸汽式、燃气式等类型。

（3）风机　主要作用是将加热器中产生的热空气以及流化床中的空气通过管道输送至流化床内，为粒子提供必要的移动力和干燥热源。

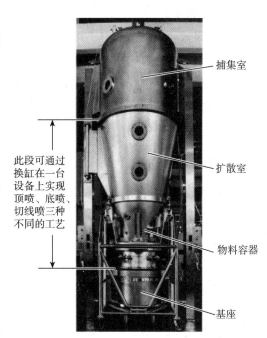

图 2-2-3-8　流化床包衣机机身结构图

（4）喷雾系统　主要用于向流化床中喷洒包衣液，使其逐渐包裹在粒子表面形成薄膜。

（5）过滤器　主要作用是在包衣过程中去除流化床内逐渐产生的细小颗粒物以及未被喷涂的粒子粉尘，保证产品质量和生产环境的卫生安全。

3. 流化床包衣机工作过程　空气经过进风处理系统后获得洁净、高温（低湿）的气流，气流推动物料悬浮形成流化态，然后喷入经雾化的包衣液包裹在物料表面，其干燥后形成紧密黏附的薄膜，反复包衣直至所需的厚度。在此过程中，捕集室内的排风阀、抖袋气缸周期性地交替动作，分别清理吸附于左右滤袋上的粉末，末端除尘器进一步处理渗透到排风中的细微粉尘。图2-2-3-9为流化床包衣机设备运行流程图。

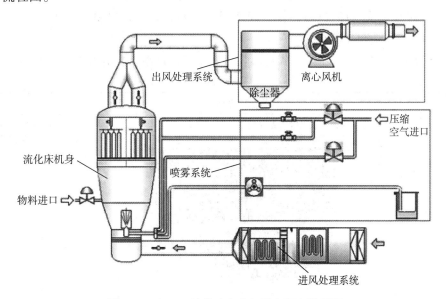

图 2-2-3-9　流化床包衣机设备运行流程图

（三）工作原理

网孔式高效包衣机工作时，被包衣的片芯在包衣主机的包衣滚筒内作连续复杂的轨迹运动。在这个过程中，包衣机由可编程控制器为核心控制，按输入的工序顺序和工艺参数，使包衣液经过蠕动泵和有气喷枪自动地喷洒在片芯表面，热风柜按设定的程序和温度向片床供给洁净的热风对药片进行干燥，热风穿过片芯从底部筛孔由排风机把废气排出，使片芯表面快速形成坚固、细密、光滑、圆整的表面薄膜，从而完成包衣。

四、能力训练

（一）操作条件

1. 检查包衣间温度、湿度、压差；压缩空气（压力：0.60～0.80MPa）；循环冷却水供给正常。

微课1

2. BGB－40型高效包衣机。

3. 高效包衣机标准操作规程。

4. 片芯、周转桶、包衣液桶、工具。

（二）安全及注意事项

1. 工作时，如有异声应立即停机检查。

2. 发现机器故障或产品质量问题，必须停机，关闭电源再处理。不得在运行中排除各类故障。

3. 机器各部位防护罩打开时不得开机。运行中严禁打开机盖，以免发生危险，损坏机件。

微课2

4. 锅内严禁放入铁块等硬物。每次加料量不得超过锅容量的1/3。

5. 按实际产品进行喷枪的清洁工作和除尘袋的清洁工作。每次生产完毕按要求把设备擦洗干净，特别是喷枪要拆开清洁，及时更换里边的易损密封件。

6. 定期检查皮带磨损、撕裂及张紧度，及时发现问题并更换。

7. 定期检查热风柜及排风柜的空气过滤器是否有堵塞或损坏现象。按实际使用情况更换空气过滤器。

8. 定期检查各部位的安全螺栓和紧固件是否有松开或脱落现象，以便及时处理。

9. 每年清换齿轮箱内的润滑油一次。

10. 按照设备要求，在平时、中修、大修时检查转动部位润滑情况并及时加注润滑脂。

（三）操作过程

序号	步骤	操作方法及说明	质量标准
1	操作前准备	（1）检查包衣锅内有无异物 （2）检查喷雾系统是否正常，准备好薄膜包衣液	（1）包衣锅内无异物 （2）喷雾系统正常

续表

序号	步骤	操作方法及说明	质量标准
2	开机操作	（1）打开电气柜电源开关，控制屏进入开机画面 （2）按触摸屏，进入登录画面 （3）输入用户名与密码，进入如下页面 	（1）开启电源后，设备能够正常启动 （2）登录画面正常显示 （3）能够正确进入生产页面
3	包衣生产	（1）点击生产控制键，弹出如下画面 （2）输入"药品名称""药品规格""药品批号"，进入如下页面 （3）选择生产配方，下载选中的生产配方。点击"自动"键，弹出"OK"键、"NO"键，点击"OK"键，进入自动生产画面 （4）按"停止"键，系统将自动停止所有运行	（1）画面能够正常显示 （2）能够正确输入产品相关信息 （3）正确选择生产配方，生产配方参数复核无误 （4）能够正确停止机器
4	清洗操作	包衣操作完成后，启动设备自动清洗程序，按照清洗参数自动清洗	正确选择清洗程序，清洗参数复核无误

续表

序号	步骤	操作方法及说明	质量标准
5	维护保养	（1）检查压缩空气冷凝器内是否有冷凝水 （2）检查传动齿轮是否有磨损 （3）检查喷枪密封是否完好及喷雾效果是否达到雾化要求 （4）检查配电柜内电气元件是否完好	（1）确认压缩空气冷凝器内无冷凝水，若有，打开阀门排出 （2）传动齿轮无磨损，进行清洁并润滑 （3）喷枪各部位密封良好，喷雾效果达到雾化要求，无液滴出现 （4）打开电气柜，检查各电气元件应无损坏现象，各接线端子无松动

【问题情境一】 高效包衣机在正常工作过程中，突然出现风量小的现象，而且热空气效率低。请分析问题出现的原因。

【问题情境二】 阿司匹林肠溶衣片在包衣过程中出现喷枪关得慢甚至不关闭的现象。请分析问题出现的原因。

【问题情境三】 某操作工在包衣过程中，打开蠕动泵后出现包衣液打不出来的情况。请分析问题出现的原因。

【问题情境四】 只有用自己的手攥紧中国种子，才能端稳中国饭碗，才能实现粮食安全。种源要做到自主可控，种业科技就要自立自强。这是一件具有战略意义的大事。要弘扬袁隆平等老一辈科技工作者的精神，十年磨一剑，久久为功，把这件大事抓好。结合本能力点的内容，扫描二维码，阅读《种子包衣技术与粮食安全》，谈谈如何将包衣技术应用到种子产业中。

微课3

（四）学习结果评价

序号	评价内容	评价标准	评价结果（是/否）
活动一	包衣前准备	按要求检查包衣机有无异物	
		按规定程序对设备进行润滑、消毒	
活动二	包衣操作	开机试机	
		正确设置各工艺参数	
		正确使用包衣机，准确完成包衣操作	
		按要求生产一定数量包衣的片剂，外观、紧密度等符合要求	
活动三	清场操作	清洁操作场地	
		清洁工具和容器	
		清洁生产设备	

习题　　　　答案

五、目标检测

（一）单选题

1. 高效包衣机的包衣过程处于（　　）状态

　　A. 常压　　　　　　　　　B. 负压　　　　　　　　　C. 恒压

　　D. 正压　　　　　　　　　E. 高压

2. 高效包衣机的主要结构不包括（　　）

　　A. 主机部件　　　　　　　B. 热风系统部件　　　　　C. 排风系统部件

　　D. 冷冻干燥系统　　　　　E. 定量喷雾系统

3. 高效包衣机锅体内的适宜加料量为（　　）

　　A. 不超过锅容量的 2/3　　B. 不超过锅容量的 1/3　　C. 装满

　　D. 不超过锅容量的 1/2　　E. 不超过锅容量的 1/4

4. 下述不属于流化床包衣特点的是（　　）

　　A. 干燥效率高　　　　　　B. 包衣速度快　　　　　　C. 包衣均匀

　　D. 使用方便　　　　　　　E. 适用于对特殊形状药片的包衣

（二）多选题

1. 关于高效包衣机喷雾系统操作，下列叙述正确的有（　　）

　　A. 将压缩空气接管和膜衣浆液管连接在喷枪上，打开喷雾空气管道上的球阀，调节压力在
　　　　0.5 ~ 0.6MPa

　　B. 在桶内进行试喷

　　C. 先点击喷枪开关，开启料桶浆液开关

　　D. 通过调整喷枪顶端的调整螺钉，调节喷雾压力、雾点、雾幅等

　　E. 喷雾的速度大小对包衣质量没有影响

2. 高效包衣锅工作时未形成负压，以下不属于主要原因的有（　　）

　　A. 温度模块受到干扰或损坏，感应器失灵

　　B. 排风阀门开的不够大

　　C. 滤袋堵塞

　　D. 排风机空气开关跳断

　　E. 压缩空气流量参数设置错误

3. 流化床喷雾方法有（　　）

　　A. 顶端式喷雾　　　　　　B. 底端式喷雾　　　　　　C. 切线式喷雾

　　D. 泡沫式喷雾　　　　　　E. 循环式喷雾

4. 高效包衣机的进风口温度过高时会（　　），进风口温度过低时会（　　）

　　A. 包衣液提前干燥　　　　B. 增加包衣材料用量　　　C. 出现松片

　　D. 出现黏片　　　　　　　E. 出现裂片

（三）判断题

1. 排风系统是把包衣滚筒内的尾气经除尘后排到室外，使包衣滚筒内呈正压状态。（　　）

2. 锅内严禁放入铁块等硬物。每次加料量不得超过锅容量的 2/3。（　　）

3. 无孔式高效包衣机滚筒内表面应平整光洁，对物料无损伤。（　　）

4. 应定期检查热风柜及排风柜的空气过滤器是否有堵塞、损坏现象。按实际使用情况更换空气过
滤器。（　　）

（四）思考题

在用高效包衣机包衣过程中打开蠕动泵后，出现包衣液打不出来的情况，请解析解决方案。

工作任务2.3　胶囊填充

职业能力2.3.1　能按规程调试、操作、维护全自动胶囊填充机

PPT

一、核心概念

1. 胶囊剂　是指将药物填装于空心硬质胶囊或密封于弹性软质胶囊中而制成的固体制剂。可分为硬胶囊剂和软胶囊剂两种，其填充原理、方法和设备差异较大。

2. 全自动胶囊填充机　是集机、电、气为一体，能分别自动完成硬胶囊的就位、分离、充填、锁紧等动作，且符合GMP要求的硬胶囊填充设备。

二、学习目标

1. 能表述全自动胶囊填充机的工作原理，辨认主要结构。
2. 能按照标准操作规程调试、操作、维护全自动胶囊填充机。
3. 能解决全自动胶囊填充机在使用过程中经常产生的问题。

三、基本知识

（一）全自动胶囊填充机的主要机构

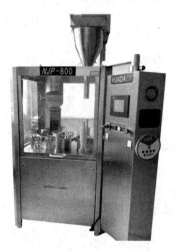

图2-3-1-1　NJP-800型全自动胶囊充填机外观图

全自动胶囊充填机按其工作台运动形式分为间歇回转式和连续回转式两种，其中以间歇式全自动胶囊充填机最常用，下面以NJP-800型全自动胶囊充填机为例介绍胶囊充填机的结构与工作原理。NJP-800型全自动硬胶囊充填机主要由播囊装置、囊体与囊帽分离装置、充填药物的装置、自动剔废装置、囊体与囊帽结合（锁合）装置、成品排出装置等组成（图2-3-1-1）。

（二）工作原理

全自动胶囊充填机运转时，在胶囊料斗内的胶囊会通过供囊斗逐个竖直进入播囊装置，在播囊装置和真空吸力的作用下将胶囊顺入模孔中，进入模孔的同时在真空吸力的作用下将帽、体分离；随着转台的运转充填杆把压实的药柱推入下模块的胶囊体中；然后将帽体未能分离的残次胶囊剔除；接下来在推杆的作用下，胶囊体上升进入胶囊帽内锁合；然后将成品胶囊推出收集；最后吸尘器清理模孔后再次进入下一个循环。NJP-800型全自动胶囊填充机工作原理如图2-3-1-2所示。

微课1

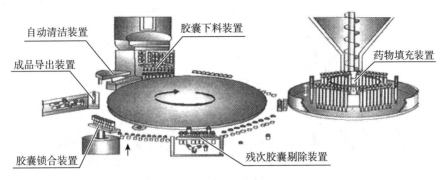

图 2-3-1-2　全自动胶囊填充机工作原理示意图

1. 播囊装置　播囊过程分为胶囊排队和胶囊调向两个分解过程，胶囊调向可分解为垂直→水平→垂直→上下模块。

胶囊的运动轨迹为：供囊斗→胶囊排队→胶囊调向（垂直→水平→垂直）→上下模块。

（1）空胶囊供给装置（胶囊排队）　如图 2-3-1-3 所示：空胶囊供给装置是把空胶囊从供囊斗连续不断地输送到调整与限制方向机构的装置，又称孔槽落料器。

预锁的空胶囊（囊帽和囊体），在孔槽落料器中移动，完成供给落料动作。孔槽落料器其上端的槽口为一脊状口，并朝向供囊斗做上下滑动，使空胶囊单一依次进入播囊孔并在重力的作用下导入播囊槽。孔槽落料器播囊孔是空胶囊通道。

（2）整向装置（胶囊调向）　又称整向器或顺向器，是调整并限制空胶囊进入上下模块方向的装置，用于保证空胶囊在模块中处于囊帽在上、囊体在下的方向，便于下一步囊帽和囊体的分离。

由于孔槽落料器输送到播囊槽的空胶囊是非定向、随机排列的，可能囊帽在上、囊体在下，也可能囊体在上、囊帽在下。但充填工艺要求空胶囊进入模块的方向必须是定向排列，一般为囊帽在上而囊体在下。所以，必须有一个整理胶囊方向的整向装置。

整向装置的原理是利用囊帽与囊体的直径不同，在整向装置中所受摩擦力不同，水平推叉顶住胶囊的中部时，囊体向前运动的速度快，而囊帽的速度慢，从而实现使空胶囊方向调整一致的目的。为了保证整向的有效性，一般采用二次调整的方法（图 2-3-1-5）。

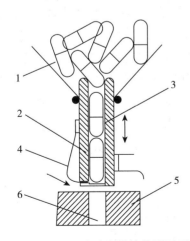

图 2-3-1-3　空胶囊供给装置原理图

1. 供囊斗；2. 落料器；3. 播囊孔；

4. 阻尼弹簧；5. 整向器；6. 播囊槽

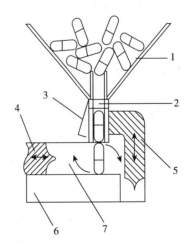

图 2-3-1-4　整向装置原理图

1. 供囊斗；2. 落料器；3. 阻尼弹簧；4. 水平推叉；

5. 垂直推叉；6. 整向器；7. 播囊槽

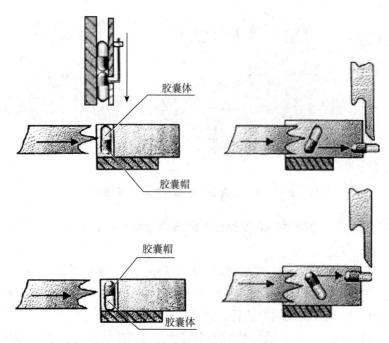

图 2-3-1-5 胶囊调头过程

具体地说，由孔槽落料器下端阻尼弹簧释放的一粒空胶囊垂直进入整向器的播囊槽（顺向槽）中，由于播囊槽的宽度较囊体的直径大而小于囊帽的直径，使空胶囊的囊帽所受的摩擦力大，囊体所受的摩擦力较小，在水平推叉推住空胶囊的中部时，囊帽向前运动的速度慢，囊体运动的速度快，在实现空胶囊由垂直方向向水平方向的调整过程中，完成了第一次由不规则的垂直状态转换成囊帽在后、囊体在前的水平状态。此时空胶囊保持水平方向被卡在播囊槽内，然后与落料器固联在一体的垂直推叉在下移的过程中，将第一次转位90°的空胶囊再次推转90°，从而实现囊帽在上、囊体在下的第二次转向。这一过程中，垂直推叉推动胶囊中部使整个空胶囊垂直下移，由于囊帽仍夹在播囊槽中，向下移动阻力较大，而囊体由于摩擦力远小于囊帽的摩擦力，在向下运动的过程中，空胶囊就以囊帽中部为圆心做旋转运动，完成囊帽在上、囊体在下的第二次转向，从而实现规则排列。

利用上述的不同直径产生的摩擦力差和推叉产生的推力，实现胶囊在播囊槽的垂直方向到水平方向，再由水平方向到垂直方向的两次整向，完成规则排列要求。

2. 囊体与囊帽分离装置 空胶囊囊帽和囊体是靠真空负压的作用完成分离的。上、下模块的孔均为台阶孔，上模块孔的台阶孔孔径稍小于囊帽，大于囊体，下模块台阶孔孔径小于囊体。预锁的空胶囊在垂直推叉的推动下，以囊帽在上、囊体在下的方向进入间歇回转的上、下模块。然后由真空吸口产生的真空负压把囊体吸向下模中，而囊帽则因上模台阶孔下部内径小于囊帽外径而被留在上模孔中，从而实现囊帽与囊体的分离。分离后，留在上模的囊帽和下模的囊体随其模块的运动进一步实现径向分离（图 2-3-1-6）。

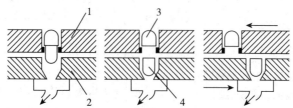

图 2-3-1-6 帽体分离装置原理图

1. 上模块；2. 下模块；3. 囊帽；4. 囊体

3. 充填装置 垂直分离后的囊帽、囊体，随着载有模具的转台间歇运转，模块沿径向再度分离。载囊帽的上模块在上轨道的导向下，向上让位，载囊体的下模块在下轨道的导向下，沿径向向外运动，下模块随转台依次间歇回转到充填工位，由充填装置充填药物，充填装置由填充药粉的供给装置和计量填充装置两部分组成。

（1）充填药粉的供给装置 充填药粉的供给由独立电动机带动的输粉螺旋杆将供料斗中的药粉或颗粒定量供给于计量填充装置的计量盛粉腔内，借助于计量盘的转动和搅拌环，将粉粒体供给充填装置的计量孔，实现药粉供给动作（图2-3-1-7）。

（2）冲杆式间歇计量填充装置 工作过程靠自动断续供药，使药粉到计量盘的计量孔中，计量腔的送粉动作是由上下活动的填充杆和间歇回转的计量盘完成，计量盘每转一定角度，便在计量孔内落下一些疏松的药粉，

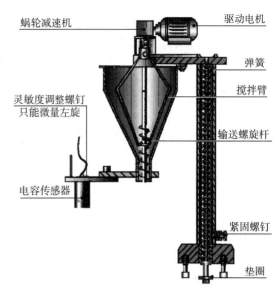

图2-3-1-7 药粉供给装置示意图

然后由填充杆下压将药粉压实，经5次压实，填充杆下的药粉便逐渐被压成药粉柱。计量盘旋转一周，回转到最后一次间歇动作的工位时，由填充杆将药粉柱压入已分离的囊体内，完成计量送粉过程（图2-3-1-8）。

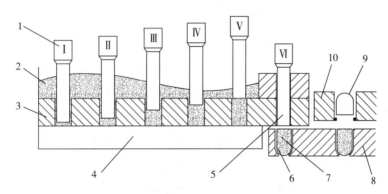

图2-3-1-8 冲塞式间歇计量填充装置原理图

1. 填充杆；2. 药粉；3. 计量盘；4. 密封环；5. 计量孔；
6. 囊体；7. 药粉柱；8. 下模块；9. 囊帽；10. 上模块

冲杆式间歇计量填充方式，具有剂量准确、重量差异小、充填过程中不易破坏囊体、充填量较多、成品率高、充填量可通过改变计量盘厚度来调节等特点，是目前各种机型中送粉计量最理想的装置。不足之处在于充填流动性差的药粉时，药粉易钻入计量盘和密封环之间的间隙中，造成摩擦力增大，引起机器运转不良。

4. 自动剔废装置 其作用是把帽体未分离的残次胶囊剔除，以便于下一周期的播囊动作顺利完成。

其基本原理是：根据帽体未分离的胶囊和帽体已分离的胶囊，相对剔废顶杆的有效长度不同，由顶杆将前者顶出，再被吸尘器吸走（图2-3-1-9）。

5. 囊帽与囊体锁合装置 充填后的囊体进入与囊帽的锁合工位，载有充填后囊体的下模块与载有囊帽的上模块对中重合，驱动顶杆上移，顶住囊体上移，使囊体进入囊帽；位于上模块上缘的盖板压住囊帽，被推上移的囊体沿模孔与囊帽扣合并锁紧胶囊（图2-3-1-10）。

在此过程中，锁合装置的对中调整和顶杆行程装置的行程调整是准确完成动作的关键。

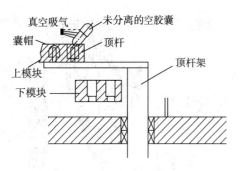

图 2-3-1-9　自动剔废装置原理图

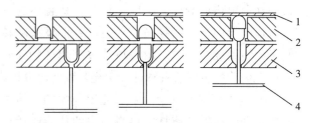

图 2-3-1-10　帽、体锁合装置工作原理图

1. 盖板；2. 上模块；3. 下模块；4. 顶杆

6. 排出与导向装置　排出装置主要靠排囊工位的驱动机构带动顶杆上移，将滞留在上模块中的胶囊成品顶出模孔，被顶出上模孔的成品胶囊在压缩空气的吹射（或成品导引板导引）下，发生倾倒动作，以防出囊顶杆下移，成品胶囊重新落入膜孔中。然后在重力作用下落入收集槽并下滑到成品箱（图 2-3-1-11）。

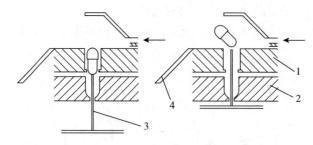

图 2-3-1-11　排出与导向装置工作原理图

1. 上模块；2. 下模块；3. 顶杆；4. 收集槽

到此为止，完成胶囊的充填制备过程。各种机型的工位数目和功能繁简各异，结构有所变化。每个工位的模孔数量不同，生产效率也不相同。调节胶囊充填机模块转台转速，也可实现不同的生产效率和生产质量。

为了保证充填和锁合的质量，有的充填机还装有清理和检测装置。

四、能力训练

（一）操作条件

1. 检查胶囊填充间温度、湿度、压差；真空度（-0.02 ~ -0.06MPa）。

2. NJP-800 全自动胶囊填充机。

3. 全自动胶囊填充机标准操作规程。

4. 胶囊壳、填充药粉、周转桶、工具。

微课 2

（二）安全及注意事项

1. 机器长期正常运转时要定期或根据运转情况对与药粉直接接触的零部件进行清理，若要更换品种或停机时间较长（一般超过 3 个月以上）都要进行彻底清理、清毒，才能正常工作。

2. 机器机架面板下部的传动机构每运转 500 小时要处理油污，检查磨损情况，确认无异常情况后，加润滑剂方可继续运转；真空系统的过滤器每运行 200 小时，要清理一次；凸轮的工作表面每运行 50 小时涂润滑脂一次；机器下部各连杆上的关节轴承每运行 50 小时加注润滑油一次；机器各种轴承每运行 50 小时加注润滑剂，滚动轴承和滑动轴承加注机油，直线轴承加注润滑脂；传动链条每运行 50 小时要检查其松紧度，并加涂润滑脂；主传动减速机每运行 250 小时要检查一次油量，发现不足要及时加油。每运行 3000 小时或半年（先达到者为限）更换一次润滑剂；供料减速器每运行 250 小时要检查一次油量，发现不足要及时加油。每运行 1000 小时或 4 个月（先达到者为限）更换一次润滑油。

3. 两只分度箱首次运行 1000 小时或 4 个月（先达到者为限）要更换润滑油，以后每运行 3000 小时或一年（先达到者为限）更换一次。

4. 机器每运行 50 小时应取下转台的上盖板，对 T 型轴与导杆的各运动点以及滑动轴承、滚动轴承加注润滑油一次，直线轴承加注滑脂。每运行 1000 小时，应拆卸 T 型轴、密封圈作全面清洗，并检查其磨损程度，确认无异常后加润滑剂方可继续运行。

5. 机器传动系统绝大部分是利用凸轮带动摆杆进行传动运行工作的，其传动凸轮位置在工厂装配时已调整准确，为保证各机构运行互不干涉，禁止随意调整。定期检查皮带磨损、撕裂及张紧度，及时发现问题并更换。

（三）操作过程

序号	步骤	操作方法及说明	质量标准
1	播囊装置的安装	（1）安装整向器 （2）安装水平推叉 （3）安装孔槽落料器 此时纵向导向板处于最低位置，刚好能够安装播囊管组件	（1）逆时针盘动电机主轴手轮，使纵向导向板升至最高位置。将整向器卡在定位销上，使内外螺孔重合，用内六棱扳手顺时针紧固，不得有松动现象 （2）将水平推叉卡在水平导向块上，使内外螺孔对中重合、紧固，使水平推叉表面与播囊槽的上表面相平（不得翘起），水平推叉处于播囊槽的中间位置 （3）逆时针盘动电机主轴手轮使纵向导向板盘动至最低位置，紧固孔槽落料器，使垂直推叉在外侧，同时在播囊槽中间位置，左右间隙均匀
2	填充装置的安装	（1）安装密封环 	（1）双手呈三角形状按压铜质密封环，检查不得有晃动现象 （2）双手轻轻转动盛粉圈检查是否有晃动现象（需有轻微晃动现象），以便于计量盘的定位 （3）使带有刮粉器的一侧朝向转台 （4）使有凹槽的一面朝向转台 （5）检查填充杆底座应处于最低位置；检查校棒应无卡阻自由进入计量孔中

序号	步骤	操作方法及说明	质量标准
2	填充装置的安装	（2）安装计量盘 （3）安装挡粉板（刮粉器） 靠近大盘一侧 （4）安装填充杆底座 凹槽在靠近大盘的一侧 （5）计量盘的定位 沿对角线插入校棒定位计量盘 （6）安装内外挡粉圈 （7）安装填充杆组件 填充杆第一工位　1　2　3　4　5　6	（6）用手触摸内挡粉圈内侧和填充杆定位板衔接处是否有间隙，若没有间隙则证明安装到位；将外挡粉圈置于填充杆定位板外凹槽上，将没有标尺孔的一面朝向转台 （7）检查填充杆应垂直落入填充杆底座的定位孔中，同时使填充杆组件上压盖的内外凹槽与内外挡粉圈刚好卡紧

续表

序号	步骤	操作方法及说明	质量标准
3	开机前的检查工作	（1）更换状态标志 （2）检查水箱水位 （3）检查水箱阀门 （4）检查吸尘器开关 （5）检查机器四面视窗 	（1）设备由已清洁状态标识更换为"运行"状态标识 （2）水箱水位不宜过高，一般应低于回水口 （3）水箱阀门平行开，垂直关 （4）吸尘器开关"ON"打开，"OFF"关闭 （5）四面视窗关闭
4	开机操作	（1）打开操作面板红色护指开关 （2）打开黑色控制开关 （3）点击初始页面进入中英文选择页面 （4）输入密码页面 （5）手动操作 （6）自动操作 	（1）护指开关旋转90°，由OFF变为ON，机器内照明灯亮 （2）电源指示灯亮，触摸屏显示初始页面 （3）点击中文，进入密码页面 （4）输入密码，点击"ENT"进入操作菜单页面 （5）点击操作菜单上的"手动操作"键，机器是进入手动操作页面。点击主机转速"▲""▼"调整到10Hz以下。依次点击"点动""主机""真空"按键，检查设备运行情况 （6）点击"运行"按键，设备进入全自动运行状态

续表

序号	步骤	操作方法及说明	质量标准
5	设备调试	（1）播囊管中胶囊下落不畅 供囊斗　　孔槽落料器 异物堵塞播囊管 垂直推叉　　无胶囊下落模孔 上下模块 （2）胶囊体帽分离不良 上模块 体帽未分离胶囊 下模块 （3）胶囊不能合紧 正常锁合胶囊 非正常锁合胶囊	（1）目视滑道，如发现胶囊过大或变形，更换合格胶囊；如发现异物，用钩针或镊子清除 （2）观察模块孔中是否有异物，如有，用钩针、镊子、毛刷清理，检查真空表的气压，供气要求见真空压力的调整。同时检查真空管道，清理过滤器 （3）检查胶囊体帽松紧度，如果太松，则需更换合格胶囊；检查压合顶杆是否到位，如不到位，对其进行调整
6	设备维护保养	（1）设备清理 （2）检查各齿轮、凸轮磨损情况 （3）检查配电柜内电气元件是否完好	（1）设备要定期清理与药粉直接接触的部件，如药粉漏斗、计量盘、密封环、模块、推杆等，保持其表面干净整洁 （2）检查标准：各齿轮、凸轮无磨损，有磨损进行维护或更换，无磨损对各部位清洁并润滑 （3）检查方法：打开电气柜，检查各电气元件是否有损坏现象和各接线端子是否松动

【问题情境一】胶囊填充机在正常工作运行过程中，突然出现停机现象。请分析问题出现的原因并提出解决办法。

【问题情境二】某车间胶囊生产线正在生产阿莫西林胶囊，发现胶囊填充机中漏粉现象严重。请分析问题出现的原因并提出解决办法。

【问题情境三】胶囊填充机在正常工作生产过程中，在胶囊锁合工位出现锁紧不到位的情况。请分析问题出现的原因并提出解决办法。

【**问题情境四**】云南白药创制至今，已有一百多年的历史，凭借神奇的疗效，畅销海内外，被誉为"伤科圣药"，其处方属于中国政府经济知识产权领域的最高机密。请扫描二维码，阅读《云南白药胶囊剂发展历程与科教兴国》，结合云南白药胶囊剂发展历程，谈谈你对科技兴业、科技兴国的理解。

微课3

（四）学习结果评价

序号	评价内容	评价标准	评价结果（是/否）
活动1	胶囊填充前的准备	按"进入D级洁净区更衣标准操作程序"要求更衣	
		检查机器设备部件完好，并按"全自动胶囊充填机、抛光机清洁消毒操作规程"进行消毒，更换生产标志牌	
		检查空胶囊、计量盘是否符合生产要求，并润滑机器	
		按批生产指令从中转站领取物料并核对品名、批号、规格、数量与指令相符	
		调节好充填杆插入料盘的深度	
		将自动上料机、装填充好的胶囊的桶、吸尘器放在适当的位置	
		手动盘车1~3周，待一切正常后，将物料、胶囊装入机器	
		打开电源，启动真空泵，点动运行查看机器播囊、帽体分离、填充、锁合是否满足生产要求，并调整	
活动2	连续填充过程	关闭设备门，启动设备	
		每隔20分钟取样一次检查剂量、锁合是否符合要求	
		生产过程中随时观察及时加料、空胶囊	
		启动抛光机，填充好胶囊抛光	
活动3	填充后的清场	待生产结束，停止操作，关掉机器，将抛光的胶囊放入密封袋后扎紧口贴上物料标签，写好物料交接单交予中转站	
		按该岗位清场程序进行清场	
		更换循环水箱的水	
		按"全自动胶囊充填机维护保养程序"进行设备保养	

五、目标检测

习题　　　　答案

（一）单选题

1. 被全自动胶囊填充机的剔废机构所剔除的是（　　）

　　A. 囊帽　　　　　　　B. 囊体　　　　　　　C. 空胶囊

　　D. 未锁紧的装药胶囊　E. 装量不足的胶囊

2. 全自动胶囊填充机充填转台上位置最高的冲杆的工位数是（　　）

　　A. 1　　　　　　　　B. 6　　　　　　　　C. 4

　　D. 5　　　　　　　　E. 8

3. 全自动胶囊填充机在胶囊分离时出现飞帽故障的原因是（　　）

　　A. 真空度过小　　　　　　　　　　B. 胶囊碎片堵塞吸囊头气孔

　　C. 真空度过大　　　　　　　　　　D. 模孔同轴度不对

　　E. 以上都不对

4. 在进行空胶囊排列定向时，首先调整为（　　）朝前，（　　）朝后，然后调整为（　　）朝上，（　　）朝下，从而完成空胶囊的定向排列（　　）

　　A. 胶囊体、胶囊帽、胶囊体、胶囊帽　　　　B. 胶囊体、胶囊帽、胶囊帽、胶囊体

C. 胶囊帽、胶囊体、胶囊体、胶囊帽　　　　D. 胶囊帽、胶囊体、胶囊帽、胶囊体

（二）多选题

1. 全自动胶囊填充机规范操作方法包括（　　）

A. 设备操作前检查正常，则启动时可直接点选"自动"模式运行

B. 操作前应检查送粉装置和计量盘机构有无不顺畅现象

C. 启动时点动进行空转的目的是检查设备运转、显示、声音、真空度是否正常

D. 将药粉加入粉斗的高度应低于容器最高位 60mm

E. 设备零部件安装时，可将安装工具放到转盘台面上便于使用

2. 全自动胶囊填充机需要定时润滑或更换润滑油的部件有（　　）

A. 分度箱　　　　　　　B. 供料减速器　　　　　　　C. 传动链条

D. 真空系统的过滤器　　E. 孔槽落料器

（三）判断题

1. 将自动上料机、成品桶、吸尘器放在适当的位置后，可以将物料、胶囊直接装入机器。（　　）

2. 当更换品种或停机时间较长（如超过 3 个月以上）都要对机器进行彻底清理、清毒，才能正常工作。（　　）

3. 当出现锁紧不到位的情况时，有可能是胶囊内药粉的填充量过量，此时要及时进行工艺优化调整。（　　）

4. 胶囊填充机计量模板上开有 6 组计量孔，计量孔的上方对应有 6 组冲杆，冲杆在同一位置上下往复运动。（　　）

（四）思考题

某药厂在使用全自动胶囊填充机充填胶囊时，在剔除废囊装置中出现大量未被拔开的空心胶囊。请分析此案例情形背后的原因是什么？如何排除故障？

职业能力 2.3.2　能按规程调试、操作、维护软胶囊生产设备

PPT

一、核心概念

1. 软胶囊剂　又称胶丸，是将液态药物或固体药物经溶解、混悬、乳化等方式处理密封于软质囊材中而制成的一种胶囊剂。制作成型方法可分为压制法（模压法）和滴制法，根据成型原理不同，软胶囊剂成型设备主要有滚模式软胶囊机和滴制式软胶囊机两种。

2. 滚模式软胶囊机　是指可以同时完成胶膜的制备、内容物（液体及膏状物质）定量供给、胶囊封装成丸的软胶囊生产设备。滚模式软胶囊机是运用滚模压制的原理生产软胶囊，自动化程度高，生产效率高，且装量准确，成品质量好，在大批量生产中应用广泛。

3. 滴制式软胶囊机　是指将胶液与油状药液通过双层喷头按不同速度喷出，一定量的明胶液将定量的油状药液包裹后，滴入另一种不相混溶的冷却液中，使之凝固成球形软胶囊的软胶囊生产设备。滴制式软胶囊机是运用滴制冷凝的原理生产软胶囊，设备结构简单，成本低，不适于单剂量大的药物，且一般用于中小规模生产。

二、学习目标

1. 能表述滚模式软胶囊机和滴制式软胶囊机的工作原理，辨认主要结构。

2. 能按照标准操作规程调试、操作、维护滚模式软胶囊机。

3. 能解决滚模式软胶囊机在使用过程中经常产生的问题。

三、基本知识

（一）主要机构

1. 滚模式软胶囊机的主要结构 滚模式软胶囊机的成套设备由软胶囊压制主机、输送系统、干燥转笼、电器控制系统等部分组成（图2-3-2-1）。其中关键设备是主机。

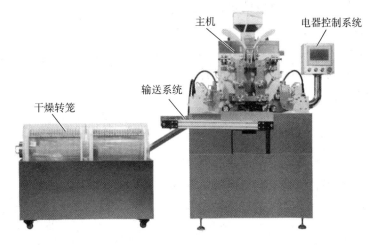

图2-3-2-1 滚模式软胶囊机实物图

（1）主机 包括贮液槽、导管、楔形注入器、模子（滚模）、下丸器、明胶盒等组成（图2-3-2-2）。

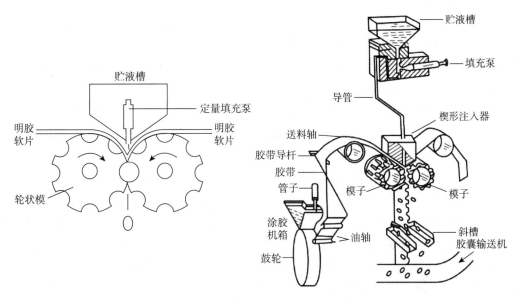

图2-3-2-2 滚模式软胶囊主机机结构图

1）楔形注入器 是主机的核心，由机身传来的动力通过楔形注入器内部的齿轮系再分配给供料泵、滚模等，驱动这些部件协调运动。两个滚模分别装在楔形注入器的左右滚模轴上，右滚模轴只能转动，左滚模轴既可转动又可横向水平运动（图2-3-2-3）。

当滚模间装入胶皮后，可旋紧滚模的侧向加压旋钮，将胶皮均匀地压紧于两滚模之间。楔形注入器后部装有滚模"对线"调整机构，用来调整右滚模转动，使左右滚模上的凹槽一一对准。

楔形注入器内有两个圆柱孔，孔内装有电加热棒，调节电加热管的温度，以便加热喷体进而可加热其外侧的胶皮，以保证胶皮能有效黏合。喷体上装有传感器，温度控制仪可显示喷体的温度。下丸器使胶丸从胶网或模腔中脱落。

2）供料系统　包括料斗、供料泵、进料管、回料管、供料板组合等。供料泵是供料系统的核心。供料泵左右两端各五根柱塞做往复运动，一端的五根柱塞可将料斗中的料液吸入供料泵，另一端的五根柱塞可将料液打出供料泵，再通过供料泵上部供料板两侧的各五根导管送入供料板组合，经供料板组合中的分流板分配后，部分或全部料液从楔形喷体喷出，其余料液沿回料管返回料斗。调整手轮是用来调整供料量的，顺时针旋转可使供料量增大，反之则减小。

料斗内装有滤网，以便对料液进行过滤。料斗上部设置了电动搅拌机构，以防料液分层或沉淀。

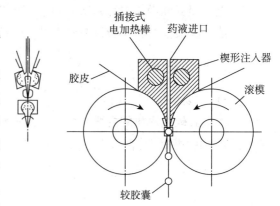

图 2 - 3 - 2 - 3　滚压制软胶囊示意图

3）明胶盒　其用途是将胶液均匀涂敷在两个旋转的胶皮轮上形成胶皮，每个明胶盒上装有两个电加热管和一个温度传感器，温度控制在60℃左右。转动明胶盒两边的调节板则可调节胶皮的厚度和流量（图 2 - 3 - 2 - 4）。

4）油滚　油滚系统有两套，分别安装于机身的左右两侧，用于将涂布在胶带鼓轮上的胶膜剥落并输送至机头滚模处，同时给胶膜两侧表面涂一层液态润滑油，以保证胶皮在机器中连续、顺畅地运行。

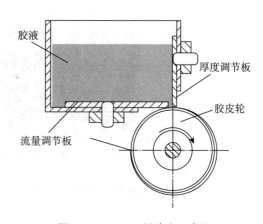

图 2 - 3 - 2 - 4　制胶皮示意图

（2）输送系统　由机架、电机、链轮链条、传送带和调整机构等组成，用来输送软胶囊。调整机构用来张紧不锈钢丝编制的传送带，传送带向左运动时可将压制合格的胶囊送入干燥机内，向右运动时则将废胶囊送入废胶囊箱中。

（3）干燥转笼　用来将合格的软胶囊进行干燥和定型。由用不锈钢丝制成的转笼、电机、支撑板等组成。转笼正转时胶囊留在笼内滚动，反转时胶囊可以从一个转笼自动进入下一个转笼。端部鼓风机是用来通过风道向各个转笼输送净化风。

（4）明胶桶　系用不锈钢焊接而成的三层容器，桶内盛装制备好的明胶液，夹层中盛软化水并装有加热器和温度传感器，外层为保温层。打开底部球阀，胶液可自动流入明胶盒。

（5）料桶　用来贮存制备好的料液，用不锈钢焊接而成。打开底部球阀，料液可自动流进料斗内。

2. 滴制式软胶囊机的主要结构　滴制式软胶囊机主要由滴制、冷却、干燥等三部分组成。

（1）滴制部分　将油状药液及熔融明胶通过喷嘴制成软胶囊。由贮槽、计量、喷嘴等组成。

（2）冷却部分　由冷却液循环系统、制冷系统组成。

（3）干燥部分　由干燥转笼等组成。

（二）工作原理

1. 滚模式软胶囊机工作原理　胶液分别由软胶囊机两边的胶盒流出，流至胶皮轮上形成胶带。胶带经冷却定型后，经传送导杆和滚柱，送入一对平行啮合转动的滚模间。药液泵将药液同步定量输出到喷体喷出，充入两胶带形成的囊腔内，两条胶带的对合部分受到加热与模压作用而相互黏合，随着滚模的不断转动，囊腔模压黏合而完全封闭，形成软胶囊。

微课1

2. 滴制式软胶囊机工作原理　滴制式软胶囊机生产软胶囊时，明胶液与油状药液分别由计量装置压出，将药液包裹到明胶液膜中以形成球形软胶囊。这两种液体应分别通过喷嘴套管的内外侧在严格同心条件下先后有序地喷出，而不致产生偏心、破损、拖尾等不合格品。

四、能力训练

（一）操作条件

1. 环境 符合 GMP 的相关要求，D 级洁净区生产。

2. 温湿度 软胶囊生产车间应用空调保持恒温、恒湿。

（1）配料间保持室温 20～28℃，相对湿度 60% 以下。

（2）压丸间保持室温 21～24℃，相对湿度 40%～55%。

（3）干燥间保持室温 24～30℃，相对湿度 40% 以下。

（4）拣丸间保持室温 20～28℃，相对湿度 60% 以下。

3. 灯光 照度不能低于 300lx，灯罩应密封完好。

4. 电源 应在操作间外，确保安全生产。380V，50Hz，三相五线制，N 线和 PE 线不能相互干扰。

5. 滚模式软胶囊机

6. 滚模式软胶囊机标准操作规程 见右侧二维码。

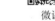

微课 2

7. 压制物料要求

（1）胶液处方组分比例 明胶：甘油：水 = 1.0：（0.4～0.6）：（1.0～1.6）。

（2）胶液黏度 一般为 30～40mPa·s。

（3）内容物 pH 4.5～7.5。

（二）安全及注意事项

1. 生产结束，排净料斗内的剩余药物，加入液体石蜡，开动主机排出液体石蜡，再加入清洁液体石蜡，重复操作直至料斗、供料泵冲洗干净。料斗内保存清洁液体石蜡，严禁排空料斗，防止空气进入供料泵柱塞腔内造成氧化腐蚀。

2. 拆卸模具、喷体、泵体、输料柱塞、料斗、胶盒、引胶管、干燥转笼。将拆卸的机器部件用洗涤剂溶液仔细清洗干净，至无生产时的遗留物。然后用大量饮用水冲洗至水清澈无泡沫，再用纯化水冲洗 2 次。待水分挥发后，用 75% 乙醇溶液浸泡冲洗。挥发多余乙醇后，将泵体、输料柱塞浸入液体石蜡，均匀沾满液体石蜡后，重新装机。

3. 干燥转笼机箱及不可拆卸的设备表面等用清洁布或不掉毛刷子蘸洗涤剂溶液清洗掉污物、油渍等，用饮用水擦净后，用 75% 乙醇溶液擦拭。

4. 装机后往供料泵壳体内加入液体石蜡，油面应浸没盘形凸轮滑块。

5. 胶皮轮上严禁用锐器铲刮残留胶皮，否则易划伤胶皮轮，影响涂布胶皮质量。

6. 模具及喷体为精密部件，必须轻拿轻放，严禁在模具转动时持硬物在其上方操作。

7. 喷体出料孔堵塞时，必须停机后方可进行清理，否则容易夹伤手指和损坏模具。如发现模具腔内有胶皮黏附时，不能用手或镊子在模具上方挑出，以防伤及人手或损坏模具。

8. 严禁喷体在不接触胶皮的情况下通电加热。

9. 干燥转笼转动换向时，必须等转笼完全静止后方可进行换向操作。严禁突然换向，否则可能导致电器元件损坏。

10. 输胶管不能放入水中清洗，否则易短路。每周更换一次料泵箱体液体石蜡。

（三）操作过程

序号	步骤	操作方法及说明	质量标准
1	生产前准备	（1）连接胶管 （2）调整明胶盒出胶挡板 （3）加热明胶盒 （4）启动冷水机 （5）通入压缩空气 （6）压料 （7）压胶液 	（1）将保温贮胶桶的出料口用胶管与主机明胶盒接口连接并且用喉箍固定。胶管外包裹保温套用以保温 （2）调整主机两侧明胶盒出胶挡板，使其与胶皮轮表面完全接触无间隙 （3）将左右明胶盒电热棒和传感器分别插入各自航空插接口，明胶盒温度设置为 60～70℃，并启动开关加热，将保温套插上相对应的航空插接口并加热 （4）启动冷水机并将温度设定为 12～18℃ （5）对压丸主机通入压缩空气，并将其分别接入保温贮胶桶和贮料桶 （6）用洁净后的压缩空气将贮料桶内的料液压入料斗，料斗内的浮球装置会使料液恒定在固定高度位置 （7）用洁净后的压缩空气将保温贮胶桶内的胶液压入左右展布箱，展布箱内的浮球装置会使胶液在恒定高度位置
2	压制软胶囊	（1）调节主机速度控制按钮 （2）形成胶皮 （3）胶皮送入胶皮导轮 （4）检查胶皮的厚度 	（1）调节触摸屏上软胶囊主机的速度控制按钮，使机器正常运转 （2）将左右明胶盒的出胶挡板开启，明胶液均匀涂布在转动的胶皮轮上形成胶皮 （3）将胶皮轮带出的胶皮送入胶皮导轮，经润滑表面后送入模具，胶皮从模具挤出后用镊子引导胶皮进入下丸器的胶丸滚轴及拉网轴，最后送入废胶桶 （4）检查胶皮的厚度，视实际情况调节明胶盒出胶挡板的开启度，调节胶皮厚度至 0.80mm 左右，应使胶皮两端厚度均匀

序号	步骤	操作方法及说明	质量标准
2	压制软胶囊	（5）检查胶网的输送情况 （6）开启喷体加热 （7）旋紧外侧加压手轮 （8）接通料液分配组合的通路 （9）测量装量 （10）干燥定型 （11）取样检查 （12）胶网处理	（5）检查胶网的输送情况，若正常，放下喷体，使喷体以自重压在胶皮上 （6）设定喷体温控仪的目标温度为38～45℃，开启喷体加热开关，插在喷体上的发热棒加热 （7）旋紧外侧加压手轮，拧内侧加压调节旋钮对模具的加压，令左右转模受力贴合，调节气压大小，以胶皮刚好被模具切断为准，注意过量的加压会损坏模具，缩短其使用寿命 （8）待喷体加热至目标温度后，将喷体上的开关杆向内推动，接通料液分配组合的通路，定量的药液喷入两胶皮之间，通过模具压成胶丸，此时应检查每个喷孔对应的胶丸装量，及时调整柱塞泵的喷出量，通过转动供料泵左侧调节手轮进行调节，改变柱塞行程，进而改变装量 （9）测量装量方法：在转模上由前至后取出第一粒至最后一粒软胶囊放在烧杯内，用乙醚洗去软胶囊表面的油渍，快速干燥后用电子天平称得软胶囊重并记录。随后刨开软胶囊，用乙醚洗去全部内容物，快速干燥后称得胶囊壳重并记录，两次重量之差即内容物重 （10）启动定型干燥转笼，将压出得合格软胶囊送入笼内干燥定型 （11）正常开机后，每小时每排胶丸取样，检查夹缝质量、外观、内容物重，每班检测胶皮厚度并在批生产记录上记录。如有偏离控制范围的情况，应及时调整药液泵和胶皮厚度 （12）生产过程中定时将产生的胶网用胶袋盛装，放于指定地点等待进一步处理
3	停机操作	（1）切断料液通路	（1）将喷体开关杆向外拉动，切断料液通路，关闭喷体加热，将喷体升起 （2）松开模具加压旋钮和拧松手轮，使一对模具分开 （3）关闭压缩空气开关，拔掉压缩空气管，开启胶桶盖上的排气阀，拔下引胶管保温套加热开关 （4）关闭左右胶盒、胶桶、冷水机的开关

续表

序号	步骤	操作方法及说明	质量标准
3	停机操作	（2）松开模具加压旋钮和拧松手轮 （3）关闭压缩空气 （4）关闭左右胶盒、胶桶、冷水机的开关 （5）排尽胶盒内胶液及胶皮轮上的胶皮 （6）在转笼出口处放上接胶丸容器，将转笼反转，使胶丸自动排出转笼 （7）关闭所有电机电源及总电源	（5）继续运转主机，排尽胶盒内胶液及胶皮轮上的胶皮，然后停止主机 （6）在转笼出口处放上接胶丸容器，将转笼反转，使胶丸自动排出转笼 （7）关闭所有电机电源及总电源
4	维护保养	（1）检查各部位螺钉的紧固情况 （2）清理机器上和模具孔内残留料液 （3）检查配电柜内电气元件是否完好	（1）应经常检查各部位螺钉的紧固情况，若有松动，应及时拧紧，以防故障和损坏 （2）应清理机器上和模具孔内残留料液，保持整机干净、卫生，避免用水冲洗主机。机上模具如需清洗，可松固定螺丝，拆下清洗，安装方便 （3）打开电气柜，检查各电气元件应无损坏现象、各接线端子无松动

【问题情境一】滚模式软胶囊机在正常工作过程中，突然发现胶膜有线条状凹沟或者割裂现象。请分析问题出现的原因并提出解决办法。

【问题情境二】某保健品生产企业一名操作工在生产大蒜素软胶囊的过程中，发现软胶囊表面出现麻点的情况。请分析问题出现的原因并提出解决办法。

【问题情境三】滚模式软胶囊机在操作过程中出现胶膜在油滚与滚模之间弯曲、堆积等现象。请分析问题出现的原因并提出解决办法。

【问题情境四】我国传统中药制剂常见丸、散、膏、丹四种形态，其外观多以"黑""糙""大"为主要特点。中药制剂一般制作工艺比较粗糙，制成品颜色多为深棕、褐、草绿和黑等颜色，另多带有苦涩味道，往往难以下咽。对中药剂型进行改革，做成软胶囊是一个创新的方法。藿香正气软胶囊、五味子软胶囊、复方丹参胶囊、血塞通胶囊等陆续研

微课3

发成功。中药软胶囊能够有效规避传统中药制剂的缺点，取得了良好效果，逐步开始走向世界，走向现代化。请扫描二维码阅读《践行中药守正创新——淫羊藿素软胶囊开启精准治疗晚期肝癌序幕》，结

合所学知识，谈谈如何利用现代制药技术和设备，传承和发扬传统中药制剂，弘扬中医药文化，增强民族自信。

（四）学习结果评价

序号	评价内容	评价标准	评价结果（是/否）
活动一	生产前的准备	检查水、电、气应正常	
		开启空调室控制箱门，调节温湿度，使软胶囊压制室温度控制在20~24℃，相对湿度控制在45%~55%，胶桶保温55~65℃	
活动二	操作规程	按照所需要的丸型装好转模、注射器分配板和可变齿轮	
		调正"同步"	
		预热展布箱	
		连接胶液桶	
		药液准备	
		输送胶液，制胶皮	
		压制软胶囊	
		按操作规程进行软胶囊定型、干燥	
活动三	操作结束	按照压制机清洁标准操作规程进行清洁	
		按照洁净区清洁标准操作规程对操作间及工器具等进行清洁	

五、目标检测

习题　　　答案

（一）单选题

1. 滚模式软胶囊机中不需要加热的部分是（　）

　　A. 明胶盒　　　　B. 药液料斗　　　　C. 楔形喷体　　　　D. 明胶桶　　　　E. 下料器

2. 关于滚模式软胶囊机的规范操作，以下说法错误的是（　）

　　A. 制胶膜时，应通过调节胶盒上的厚度调节柄，调整胶盒开口的大小以控制胶膜厚度

　　B. 生产中可通过调节手轮改变柱塞行程调节软胶囊装量

　　C. 调节喷体合适温度以能黏合胶膜而不漏液为宜

　　D. 停机时，应排净胶盒内胶液及胶皮轮上胶皮，关闭主机，切断药液通路，停止供料

　　E. 胶皮轮上严禁用锐器铲刮残留胶皮，否则易划伤胶皮轮，影响涂布胶皮质量

3. 以下关于滚模式软胶囊机维护与保养，正确的是（　）

　　A. 清洗结束后料斗内的清洁液体石蜡不能排空

　　B. 胶皮轮上的残留胶皮应用锐器铲除完全

　　C. 输胶管应放入水中清洗干净

　　D. 喷体在不接触胶皮的情况下可以通电预热

　　E. 喷体出料孔堵塞时，应迅速进行清理

4. 排除滚模式软胶囊机运行中出现胶膜粘在胶皮轮上故障的措施是（　）

　　A. 校正胶膜厚度　　　　　B. 增大冷气量　　　　　C. 改善胶膜润滑度

　　D. 提高明胶温度　　　　　E. 增加明胶稠度

（二）多选题

1. 可用以生产软胶囊的设备有（　）

　　A. 全自动胶囊充填机　　　　　B. 轧囊机　　　　　C. 滴丸机

D. 胶囊抛光机　　　　　　E. 真空均质乳化机

2. 滚模式软胶囊机的楔形注入器由（　　）等部件组成

A. 一对滚模　　　B. 喷体　　　C. 下丸器　　　D. 拉网轴　　　E. 明胶盒

（三）判断题

1. 滚模式软胶囊机右滚模轴只能转动，左滚模轴既可转动又可横向水平移动。（　　）

2. 油滚系统的作用是使胶皮表面光滑，保证软胶囊形成过程不会黏结在模具和喷体上。（　　）

3. 通过"对线"调整机构调节左滚模转动，使左右滚模模腔一一对应。（　　）

4. 滚模式软胶囊机下丸器由一对六方轴和一对毛刷组成。（　　）

（四）思考题

某厂调试滚模式软胶囊机时发生胶丸夹缝处有漏液现象。请分析此案例情形背后的原因是什么？如何排除故障？

工作领域三 注射液生产

工作任务 3.1 配液洗瓶及吹灌封

职业能力 3.1.1 能按规程调试、操作、维护配液系统

PPT

一、核心概念

1. 配液系统 系把原料药加入注射用水等溶剂中，经过搅拌、加热或冷藏、除菌过滤等，配制成符合要求的注射剂所需浓度的系统，是注射剂生产过程中最核心、最复杂的过程体系，是制药工艺中的关键设备，密切关联到药品的质量和安全。配液系统一般包括配液罐（浓配罐、稀配罐、暂存罐）、自动控制系统、管路分配系统、无菌过滤器及其在线完整性测试系统、CIP（在线清洗）、SIP（在线灭菌）等。

2. 配液罐 又称配制罐、调配罐，是将一种或几种物料按工艺配比进行混配的混合搅拌设备。

3. 传感器 能感受规定的被测量并按照一定的规律转换成可用信号的器件或装置，通常由敏感元件和转换元件组成。传感器是一种检测装置，能感受到被测量的信息，并能将检测感受到的信息，按一定规律变换成为电信号或其他所需形式的信息输出，以满足信息的传输、处理、存储、显示、记录和控制等要求。它是实现自动检测和自动控制的首要环节。

4. 隔膜阀 是用隔膜作启闭件封闭流道，截断流体，并将阀体内腔和阀盖内腔隔开的截止阀。其结构简单，密封和防腐性能较好，流体阻力小。用于低压、低温、腐蚀性较强和含悬浮物质的介质。广泛应用于食品、制药、化工、饮料、生物工程等行业，特别适于需要严格控制卫生条件的场合。

二、学习目标

1. 能表述常用配液设备工作原理及异同。
2. 能按照标准操作规程正确调试、操作、维护配液罐。
3. 能够解决配液罐在使用过程中产生的问题。

三、基本知识

（一）配液系统

配液系统一般包括配液罐（浓配罐、稀配罐、暂存罐）、控制系统、管路分配系统、无菌过滤器及其在线完整性测试系统、CIP、SIP等，小容量注射剂配液系统如图 3-1-1-1 所示。

1. 配液罐 又称调配罐或搅拌罐，一般为立式，主要通过搅拌操作将物料混合达到工艺生产的要求，是制药、生物工程、食品等行业中常用的中间缓冲、储液、搅拌、调配、反应的必需设备。

（1）配液罐的组成 主要由罐本体和附件组成。

1）本体 主要由筒体、支腿（或支耳）、上下封头、夹套及保温层组成。配液罐筒体圆柱形，上下封头为标准椭圆形或蝶形封头，主要材质为304L 或316L 不锈钢。保温材料多为聚氨酯或岩棉，厚度 50~100mm。

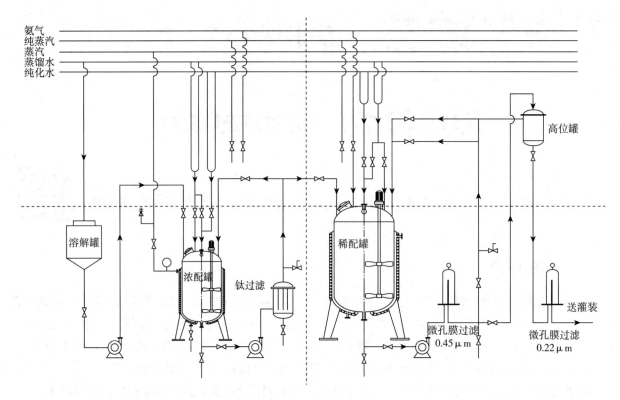

图 3-1-1-1 配液系统

2）附件 主要包括入孔、洗罐器、射灯、料液进出口及其他工艺管口、CIP 清洗口、搅拌器、呼吸器、液位计、温度计、蒸汽进口、冷凝水出口、出料口、称重模块等（图 3-1-1-2）。

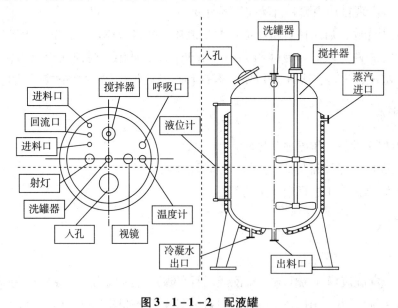

图 3-1-1-2 配液罐

玻璃管液位计为玻璃管外套不锈钢保护管型，管两端与罐内相通形成连通器，可通过玻璃管中的液位高度读出配液罐中物料的液位高度。玻璃管液位计的最高及最低端安装有针形阀，当设备内温度或压力过高，可能超出玻璃管的承受范围时，可临时关闭针形阀，以保护玻璃管。

（2）配液罐的分类

1）根据安装方式分 有支耳式、移动式和立式三种（图 3-1-1-3）。

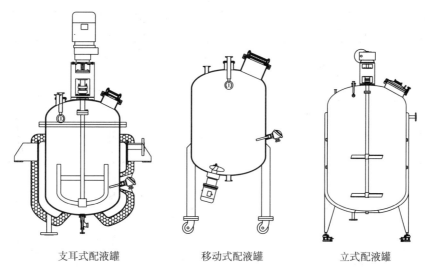

| 支耳式配液罐 | 移动式配液罐 | 立式配液罐 |

图 3 - 1 - 1 - 3　配液罐根据安装方式分类

2）根据结构不同分　有单层、双层（带保温层或夹套）、三层配液罐（带保温和夹套）三类（图 3 - 1 - 1 - 4）。

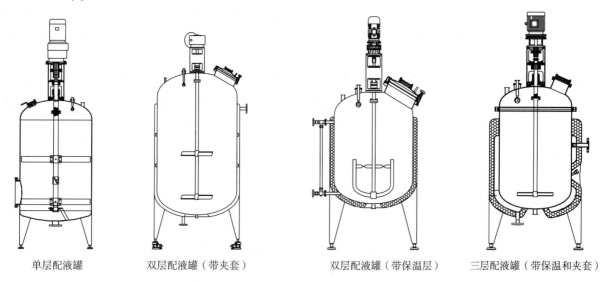

| 单层配液罐 | 双层配液罐（带夹套） | 双层配液罐（带保温层） | 三层配液罐（带保温和夹套） |

图 3 - 1 - 1 - 4　配液罐根据结构分类

3）根据搅拌形式分　有侧搅拌、底部搅拌、上搅拌三种（图 3 - 1 - 1 - 5）。

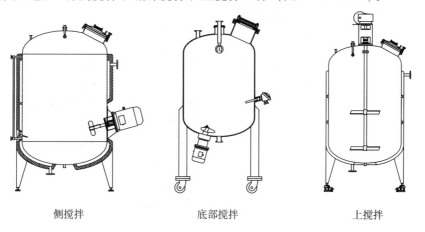

| 侧搅拌 | 底部搅拌 | 上搅拌 |

图 3 - 1 - 1 - 5　配液罐根据搅拌形式分类

（3）夹套温控系统　夹套一般用作设备的换热，即加热、保温或冷却、冷藏。所通入的介质一般分液相和气相两种。当介质为液相（如热水、冷却水、冷冻水等）时，管口接法一般为下进上出（图3-1-1-6）；当介质为气相（如蒸汽）时，管口接法一般为上进下出（图3-1-1-7）。

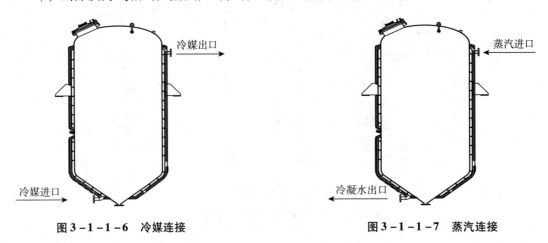

图3-1-1-6　冷媒连接　　　　　　　　　　　　　　图3-1-1-7　蒸汽连接

每台罐体可设置独立夹套温控系统进行工作，每套系统都装有独立的安全保护及控制装置。进行罐体升温/降温时，夹套介质通过阀门开闭控制介质流量通过不锈钢罐体夹套进行热交换。阀门的开闭由电磁阀的开关控制，电磁阀由PLC程序根据配液罐设定温度与实际配液罐温度的偏差进行自动控制。

小容量注射剂配液系统一般由稀配罐、浓配罐、暂存罐三个罐体组成，浓配罐和稀配罐有夹套装置，能够升温、降温。全自动配液系统根据实际生产情况可有多种组合方案。比如，如果原辅料药品质较好，可不必经浓配，而采用稀配工艺得到所需溶液（图3-1-1-8）。

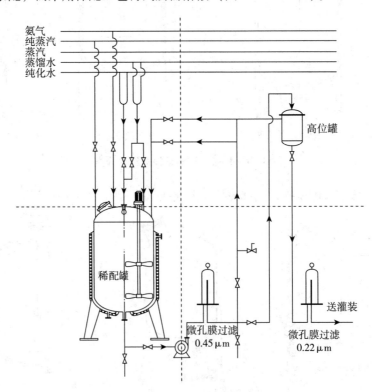

图3-1-1-8　直接稀配配液系统

2. 控制系统　配液罐控制部分主要为搅拌控制系统、称重控制系统、温度控制系统、液位控制系统等。

（1）搅拌系统　根据安装部位不同分为上搅拌和下搅拌，上搅拌常为机械搅拌，下搅拌常为磁力搅拌（图3-1-1-9）。

1）机械控制搅拌　主要由电机、搅拌器、减速机等部分组成，能快速将液体均匀混合达到所需配比。搅拌电机、减速机安装在罐顶，搅拌器由搅拌轴和搅拌桨叶组成，搅拌桨叶焊于下搅拌轴上（图3-1-1-9）。

转速控制有手动机械调速和变频调速两种。机械调速通过转动减速机调速手轮实现调速；变频调速通过改变电源频率达到调速目的。

2）磁力搅拌　实际是磁力耦合器的一种，磁力耦合器由两个独立且没有任何接触的转体组成，两个转体之间有一定的空气间隙。其中一个带铜盘的钢制转体与电机输出端联结（称为导磁体），另一个带永磁材料的铝制转体与负载输入端联结（称为永磁体）。电机转动过程中，导磁体通过切割永磁体的磁力线产生的磁感应力，实现电机与负载之间的扭矩传递。

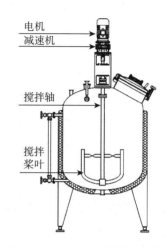

①磁力搅拌器的结构：主要由电机、外磁体转子（导磁体）、内磁体转子（永磁体）、叶轮（搅拌桨）等组成，外磁体转子装在电机轴上，内磁体转子装在罐体的内壁上，内磁体转子与叶轮靠负载轴联为一体（图3-1-1-10）。有时也可将电机和叶轮（搅拌桨）的位置对换，如配液系统的磁力搅拌就是如此。

②磁力搅拌器的原理：电机、减速机带动内磁体转子旋转，通过磁力偶合而带动装在罐内部的外磁体转子旋转，外磁体转子的轴与叶轮联为一体，对物料进行搅拌（图3-1-1-11）。

图3-1-1-9　配液罐机械搅拌

③磁力搅拌器的特点：由于外磁钢体及搅拌轴装在密封筒体内部，而密封筒体与配液罐之间的平面可焊接一体，因而从根本上改变搅拌轴与罐体间的"动密封"为"静密封"，从而实现高温、高压下的无泄漏、便于清洗灭菌。

④磁力搅拌器在配液系统上的应用：磁力搅拌由电机、内磁体转子、焊盘、外磁体转子、轴承、叶轮、控制箱七个部件所组成（图3-1-1-12）。

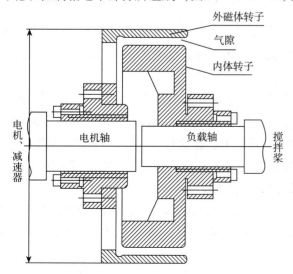

图3-1-1-10　筒形磁力偶合器结构图

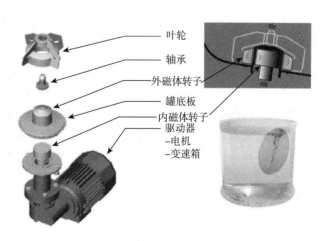

图3-1-1-11　磁力搅拌器结构原理示意图

驱动电机装于罐底外部，电机轴与内磁体转子通过减速器连接，外磁体转子与搅拌叶轮成型于一体，内外磁体转子与套筒完全隔离，不直接接触。电机转动时内磁体转子通过磁效应带动外磁体转子转动，从而达到搅拌效果。

（2）称重控制系统　一般由称重传感器、接线盒、称重控制仪表、电脑、操作屏、PLC 控制柜等部分组成，其工作原理如图 3-1-1-13 所示。首先，多只称重传感器将感应重物所获取的重量信号经接线盒汇总后进入称重控制仪表，称重控制仪表将微弱的重量信号（mV 级）经放大、滤波及 A/D 转换，然后通过数字处理，将称重信号显示到数字屏幕上。称重控制仪表还会通过接口电路输出不同的信号，将信号接入 PLC、触摸屏、计算机、打印机等设备的系统，将重量数据及控制信号输送至其他系统设备中去，控制电机的启停与阀门的开闭等动作，以实现整个自动配料系统的顺利运转。

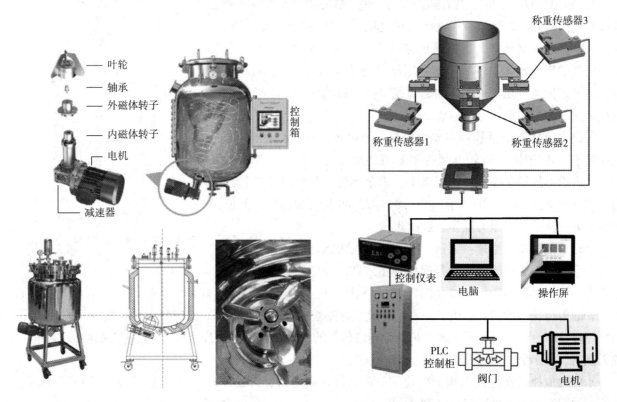

图 3-1-1-12　磁力搅拌器配液原理示意图　　　图 3-1-1-13　称重控制系统工作过程示意图

1）称重传感器　称重传感器是用来将重量信号或压力信号转换成电信号的转换装置。称重传感器采用金属电阻应变计组成测量桥路，利用金属电阻丝在张力作用下伸长变细、电阻增加的原理，即金属电阻随所受应变（尺寸的变化）而变化的效应而制成的。

称重传感器的构造原理：金属电阻具有阻碍电流流动的性质，即具有电阻，其阻值依金属的种类而异。同一种金属丝，一般越细长其电阻值越大。当金属电阻丝受外力作用而伸缩时，其电阻值就会在某一范围内增减。因此，将金属丝（或膜）紧贴在弹性物体上，若这种丝（膜）很细（很薄），粘贴又十分完善，那么，当弹性体受外力而伸缩时，金属电阻丝（膜）也会按比例伸缩，其阻值也会相应变化。称重传感器就是将金属电阻应变片粘贴在弹性体上进行测量重量信号的。

称重传感器的外形构造有圆柱形、S 形、长方形等。在整个称量控制系统中，称重传感器是影响测量精度的关键部件，配液系统中用到的传感器为长方形（图 3-1-1-14，图 3-1-1-15）。

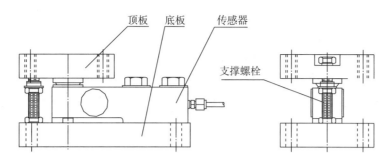

图 3－1－1－14　称重传感器外形构造图

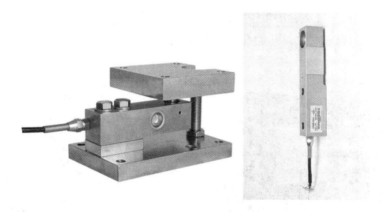

图 3－1－1－15　称重传感器实物图

配液系统的称重传感器顶板安装在罐底支架垫片下（图 3－1－1－16），一体化设计节约设备安装空间。采用不锈钢焊接密封传感器，可在各种恶劣环境下使用，可准确称量配液罐内物料重量。

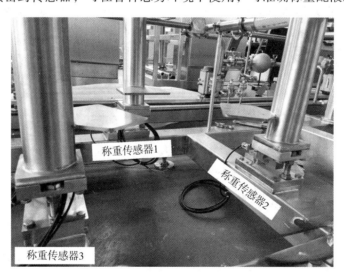

图 3－1－1－16　称重传感器安装图

2）称重控制仪表　是一种用于测量物体重量的设备，可通过称重传感器获取物体的重量信息，并进行数字化处理和显示。称重控制器的工作原理主要分为以下三个步骤。

①检测物体重量：称重控制仪表通常使用称重传感器来检测物体的重量。称重传感器的应变片黏贴在弹性体上，当物体称重时，弹性体发生弹性形变，称重传感器会将这些变化转换为电信号并发送给称重控制仪表。

②信号转换：称重传感器发送给称重控制仪表的电信号，需要经过一些处理才能被计算机识别和使用。称重控制仪表通常会将电信号进行放大和滤波处理，以提高信号的精度和准确性。然后，称重控制仪表会将处理后的信号进行数字化处理，转换为数字信号。

③数据处理和显示：称重控制仪表会将数字信号输入计算机中进行计算和处理，以确定物体的重量。称重控制仪表会将测量结果显示在显示屏上，供查看和使用。称重控制仪表还会通过接口电路输出不同的信号，将信号接入 PLC、触摸屏、计算机、打印机等设备的系统，将重量数据及控制信号输送至其他系统设备中去，控制电机的启停与阀门的开闭等动作，以实现整个系统的自动配液（图 3 - 1 - 1 - 17）。

（3）温度控制系统　根据工艺需要可安装双金属温度计或 PT100 温度计。

1）双金属温度计　是一种适合测量中、低温的现场检测工业仪表。可用来直接测量气体、液体和蒸汽温度。带电接点双金属温度计，并能在工作温度超过给定值时，自动发出控制信号切断电源或报警（图 3 - 1 - 1 - 18）。

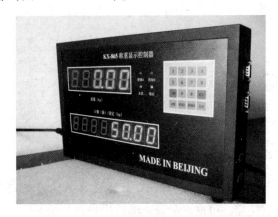

图 3 - 1 - 1 - 17　称重控制仪表实物图

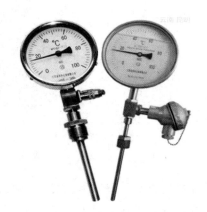

图 3 - 1 - 1 - 18　双金属温度计实物图

①双金属温度计的结构：由固定端、螺旋形双金属片（感温元件）、保护管、指针轴、活动螺母、表壳、度盘、指针等部分组成（图 3 - 1 - 1 - 19）。

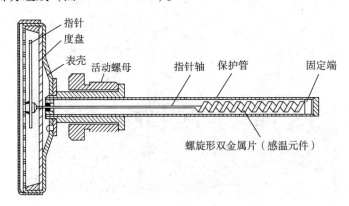

图 3 - 1 - 1 - 19　双金属温度计结构示意图

②双金属温度计的原理：在测量过程中感温元件中不同金属片的膨胀系数存在差异，金属片随着温度的变化也会出现膨胀或者收缩的情况，利用金属片的变化可以对环境温度进行检测（图 3 - 1 - 1 - 20）。在双金属温度计使用过程中需固定金属片一端，然后将另一端（自由端）与指针连接，可确保位移量与气温接近相关性关系，指针通过变化量的大小变化，表现出实际的温度数值。

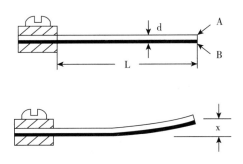

图 3 - 1 - 1 - 20 双金属温度计原理图

2）PT100 温度计 PT100 热电阻是一种基于电阻随温度变化的原理，来测量温度的传感器。其工作原理基于热电效应，即当导体受到温度变化时，其电阻值会随之变化。

总之，PT100 热电阻的工作原理是基于铂材料在不同温度下会产生电阻变化，可以精准测量广泛的温度范围，并在工业控制等领域得到广泛应用。图 3 - 1 - 1 - 21 中右两个为配液系统用的卫生级 PT100 热电阻。

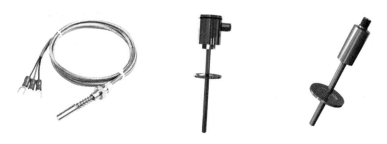

图 3 - 1 - 1 - 21 PT100 热电阻实物图

（4）电控系统 主要包括电器系统和控制系统两部分。电器系统包括所有电力设备的连接及保护。控制系统用于控制配液系统的手动及自动运行，并对配液过程的数据、报警、事件等进行记录。

3. 管路分配系统 对于多条洗灌封联动线生产而言，管路分配系统尤为重要。分配系统管路应在设计时考虑合理的倾斜度、分支管路的流量、上机压力应均衡平稳，各分配管路应有有效的独立控制设施，并配有检测系统。从浓配至灌封结束，所有物料输送应全部通过密闭管路系统完成。药液输送系统通过洁净的压缩空气/氮气，或输送泵为动力源，将药液在罐体单元间进行转移。

管道系统的基本组成为：管件、阀门、离心泵和其他管道附件。

（1）管件 根据系统的设计方案，管道系统根据焊接方式分为加长式管件（管件带直段≥40cm）（自动焊接管件）和普通管件（零直段）（手工焊接管件）；根据材质分为 316L 和 304L 不锈钢管件。

（2）阀门 小容量注射液管路上的阀门，应采用卫生级隔膜阀（图 3 - 1 - 1 - 22），此外，还有罐底阀、取样阀等。所用阀门对药液无污染、无脱落物；阀门材料具化学惰性；阀门的结构形式应不利于微生物和杂质的滞留和生长。

卫生级隔膜阀用不锈钢材料制成，具有隔膜结构。其良好的密封性能和可靠的流量控制能力能有效规避介质污染和交叉污染。其工作原理基于隔膜作用，将管道分成两个隔离的部分，在管道两侧形成一个密闭的空间。

1）结构组成 由阀体、阀盖、隔膜、阀杆、手柄等部分组成（图 3 - 1 - 1 - 23）。其中，阀体和阀盖通常由不锈钢材料制成，隔膜可选用橡胶、氟橡胶、丁腈胶等材料，以适应不同介质和工作条件。

2）工作过程 当阀门关闭时，隔膜被压紧在阀体和阀盖之间，隔开了管道两侧的介质。此时阀门处于关闭状态，流体无法通过管道。

当需要开启阀门时，手柄逆时针转动阀杆，阀杆带动隔膜向上移动，打开了管道两侧的通道，介质开始流动。随着阀杆的旋转，隔膜打开，介质能够自由地流过阀门。

当需要关闭阀门时，手柄顺时针转动阀杆，隔膜向下移动，再次封住了管道两侧的通道。阀门处于关闭状态，介质无法通过管道。

3）特点和应用　最突出特点是隔膜把下部阀体内腔与上部阀盖内腔隔开，使位于隔膜上方的阀杆、阀瓣等零件不受介质腐蚀，省去了填料密封结构，且不会产生介质外漏；其次，受隔膜材料限制，隔膜阀适用于低压和温度相对不高的场合。广泛应用于食品、制药、化工、饮料、生物工程等行业，特别适用于需要严格卫生条件的场合。

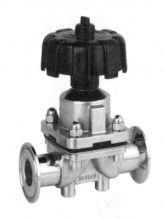

图 3 - 1 - 1 - 22　卫生级隔膜阀实物图

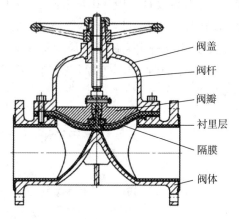

图 3 - 1 - 1 - 23　卫生级隔膜阀结构示意图

阀盖
阀杆
阀瓣
衬里层
隔膜
阀体

（3）洁净泵　制药用水系统中水的输送主要是靠洁净离心泵。根据所能达到的流量和扬程范围可分为单级离心泵和多级离心泵。

（4）其他管道附件　在制药工艺管路系统中，管路附件一般包括卫生级隔膜阀、压力表、温度计、旋转清洗球、不锈钢过滤器等。如图 3 - 1 - 1 - 1 配液系统所示，浓配罐与稀配罐之间有钛棒过滤器，高位罐前后各有微孔过滤器。

1）钛棒过滤器　浓配时，一般用活性炭吸附杂质，然后用钛棒过滤器滤除活性炭。钛棒过滤器以 316L 或 304L 不锈钢材料作外壳，内有单支或多支钛棒滤芯，多孔钛棒滤芯是以高纯钛粉为原料经高温烧结的方法加工制成的空心滤管。具有过滤阻力小，渗透性好，耐高温、高压、强酸、强碱，耐腐蚀，滤芯可反复再生等特点；可适用各种介质的过滤。一般用于粗滤或中间过滤，在制药行业尤其适于大输液和针剂生产线中的脱炭过滤。图 3 - 1 - 1 - 24 为钛棒过滤器实物图，管件连接采用国际标准快装式连接，拆装清洗方便。

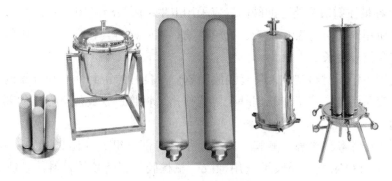

图 3 - 1 - 1 - 24　钛棒过滤器

由于钛棒过滤芯本身材质较脆，使用过程中需格外小心，以免钛棒受损，影响过滤效果。在工作前，应检查整个管路是否连接完好，然后开启排污阀、反吹阀、关闭进料阀、出口阀，用干净的空气进行滤前反吹，然后关闭排污阀、反吹阀，依次打开进料阀和出料阀，最后过滤器进行工作。钛棒过滤芯运行一定时间后要进行反吹或反洗再生，再生周期视规定的允许压差和流量而定。

2）微孔过滤器　稀配罐中的溶液经微孔滤过滤器，去除细菌、微粒等杂质。

微孔过滤器是一种膜分离技术，由折叠式微孔膜滤芯和不锈钢外筒组成，内装配单芯或多芯滤芯，外筒为圆柱体筒状结构，滤芯的折叠膜有骨架支撑，广泛用于医药、化工等行业。其工作原理是液体在一定的压力下由进口流入过滤器内，杂质被过滤器内的滤芯截留，过滤后的液体经由出口流出（图3－1－1－25）。

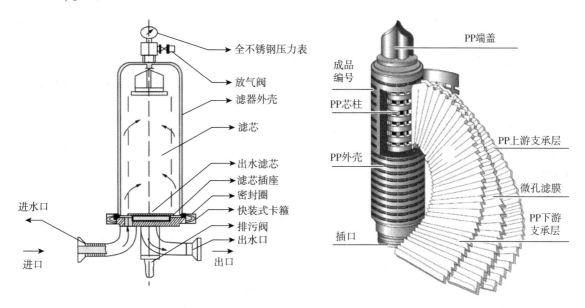

图3－1－1－25　微孔膜过滤器、滤芯结构图

经减菌过滤的溶液可输送至高位罐中储存，高位罐中的溶液经除菌过滤便可送去灌装工位，过滤方式一般采用冗余过滤或组合过滤。微孔膜过滤器、滤芯实物见图3－1－1－26。

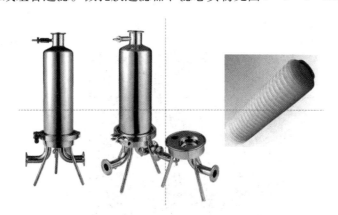

图3－1－1－26　微孔膜过滤器、滤芯实物图

4. CIP　指配液系统可以对配液系统的罐体、管路实行自动的在位清洗。在罐体设置相关管路及喷淋球，通过清洗泵将清洗水（一般为注射用水、纯化水以及碱液）泵入管路进行清洗。

5. SIP　带蒸汽灭菌的配液系统相当于一个高压蒸汽灭菌柜，只消毒配液系统自身的罐体，管路和除菌过滤器、放气过滤器（呼吸器）等部位，因此也称在位蒸汽灭菌系统。由于灭菌时需要高压蒸汽，因此对容器的耐压程度有更高要求，同时要配备爆破片/安全阀，以保证罐体的安全性。灭菌时往往会产生冷凝水，会影响系统温度的上升，因此需要排出冷凝水而又不排出蒸汽，需用到疏水器。配液系统使用的疏水器都是由不锈钢制成。

四、能力训练

（一）操作条件

1. 检查生产所用工具是否齐全、洁净，机器部件是否安装完好；检查投料的物料是否齐全，数量、品名、批号是否与生产指令相符，外观是否合格。

2. RT-1200 磁力搅拌配液罐。

3. RT-1200 磁力搅拌配液罐标准操作规程。

微课1

（二）安全及注意事项

1. 配液罐属于狭小空间，请按照正确流程安全进入。

2. 一般情况下，用氮气/压缩空气对药液进行输送时，需事先对减压阀进行调节，一般将压力调至2~3bar。

3. 当控制柜门和操作面板被打开或取走时，电源并非处于断电状态。因此，在进行维护或故障排除时，应首先切断电源。

4. 当维修门打开时，供电电源并不会自动切断，请维修前切断电源。

5. 维修前一定要切断一切能量源。能量源包括但不限于高压气体、蒸汽或制冷。操作者在维修前，必须在相关位置放置锁定标识。

6. 避免与工作液体和密封剂接触，当需与液体和密封剂接触时，请使用保护装备和穿防护服。

7. 在设备周围留有足够的安装维修空间。

8. 设备附近应该有充足的照明以保证维修和操作的安全。

（三）操作过程

序号	步骤	操作方法及说明	质量标准
1	生产前准备工作	（1）检查确认设备清洁消毒状态 （2）检查确认各连接管密封完性 （3）检查各仪表的安装状态 （4）检查确认各阀门 （5）检查确认各控制部分 （6）检查呼吸器阀门 	（1）确认设备已清洁消毒待用 （2）确认各连接管密封完好，各管道无跑、冒、漏等现象 （3）各仪表按照规范进行安装，量程符合生产要求，且各仪表均在校定有效期内使用 （4）各阀门开启正常 （5）各控制部分正常 （6）呼吸器阀门已处于开启状态

续表

序号	步骤	操作方法及说明	质量标准
2	运行	（1）配液罐及管道灭菌 ①打开配液系统的总电源开关 ②点击登录 ③粗配系统（D级）灭菌 ④打开冷冻水进水阀和冷冻水回水阀 ⑤关闭进冷水阀，冷冻水进水阀、冷冻水回水阀 ⑥精配系统灭菌 （2）配剂用滤芯、灌装用容器具灭菌 	（1）配液罐及管道灭菌，每天生产前对配液系统进行灭菌 ①打开配液系统的总电源开关 ②点击登录，进入系统界面，输入用户名和密码，进入系统 ③粗配系统（D级）灭菌，打开纯蒸汽总阀，点击灭菌控制按钮选择粗配灭菌程序，根据粗配系统灭菌验证参数卡内容分别设定好参数，点击粗配空罐管道灭菌启动程序，粗配系统开始自动灭菌 ④点击左下角夹套进冷水阀，打开冷冻水进水阀和冷冻水回水阀为灭菌后的粗配罐降温 ⑤待温度降到30℃时，程序自动关闭夹套进冷水阀，手动关闭冷冻水进水阀、冷冻水回水阀 ⑥精配系统灭菌，打开纯蒸汽总阀，点击灭菌控制按钮选择精配灭菌程序，根据精配系统灭菌验证参数卡内容分别设定好参数，点击精配空罐管道灭菌启动程序，精配系统开始自动灭菌 ⑦管道灭菌：打开纯蒸汽总阀，点击灭菌控制按钮选择管道灭菌程序，根据管道系统灭菌验证参数卡内容分别设定好参数，点击管道灭菌启动程序，管道系统开始自动灭菌 ⑧打开冷冻水进水阀和冷冻水回水阀为灭菌后的精配罐降温 ⑨待温度降到30℃时程序自动关闭夹套进冷水阀，手动关闭冷冻水进水阀、冷冻水回水阀 （2）配剂用滤芯、灌装用容器具灭菌，将灌装用的与药品直接接触的容器具、工具，在D级区器具清洗室清洗并用压缩空气吹干后，放入湿热灭菌柜进行灭菌（121℃，20分钟），灭菌结束后在C级区的出无菌器具衣物室A级层流下取出待用

序号	步骤	操作方法及说明	质量标准
2	运行	（3）配制 ①原辅料称量：插上称量罩电源，打开层流风机、照明开关、风机运行稳定后检查风机运行频率、高效过滤器两端压差，是否与验证参数卡的内容一致，检查初效、中效过滤器两端压差是否符合规定。插上酸雾称量罩电源，打开电源开关，调节抽风调速旋钮。根据生产指令，将所需原辅料依次称量投料 ②活性炭称量：打开除尘器电源，打开风机开关观察除尘器运行是否正常；复核分包上的品名、批号、毛重，确认后在隔离操作柜内进行润炭，再加入粗配罐内 ③浓母液配制：点击粗配称重，根据生产指令中母液配制所需注射用水的重量设定重量值。点击"配料"，打开注射用水总阀，粗配罐开始自动加入注射用水 ④药液配制 ⑤pH 检测	（3）配制 ①原辅料称量：插上称量罩电源，打开层流风机、照明开关、风机运行稳定后检查风机运行频率、高效过滤器两端压差，与验证参数卡的内容一致，初效、中效过滤器两端压差符合规定 ②活性炭称量：打开除尘器电源，除尘器运行正常；复核分包上的品名、批号、毛重正确 ③浓母液配制正常 ④药液配制正常 ⑤pH 检测：检测 pH 到范围内 ⑥称量系统校准
3	清场	（1）清洗粗配罐 （2）清洗精配罐 （3）清洗精配罐和粗配罐之间管道	（1）先用注射用水把粗配罐盖子和观察镜清洗干净，手动排掉清洗水，打开注射用水总阀，在流程界面中点击清洗控制，选择粗配罐清洗控制，按工艺要求设定好清洗水量、清洗电导率、清洗时间等参数，点击"粗配清洗按钮"开始清洗，清洗时间到后，则手动点击打开粗配排污阀，手动排掉清洗水 （2）先用注射用水把精配罐盖子和观察镜清洗干净，手动排掉清洗水，点击精配罐配液系统触摸屏"清洗控制"选择精配罐清洗控制 （3）由粗配到精配之间物料输送管道清洗，加注射用水，点击启动开关，启动粗配输送泵。打开精配罐排污阀，排尽罐内剩余注射用水
4	设备维护	（1）设备清洁 （2）开机检查 （3）设备保养	（1）每个生产周期结束后，应对设备进行彻底清洁。定期对搅拌器减速机运转情况进行检查，减速机润滑油不足时应立即补充，每半年更换一次润滑油 （2）定期检查搅拌器运转情况及机械密封情况，发现有异常噪音、磨损等情况应及时进行修理 （3）长期不用应对设备进行清洁，并干燥保存，再次启用前，需对设备进行全面检查，方可投入生产使用

【问题情境一】某药厂生产最终灭菌的小容量注射剂，浓配后经过药液泵、0.45μm滤芯打入稀配灌，在稀配罐取样检测中间产品合格后，将药液打入暂存罐，再经过0.22μm终端滤芯进行过滤，灌装。请结合此工艺分析如何确定药液在暂存罐的贮存时间。

【问题情境二】某药厂配液时进行药液输送，除菌过滤前后压差过大。请思考并分析原因和预防措施。

【问题情境三】某药厂在配液时使用聚醚砜滤芯进行过滤，但要对滤芯进行完整性检测。请思考并分析完整性检测前的检查要求。

【问题情境四】某注射液配液过滤系统的浓配罐、稀配罐的SIP程序：关闭所有罐体或者输送管道阀门，通压缩空气，加压至0.2MPa，关闭压缩空气阀门，看压缩空气压力衰减情况，5分钟内不少于5KPa，则系统密封可靠，可以开始灭菌。进行灭菌程序前打开呼吸阀阀门，打开纯蒸汽阀门，打开管道最远端灭菌疏水阀阀门，按自动程序进行灭菌；当罐体最远点温度升高达规定值，开始F_0值计时，F_0值计时达到12分钟后灭菌完成，关闭远端灭菌空气阀，通无菌压缩空气或氮气，对罐体进行降温，当温度降到一定值时，保证罐体压力，防止倒吸。请就此情境解析贮罐的灭菌方法、灭菌目的及F_0值的意义。

【问题情境五】通过扫描二维码观看《"品质好药中国造"——记全国劳模广药集团张春波》。结合张春波的故事，谈谈你对"工匠精神"的理解。

微课2

（四）学习结果评价

序号	评价内容	评价标准	评价结果（是/否）
活动一	生产前准备工序	设备已清洁消毒	
		各连接管密封完好，各管道无跑、冒、漏等现象	
		各仪表按照规范进行安装，量程符合生产要求，且各仪表均在校定有效期内使用	
		各阀门开启正常	
		各控制部分正常	
		呼吸器阀门已处于开启状态	
活动二	运行工序	进料阀进料正常	
		加热或冷却正常	
		换热系统工作正常	
		搅拌合格	
		出料合格	
活动三	清场工序	清洗粗配罐	
		清洗精配罐	
		清洗精配罐和粗配罐之间管道	
活动四	设备维护	开机检查正常	
		设备保养正常	

五、目标检测

习题

答案

（一）单选题

1. 以下配液操作流程不正确的是（　　）

A. 配液罐及管道灭菌，每天生产前对配液系统进行灭菌

B. 待温度降到30℃时程序自动关闭夹套进冷水阀，手动关闭冷冻水进水阀、冷冻水回水阀

C. 将灌装用的与药品直接接触的容器具、工具，在 D 级区器具清洗室清洗并用压缩空气吹干后，放入湿热灭菌柜进行灭菌

D. 浓母液配制时点击粗配称重，根据生产指令中母液配制所需注射用水的重量设定重量值

E. 药液配制时将称量好的原料，加入生产指令规定的自来水中溶解混匀

2. 药液的配制与以下步骤无关的是（ ）。

    A. 原辅料称量   B. 活性炭称量

    C. 浓母液配制   D. 药液配制

    E. 药粉的干燥程度

3. 以下不是配液系统组成的是（ ）。

    A. 浓配罐   B. 稀配罐   C. 暂存罐   D. 灭菌系统   E. 电路系统

4. CIP 是指（ ）

    A. 在线清洁（Clean in Place）   B. 在线灭菌（Steam in Place）

    C. 过滤系统   D. 清洁系统

    E. 电路系统

（二）判断题

1. 配液系统系指跟液体配制相关的系统，是制药工艺中的关键设备，一般包括浓配罐、稀配罐和暂存罐。（ ）

2. GMP 规定应当尽可能缩短药液从开始配制到灭菌（或除菌过滤）的间隔时间。（ ）

3. 药液的贮罐应达到的 GMP 标准。（ ）

4. SIP 通常指系统或设备在原安装位置不作拆卸及移动条件下的清洁工作。利用清洗液的流动冲刷及喷头喷洗作用在闭合的回路中进行清洗，清洗效率及自动化程度高。（ ）

（三）多选题

1. 配液系统一般包括（ ）

    A. 浓配罐   B. 稀配罐   C. 暂存罐   D. 灭菌系统   E. 清洁系统

2. 影响药液的贮罐应达到的 GMP 标准有（ ）

    A. 表面应当平整、光洁、易清洗或消毒、耐腐蚀

    B. 不得与药品发生化学反应、吸附药品或向药品中释放物质

    C. 应当配备有适当量程和精度的衡器、量具、仪器和仪表

    D. 贮罐具有无毒、无脱落、良好的耐腐蚀性等特点

    E. 贮罐凡与药液接触的部分均采用 304L 或 316L 不锈钢制造

（四）思考题

某药厂配液使用的钛滤棒滤芯堵塞，应如何处理？

职业能力 3.1.2　能按规程调试、操作、维护超声波立式清洗机、隧道灭菌柜

PPT

一、核心概念

1. 超声波立式清洗机　用于西林瓶/安瓿瓶内外壁清洗清洁的设备。采用超声波对容器进行粗洗，利用超声波空化原理（液体中的气体或液体蒸气在空洞中形成小气泡，并随周围介质的振动而不断运

动、长大或破灭）去除瓶壁和底部的附着物，设备采用注射用水和洁净压缩空气对容器进行连续精洗和吹干，随后进入隧道烘箱进行干燥及灭菌。洗瓶机一般放置在 D 级或 C 级洁净区。

2. 隧道灭菌柜 也称隧道灭菌干燥机或隧道烘箱，用于西林瓶/安瓿瓶连续烘干、灭菌、去热原的设备。采用层流原理，利用热空气进行干热灭菌，采用隧道结构，连接一般洁净区与关键洁净区。可与超声波清洗机、灌装封口设备组成完整的洗瓶、灭菌、灌装封口的自动化生产线。

二、学习目标

1. 能表述安瓿超声波立式清洗机和遂道灭菌柜的结构及工作原理与特点。

2. 能按照标准操作规程调试、操作、维护安瓿超声波立式清洗机和遂道灭菌柜。

三、基本知识

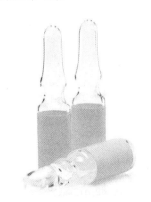

小容量注射器一般采用玻璃安瓿或玻璃西林瓶作为包装材料，玻璃瓶在灌装药液前需进行清洗灭菌，一般采用超声波洗瓶机进行清洗，该机是超声波洗涤法（粗洗）与气水喷射式洗涤法（精洗）相

图 3-1-2-1　玻璃安瓿外观

结合的设备，广泛使用立式（转盘式）。超声波洗瓶机自动化程度高，生产效率高，洗涤效果好，可与隧道烘箱、灌装封口装备组成洗烘灌封联动机。

以安瓿超声波立式清洗机为例，其型号按 JB/T 20002.2－2011 标注，如 AQCL80/（1～2）型表示，有 80 个机械手夹头、适用 1～2ml 安瓿规格的安瓿（A）立式（L）超声波清洗机。

（一）超声波立式清洗机

1. 基本工作过程及原理 超声波立式清洗机简称洗瓶机，可自动完成安瓿瓶的进瓶、超声波粗洗、瓶外壁精洗等主要工序。

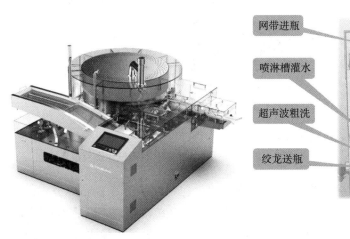

图 3-1-2-2　超声波立式清洗机外观图

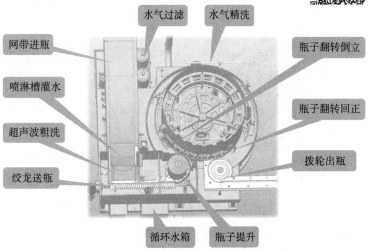

图 3-1-2-3　超声波立式清洗机清洗工序图

包材去除外包装后由人工放置在不锈钢进瓶网带上，通过喷淋槽预注水后进入超声波水箱进行粗洗，随后由绞龙送瓶进入提升模块，由提升拨块将玻璃瓶提升至洗瓶盘工位，由机械手夹头夹持玻璃瓶对瓶子内、外壁进行水气交替冲洗清洁，一般为三水三气清洗工艺，部分为三水四气清洗工艺，随后进入出瓶系统，随出瓶拨轮或同步带运行，在玻璃罩保护下将容器送入隧道烘箱内。

2. 基本结构 超声波立式清洗机由输瓶网带、注水系统、超声波粗洗系统、分瓶提升系统、转盘系统、精洗系统、出瓶系统、防护系统、传动系统、润滑系统、管路系统等系统组成（图3-1-2-4）。

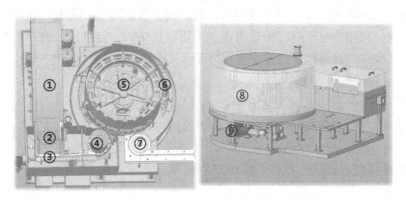

图3-1-2-4 超声波立式清洗机结构示意图

1. 输瓶网带系统；2. 注水系统；3. 超声波粗洗系统；4. 分瓶提升系统；5. 转盘系统；

6. 精洗系统；7. 出瓶系统；8. 防护系统；9. 传动系统

（1）输瓶网带系统 主要由带减速机电机、网带、墙板、驱动轴、从动轴、张紧装置、角度调节装置、边罩等部件构成（图3-1-2-5）。通过不锈钢网带将拆包后的安瓿转运至进注水系统，可与前置网带对接，实现上瓶间上瓶，具备缺瓶报警停机功能，输瓶速度可根据联动线产品设定为固定配方，无须单独调整。

（2）注水系统 主要由喷淋槽、走瓶板、挡瓶条、防挤瓶装置、防倒瓶装置等部件组成。注水系统往输送到位的容器内注水，防止包材进入水箱时出现浮瓶现象（图3-1-2-6）。

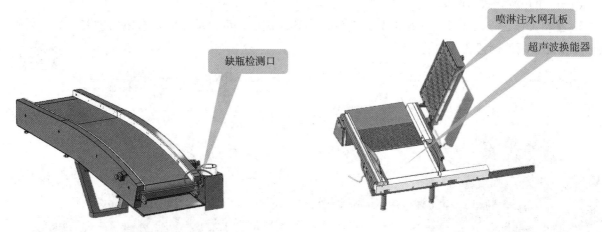

图3-1-2-5 输瓶网带系统示意图　　　　**图3-1-2-6 注水系统及超声波粗洗系统示意图**

（3）超声波粗洗系统 由超声波水箱、超声波换能器等部件组成。包材注水后进入超声波水箱，在超声波空化作用下，分离瓶壁的杂质，实现粗洗，超声波功率在0～1000W范围可调，以适用不同型号包材的要求。国内洗瓶机普遍配置了超声波系统，而在国际上，由于采用的包材质量更佳、杂质更少，出于超声波对碎瓶的风险考虑，部分洗瓶机去除了超声波系统（图3-1-2-6）。

（4）分瓶提升部件 由绞龙、提升拨块、绞龙电机等部件构成（图3-1-2-7），用于超声粗洗后分瓶，将无序瓶有序排列成单排，提升输送至机械手持瓶工位。

（5）转盘系统 主要由转盘、回转支承、机械手、翻瓶装置、导向装置、升降机构、碰块和凸轮等组成（图3-1-2-8）。转盘机构持瓶呈圆周运行，维持容器完成三水三气清洗，最后将容器输送至出瓶拨块。机械手接过提升拨块送过来的瓶子后，在转盘的带动下将瓶子翻转180°，使瓶口朝下，再送入精洗工序；通过水气交替清洗工序，来完成对瓶子的精洗；完成清洗的瓶子，机械手在转盘的带动下将瓶子翻转180°，使瓶口朝上，再送入出瓶装置。机械手夹头采用聚氨酯（PU）材质，以保障不刮伤瓶口，实现柔性夹瓶。

（6）精洗系统　包括循环水管路系统、注射用水管路系统、注射用水降级水系统、压缩空气管路系统，对瓶子内壁、外壁进行水气交替清洗清洁（图3－1－2－9）。瓶内壁清洗一般有"三水三气"，即循环用水→循环用水→压缩空气→注射用水→压缩空气→压缩空气。外壁清洗主要有循环水冲洗和压缩空气吹干两道工序。部分机型为清洗更干净采用"三水四气"清洗工艺，即在"三水三气"工艺前加压缩空气吹内壁。

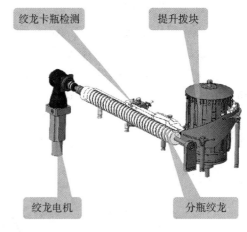

图3－1－2－7　分瓶提升部件示意图

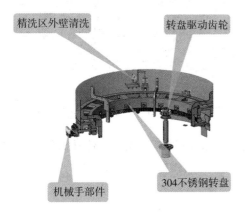

图3－1－2－8　转盘系统示意图

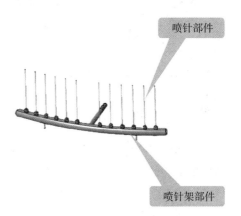

图3－1－2－9　精洗喷针示意图

（7）出瓶系统　主要由拨盘、出瓶轴、出瓶立柱组成（图3－1－2－10）。转盘系统清洗后的瓶子随出瓶拨轮或同步带运行（一般西林瓶采用拨轮出瓶、安瓿瓶出瓶采用同步带出瓶），在玻璃罩保护下将容器送入隧道灭菌柜预热段区域。

（8）防护系统　主要由左罩、中间罩、升降圆罩、升降装置、抽湿装置组成（图3－1－2－11）。抽湿装置是从转盘中心抽走一部分湿热空气，从而有效防止转盘中心的积水；升降装置可以使圆罩自动升降，方便清洗和维修，设有上下限位开关。圆罩设有一个排湿气口与客户端引风系统相连，或采用风机强制排出湿热气体。防护罩设有感应开关。

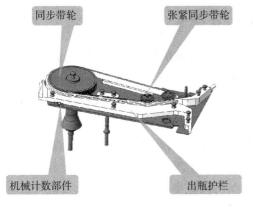

图3－1－2－10　出瓶系统示意图

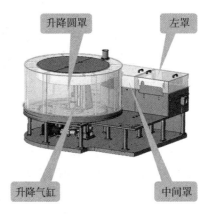

图3－1－2－11　防护系统示意图

（二）隧道灭菌柜

1. 基本工作过程及原理 隧道烘箱可连接 A/B 级洁净区与低级别清洁区，利用网带实现全过程的传送与运载，实现清洗后的包材干燥、灭菌、去热原。

清洗后的玻璃包材在网带的作用下依次进入烘箱的预热段、高温灭菌段、低温冷却段，随后通过网带出瓶进入灌装工位。隧道烘箱应用流体层流原理，采用热（冷）空气交换，完成对经过隧道内的容器瓶的干燥、灭菌、冷却。设备工作过程中对温度、风压等均设有自动监控，确保烘箱腔室内与房间的压差、灌装间与洗烘间压差，保障符合 GMP 要求（图 3 - 1 - 2 - 12，图 3 - 1 - 2 - 13）。

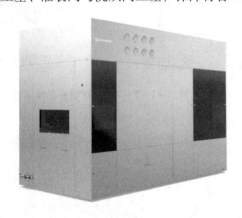

图 3 - 1 - 2 - 12 隧道灭菌柜外观图

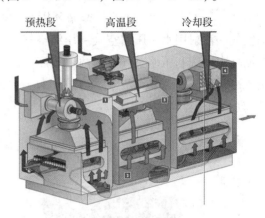

图 3 - 1 - 2 - 13 隧道灭菌柜内部示意图

2. 基本结构 隧道烘箱由预热层流系统、高温层流系统、冷却层流系统、主传动系统、网带清洁系统、风门隔断系统、排风系统、进瓶信号系统等主要系统组成（图 3 - 1 - 2 - 14）。

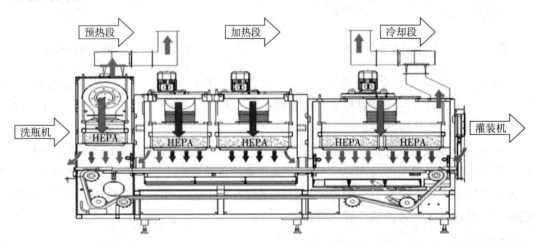

图 3 - 1 - 2 - 14 隧道灭菌柜工作示意图

（1）预热层流系统 主要由初效空气过滤器、预热层流箱体、预热层流风机、风门调节器、风罩、高效过滤器、风罩压紧装置、过滤器安装框、超声波换能器、抽湿排风风机等组成。工作时，空气由层流箱体上腔的预热层流风机吸入，经过初效过滤器，然后压入层流箱体下腔，经过风罩、预热段高效过滤器将洁净的空气压向隧道内，对网带及玻璃瓶进行层流风保护，然后由机器底部、双侧回风排至室外。预热段隧道内的风压相对洗瓶间为正压（5 ~ 10Pa），使外面的低级别空气不能进入隧道内，以保持容器的洁净度。为保证干燥灭菌段的灭菌效果，预热段的空气不得进入干燥灭菌段；为此必须保证预热层流段和干燥、灭菌层流段有一定的压力差，即空气只能由干燥、灭菌层流段流向预热层流段；同时，为使干燥、灭菌层流段的热风不至于大量流向预热层流段，设备正常工作时，设置干燥、灭菌层流段比预热层流段的压力高且为正压（1 ~ 2Pa）。预热层流段对药瓶预热的热量主要来自于干燥、灭菌层流段向预热层流段溢出的热风。

（2）高温层流系统　主要由加热箱体、加热层流风机、冷却水管系、电加热管、风罩、高温高效过滤器、初效过滤器等组成（图 3 - 1 - 2 - 15）。加热段留有新风补风口，对腔内损失风量进行补充，封口处都配有初效过滤器。为了提高空气均匀性以达到良好的热均布性，在风机出口到高效过滤器上方和传输网带下方安装有均流装置。干燥、灭菌段是灭菌柜的主要功能段，高温灭菌和除热原的过程均在此功能段内完成。根据 GMP 要求，玻璃瓶在加热循环后，去热原工艺需要实现下降至少 3 个对数单位。

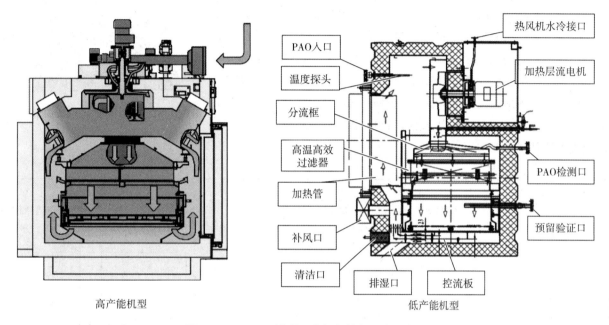

高产能机型　　　　　　　　　　　低产能机型

图 3 - 1 - 2 - 15　隧道灭菌柜加热段工作示意图

工作时，少量空气由初效过滤器进入灭菌柜内，流经加热装置加热后，被层流风机吸入，经高温高效过滤器过滤后进入隧道内，对玻璃容器进行干燥和灭菌，随后从双侧及底部回风，经过加热之后进入下一个循环。箱体前端部分高温湿热气沿着箱体底部箭头方向被抽湿排风风机抽走。工作时，加热层流风机长期处于高温环境下运行，为防止加热层流风机的机件因高温损坏，设计有加热层流风机的冷却水管系统。

（3）冷却层流系统　主要由排水阀门、出口下塞块、电加热管、高温高效过滤器、风罩、表冷器、冷却层流箱体、加热层流风机、在线灭菌管系等组成。冷却层流段将从加热层流段流入的高温瓶进行冷却，使烘箱出瓶温度接近于环境温度。因与环境温度温差较大，会导致流入灌装线的瓶子表面产生结露现象。若中途停机，恢复生产前，冷却段需进行在线灭菌以保障包材灭菌效果，因此，冷却层流系统需要兼顾在线灭菌程序，目前主要采用干热灭菌及汽化双氧水（VHP）灭菌两种方式。为保证洁净要求，隧道灭菌柜的所有高效过滤器均要定期检查。

（4）传动系统　主要由主传动减速电机、传送网带、链条和链轮等组成。用于网带传动与包材容器运输。

四、能力训练

（一）操作条件

1. 足够跑瓶测试的安瓿瓶。

2. 超声波立式清洗机及隧道灭菌柜操作规程。

3. 用于安瓿瓶清洗的超声波立式清洗机、隧道灭菌柜。

（二）安全及注意事项

1. 机器运转过程中不管出现什么情况，绝对不允许用手或其他工具伸入工作部位。

2. 遇到碎瓶、卡瓶等现象，需要调整设备时，必须先切断电源。

3. 生产结束后，开启安瓿清洗机水槽的排水阀门，除去玻渣，需用注射用水清洗，随后放尽注射用水，关闭排水阀门。

4. 隧道灭菌柜工作过程中，如出现破瓶、碎瓶应尽早停机清洗，避免产生可见异物或微粒污染药品。

5. 如遇到异常断电情况，需立即打开停电保护按钮并打开压缩空气阀门，生产过程中，尽量不要打开预热段与冷却段玻璃门。在重新启动后，隧道灭菌柜灭菌段需进行在线灭菌。加热段中部温度显示在100℃以上时不可关掉电源，防止损坏耐高温高效过滤器。

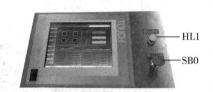

图 3-1-2-16　紧急停机按钮示意图

6. 紧急情况时，按蘑菇头型急停按钮（SB0）（图 3-1-2-16），机器可马上停机，不可持续错误使用该按钮，避免对机器和电气系统造成无法估量的损失。

（三）操作过程

序号	步骤	操作方法及说明	质量标准
1	启动前准备	（1）安装溢水管：安装超声波水箱以及下水箱的溢水管 （2）安装滤芯：将清洗好的滤芯装入过滤器 （3）检查水气管路 （4）水箱注水：打开手动隔膜阀，超声波水箱注水，水位到达后，关闭阀门 （5）检查灭菌柜状态	（1）溢水管密封表面应清洁，检查O形密封圈确认已安装且无损坏 （2）检查滤壳卡箍确认已拧紧 （3）检查压缩空气进口压力，调整减压阀，检查气动控制气源压力；检查注射用水进口压力和温度（一般为60℃） （4）按操作执行 （5）确认机器状态标识，气、水管路、电路连接符合要求。打开热风机冷却用纯化水阀门。检查预热段与加热段风门确认已处于关闭状态。检查加热段与冷却段风门确认已处于关闭状态。检查冷却段出口处风门确认已处于关闭状态。检查预热段腔体有机视窗门和冷却段视窗门确认已处于关闭状态，如果没有则关闭视窗门
2	自动操作界面开始生产	（1）洗瓶机启动调试：打开主开关，进入调试界面，轻触"循环水泵"，将过滤器滤壳排气阀打开，排尽滤壳内空气。调节压力，调试喷淋水隔膜阀，使之能灌满瓶，将输瓶网带及进瓶部位上满瓶至绞龙处	（1）如图所示

续表

序号	步骤	操作方法及说明	质量标准
2	自动操作界面开始生产	（2）预启动灭菌柜：检查网带开启模式是否开至"输瓶自动"模式，温度限制模式是否开至"限制条件输瓶"，准备就绪后，点击"日间启动"按钮，机器进入升温程序 （3）开启联动：待加热段中部温度升至设定温度后，开启洗瓶机洗瓶。当瓶子将要进入预热段与加热段交接处的风门时，开启风门 	（2）机器启动后检查各风机、压力表、电流表运行是否正常，无异常噪音，无异常报警 （3）风门离瓶口 5mm
3	操作后工作	（1）洗瓶机关机清洁：采用推瓶器将网带剩余瓶子推向绞龙运行完结，按下"自动运行"按钮，"自动运行"按钮变为灰色，机器停止运行。关闭压缩空气供给阀。关闭新鲜空气供给阀。关闭主电源开关，整机电源断开。即将旋钮指向于"O"的位置。打开水箱溢水管插管，水箱内水排空。拉起清洗槽溢水插管，清洗槽内水排空。用水将超声波水箱冲洗干净。必要时清洗贮水槽内过滤网及过滤器内的过滤芯。将机器外部的污迹、水擦干净 （2）隧道灭菌柜关机清洁：生产结束时，关闭洗瓶机后，点击触摸屏，进入主操作画面，点击"生产操作"按钮，并点击"输瓶手动"按钮。当网带手动运行 200mm 后，放入推瓶板。当推瓶板进入加热段后，关闭预热段与加热段交接处的风门。当推瓶板出加热段后，关闭加热段与冷却段交接处的风门。当推瓶板出冷却段后，将风门调至最低位置	按操作要求执行

【问题情境一】在洗瓶机操作过程中，出现清洗效果不达标的现象。请思考并分析原因和解决办法。

【问题情境二】在隧道灭菌柜过程中，明显出现炸瓶、破瓶现象。请思考并分析原因和解决办法。

【问题情境三】玻璃瓶在进入水槽进行粗洗时，掉瓶现象严重。请思考并分析原因和解决办法。

【问题情境四】洗瓶机清洗槽出现浮瓶现象。请思考并分析原因和解决办法。

【问题情境五】楚天科技从"牛棚里诞生的企业"成长为国际制药装备生产商，创始人唐岳从贷款创业到创办引领行业技术创新的世界品牌。楚天科技坚持创新驱动发展，在工匠精神引领下，培养出长沙"焊接状元"贾志光、数控机床大师唐少锋等优秀工匠。企业创立 20 年来，共申请 4000 多项国内外专利，制定了 25 国家行业产品技术标准，自主研发了一大批国家急需的医药工业重要生产装备，打破了医药装备依赖进口的局面，产品远销 60 多个国家和地区。请结合楚天科技的故事谈谈你对"工匠精神"的理解。

（四）学习结果评价

序号	评价内容	评价标准	评价结果（是/否）
活动一	洗瓶机调试	安瓿进瓶平稳，碎瓶率低，碎瓶率<0.1%	
		安瓿清洗效果较好，残水量符合要求，设备正常运行	

续表

序号	评价内容	评价标准	评价结果（是/否）
活动二	隧道灭菌柜调试	安瓿出瓶平稳，碎瓶率低，碎瓶率<0.1%	
		干燥灭菌效果达标，热原下降三个对数以上	
活动三	洗瓶机与隧道灭菌柜联动生产	两台设备实现自动化联动生产	

习题　　　答案

五、目标检测

（一）单选题

1. 下列不属于隧道灭菌柜组成部分的是（　　）

　　A. 预热层流系统　　　　　B. 高温层流系统　　　　　C. 冷却层流系统

　　D. 主传动系统　　　　　　E. 压缩空气吹气系统

2. 隧道灭菌柜的各段层流系统中，干燥、灭菌层流段比预热层流段的压力差一般为（　　）

　　A. 1~2Pa 的负压　　　　　B. 1~2Pa 的正压　　　　　C. 5~10Pa 的负压

　　D. 5~10Pa 的正压　　　　　E. 10~20Pa 的正压

3. 洗瓶机精洗系统一般包括（　　）

　　A. 循环水管路系统、注射用水管路系统、注射水降级水系统、压缩空气管路系统

　　B. 输瓶网带系统、注水系统、超声波粗洗系统、分瓶提升系统

　　C. 转盘系统、出瓶系统、防护系统、传动系统

　　D. 瓶口夹紧系统、行走系统、润滑系统、管路系统

　　E. 纯化水系统、循环水系统、管路系统、压缩空气系统

4. 隧道灭菌柜实现干燥、灭菌、冷却过程采用的原理是（　　）

　　A. 物理过滤原理　　　　　B. 物理吸附原理　　　　　C. 流体层流原理

　　D. 活性炭吸附原理　　　　E. 化学吸附原理

（二）判断题

1. 洗瓶机注水系统位于超声波粗洗工艺之后，用于冲洗玻璃瓶。（　　）

2. 超声波粗洗系统可去除大部分颗粒与微生物，并实现灭菌功能。（　　）

3. 隧道灭菌柜冷却层流系统目前采用的主要在线灭菌方式仅有干热灭菌方式。（　　）

4. 隧道灭菌柜的预热层流段比干燥、灭菌层流段之间的压力差应为负压。（　　）

（三）多选题

1. 洗瓶机水气清洗工艺包含（　　）

　　A. "三水三气"　　　　　　B. "三水四气"　　　　　　C. "三水两气"

　　D. "两水两气"　　　　　　E. "两水三气"

2. 关于隧道灭菌柜，以下说法正确的有（　　）

　　A. 隧道灭菌柜的主要作用是针对玻璃容器实现干燥、灭菌、去热原

　　B. 为避免玻璃瓶升温过快，碎瓶率较高的现象，隧道灭菌柜通常设计了预热段以预加热玻璃瓶

　　C. 根据 GMP 要求，玻璃瓶在加热循环后，去热原工艺需要实现下降至少 3 个对数单位

　　D. 隧道灭菌柜放置车间一般与灌装间同一洁净等级要求

　　E. 隧道灭菌柜目前仅能实现与洗瓶机的联动，无法与后端灌装设备联动，实现自动化生产

（四）思考题

请完成洗瓶机结构图内数字代表的 9 个系统填写。

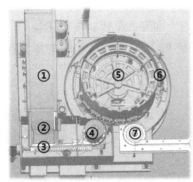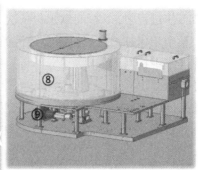

职业能力 3.1.3　能按规程调试、操作、维护安瓿灌封机

PPT

一、核心概念

1. 安瓿灌封机　是指在无菌制剂生产中，将无菌药液灌装至安瓿瓶中，并对安瓿瓶进行拉丝封口的设备。该设备既可单独使用，也可与立式超声波洗瓶机、隧道式灭菌干燥机等设备组成安瓿洗烘灌封联动线，实现安瓿瓶装小容量注射剂的自动化生产。可自动完成进瓶→理瓶→送瓶→前充氮→灌装→后充氮→预热→拉丝封口→出瓶等工序，适用于 1~10ml 直颈与曲颈安瓿。一般配置 A 级层流保护罩以满足层流净化要求。

2. 安瓿灌封机 AGFHF 系列　为安瓿灌封高速产能机型，采用伺服系统驱动，A 代表适用瓶型为药用安瓿瓶，GF 代表灌装封口功能，H 代表高速机型，F 代表伺服机型。

二、学习目标

1. 能表述安瓿灌封机结构及工作原理与特点。
2. 能按照标准操作规程调试、操作、维护安瓿灌封机。

三、基本知识

（一）包装材料

安瓿瓶是一种可熔封的药品容器，常用作无菌注射剂的包装材料，通常为玻璃制品，现亦有塑料安瓿瓶（图 3-1-3-1）。容量一般为 1~25ml，主要有曲颈和直颈两种，为减少玻璃屑及粒子进入药液，目前医药包装主要采用曲颈安瓿瓶。

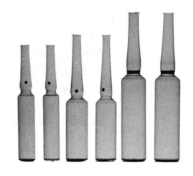

图 3-1-3-1　安瓿瓶外观图

（二）基本工作过程及原理

安瓿灌封机采用直线间歇式灌装及封口，由灌装泵通过灌针将药液灌装至各安瓿瓶，利用燃气和氧气燃烧瞬间高温熔融安瓿瓶口，再利用拉丝钳片拉丝实现封口。

工作过程中，来自隧道式灭菌干燥机的安瓿通过连接板进入进瓶传输带，并向前运动至绞龙部件，绞龙将混乱状态的安瓿整理成有序的分离状态，并将安瓿逐个向右推进至进瓶拨轮，进瓶拨轮连续将安瓿瓶递交给前行走梁部件，前行走梁部件将安瓿连续运动转变为间歇运动方式，中间行走梁部件将安瓿按步进方式送至下一工位。靠瓶部件用于在各静止工位定位。

在核心灌装封口工作过程中，5个间歇工位依次为：前充气工位、灌液工位、后充气工位、预热工位、拉丝封口工位。整个工作过程，安瓿瓶及药液始终处于洁净度为A级的层流保护下。设备的操作运行都可以通过操作屏集中控制。

（三）基本结构

安瓿灌封机由输瓶网带部件、绞龙拨块分瓶部件、行走梁间歇送瓶部件、药液灌装及其前后充氮部件、靠瓶部件、加热拉丝部件、转瓶部件、出瓶部件组成（图3-1-3-2，图3-1-3-3）。

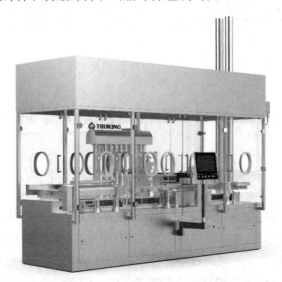

图3-1-3-2 安瓿灌封机外观图

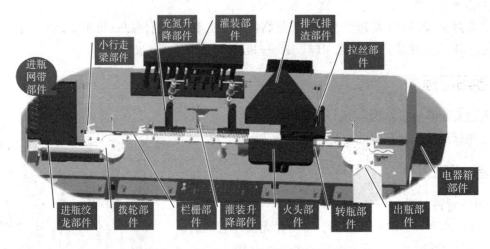

图3-1-3-3 安瓿灌封机结构示意图

在安瓿灌封机上由输瓶网带与输瓶绞龙将安瓿瓶分隔送入主传输系统，其中主传输系统包括进瓶拨块、主次行走梁、出瓶拨轮等。安瓿瓶的前后充气、安瓿灌封、拉丝封口等工序都在主传输上完成。在完成安瓿的拉丝封口后由出瓶拨轮将其导入出瓶盘，完成整个安瓿的拉丝灌封过程。

1. 输瓶网带 主要由带减速机电机、网带、墙板、驱动轴、从动轴、张紧装置、角度调节装置、边罩等组成（图3-1-3-4）。其功能是承接及缓冲烘干机来瓶，并将瓶子送至绞龙。网带驱动电机由调速器控制转速。输瓶网带设有挤瓶、缺瓶感应装置。当网带上安瓿瓶过多或过少时，与挡瓶带和重锤相连的滑块通过安装在限位套上的传感器将信号传送至PLC，以控制烘干机网带停转（挤瓶时）或控制进瓶绞龙停止工作（缺瓶时）。

2. 绞龙拨块分瓶部件　如图 3 - 1 - 3 - 5 所示，输瓶绞龙横置于网带出口端，由绞龙夹头通过转动轴、同步带轮、同步带、传动齿轮组、电磁制动器、定位牙嵌式离合器等与主传动机构联动。其中离合器控制绞龙与主传动轴的断开与连接，制动器使绞龙迅速停止旋转。进瓶绞龙的螺旋式半圆形容纳槽在匀速转动过程中将安瓿瓶分隔成一定的间距，形成等距的"队伍"向拨块推进。进瓶拨块置于绞龙的末端，为扇形块形式且其圆弧边缘均匀布置有半圆形缺口，两件扇形块由一个独立的伺服电机驱动与绞龙及前次行走梁同步运行。承接绞龙推进的瓶子，并且将其送入前次行走梁内进入行走梁间歇送瓶部件。进瓶栏栅上的光电光纤为无瓶不灌信号的采集器，在无瓶不灌模式下灌注泵只有在光电光纤检测到相对应位置的安瓿瓶时才进行灌装动作。

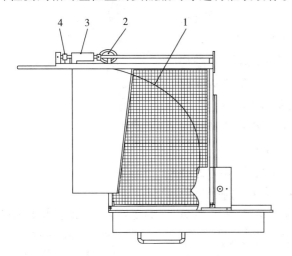

图 3 - 1 - 3 - 4　输瓶网带部件

1. 挡瓶带；2. 重锤；3. 滑块；4. 限位套

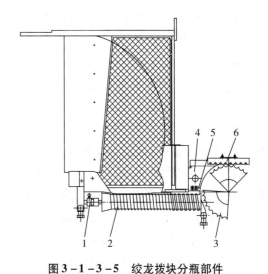

图 3 - 1 - 3 - 5　绞龙拨块分瓶部件

1. 绞龙夹头；2. 输瓶绞龙；3. 拨块；4. 进瓶栏栅；
5. 光电光纤；6. 前次行走梁

3. 行走梁间歇送瓶部件　如图 3 - 1 - 3 - 6 所示，直线式间歇送瓶行走梁主要由前次行走梁、后次行走梁和中间主行走梁组成，每组行走梁都由一个圆柱凸轮和摆杆驱动。前次行走梁接收进瓶扇形块传过来的安瓿瓶，然后将它送到主行走梁的容纳槽内。中间主行走梁每一个往返行程将安瓿瓶依次送到前充氮工位、灌装工位、后充氮工位、封口预热工位、拉丝封口工位，最后送到后次行走梁的容纳槽内。后次行走梁将安瓿瓶送到出瓶扇形块的容纳槽内。出瓶拨块置于行走梁部件的末端，结构与功能同进瓶拨块。与后次行走梁协同运行将安瓿瓶由后次行走梁导入出瓶盘内。出瓶栏栅上的光电光纤能将对安瓿瓶的感应信号传至 PLC，由 PLC 计算出产量及即时生产速度，并通过 HMI 显示这些数值。

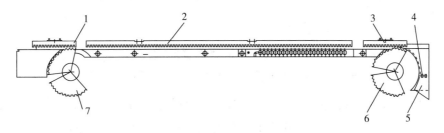

图 3 - 1 - 3 - 6　直线式间歇送瓶行走梁

1. 前次行走梁；2. 主行走梁；3. 后次行走梁；4. 光电光纤；5. 出瓶栏栅；6. 出瓶扇形块；7. 进瓶扇形块

4. 药液灌装及其前后充氮部件　药液的供给就是将药液从用户端输送到机器的灌装系统缓冲罐。缓冲罐有两种形式：一种是桶式的容器，只有一个药液出口，独立于机器；另一种是管式的容器，多个药液出口，每一个出口与一个泵连接，有分液器的功能，安装于机器上。药液从用户端输送到缓冲罐内，用户端必须装备气动隔膜阀，缓冲罐配备液位监测装置，监测装置发出信号控制用户端气动隔膜阀的通断，保持罐内的液面在适合的范围内。药液从缓冲罐输送到机器的灌装系统，缓冲罐顶部配备呼吸器，输送过程中保持罐内压力恒定。药液从用户端输送到缓冲罐内，最大限度地避免了因晃动或冲击而导致气泡或泡沫的产生。

5. 灌装系统　将药液按一定的装量灌装到容器（安瓿瓶）内。

6. 伺服灌装泵部件　主要由伺服电机、滚珠丝杆副、升降杆、联杆、泵夹板、转阀活塞泵和转阀驱动组构成（图3-1-3-7）。转阀活塞泵包含一个可往复旋转的转阀、一个可上下移动的 活塞杆和一个由泵夹板固定的泵缸组成。转阀位于泵缸内的上部，每一个泵的转阀都有一个独立的连杆与转阀驱动组联结，转阀驱动组由一个伺服电机驱动，这样所有泵的转阀是同步旋转的。活塞杆位于泵缸内的下部，活塞杆的往返运动由一个独立的伺服电机通过滚珠丝杆副、升降杆、联杆精确控制，往返一次，可以使灌注泵按设定的量程完成对安瓿瓶药液的灌注。转阀活塞泵的灌装动作都可编程控制且可以在HMI人机界面设定调整配方参数（每一种灌装量对应一个配方，配方可存储可调用）。

7. 充气管路部件　如图3-1-3-8所示，充气管路部件分为控制气体管路及保护气体管路。控制气体管路由过滤减压阀及电磁阀等组成；保护气体管路主要由气动隔膜阀、流量计、分气管及充气针等组成。电磁阀通过对压缩空气通断的控制以启动气动隔膜阀的通断，从而达到对保护气体通断的控制。保护气体由气动隔膜阀直接控制，能有效避免电磁阀等元器件的油气对保护气体的污染。

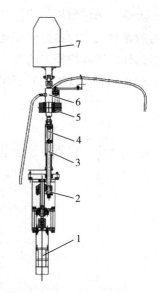

图3-1-3-7　伺服灌装泵部件
1. 伺服电机；2. 滚珠丝杆副；
3. 升降杆；4. 联杆；5. 泵夹板；
6. 转阀活塞泵；7. 转阀驱动组

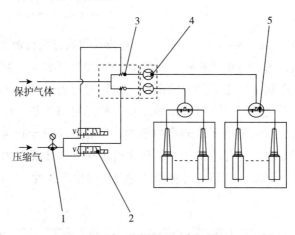

图3-1-3-8　充气管路部件
1. 过滤减压阀；2. 电磁阀；3. 气动隔膜阀；4. 流量计；5. 分气管

工作时，固定板在主传动系统的盘形凸轮驱动下仅做垂直升降运动，随着针固定板的垂直升降运动，与灌注泵连接的灌针和与充气系统连接的充气针适时插入容器（安瓿瓶）内分别对其灌注药液，以及充保护气体。灌针和充气针上升到最高位置时，此位置所处的时间可以在HMI中检测到，制动电磁铁工作使得摆杆脱离开盘形凸轮固定在高位，从而使灌针和充气针停留在最高位置。固定板的高度可以通过捏手调整，以适应不同规格容器（安瓿瓶）的生产。同时灌针和充气针亦可单独调整其高度前后左右位置（图3-1-3-9）。

8. 安瓿瓶定位结构　安瓿瓶定位结构（图3-1-3-10）能有效防止因安瓿瓶定位不准而导致的

灌针插偏瓶口现象的发生，当直线式间歇送瓶行走梁将安瓿瓶送至充气或灌装工位时，下靠板、上靠板、瓶口靠板以及前靠瓶杆将在靠瓶凸轮的驱动下同步运动将安瓿瓶压紧。每根靠瓶杆具有独立的伸缩量可以有效抵消安瓿瓶外径与设备零件加工偏差。调节支杆以及捏手，能分别调整靠瓶杆与瓶口靠板的高度，以满足不同规格的要求。

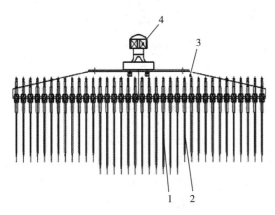

图 3-1-3-9　充气原理示意图

1. 灌针；2. 充气针；3. 固定板；4. 捏手

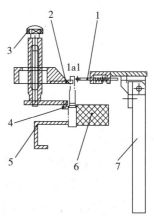

图 3-1-3-10　安瓿瓶定位结构

1. 前靠瓶杆；2. 瓶口靠板；3. 捏手；4. 上靠板；

5. 下靠板；6. 靠瓶凸轮；7. 调节支杆

9. 封口系统　可将灌有一定装量产品（药液）的容器（安瓿瓶）热熔封口。封口系统包含火板系统转瓶系统、拉丝系统（图 3-1-3-11）。火板有预热和拉丝两个工位，两个工位的燃烧气体分别由预热进气管和拉丝进气管导入，所以预热工位与拉丝工位的火焰可以分别调节。在火板系统中每支安瓿瓶对应一个火嘴，所有火嘴安装在一块火板上。火嘴与装火嘴的板统称火板。火板在垂直面内做升降运动。火板在低位时，预热工位对安瓿瓶加热，封口工位对安瓿进一点加热并进行拉丝封口；在高位时，火板火嘴离开安瓿瓶停止加热。火板的升降运动由主传动系统中的盘凸轮驱动。火板高度可通过捏手调整，配合螺栓 6 与螺栓 7 可调整火板的前后左右位置，以适应不同规格容器（安瓿瓶）的生产。

10. 转瓶系统　驱动封口工位的安瓿瓶旋转，可使火嘴喷出的火焰均匀加热安瓿瓶（图 3-1-3-12）。转瓶系统由橡胶滚轮和驱动滚轮旋转与摆动的机构组成。每支安瓿瓶都对应一个橡胶滚轮。所有橡胶滚轮通过同步带连在一起，由一个电机驱动，同步运转。火板对安瓿瓶加热时，橡胶滚轮贴紧瓶身，滚轮的旋转带动安瓿瓶的旋转；火板停止加热时，橡胶滚轮脱离安瓿瓶。橡胶滚轮这种贴近和脱离安瓿瓶的运动由凸轮和摆杆驱动完成。为适应不同规格容器（安瓿瓶）的生产，橡胶滚轮可做如下调整：橡胶滚轮安装在滚轮轴上，调节滚轮轴可单独调整个别橡胶滚轮的高度。所有滚轮部件都安装在由左右支座支撑的轴上，左右支座的高度由调节杆控制，旋动调节杆可调节所有橡胶滚轮的高度和倾斜角度。调节两颗调节螺钉可单独

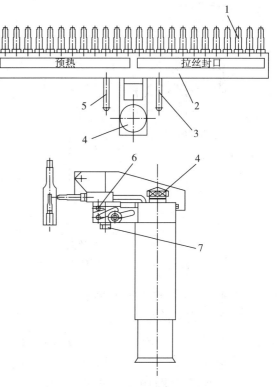

图 3-1-3-11　火板

1. 火嘴；2. 火板；3. 拉丝进气管；4. 捏手；

5. 预热进气管；6, 7. 螺栓

调整个别橡胶滚轮前后距离（贴近瓶身的距离）。

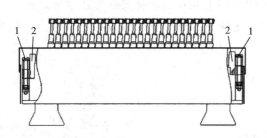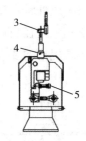

图 3 – 1 – 3 – 12　转瓶系统

1. 调节杆；2. 支座；3. 橡胶滚轮；4. 滚轮轴；5. 调节螺钉

11. 拉丝系统　拉丝钳为利用安瓿瓶口受热熔化后的可塑性将安瓿瓶封口的装置。拉丝系统（图3 – 1 – 3 – 13）由多对拉丝钳组成，组成拉丝钳的拉丝钳片分为前拉丝钳片与后拉丝钳片。所有前拉丝钳片与后拉丝钳片分别由拉丝钳座固定于前后两转轴上。转轴可自转也可以绕中心轴公转。当转轴自转时，拉丝钳做合拢与展开的夹持动作；当绕中心轴公转时，拉丝钳做摆动的动作。当转轴的自转与公转配合固定支架的升降运动，即可完成对安瓿瓶拉丝封口的一系列动作。PLC检测到拉丝钳支架上升到最高位置时，制动电磁铁工作使得摆杆脱离开盘凸轮固定在高位，从而使拉丝钳停留在最高位置。

12. 燃气管路系统　用以向火板供用燃烧气体，以加热熔化安瓿瓶瓶口。燃气由用户现场供气系统提供（图3 – 1 – 3 – 14）。机器上配有控制燃气与氧气通断的电磁阀，用户可以在HMI人机界面中控制电磁阀的开闭。燃气与氧气经回火器、流量计与混气阀后分成两支，一支流向预热工位的火嘴，一支流向拉丝工位的火嘴。每支管路上装有流量计，可以分别手动调节每条管中燃气与氧气的流量。排气系统将热熔封口区域的热空气抽排至室外，避免环境温度升高，使室温恒定。排气系统由吸风罩、抽风机和风管组成。

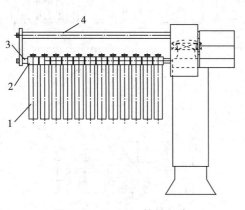

图 3 – 1 – 3 – 13　拉丝系统

1. 拉丝钳片；2. 拉丝钳座；3. 转轴；4. 中心轴

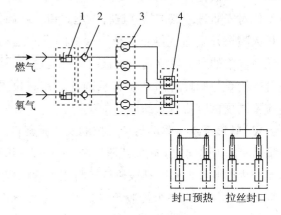

封口预热　　拉丝封口

图 3 – 1 – 3 – 14　燃气管路

1. 电磁阀；2. 回火器；3. 流量计；4. 混气阀

（四）安瓿灌封的常见问题

1. 灌注常见问题

（1）冲液　是指在灌注药液过程中，药液从安瓿内冲溅到瓶颈上或冲出瓶外，造成容量不准以及封口焦头和封口不良、瓶口破裂等疵病。解决冲液的措施主要有：①将注液针头出口端制成三角形开口，中间制成拼拢的所谓梅花形"针端"；②调节注液针头进入安瓿的位置使其恰到好处；③改进药液计量装置控制设计，使针头出液先急后缓，减缓冲液。

（2）束液不良　是指在灌注药液结束时，因灌注系统束液不好，针尖上留有剩余的液滴，在针头上移退针时易滴落污染瓶颈。解决措施主要有：①改进针座移动控制凸轮的轮廓设计，使针头在注液结束时返回速度加快；②设计使用有毛细孔的单向玻璃阀，使玻璃泵在注液结束后对针头内的药液有倒吸作用；③在贮液瓶和玻璃泵连接的导管上夹一只螺丝夹，靠乳胶导管的弹性作用控制束液。

2. 封口火焰温度与距离的控制　生产中，因封口而影响产品质量的问题较复杂，如火焰温度过高或过低、火焰头部与安瓿瓶颈的距离大小、安瓿转动的均匀程度以及操作熟练与否等都对封口质量有影响。其中有设备问题，也有属于不规范操作所致。常见封口问题如下。

（1）焦头　产生焦头的主要原因有：①灌注太猛，药液溅到安瓿内壁；②针头回药慢、针尖挂有液滴且针头不正，针头碰安瓿内壁；③玻璃泵与针头组的动作未配合好；④针头升降失灵；火焰进入安瓿瓶内等。解决措施主要有：①调换玻璃泵或针头；②调节针头组与安瓿的相对位置及进退针时机，检查、修理针头升降机构；③强化操作规范。

（2）泡头　产生泡头的主要原因有：①火焰太大而使药液挥发；②火头摆动角度不当；③封口时安瓿未压好，使瓶子上爬；④钳夹位置太低，造成夹去玻璃太多。解决措施主要有：①调小火焰；②钳夹位置调高；③适当调低火头位置并调整火头摆角。

（3）平头　产生平头（亦称瘪头）的主要原因有：①瓶口有药迹，拉丝后因瓶口液体挥发，压力减小；②外界压力大而瓶口倒吸形成平头。解决措施主要有：①调节针头位置和大小，不使药液外冲；②调节火焰跳摆时机，不使已封好瓶口重熔。

（4）尖头　生尖头的主要原因有：①火太大，使拉丝时丝头过长；②火焰喷嘴离瓶颈过远或燃气与助燃气比例不当，使加热温度低于玻璃软化点。解决措施主要有：①调好燃气与助燃气比例；②调节火焰形状、大小和温度；③调节喷枪与安瓿的相对位置。

四、能力训练

（一）操作条件

1. 灌装车间温度、湿度、压差正常，设备压力表指针正常；模具符合要求；天燃气（0.15～0.2MPa）、氧气（0.3～0.5MPa）、惰性保护气体符合要求。

2. 安瓿灌封机。

3. 安瓿灌封机标准操作规程。

4. 清洗灭菌后的安瓿瓶、药液。

（二）安全及注意事项

1. 中途停机时先按"绞龙制动"按钮，待瓶走完后方可停机，以免浪费药液及包材。

2. 机器在运转过程中不管出现什么情况，绝对不允许用手或其他工具伸进工作部位。

3. 进行调整时必须先切断电源。

4. 停机时先按"氧气停止"按钮，火焰变黄后再按"燃气停止"按钮。

5. 如果停机间隔时间不长，可让层流风机一直处于开机状态，以保护未灌完瓶与药液。

6. 当发生自动停机并报警时，必须先排除故障源才可点击"复位"项，以免发生意外。

（三）操作过程

序号	步骤	操作方法及说明	质量标准
1	手动操作界面开机调试	（1）启动层流：切换进入手动操作界面，按层流电机按钮先启动层流电机，检查层流系统是否符合要求 （2）启闭主机：在手动操作界面按主轴电机按钮，开动主机，再旋转调速旋钮，由慢速逐渐调向高速，检查是否正常，然后关闭主机 （3）检查进瓶网带 （4）抽药操作：抽药操作将灌装管路充满药液，排空管内空气 （5）启动抽风：在手动操作界面按"抽风电机"按钮，起动抽风电机	（1）层流应保持单向层流，关键位置风速应达到0.36～0.54m/s的要求 （2）检查已烘干瓶确认已布满进瓶网带，将倒瓶扶正或用镊子夹走，按输瓶电机按钮启动进瓶网带 （3）其他操作按操作要求执行

续表

序号	步骤	操作方法及说明	质量标准
1	手动操作界面开机调试	（6）开启气源：在操作画面按"氧气阀""燃气阀"按钮，打开氧气、燃气阀门 （7）调整火头火焰：点燃各火嘴，调节流量计开关，使火苗呈蓝色并且火焰平直，各火嘴火焰大小一致，保证主机运行速度稳定 （8）启动转瓶：按下"滚子电机"按钮，启动转瓶机构 （9）绞龙制动：开动主机至设定速度，按"绞龙制动"按钮，开启进瓶绞龙，进几组瓶后按"绞龙制动"按钮，停止进瓶，检查灌装、拉丝效果，确认符合生产要求后按"绞龙制动"按钮进瓶开始生产	
2	自动操作界面开始生产	（1）自动界面调试：切换生产操作画面→点击进入报警状态页→查看是否有报警存在→返回生产操作画面→错误清除→选择功能按钮→开启层流风机→点击点火按钮→点火完毕→归零主机调速电位器→开启系统运行→开启主机运行→调整主机与其他调速电位器→之后开启绞龙启停按钮 （2）检查进瓶网带 （3）抽药操作：将灌装管路充满药液，排空管内空气 （4）点火操作：选择点火按钮点燃各火嘴，调节流量计开关 （5）开始生产：按下"启动停止"按钮，启动主机至设定速度。进几组瓶后按"绞龙制动"按钮，停止进瓶。检查灌装、拉丝效果，确认符合生产要求后按"绞龙制动"按钮进瓶开始生产	（1）检查已烘干瓶确认已布满进瓶网带，将倒瓶扶正或用镊子夹走，按输瓶电机按钮启动进瓶网带 （2）确保火苗呈蓝色并且火焰平直，各火嘴火焰大小一致 （3）其他操作按操作要求执行
3	操作后工作	（1）气体关闭：关闭燃气、氧气、保护气体、压缩空气总阀门 （2）拆卸清洁灌装部件：拆卸灌装泵及管路，移置指定清洁位置清洗、消毒 （3）储液罐清洗：对储液罐进行清洗，消毒 （4）机器清洗：对机器进行清洗，并擦拭干净 （5）房间清洁：对房间进行清洁。注意清洁时必须断开设备总电源，以免液体造成电路短路。填写设备运行记录。关闭房间照明系统，开启紫外光消毒灯具	（1）注意泵体与活塞应配对作好标志以免混装 （2）其他操作按操作要求执行
4	维护保养	（1）检查异常 ①开机前检查齿形带的松紧，并根据情况进行调整维修或更换 ②检查电机轴旋转方向与指示牌方向是否一致。开机前先手动盘车2～3个运动循环 ③单独空载启动各电机，检查电机是否正常运转。电机启动后及运转中经常检查控制面板的指示灯及控制器的显示值，聆听电机声音，发现异常情况立即报告维修工 ④检查燃气管路是否堵塞，是否有泄漏，发现异常及时处理 ⑤检查灌装针头是否堵塞及变形，发现异常及时处理 ⑥检查灌装管路是否存在泄漏，发现异常及时处理 ⑦检查灌装泵，不锈钢分液器，单向阀是否存在泄漏，发现异常及时更换泄漏件 ⑧检查层流风速是否符合要求，检查层流是否存在泄漏，如泄漏需及时处理 （2）定期润滑、紧固：在静止闲置状态打开后盖门，前盖门，定期给凸轮、齿轮、滑轨处加注润滑脂，减速器加注润滑油。随时更换损坏件，定期对紧固件进行紧固	按操作要求执行

【问题情境一】 在操作过程中，发现拉丝工作出现尖头、泡头、焦头等可能影响无菌产品质量的现象。请思考并分析问题发生的原因。

【问题情境二】 在灌装工位出现灌针滴漏现象，严重影响灌装精度及产品密封质量。请思考并分析问题发生的原因及解决办法。

【问题情境三】 在拉丝封口工位拉丝时出现安瓿瓶不转动的情形。请思考并分析问题发生的原因及解决办法。

【问题情境四】 设备调试中，出现灌装工位不灌装的现象。请思考并分析问题发生的原因及解决办法。

【问题情境五】 安瓿吹灌封设备要用到燃气产生的火焰熔融安瓿瓶口，再利用拉丝钳片封口。请思考并分析安瓿吹灌封生产中如何处置安全、环保和质量的关系。

（四）学习结果评价

序号	评价内容	评价标准	评价结果（是/否）
活动一	输瓶运瓶调试	安瓿进瓶平稳，碎瓶率低	
		行走梁对接精准，运动流畅	
活动二	灌装工作调试	灌针位置处于瓶口处	
		灌装管路及分液器无漏气等异常	
		灌装精度及灌装量达标	
		灌装无滴漏、挂壁现象	
活动三	拉丝封口	火苗呈蓝色并且火焰平直，各火嘴火焰大小一致	
		火焰与封口位置平齐	
		安瓿旋转正常，保障受热均匀	
		未出现泡点、焦点等封口异常现象	

五、目标检测

习题　答案

（一）单选题

1. 安瓿灌封机的作用一般不包含（　　）

　　A. 高温灭菌　　　　　　　B. 药液灌装　　　　　　C. 充填保护气体

　　D. 拉丝封口　　　　　　　E. 提供无菌洁净环境

2. 安瓿灌封机的组件不会包含（　　）

　　A. 进瓶网带　　　　　　　B. 氮气充填　　　　　　C. 二氧化碳充填

　　D. 干燥吹风　　　　　　　E. 药液灌装

3. 安瓿灌封机的内部灌装空间一般要求（　　）

　　A. D 级洁净层流　　　　　B. C 级洁净层流　　　　C. B 级洁净层流

　　D. A 级洁净层流　　　　　E. 不做要求

4. 安瓿瓶灌装前包材灭菌方式一般为（　　）

　　A. VHP 灭菌　　　　　　　B. 酒精擦拭　　　　　　C. 干热灭菌

　　D. 紫外照射　　　　　　　E. 高压蒸汽灭菌

（二）判断题

1. 安瓿灌封机一般为全连续式运动装备。（　　）

2. 生产过程停机时，须先停止燃气，再停止氧气，随后停机操作（　　）

3. 在调试拉丝火焰状态时，应调整流量计开关，使火苗呈黄色并且火焰平直，各火嘴火焰大小一致。（　　）

4. 在静止闲置状态须打开后盖门，前盖门，定期给凸轮、齿轮、滑轨处加注润滑脂，减速器加注润滑油。（　　）

（三）多选题

1. 安瓿瓶作为常用药包材应用的药品剂型有（　　）

　　A. 注射剂　　　　B. 口服溶液　　　　C. 滴眼剂　　　　D. 口服散剂　　　　E. 洗剂

2. 关于安瓿灌封，以下说法正确的有（　　）

　　A. 正式生产前应将灌装管路中空气排尽，并检查管路及分液器漏气情况

　　B. 灌装封口后的安瓿瓶瓶头应完整光洁圆滑无异色

C. 行走梁部件可实现上游装备与灌封工位的联动，将连续式运动转换成间歇式运动，也可实现间歇运动衔接连续运动

D. 行走梁一般采用三点式固定方式固定安瓿瓶，实现灌针与安瓿瓶口的定位

E. 目前药用安瓿包装主要有直颈和曲颈两类

（四）思考题

请将安瓿灌封机结构示意图补充完善。

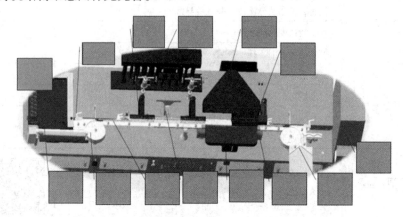

职业能力 3.1.4　能按规程调试、操作、维护安瓿吹灌封设备

PPT

一、核心概念

1. 吹灌封技术　简称 BFS 技术，系指通过一体化设备将热塑性材料加热挤出，在同一模具内形成容器、灌装和密封，全过程连续性且全自动化操作的灌封技术。

2. 吹灌封设备　简称 BFS 设备，系指将热塑性材料吹制成容器并完成灌装和密封的全自动机器，可连续进行吹塑、灌装、密封（简称吹灌封）操作。

二、学习目标

1. 能表述吹灌封设备各工序结构、原理及不同方式的异同。

2. 能说明间断式和连续式吹灌封设备的性能特点。

3. 能按照标准操作规程调试、操作、维护吹灌封一体机。

三、基本知识

（一）吹灌封设备工作原理

吹灌封（BFS）一体机是采用一种专用无菌包装技术，将医用聚乙烯（PE）或聚丙烯（PP）颗粒吹制成容器，全自动地完成灌装和封口过程，快速地连续循环生产。具体操作有以下 5 个步骤。

1. 挤塑　颗粒状 PP/PE 原料在原料缓冲间，通过真空作用输送到挤出机螺杆，然后加入的塑料颗粒经过挤出机加热、挤压制成管坯，管坯不断向下输出进入打开的模具。

2. 成型　当管坯长度达到设定时，左右两侧模具同时向中间运行合并，然后分膜刀将膜筒切断，切断的热熔管坯在模具中真空作用下首先形成产品容器，同时在模具冷却水作

微课

用下将形成的容器冷却到一定温度。

3. 灌装　模具中的容器在模具内由管坯工位在伺服电机驱动下移动到灌装工位，在灌装工位灌装往下移动，同时芯轴中的灌装嘴在程序控制下开始向成型瓶内灌装程序设定好的药液。

4. 封口　灌装完成后，芯轴向上移动回原位置，模具中的封口模块移动将瓶口焊接密封。

5. 输出　左右模具打开，最终产品通过输送带输出。对于PP类产品，因产品质地坚硬，难以手动将废料和成品分离，还需要将产品在冲裁机中将废料和成品分开。

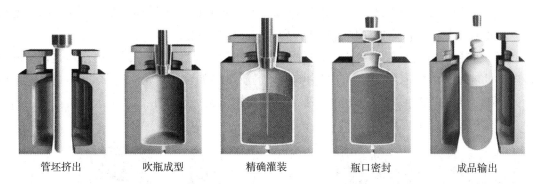

管坯挤出　　　吹瓶成型　　　精确灌装　　　瓶口密封　　　成品输出

图3-1-4-1　BFS一体机工作过程

（二）吹灌封设备结构

吹灌封技术是将瓶子制作、瓶子灌装、瓶子上盖和封口整合到一台机器上，以便更好地进行无菌环境控制，降低了对于空气洁净度的要求。最终的容器在无菌灌装之前在机械模具内创建，并且在填充一个连续的自动操作之后立即进行密封。它提供了包装设计灵活性和强化无菌保证的独特组合，并已被世界各国无菌与最终灭菌的液体产品所接受。BFS一体机是一类技术水平很高的综合性设备，主要应用的技术包括机械、电气、流体、计算机、模具、气动、液压、真空、模具等。根据设备结构，BFS一体机最常见的两种类型是往复式（开放或切割型坯）以及旋转式机械（密闭型坯）。

1. 气动系统　主要由压缩空气系统、管道和软管分配器、控制和调节装置以及指示仪表组成（图3-1-4-2）。该系统可分为2个子系统。①通用压缩空气系统：主要用于进行气缸、阀门气动元件的运作。②洁净压缩空气系统：空气采用了除油、除水和除菌过滤，主要用于型坯的支撑空气、容器成型空气、药液灌装系统的动力空气（时间压力定量法）。气缸和操作元件构成各个功能单元。

2. 液压系统　包含带油箱的油压发生系统、液压泵、高压软管、阀岛、调节器和控制系统（图3-1-4-3）。由比例控制阀控制液压关闭和打开模具的加速和延迟；油缸和操作元件构成各个功能单元；该系统配备冷却系统用于冷却液压油；安装有压力和温度指示。启动机器之前，应检查油箱中液压油的液位和液压油工作温度。

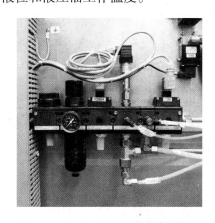

图3-1-4-2　BFS一体机气动系统

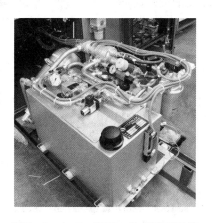

图3-1-4-3　BFS一体机液压系统

3. 真空系统 用于热塑塑料管坯的稳定和成型。由水环真空泵、隔膜阀控制系统、带液体分离器的分布系统、软管和管道、清洁管道等组成（图3-1-4-4），用于容器的成型和灌装后管线剩余液滴的吸除。

4. 冷却水系统 构成部件包括液压系统、真空发生器、模具的支架、头模具、主模具、模具底部、挤出机支架系统并带有颗粒吸入电子系统、电柜和项目选择设备（图3-1-4-5）；设备上安装有冷却水入口压力和温度指示器。冷却水系统可分为3个回路。

（1）模具冷却回路 采用冷却介质（通常为12℃冷却水）的封闭循环回路。其主要作用是使容器在成型后立即得到冷却，以保证在灌装热敏性产品时产品质量不受影响。

（2）液压油和挤出机的冷却回路 冷却介质可循环使用或排放。这一回路的作用是调整和控制挤出机及液压油的温度。温度是否稳定会直接影响容器的质量（如容器的光洁度和型坯的壁厚均匀度）。

（3）水环真空泵的冷却回路 冷却介质通常被排放掉。这一回路主要用于水环真空泵的密封和降温，应注意流量的变化会影响真空度。

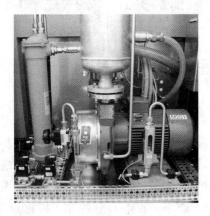

图3-1-4-4 BFS一体机真空系统

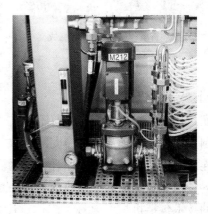

图3-1-4-5 BFS一体机冷却水系统

5. 控制系统 由机载计算机系统、控制屏、传感器等组成（图3-1-4-6）。主要作用是监测、控制和调整BFS机器各机构的运行参数。系统中有安全级别的设置，可防止人为更改工艺参数的风险。显示屏可清晰显示生产数据，也可以彩色图表方式显示；以文本形式显示设备操作指南和提供警示报告；以及设备的各种运行参数，设备的各参数均可保存在计算机系统中，以便随时查阅和打印不同时间、不同批号的生产数据。

6. 挤出机 包含塑料颗粒料斗、挤出套筒、挤出机轴套和挤出螺杆、加热区和风冷式异步电机（图3-1-4-7）。其中加热元件将被持续监控，超过设定值10%的偏差将导致控制屏上出现报警信息并显示相应的加热区域，该偏差值可以在触摸屏上进行设定。

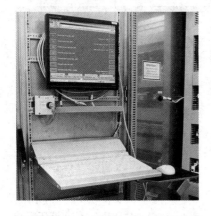

图3-1-4-6 BFS一体机控制系统

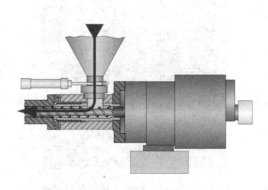

图3-1-4-7 BFS一体机挤出机

7. 型坯头 无限长的管坯由挤出的塑料通过型坯头形成（图3-1-4-8）。其芯模形成管坯的横截面，芯模的间隙决定管坯的厚度，中间的调节机构决定管坯的平均速度；通过洁净压缩空气的供给，可以确保管坯切除时前端是敞开的；带有温度探头的加热装置使融化的塑料保持温度的均一性；所有的参数可以单独调整以满足相应的要求。

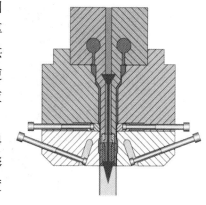

图3-1-4-8 BFS一体机型坯头

8. 热切割装置 采用电阻式热切刀对管坯进行分切（图3-1-4-9）；管坯未膨胀之前由模具的真空支撑架支撑，在通入洁净空气膨胀的瞬间由热切刀分割；最优化的切割温度由电位器设定，切割速度由电气动控制阀决定。

9. 合模装置 该装置承载模具并通过很高的液压闭合；主模和头模的液压闭合和打开由比例控制阀进行加速、减速和缓冲的调整（图3-1-4-10），确保设备的同步运行有很高的精度，这些动作可以持续调整；模具的闭合可以用短迟滞时间以及高模具闭合力来优化模具闭合动作；相应瓶型规格的调整参数可以提前保存，在更换瓶型规格时直接调取；从挤出机到灌装工位的线性运动由移动装置驱动，此装置安装在稳定的线性导轨上并由伺服电机精确平稳地定位。

10. 模具 采用对称设计，由固定基座、真空支撑架、封口模具和容器模具组成（图3-1-4-11）。真空支撑架用于在管坯进入模具后的固定，保证切割时开口不闭合；固定基座用于固定封口模具和容器模具；封口模具和容器模具由高热传导性的材料制成；封口模具通过真空焊接边缘形成容器的头部轮廓并完全封口；容器模具形成整个塑料瓶并带有肩部，颈部和瓶体的底部；模具包含模具长条状分块并带有冷却通道和真空及排气用的小孔和槽，还包含所有固定在合模装置上必要的准备和所有辅助介质（冷却水、真空、真空区域的清洗）管道连接；可以根据客户的需求在瓶体上印字及商标。

11. 灌装装置 由芯轴单元、支持和调节单元、缓冲罐等组成（图3-1-4-12）。支持和调节单元用于支撑芯轴单元，并在一定范围内通过气动线性导向装置驱动芯轴往复运动；由高质量不锈钢（316L）制成的芯轴单元用来在模具里直接把灌装产品灌装到容器里，芯轴的锥度与容器的设计完全相配；灌装嘴可精确定位，并且便于更换以适应不同的容器，可方便设定和调节灌装容量；采用时间压力法进行计量（TPD）；恒定的起始压力必须由一个带恒定缓冲压力控制的缓冲罐来保证；灌装介质管线可以通过CIP和SIP来进行清洁和消毒。

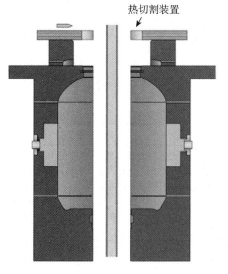

图3-1-4-9 BFS一体机热切割装置

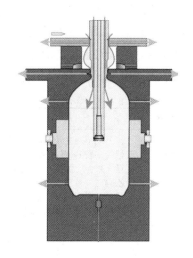

图3-1-4-10 BFS一体机合模装置

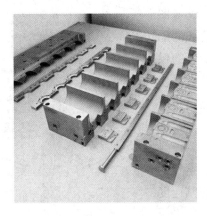

图 3-1-4-11　BFS 一体机模具

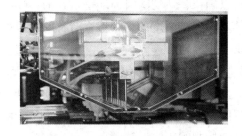

图 3-1-4-12　BFS 一体机罐装装置

12. 自动加料单元　通过真空吸取将需要传送的物料从输入点（如物料储存箱、粉碎机）送到挤塑机的真空密闭的物料漏斗中；塑料原料中的杂质通过织物过滤器去除；所有与颗粒相接触的材料由不锈钢制造。

13. 冲切装置　用于从塑料框架中全自动分离成品块；输出装置接管安瓿成品块并全自动定位，冲切模具将产品分成单容器或成品块；冲出的成品块经过一斜槽离开系统，余下的废料单独输出。冲切模具包含在冲切过程中用来精确定位和支撑安瓿成品块的支撑架以及用来分切成品废料的切刀。成品高度改变时，冲切模具可调整以适应成品不同的高度。

四、能力训练

（一）操作条件

1. 检查房间、设备均清场合格，且在清场、清洁、灭菌有效期内，检查药液滤器材质正确，安装正确，在完整性检测合格周期内。

2. 检查压缩空气（N_2、CO_2 如适用）系统管路连接是否正常，检查辅机间压缩空气压力符合 0.6 ~ 0.8MPa）。

3. 检查冷冻水压力：0.20 ~ 0.4MPa，温度 6 ~ 12℃。

4. 吹灌封（BFS）设备。

（二）安全及注意事项

1. 及时将挤出废料清理掉，防止烫伤。

2. 设备转动时不得用手接触转台、传送带等转动部位。

3. 使用酒精时严禁明火及高温体。

4. 废液排放按相关 SOP 执行。

（三）操作过程

序号	步骤	操作方法及说明	质量标准
1	真空上料	（1）将备好的 PP 粒转移至于 PP 粒料暂存间，挂贮存中包材标签。在 PP 粒料暂存间将 PP 粒去除外包装，清洁外包装表面至无灰尘、污迹，然后用清洁合格的蓝色超细纤维抹布沾 75% 乙醇对外包装表面进行擦拭消毒 （2）拆开外包装，将与批量适应的 PP 粒加入贮料仓内保证生产使用，异常情况及时进行补料，挂"使用中"包材标签	（1）由操作者检查房间、设备均清场合格，且在清场、清洁有效期内，由班组长确认合格开始生产 （2）明确本班所生产的产品名称、规格、批号及数量，与车间下发计划表一致

续表

序号	步骤	操作方法及说明	质量标准
2	管坯挤出	(1) 设定挤出头温度 (2) 对 A 级风淋装置进行浮游菌检测	(1) 挤出头温度为：设定温度 ±5℃ (2) 每批一次，每次取一个 TSA、一个 SDA 培养皿，进行 A 级风淋装置在线空气浮游菌监测
3	吹瓶成型	(1) 调整封口 (2) 调整塑瓶外观 	(1) 封口成型完好，无变形或破损 (2) 合模线正常 (3) 封口圆滑、光洁 (4) 表面均匀、无气泡 (5) 无肉眼可见异物 (6) 挤压无泄漏
4	精确灌装	在灌装工位灌装往下移动，同时芯轴中的灌装嘴在程序控制下开始向成型瓶内灌装程序设定好的药液	A 级风淋装置进行在线悬浮粒子监测，至少连续监测 45 分钟，符合 A 级静态标准
5	冲裁	(1) 冲切模具将产品分成单容器或成品块 (2) 冲出的成品块经过一斜槽离开系统，余下的废料单独输出	目视检查，成型完好、无变形或破损，合模线正常，封口圆滑、光洁，表面均匀、无气泡，无肉眼可见异物，挤压无泄漏
6	成品输出		

　　【问题情境一】　某企业在使用吹灌封（BFS）设备生产左氧氟沙星注射液过程中，突然发现塑料安瓿保持架部分不成形，瓶头内部大量积料，药液灌装装量或多或少，立即停车排查故障。请就此情境思考并分析应重点检查的部件。

　　【问题情境二】　某品牌滴眼液，在生产中发现灌装结束后，装量不齐或个别无药液或个别满药液，整体偏少或偏多现象。请就此情境思考并分析岗位操作工人需要查看或者点检的部件，找到出现此类现象的原因。

　　【问题情境三】　吹灌封（BFS）设备在开机试运行时，发现底模装置运行不正常。请就此情境运用所掌握的知识技能，思考并分析调整的策略。

　　【问题情境四】　吹灌封（BFS）设备生产的产品，出现瓶头密封处用力挤压出现药液的不合格品，需要抓紧对设备进行检修。请就此情境运用所掌握的知识技能，思考并分析应重点检修的部件。

　　【问题情境五】　医药制造业是一个高科技、创新型行业，关键设备国产化，是保障药品生产安全的基石，事关中国人民群众生命健康，事关健康中国建设。关键核心设备攻坚战，这一仗我们必须要赢，也一定能打赢。请结合本能力点的内容，分析制药设备行业的技术发展路径与对策。

（四）学习结果评价

序号	评价内容	评价标准	评价结果（是/否）
活动一	作业前准备	检查房间、设备均清场合格	
		清场、清洁、灭菌有效期	
		药液滤器材质正确，安装正确，在完整性检测合格周期内	
活动二	生产前调试	检查灌装系统在线 CIP、SIP 结束，灌针灭菌杯拆下，安装至生产状态	
		检查确认 A 级风淋装置对灌装间压差符合要求	
		检查挤出机加热温度及保温时间符合要求，运行正常，调整灌装速度符合要求，挤出机运行 5 分钟以上，检查管坯外观	
		通过显示屏灌装参数进行装量调节，调整装量在规定范围内	

五、目标检测

习题

答案

（一）单选题

1. BFS 设备是先进的系统，使用三合一即（ ）技术将药液一次性包装于塑料容器中

    A. 吹瓶 – 灌装 – 封口　　　B. 吹瓶 – 封口 – 灌装　　　C. 封口 – 灌装 – 吹瓶

    D. 洗瓶 – 封口 – 灌装　　　E. 吹瓶 – 烘干 – 灌装

2. BFS 设备塑坯热切刀装置加热方式为（ ）

    A. 蒸汽加热　　　　　　　B. 电加热　　　　　　　　C. 水加热

    D. 化学方法加热　　　　　E. 空气加热

3. BFS 设备灌装嘴由（ ）材料制造

    A. 铜　　　　　　　　　　B. PVC　　　　　　　　　C. 不锈钢 316L

    D. 铝　　　　　　　　　　E. 玻璃

4. BFS 设备水冷瓶坯压合装置由（ ）材料制成

    A. 铜　　　　B. 铝　　　　C. 铸铁　　　　D. 不锈钢　　　　E. PVC

（二）判断题

1. BFS 设备模具内配有冷却水和真空管路。（ ）

2. BFS 设备在使用中，塑坯定位夹为气冷，其作用是保证塑坯在灌装前处于打开状态。（ ）

3. 灌装嘴内有两条通路，一为溶液，一为排放空气。（ ）

4. BFS 设备切刀的切割速度也可控制，切刀由气缸驱动。（ ）

（三）多选题

1. 使用 BFS 设备可通过一台单机在受控环境（经除菌过滤的空气保护）下自动完成的操作有（ ）

    A. 将塑料颗粒通过高温挤出塑坯　　　B. 通过除菌过滤后的空气将塑坯吹制成容器

    C. 灌装经除菌过滤后的产品　　　　　D. 灌装后容器的紧密封口

    E. 将密封好的容器印字

2. BFS 设备生产的塑料瓶出现缺陷，其原因可能包括（ ）

    A. 模具内侧喷砂不好　　　B. 真空槽或钻孔堵塞　　　C. 真空不充分

    D. 真空时间太短　　　　　E. 导向柱和驱动装置没有或不好

（四）思考题

分析连续式 BFS 设备在结构上从哪些方面，保障了生产低成本运行。

PPT

职业能力 3.1.5　能按规程调试、操作、维护预灌封灌装加塞机

一、核心概念

1. 预灌封注射器　又称预充式注射器或预充针,是一类新型注射器包材。通常由管套、活塞、推杆、锥头和护帽组成,管身材质主要有硼硅玻璃和高分子聚合物(COP/COC 等)两类,产品常用规格一般在 0.5 ~ 20ml 之间。预灌封注射器作为一类快速发展的新型包材,既充当药品包材存储药品,同时承担着注射器给药的作用。

2. 预灌封灌装加塞机　用于预充针包材的灌装、加塞密封的设备。完整的预灌封灌装封口生产线的步骤应为拆包、撕膜去内衬、灌装加塞。一般用于无菌制剂的灌装封口,拆内包及灌装加塞工位一般在 B + A 的洁净空间进行,拆外包一般在 C + A 的环境下进行,两者通过鼠洞进行连接。

二、学习目标

1. 能表述预灌封加塞机结构及工作原理与特点。
2. 能按照标准操作规程调试、操作、维护安瓿灌封机。

三、基本知识

(一)包装材料

预充针一般为免洗免灭包材,针管放置在蜂巢巢板,巢板置于巢盒内,在预充针上附有 Tyvek 纸(具备防水、透气、阻挡颗粒及微生物侵入的无纺布),巢盒由 Tyvek 盖封口,组成内包装系统。在内包装系统外,包裹有灭菌袋,作为外包装系统(图 3 - 1 - 5 - 1)。

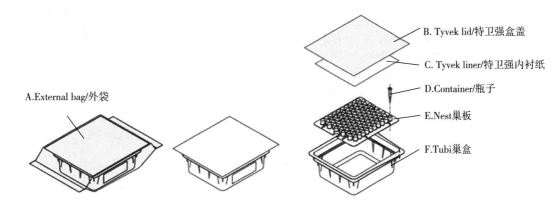

B. Tyvek lid/特卫强盒盖
C. Tyvek liner/特卫强内衬纸
D. Container/瓶子
E. Nest巢板
F. Tubi巢盒
A. External bag/外袋

图 3 - 1 - 5 - 1　预充针及其包装系统示意图

预灌封注射器目前主要用于抗血栓类药物、疫苗以及价值较高的新型生物技术药品和消费类产品,相较于传统的西林瓶等包装形式,预灌封有着便捷快速给药、剂量准确、安全保障更佳、药液损失更少等优势,但受制于成本尚不能完全替代西林瓶及安瓿瓶等包材。

微课

(二)工作过程及原理

拆外包工位根据是否需要人工可分为人工、半自动、全自动三种方式,拆内包工位一般与灌装加

塞工位为一体机结构，过程为全自动操作（图3-1-5-2）；拆内包工位也有人工工位，由操作人员用手套撕膜，用镊子去内衬，并转运至灌装工位。三工位可集成为一体机。除常规机械结构外，可利用机器人实现全自动、高灵活、高稳定、无菌风险更小的全过程生产。下面主要基于半自动拆外包、全自动拆内包、灌装加塞设备阐述相关操作及维护规程。

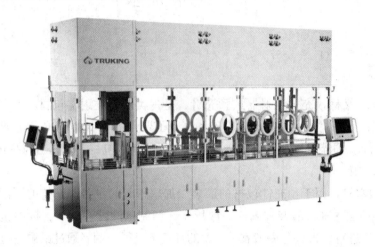

图3-1-5-2 预灌封灌装一体机外观图

巢盒仅为一层外包装时，进入C级背景下的拆外包工位，在A级风淋下去除外包装袋后，由鼠洞进入B级房间，同样在A级层流下进行去盒盖、去内衬纸、灌装、加塞的动作，随后进入后端工艺环节（图3-1-5-3）。

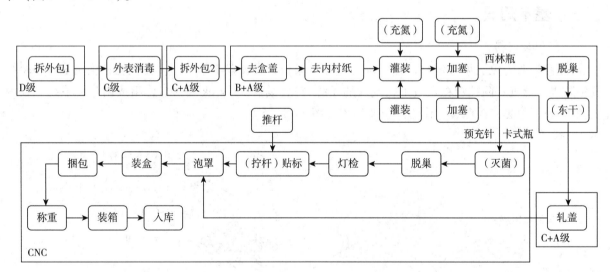

图3-1-5-3 预灌封系统处理工艺流程图

（三）基本结构

预灌封灌装封口设备由三个工位组成，包含拆外包、拆内包及灌装加塞工位。

1. 拆包工位 拆包机用于巢盒外部无菌保护袋的切割，同时对巢盒盖进行预热，以便于拆内包撕膜。可分为手动拆包、半自动拆包、全自动拆包三种机型。手动拆包是由操作人员通过手套进行开袋和转运至B/A级区域。半自动拆包是由操作人员通过手套将自动开袋的巢盒转运B/A级区域。全自动拆包无需操作人员干预，由拆包机自动完成开袋和转运至B/A级区域。

半自动拆外包机主要由消毒工位、机架系统、外包进料轨道系统、切袋出料系统、废料收集系统、手动加热系统、灌装机上料工位和开放式隔离系统（ORABS系统）等组成（图3-1-5-4）。包材在消毒工位消毒后通过人工进料轨道进入半自动拆外包机内，在拆包工位上将外袋前端捋直后放入切刀上下夹板中。双手按压启动按钮，上下夹板在气缸的驱动下将外袋前端拉直，再由切刀将外袋前端切断，待切刀复位后，人工将巢盒从外袋中取出，手动推入拆内包工位，加热系统进行预热并拆内包，随后传入灌装机操作平台上。前端切断的废料由收集口导入废料箱，剩余废料由人工放入侧边的收集口送入废料箱。

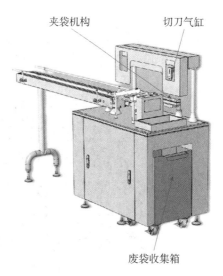

图 3 - 1 - 5 - 4　半自动拆外包结构示意图

2. 撕膜去内衬工位　加热撕膜机构是自动完成密封膜脱胶和焊接防尘纸的机构，主要由防护罩、驱动伺服电机、驱动气缸、加热框、压膜板、焊膜器、托盒装置及其支架和轴组成。经拆外包机去除包装袋后的巢盒进入到撕膜工位，由托盒装置将其托起并使巢盒上表面贴紧加热框进行加热。待胶软化后，压膜板下压将密封膜脱开，同时焊膜器将密封膜和防尘纸焊在一起，最后在取防尘纸工位一起吸走，扔到废料收集箱中。撕膜去内衬工位可分为手动、机械式和机器人自动撕膜去内衬三种形式。

3. 灌装加塞工位　巢盒到达上料工位，上料机械手将蜂巢盘取出，放到 XY 平台上，将其运送至灌装加塞工位进行灌装和加塞，完成后运至下料工位，将蜂巢板放回蜂巢盒中。整个灌装加塞功能主要由上料机械手、下料机械手、XY 平台、灌装机构、加塞机构和理塞机组成（图 3 - 1 - 5 - 5，图 3 - 1 - 5 - 6）。输送带上设置 4 个气缸挡料的位置：前 2 个为预备位置，第 3 个为蜂巢出盒位置，第 4 个为蜂巢装盒位置。通过程序控制，注射器盒前后有序地流经每一个位置。注射器盒送到出盒位置，真空气爪下降吸住蜂巢后上升将其提出盒内，然后转至 X - Y 轴工作平台的起始位置，气爪下降将蜂巢放到平台上，XY 平台托着蜂巢到达灌装位置开始灌装，蜂巢上第 3 列注射器开始灌装时，第一列同时开始加塞封口。

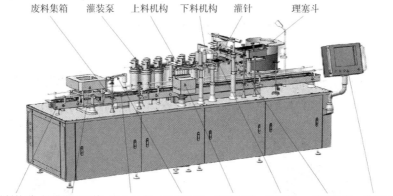

废料集箱　灌装泵　上料机构　下料机构　灌针　理塞斗

进料轨道　加热撕膜机构　转盒机构　取防尘纸　称重机构　XY平台　加塞机构　操作屏

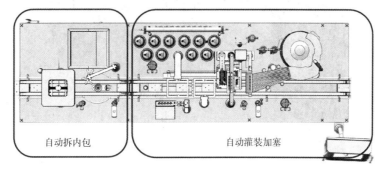

自动拆内包　　　自动灌装加塞

图 3 - 1 - 5 - 5　全自动拆内包、灌装工位结构示意图

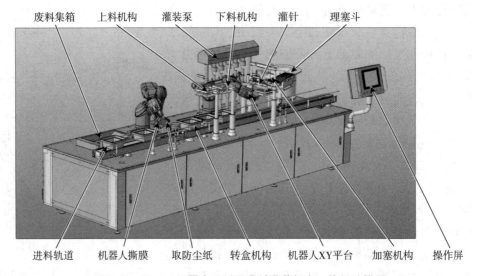

废料集箱　上料机构　灌装泵　下料机构　灌针　理塞斗

进料轨道　机器人撕膜　取防尘纸　转盒机构　机器人XY平台　加塞机构　操作屏

图 3－1－5－6　机器人系列预灌封灌装加塞一体机结构图

（1）加塞机构　预充式注射器加塞形式主要有两种：①机械加塞是通过将胶塞挤压在加塞套内，送至瓶内，后由加塞杆将胶塞顶出加塞，完成加塞。机械加塞速度快，胶塞位置可调，缺点是对胶塞的挤压大，有损坏胶塞的风险。②真空加塞是通过真空系统将瓶内的空气抽走，胶塞在负压作用下进入瓶内。真空加塞空气残留量小，对胶塞挤压小，但产能较低（图 3－1－5－7）。

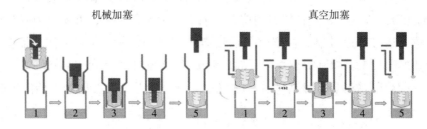

机械加塞　　　　　　　　　　　　　真空加塞

图 3－1－5－7　加塞方式示意图

（2）灌装泵

1）柱塞泵　适用于绝大数药物灌装，灌装精度高，但柱塞泵对药物有剪切作用，同时因为存在泵体和泵芯间的摩擦，有产生陶瓷颗粒的风险，而且清洗麻烦（图 3－1－5－8）。

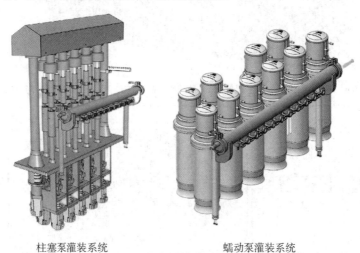

柱塞泵灌装系统　　　　　　　蠕动泵灌装系统

图 3－1－5－8　灌装泵结构图

2）蠕动泵　直接通过挤压硅胶管方式进行灌装，泵体不与药液直接接触，污染风险小，清洗消毒简单，但是不适于黏度大的药物，灌装精度偏低，灌装硅胶管需经常更换（图3-1-5-8）。

还可根据需要，配置在线称重以及灌装系统在线清洗和在线灭菌系统。

四、能力训练

（一）操作条件

1. 灌装车间温度、湿度、压差正常，设备压力表指针正常；模具符合要求；气体符合要求。

2. 预灌封灌装加塞机。

3. 预灌封灌装加塞机标准操作规程。

4. 巢盒预充针（规格一般为 10mm×10mm 或 10mm×16mm）。

（二）安全及注意事项

1. 投入使用前，必须对电源电压是否与该设备使用相符、管道是否漏气、风机转动是否灵活、方向是否正确等情况进行仔细检查调整。

2. 开机前，确保真空泵已经开启，压缩空气已经到位。

3. 生产过程中不允许打开隔离器的玻璃门进行操作。

4. 生产中如果胶塞或药液短缺，需及时补充，保证生产的连续性。

5. 在正常生产过程中，应根据运行状况适当调节主机、外包进料、理塞的速度，以使设备保持最佳运行状态。

6. 如果停机间隔时间不长，可让层流风机一直处于开机状态，以保护未灌装完成的瓶与药液无菌。

7. 机器在运转过程中不管出现什么情况，绝对不允许用手或其他工具伸进工作部位。

8. 进行调整时必须先切断电源。

9. 当发生自动停机并报警时，必须先排除故障源，才可点击"复位"项，以免发生意外。

10. 不能在机器未处于正常工作条件下进行操作。

11. 运行之前务必正确安装防护罩。

12. 确保操作者工作地面无障碍和污渍。

13. 紧急情况下，可按蘑菇头形急停按钮，使机器立刻停机。但持续错误地使用该按钮会对机器和电气系统造成无法估量的损失。

14. 远离工作位置前，操作者要按相关规程关闭机器。

（三）操作过程

序号	步骤	操作方法及说明	质量标准
1	操作前准备	（1）检查真空、压缩空气，打开阀门 （2）检查报警系统：在触摸屏上启动报警系统，检测开门报警系统和风速报警系统等是否正常，检测开门报警系统的方法为逐个打开门，查看报警系统是否报警 （3）检查电气元器件 （4）过滤后药液转移及灌装组件灭菌后组装：将层流小车转移到缓冲间A级层流处，在缓冲间层流下和层流小车内组装药液过滤末端，打开药液过滤管道阀门，配制加压过滤，过滤过程中注意观察是否有漏液情形，如有，立即停止过滤。过滤结束后，关闭药液过滤管道阀门，确认硅胶管没有药液后，在层流小车内，将缓冲罐上的硅胶管拔下，把插在缓冲罐另一端口的一个通气滤芯转移到药液过滤端口上。将层流小车转移到灌装机层流下，打开灌装机门，将缓冲罐转移到灌装机里，组装灌装泵、套筒、推杆、传送臂、活塞转移组件、活塞轨道、安装活塞震荡盘、活塞斗、组装灌装针头、过滤及输送组件，确保灌装组装正确后，打开缓冲罐出液阀门，开始灌装	（1）检测洁净压缩空气使符合要求：0.6MPa，2m³/h （2）按操作要求执行 （3）检查总电源是否为380V，50Hz，3相。打开电控柜，将断路器全部合上，关上柜门，将电源置于ON （4）按操作要求执行

序号	步骤	操作方法及说明	质量标准
2	半自动拆外包	(1) 切袋出料：包材通过人工进料轨道送入外包机内，在该工位上将外袋前端捋直后，将外袋前端放入切刀上下夹板中。双手按压启动按钮，上下夹板在气缸的驱动下将外袋前端拉直，再由切刀将外袋前端切断，待切刀复位后，人工将巢盒从外袋中取出后，手动推入拆内包工位 (2) 开启加热：人工打开加热框，手动从滑轨上将包材放入其中预热，在设定温度下加热到设定时间后，人工打开加热框进行手动拆包，随后流入下一道工序	按操作要求执行
3	拆内包及灌装加塞	开始生产：人机交互界面，选择已设置配方，点击开始生产即可 	按操作要求执行
4	维护保养	(1) 每日维护：按规定的时间间隔清洁机器，以保证所有工作部件的最高工作效率。要正确清洁机器，可采用真空清洁设备 用合适的清洁剂彻底清洗不锈钢规格件，用纯化水冲洗干净后用干净的布将其完全干燥。根据需要，可将洗干净的该类零件放入密闭的高压容器内，在121℃灭菌、保证 F_0 值大于8 每次工作前需检查灌装单元密封件的完整性，在清洗完所有拆下来的单元后，检查密封件的完整性，如有必要，将其更换 (2) 月维护：检测真空密封圈的密封性，查看是否有泄漏，检查各类气管接头是否有破损，定期更换。及时检查和张紧同步带	按操作要求执行

【问题情境一】 在操作过程中，活塞轨道出现卡活塞的现象，因而导致灌装不加塞停止工作。请就此情境提出排查和解决办法。

【问题情境二】 灌装低残氧要求的药液过程中，采用真空加塞的方式，经常出现气泡。请就此情境提出排查和解决办法。

【问题情境三】 在进入关键灌装区域前，进行脱袋切割时，出现包装袋切割失败现象。请就此情境提出排查和解决办法。

【问题情境四】 设备运行过程中，脱外包完成后，进行巢盒上表面拆包撕膜时出现大量颗粒，同时内膜未成功取出。请就此情境提出排查和解决办法。

【问题情境五】 位于湖南宁乡经开区的楚天科技无菌预充针灌装线研发团队成立于2013年。团队2013年底推出了首台无菌预充针灌装线，2016年初发布国产首台世界级水平的 SFSR – 2 型智能机器人医药无菌预灌封生产系统。"无菌环境""全自动机器人操作""减少药品灌装过程中的污染""国产首台世界级水平预灌封设备"等标签都可以贴在楚天科技无菌预充针灌装线上。在美国构筑"小院高墙"

的背景下，作为第四次工业革命的参与者，如何看待中国科技的崛起？

（四）学习结果评价

序号	评价内容	评价标准	评价结果（是/否）
活动一	半自动拆包操作及调试	在洁净区内，熟练掌握拆外包动作，保证全线生产	
活动二	灌装调试及操作	灌装管路无漏气等异常	
		灌装精度及灌装量达标	
		灌装无滴漏、挂壁现象	
		灌装气泡量符合灌装要求	

五、目标检测

习题　　答案

（一）单选题

1. 预充式注射器加塞形式主要为（　）

　　A. 机械加塞和顶针加塞　　B. 机械加塞和真空加塞　　C. 机械加塞和套筒加塞

　　D. 套筒加塞和气动加塞　　E. 气动加塞和顶针加塞

2. 预充针相比于西林瓶、安瓿瓶的优势不包括（　）

　　A. 便捷快速给药　　B. 剂量准确　　C. 安全保障更佳

　　D. 药液损失更少　　E. 成本更低

3. 一般拆外包工位的主要组成部分为（　）

　　A. 加塞工位、消毒工位、灌装工位

　　B. 消毒工位、机架系统、进料系统

　　C. 消毒工位、机架系统、进料系统、切袋出料系统、加热系统、灌装机上料工位和隔离系统

　　D. 加塞工位、机架系统、进料系统、灌装工位和隔离系统

　　E. 加塞工位、机架系统、进料系统、切袋出料系统、废料收集系统、加热系统、灌装机上料工位和隔离系统

4. 预灌封灌装加塞机的工作流程主要是（　）

　　A. 拆外包、拆内包、灌装、加塞　　　　B. 拆外包、加热、压膜、灌装、加塞

　　C. 拆内包、灌装、加塞、轧盖　　　　　D. 拆外包、拆内包、灌装、加塞、轧盖

　　E. 拆外包、拆内包、灌装、加塞、轧盖、包装

（二）判断题

1. 真空加塞与机械加塞速度相比更快，并且对注射器胶塞的挤压更小。（　）

2. 柱塞泵适用于黏度大的药物灌装，但存在陶瓷颗粒产生的风险。（　）

3. 蠕动泵的灌装精度较高，适用于所有药物的灌装。（　）

4. 预灌封注射器是一种新型的注射器包材，可以存储药品并完成注射器给药的作用。（　）

（三）多选题

1. 预灌封灌装封口设备的工位主要包括（　）

　　A. 拆外包　　B. 拆内包　　C. 灌装加塞　　D. 外观检测　　E. 拧杆贴标

2. 预灌封注射器的材质主要包括（　）

　　A. 硼硅玻璃　　B. 钠钙玻璃　　C. COP　　D. PET　　E. COC

（四）思考题

请简述真空加塞和机械加塞的基本原理及区别。

工作任务 3.2　热力灭菌

职业能力 3.2.1　能按规程调试、操作、维护干热灭菌柜

PPT

一、核心概念

1. 干热灭菌法　系指将物品置于干热灭菌柜、隧道灭菌器等设备中，利用干热空气达到杀灭微生物或消除热原的方法。玻璃器具、金属器具、纤维制品、固体药品、液状石蜡、油类及湿热灭菌法无效或不宜用湿热灭菌法灭菌的耐高温物品，均可采用此法灭菌。不适于塑料、橡胶制品以及大部分药物的灭菌。

2. 干热灭菌条件　一般为 160～170℃ 2 小时以上、170～180℃ 1 小时以上或 250℃ 45 分钟以上，也可采用其他温度和时间参数，但无论采用何种灭菌条件，均应保证灭菌后的物品的残存微生物的概率 SAL≤10^{-6}。

3. ASMR620　隧道式灭菌烘箱的型号按 JB/T 20002.3—2011 标注。

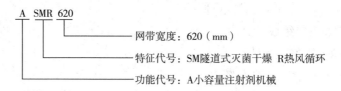

二、学习目标

1. 能表述干热灭菌柜结构及工作原理及异同。
2. 能说明柜式电热烘箱、隧道式远红外烘箱、层流式干热灭菌机的性能特点。
3. 能按照标准操作规程调试、操作、维护 ASMR620 型隧道式灭菌烘箱。

三、基本知识

（一）灭菌方法

1. 灭菌法　系指用适当的物理或化学手段将物品中活的微生物杀灭或除去，从而使物品残存活微生物的概率下降至预期的无菌保证水平的方法。灭菌法的应用非常广泛，不仅适用于制剂、原辅料、医疗器械的灭菌，也适用于设备、器皿、环境等的灭菌。

微课1

2. 灭菌法的分类　根据灭菌机制的不同，灭菌法可分为化学灭菌法和物理灭菌法。其中物理灭菌法又可细分为热力灭菌法、射线灭菌法、过滤除菌法等方法（图 3-2-1-1）。

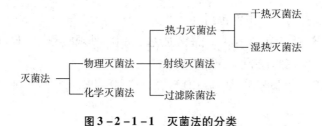

图 3-2-1-1　灭菌法的分类

热力灭菌法的原理：加热可以破坏蛋白质和核酸中的氢键，导致蛋白质变性或凝固、核酸结构破坏、酶活性丧失，最终导致微生物的死亡。干热灭菌法及湿热灭菌法合称热力灭菌法，是一类在制药工业中可靠且常用的灭菌方法。

（二）常用干热灭菌设备

干热灭菌的主要设备有烘箱、干热灭菌柜、隧道式灭菌烘箱等。其中干热灭菌柜和隧道式灭菌烘箱是制药行业中玻璃容器干燥工艺的配套设备，适于对清洗后的安瓿或其他玻璃容器进行灭菌和干燥。

微课2

1. 柜式电热烘箱 是一种常用的间歇式干热灭菌设备，其种类和型号繁多，但主体结构基本相同。设备一般呈箱型，主要由隔热箱体、电加热器、托架与隔板、循环风机、高效过滤器、冷却器、温度传感器等部分构成（图3-2-1-2，图3-2-1-3）。

干热空气在循环风机的作用下，定向流动，周而复始，最终达到干燥灭菌的目的。该设备的灭菌温度可在180~300℃范围设定，低温一般用于干燥灭菌，而较高温度则用于破坏热原。灭菌完成后，风机继续运转对灭菌产品进行冷却，也可通过冷却水进行冷却，减少对灭菌产品的热冲击。当灭菌室内温度降至比室温高15~20℃时，烘箱停止工作。

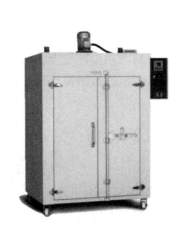

图3-2-1-2 柜式电热烘箱实物图

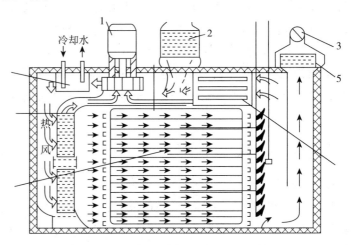

图3-2-1-3 柜式电热烘箱结构示意图

2. 隧道式远红外烘箱 是一种常用的大型、连续式干热灭菌设备。通常由保温罩壳、排风系统、远红外发生器、电机传动系统等部分构成（图3-2-1-4，图3-2-1-5）。

微课3

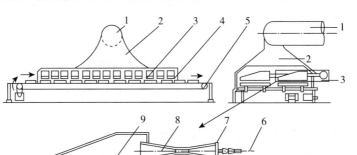

图3-2-1-4 隧道式远红外烘箱（燃气式）

1. 排气管；2. 罩壳；3. 远红外发生器；4. 载物盘；5. 传送带；6. 燃气入口；7. 通风板；8. 喷射器；9. 铁路铝网

远红外线是指波长大于5.6μm的红外线，它能以电磁波的形式直接辐射到被加热物体表面，并转化为热能，无需其他介质的传递，加热快，热损耗小，能迅速实现干燥灭菌；但设备投入高，能耗大。

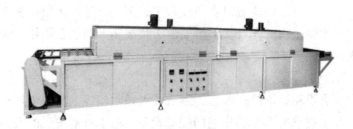

图3-2-1-5　隧道式远红外烘箱（燃气式）实物图

工作时，完成洗瓶工序的安瓿，瓶口朝上置于载物盘上由隧道的一端用链条输送带送进烘箱。隧道内加热分为预热段、灭菌段及降温段，预热段内安瓿由室温升至100℃左右，大部分的水分在这段蒸发；灭菌段为高温干燥灭菌区，温度可达300～450℃，残余水分进一步蒸干，细菌及热原被杀灭或破坏；降温区是由高温降至100℃左右，而后安瓿离开隧道，完成灭菌干燥。

为保证工作状态下干燥速率稳定，该设备在隧道顶部设有强制排风系统，使蒸发出的湿热空气及时排除，并且隧道的罩壳上部可以保持5～20MPa的负压，以保证远红外发生器的燃烧稳定。此外对于燃气式远红外发生器的使用还应注意以下几点：①根据燃气的成分不同，正式运行前每只都应调节通风板，使燃烧器达到赤红无焰的状态；②压紧远红外发生器内网，防止火焰由缝隙窜入发生器内部；③应保证安瓿顶端距远红外发生器15～20cm。

3. 层流式干热灭菌机　又称隧道式热风循环灭菌烘箱，通常处于注射剂联动生产线上，与安瓿清洗机和安瓿拉丝灌封机，配套使用，可连续对经过清洗的安瓿或其他玻璃药瓶进行干燥、灭菌及除热原操作。

四、能力训练

（一）操作条件

1. 检查排风风门是否在要求的档位上；进、出口层流风机、中间烘箱风机是否正常，测量风速和风压是否符合要求；检查传动系统是否正常，点动确认电动机运转方向是否正确，隧道内是否有前期操作留下的安瓿，入口及出口处是否有杂物。

微课4

2. ASMR620型隧道式灭菌烘箱。

3. ASMR620型隧道式灭菌烘箱标准操作规程。

4. 根据待灭菌瓶子规格，调整高温灭菌区前后滑门板高度，一般高出瓶口5～10mm。

微课5

（二）安全及注意事项

1. 空气排出管道过长或弯头过多，如长度大于6m、弯头2个以上，应在排风管的终端安装一台单进风离心通风机以增加排气效果，并按照操作规程进行维护和保养。

2. 设定工作温度时，不要超过350℃，在满足安瓿灭菌除热原的前提下，尽可能低些，以延长高效过滤器的使用寿命。

3. 调节好机器各部的测控装置及风量，控制风量适宜，保证灭菌温度。

4. 若发现指示灯不亮或时亮时暗时，应更换灭菌箱上部的粗效过滤器，若更换无效，应更换高效空气过滤器。

5. 加热管在使用过程中有损坏要及时更换，注意加热管安装要可靠、接线要牢。

6. 每天工作完成后，必须检查进口过渡段的弹片凹形弧内是否有玻璃碎屑并及时清理，烘箱背后下面的排气机构中的碎屑聚集箱应每星期清扫一次。

（三）操作过程

序号	步骤	操作方法及说明	质量标准
1	开机前检查	（1）启动预热风机、冷却风机、高温风机，检查风速和风压使符合要求 （2）检查隧道内是否有前期操作留下来的安瓿 	（1）测量风速和风压使符合要求 （2）隧道内无异物
2	开机操作	（1）接通电源，打开总电源开关，调整风门 （2）打开层流风机，设定层流风速 （3）设定并开启加热程序 （4）开启输瓶网带 （5）走带模式调整为自动 （6）开启送瓶	（1）调整风门至烘箱出口处，风既不向外排也不向内吸 （2）预热区和冷却区风速为0.5～0.6m/s、高温灭菌区风速为0.6～0.8m/s；预热区压力5～6Pa、高温灭菌区压力6～7Pa、冷却区压力7～8Pa （3）预热段为250℃、高温灭菌区温度设为280℃（依据工艺要求设定）、冷却段温度为40～60℃，停机温度设为100℃。同时检查加热管，确认工作正常，做好温度记录 （4）当温度上升到设定值后，开启输送网带，机器设有保护系统，只有达到设定温度及入口处导向弹片被压住时，输送带才会运行 （5）空车运行观察输送网带工作情况 （6）风速、温度、走带都正常后，开启送瓶，在规定时间内通过高温灭菌区，完成灭菌过程
3	关机	（1）关闭网带电动机及加热按钮 （2）关闭层流风机，关闭总电源 	（1）当批生产的药瓶全由隧道出口送出后，关闭网带电动机及加热按钮，网带停止运行并停止加热 （2）温度降到停机预设温度后开关自动关闭。关闭总电源
4	设备调试	（1）打开手动操作界面 （2）独立启停设备的各部分试车 （3）调节安瓿进出口门的高度	（1）点击【手动操作】图标进入手动操作界面 （2）依次启动【预热机风机】【高温风机一】【高温风机二】【冷却风机一】【冷却风机二】【网带电机】【平衡风机】按键控制启停，每个按键的上方都有频率设置图标，都可独立设置各自的频率用于变频器调速。【抽湿风机】控制抽湿风机的启、停，【超声波】控制超声波清洗水阀的通、断，【加热1#】【加热2#】控制2个高温区加热器组的启、停，且可调节温度。在加热启动状态时，加热器组仍受2个温控器控制恒温状态 （3）按安装所需要的方向转动手轮，使链条门上的链条上下移动调好后，压入手轮，使手轮上一端法兰上的孔插入滑座上的销子上

续表

序号	步骤	操作方法及说明	质量标准
5	设备维护	(1) 更换过滤器 (2) 更换加热元件 (3) 网带调整 (4) 添加或更换机油 (5) 定期检查排风系统	(1) 当风机功率调至最大，风速仍不能达到生产要求的最低标准时，需清理或更换相应过滤器 (2) 观测各温区升温情况，有加热管损坏的应及时更换 (3) 定期检查输送网带磨损情况及张紧度，必要时进行维修调整 (4) 定期检查电动机及减速机状态，检查减速机外壳有无油渍渗出或漏油情况，观测机油高度，必要时添加或更换机油 (5) 保证设备内压力大于外界压力5Pa以上

【问题情境一】ASMR620型隧道式灭菌烘箱在正常工作过程中，突然发现网带传动慢，有异响。请思考并分析解决办法。

【问题情境二】ASMR620型隧道式灭菌烘箱工作过程中，发现安瓿在输送网带上排列松散，隧道两旁有倒流。请思考并分析解决办法。

【问题情境三】批号为20220618001（规格：2ml）的某注射剂，烘干后的无菌检查不合格，澄明度不高。请思考并分析原因。

【问题情境四】在2006年，有患者在注射了某药企生产的克林霉素磷酸酯葡萄糖注射液（欣弗）后死亡。经国家食品药品监督管理局现场核查，该企业2006年6月至7月生产的克林霉素磷酸酯葡萄糖注射液未按批准的工艺参数灭菌，降低了灭菌温度，缩短了灭菌时间，增加了灭菌柜装载量，影响了灭菌效果。经中国药品生物制品检定所对相关样品进行检验，结果表明，无菌检查和热原检查均不符合规定。通过扫描二维码研究"欣弗事件"始末，谈谈你对"药品质量合理"的理解。

微课6

（四）学习结果评价

序号	评价内容	评价标准	评价结果（是/否）
活动一	设定层流风速	预热段风速设定正确	
		灭菌段风速设定正确	
		冷却段风速设定正确	
活动二	设定加热温度	预热段风速设定正确	
		灭菌段温度设置正确	
		冷却段温度设置正确	
活动三	设备运转正常	网带运转正常	
		安瓿瓶排列正常	

五、目标检测

习题

答案

（一）单选题

1. 干热灭菌器进行灭菌，下列灭菌参数错误的是（　　）

    A. 150℃，120分钟　　　　　B. 170℃，60分钟　　　　　C. 250℃，60分钟

    D. 160℃，120分钟　　　　　E. 180℃，30分钟

2. 下列关于注射剂容器的处理，错误的是（　　）

    A. 安瓿一般在烘箱内120~140℃干燥

    B. 盛装无菌操作的安瓿须用180℃干热灭菌1.5小时

    C. 盛装低温灭菌的安瓿须用180℃干热灭菌1.5小时

D. 大量生产多采用隧道式烘箱干燥，隧道内平均温度200℃

E. 采用远红外干燥装置350℃经1分钟，能达到安瓿灭菌的目的

3. 利用远红外线辐射对物品进行加热的设备是（ ）

A. 辐射式干热灭菌机   B. 柜式电热烘箱

C. 隧道式远红外烘箱   D. 热层流式干热灭菌机

E. 脉动真空灭菌柜

4. 关于隧道式热风循环灭菌烘箱，下列描述错误的是（ ）

A. 适用于安瓿、抗生素瓶、口服液瓶的烘干杀菌

B. 利用层流原理和热空气高速消毒工艺，使容器在洁净度A级的密封隧道烘箱内完成干燥，高温灭菌和冷却

C. 风道内的压力低于外面的大气压

D. 能与清洗设备、灌封设备组成联动线

E. 在烘箱温度高于100℃时所有风机关闭不了，起到保护高效过滤器的作用

（二）判断题

1. 不可将塑胶制品，橡胶制品或有精确刻度的玻璃仪器放入烘箱烘干。（ ）

2. 隧道烘箱的高效过滤器完整性检查不用每年确认。（ ）

3. 隧道灭菌烘箱可与洗瓶机、拉丝灌封机组成联动线。（ ）

4. 隧道烘箱预热段加热到100℃以上使瓶子水分蒸发，无须抽湿。（ ）

（三）多选题

1. 下列物品可以适用干热灭菌法的有（ ）

A. 玻璃器具   B. 金属制容器   C. 陶瓷制品   D. 油剂   E. 塑料制品

2. 层流式干热灭菌机按其功能设置可分为彼此独立的组成部分，分别为（ ）

A. 预热区   B. 限制区   C. 高温灭菌区   D. 冷却区   E. 包装区

（四）思考题

在下图中辨识出后面部件，填写相应的数字，安瓿输送网带_____，预热段层流风机_____，加热段热风机_____，冷却段风机_____，空气高效过滤_____，空气电加热器_____，排气风机_____。并用红色带箭头线条标出各区域空气流动路径，用蓝色箭头标出安瓿运行路径。

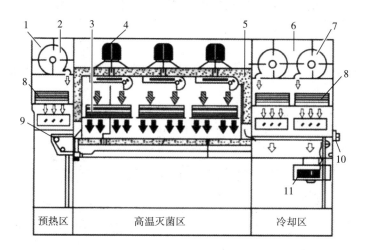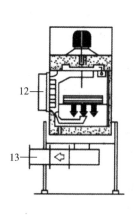

PPT

职业能力 3.2.2　能按规程调试、操作、维护湿热灭菌柜

一、核心概念

1. 湿热灭菌法　系指将物品置于特制容器中，利用高压饱和蒸汽或过热水喷淋等手段使微生物菌体中的蛋白质、核酸发生变性而杀灭微生物的方法。由于水蒸气的潜热大、穿透力强，所以灭菌效率高于干热灭菌法，是热力灭菌法中最有效、应用最广泛的灭菌方法。药品、器皿、橡胶制品以及其他在高温、潮湿条件下稳定的物品，均可采用本法灭菌。

2. 湿热灭菌条件　2020 年版《中国药典》规定，湿热灭菌条件通常采用 121℃ 15 分钟、121℃ 30 分钟或 116℃ 40 分钟。

3. PSM30 型号的组成及其代表的意义

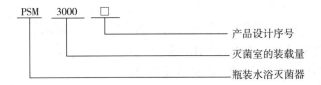

二、学习目标

1. 能认知湿热灭菌设备的结构、工作原理及类型异同。
2. 能表述脉动真空灭菌器、水浴式灭菌柜的性能特点。
3. 能按照标准操作规程调试、操作、维护 PSM 型水浴式灭菌柜。

三、基本知识

（一）换热设备

换热设备是指使热量从热流体传递到冷流体的设备。按照传热原理和实现热交换形式的不同可分为间壁式、混合式和蓄热式（冷热流体直接接触）三种。其中间壁式换热器又分为夹套式、蛇管式、列管式、套管式和板式，其冷热流体被一固体壁面隔开，在换热过程中两载体互不接触，是实际生产中应用最为广泛的一种形式。

微课 1

（二）饱和蒸汽

饱和蒸汽是指未经过热处理的蒸汽，是在 1 个大气压下，温度为 100℃ 的蒸汽，温度不能再升高，是饱和状态下的蒸汽。饱和蒸汽的温度与压力之间一一对应。

（三）干热灭菌与湿热灭菌的区别（表 3 - 2 - 2 - 1）

表 3 - 2 - 2 - 1　干热灭菌与湿热灭菌对比

	干热灭菌	湿热灭菌
介质	高温干热空气	水或蒸汽
对物品的影响	烤焦	濡湿（皮革损坏）
适用对象	金属、玻璃与其他不畏焦化物品	棉织品、水液等不畏湿热物品
作用温度	高（160～400℃）	低（60～134℃）
作用时间	长（1～5 小时）	短（4～60 分钟）
杀菌能力	较差	较强

（四）常用湿热灭菌设备

常见湿热灭菌设备有热压灭菌器、卧式热压灭菌柜、脉动真空灭菌器和水浴式灭菌器等。

1. 脉动真空灭菌器　是使用范围最广泛的灭菌设备（图 3 - 2 - 2 - 1），适用于制药、生物工程、医疗卫生等领域，如对灭菌要求极高的工器具、无菌衣、胶塞、铝盖、原辅料、过滤器、培养基及各种废弃物等物品的灭菌处理。

微课2

（1）基本原理　利用多次脉动真空（抽真空→复压→抽真空…）这一过程保证腔体内空气被排除99%以上，确保饱和蒸汽能充满整个内室并能附着在待灭菌物品表面或进入其内部，从而保证灭菌时温度的均匀性。腔体内可通入蒸汽加热，达到设定的灭菌温度后转入灭菌阶段，同时夹套内也可通入蒸汽以达到加快升温过程、保温以及均匀传热的目的。灭菌结束后，再利用脉动真空的方式快速排气，由除菌过滤后的空气复压实现物品的冷却、干燥。

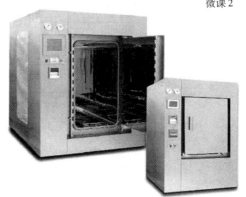

图 3 - 2 - 2 - 1　脉动真空灭菌器结构示意图

（2）基本结构　整机由主体、密封门、控制系统、管路系统、装载系统、装饰、外罩等部分组成（图 3 - 2 - 2 - 2）。主体按照压力容器设计标准制造，一般设计压力为0.3MPa；矩形主体外附环形加强筋加强；主体的设计建造还应满足制药行业的特别要求，比如内室粗糙度要≥0.6μm、材质为316L等，设置温度验证接口等。密封门按照开关的动作型式分为机动门与平移门，矩形主体一般为机动门结构；密封门采用密封圈气动密封；密封门必须有安全联锁设计。控制系统采用 PLC 控制，上位机通常为触摸屏，触摸屏控制大大减轻了操作者的劳动强度，使整个灭菌监视过程更加直观、方便。灭菌过程的温度、压力、时间、过程阶段、预置参数等均在触摸屏显示器中自动显示并可实时储存，还配有微型打印机进行打印，可记录工作过程参数以便于归档、备查。数据可审计追踪，满足 FDA 21CFR Part11 的要求。管路系统通常分为工业蒸汽、纯蒸汽、空气、水路和压缩空气管路等部分。管道采用内外抛光的无缝不锈钢卫生级管件，经自动轨迹焊接机氩气保护焊接，保证焊接质量。装载系统通常采用灭菌车、搬运车方式，用于装载和运输灭菌物品，灭菌车支架通常采用 316L 不锈钢制造，达到洁净卫生标准。外罩常采用 304 不锈钢板制成，便于拆卸，外形美观。

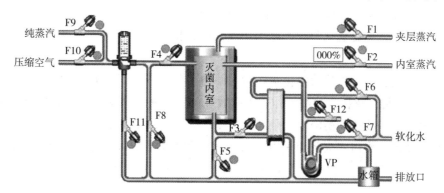

图 3 - 2 - 2 - 2　脉动真空灭菌器的基本结构

2. 水浴式灭菌柜　为输液剂常用的灭菌设备，是一种以纯化水为载热介质喷淋输液瓶进行加热、升温、灭菌、冷却的设备。一般由筒体、换热系统和控制系统组成。筒体一般为方形或圆柱形钢制结构，主体外部包裹保温材料。门一般为气动平移式或电动升降式密封门，保证灭菌室内有压力和操作未结束时，密封门不能被打开。供热系统主要由板式换

微课3

热器、内循环泵、外供热系统组成。整个灭菌过程实时控制，灭菌参数由电脑显示并保存，灭菌温度均匀，可实现 F_0 自动计算（图 3-2-2-3，图 3-2-2-4）。

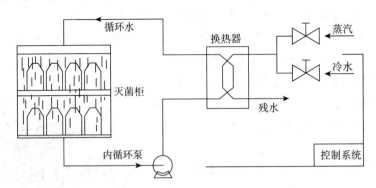

图 3-2-2-3　水浴式灭菌柜结构原理示意图

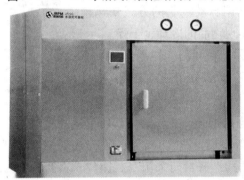

图 3-2-2-4　水浴式灭菌柜实物图

灭菌原理是以加热循环的纯化水为载热介质，加热输液瓶内的药液，通过高温将药液中的微生物杀灭，达到灭菌的目的。其中，如果纯化水温度需降温控制，可用一般饮用水冷却。对纯化水的加热和冷却都是在柜体外的板式热交换器中进行的。

该设备具有如下优点。

（1）灭菌工艺和设备符合 GMP 要求　水浴式灭菌设备采用独立的循环纯化水，灭菌时对药品不会产生污染，保证了被灭菌药品外部的卫生符合 GMP 要求。

（2）温度均匀性好，无温度死角，升降温快速均匀，使换热过程中的温度变化率均衡，可有效保证药品质量。

（3）在整个灭菌过程中，过热的纯化水作为内循环灭菌系统的灭菌和冷却介质，处于一个相对封闭的循环系统，实现升温、灭菌、冷却操作，可有效避免工作过程中因不洁冷却水对产品的二次污染。

（4）水浴冷却使灭菌物品均衡降温，且辅以反压保护措施，保证无爆瓶现象。

（5）自动化程度高　水浴式灭菌柜采用了 PLC 可编程控制器、四通道记录仪、智能打印机，工作过程实现了全自动程序控制，可以针对不同灭菌物的性质编入相应的灭菌工艺程序。

四、能力训练

（一）操作条件

1. 检查蒸汽（压力 0.3～0.5MPa）、纯化水（0.15～0.3MPa）、冷却水（0.2～0.4MPa）、压缩空气（0.4～0.6MPa）供给正常。

2. PSM 型水浴式灭菌柜。

3. PSM 型水浴式灭菌柜标准操作规程。

微课4

（二）安全及注意事项

1. 灭菌室内的温度探头，用于测控瓶内温度。控头内控测元件为易碎件，使用时应避免碰撞。灭菌室外探头连线不得用力拉扯，并防止挤压碾伤。

2. 清洗设备时不得将水溅到电器元件上，以防止短路。

3. 每天排放压缩空气管路上的分水、过滤器内存水。

4. 经常注意观察换热器疏水阀工作情况。

5. 水泵不得无水空转，试车不要超过 2 秒。长期不用时，应放尽泵内的积水，防止生锈。

（三）操作过程

序号	步骤	操作方法及说明	质量标准
1	开机操作	（1）接通动力电源和控制电源 （2）打开前后门 （3）关闭后门，装瓶，入柜 （4）关闭前门：打开微机，进入"主控窗口"菜单，单击"运行"菜单，进入"灭菌参数设置"界面 （5）根据批生产指令单，设置参数 （6）单击"进入"键 （7）单击"启动"键，程序即开始自动运行 （8）单击"趋势"，进入"温度压力曲线趋势"界面 （9）单击"报表"，进入"灭菌报表"界面	（1）三相动力电源不缺相 （2）灭菌内室无异物 （3）前后门指示灯正常 （4）确定无任何障碍物后按前端控制面板上的按钮进行关门操作，开启密封阀对前后门密封 （5）根据灭菌工艺要求输入生产产品名、批号、灭菌温度、灭菌时间、F_0 值、冷却温度、操作员号等参数 （6）程序即进入"水浴灭菌器流程"界面 （7）"门关"信号由黑色变为绿色，"启动"由红色变为黑色时点击 （8）运行过程中可观看各时刻温度、压力的曲线图 （9）可观看各时刻的温度、压力值及灭菌时间、温度、F_0 值等数据
2	关机	（1）灭菌程序结束后，"结束"信号由黑色变为绿色，单击"退出"键 （2）开后门，将灭菌药品推出柜 （3）关后门 （4）开前门 （5）关闭控制微机，关闭灭菌柜电源、灭菌柜控制箱电源 （6）关闭所有阀门 （7）清场清洗灭菌室及消毒车 （8）关门 （9）填写设备清洁记录	（1）退出控制程序 （2）在灭菌程序结束后，控制面板上的"结束"指示灯亮。开门前必须确认行程显示在"结束"行程与内室压力显示在 0MPa，才能按后端控制面板上的"开门"按钮 （3）灭菌药品全部出柜后，按后端控制面板上的"关门"按钮，当完全关闭时，前后端控制面板上的后门指示灯亮 （4）前端控制面板上的后门指示灯亮，显示后门已完全关闭后，按前端控制面板上的"开门"按钮，前门开启，门控系统回到下批灭菌的准备阶段，等待下批灭菌药品入柜 （5）关闭 （6）关闭 （7）待灭菌室冷却到室温后，将灭菌室内消毒车污物清理干净 （8）内室清洗完毕后，将门关闭 （9）按要求填写
3	设备调试	（1）按控制系统的手动开关，检查各气动阀是否动作正常 （2）检查循环水泵转向是否正确 （3）检查门密封状态下，循环水泵起动后，灭菌器室内水位是否为 100mm （4）参照操作方法，打开进水、进蒸汽阀门，观察水压表、气压表的状态	（1）确认各部件动作良好 （2）如反转，调节接水泵电源线。严禁无水运转 （3）如果差值较大，应调整水位计探针的长度 （4）压力在要求的范围内，汽源压力通过减压阀使其稳定在 0.5MPa（不允许超过 0.6MPa）。压缩空气气源压力稳定在 0.5MPa 左右（不允许低于 0.4MPa）

续表

序号	步骤	操作方法及说明	质量标准
4	设备维护	（1）清洗喷淋盘 （2）清刷灭菌室内部 （3）定期校验测温探头 （4）定期清理水箱 （5）每隔一个月，将安全阀放气手柄拉起反复排汽数次 （6）密封圈更换	（1）定期（间隔时间视实际情况而定）将灭菌室顶部喷淋盘拆下，清洗盘内污垢后复装 （2）保证不锈钢表面光洁 （3）保证温度信息准确性。测温元件为易碎件，避免碰撞 （4）拆下灭菌室内底部的底隔板，清洗后复装 （5）防止长时间不用发生黏堵 （6）每次开门应保证密封圈干净，当密封圈损坏或长期使用实效时，应更换

【问题情境一】PSM 型水浴式灭菌柜在正常工作过程中，发现升温速度慢。请思考并分析解决办法。

【问题情境二】水浴式灭菌柜正常工作过程中，突然停汽。请思考并分析解决办法。

【问题情境三】在水浴式灭菌柜运行过程中，发现冷却速度太慢。请思考并分析原因和解决办法。

【问题情境四】某公司经过 8 个多小时生产了一批左氧氟沙星注射液 50ml 的产品，产品入柜灭菌时发现灭菌柜程序异常无法对产品进行灭菌，而公司的小容量注射液车间正好空闲着。为保住这批产品，公司生产负责人决定将产品转移到小容量注射液车间进行灭菌，最终水浴灭菌柜发生了爆炸。请就此案例思考并分析爆炸的原因，并归纳反思安全生产的重要性。

（四）学习结果评价

序号	评价内容	评价标准	评价结果（是/否）
活动一	生产前检查	蒸汽、冷却水、压缩空气、纯化水压力完好确认正确	
		管路检查正确	
活动二	开机	开机顺序正确	
		会设置灭菌参数	
活动三	关机	关机顺序正确	
		及时清场	

五、目标检测

习题　　　答案

（一）单选题

1. PSM 型水浴式灭菌柜，对输液瓶进行加热的介质是（　　）

    A. 导热油　　　　　　　B. 纯化水　　　　　　　C. 高温空气

    D. 饱和水蒸气　　　　　E. 注射用水

2. PSM 型水浴式灭菌柜配备换热器的目的是（　　）

    A. 输液瓶灭菌时加热纯化水　　　　　　B. 输液瓶降温时加热纯化水

    C. 输液瓶灭菌时带走纯化水的热量　　　D. 输液瓶降温时给纯化水提供热量

    E. 对输液瓶进行直接加热和冷却

3. 以下利用远红外线辐射对物品进行加热的设备是（　　）

    A. 辐射式干热灭菌机　　　　　　　　　B. 柜式电热烘箱

    C. 隧道式远红外烘箱　　　　　　　　　D. 热层流式干热灭菌机

    E. 脉动真空灭菌柜

4. 脉动式真空灭菌柜与卧式热压灭菌柜结构相似，其区别是（　　）

    A. 装有抽真空系统　　　　　　　　　　B. 有电脑控制

    C. 应用了饱和蒸汽　　　　　　　　　　D. 应用纯化水为载热介质

    E. 利用高温空气进行灭菌

（二）判断题

1. 水浴式灭菌柜的原理是湿热灭菌。（　　）

2. 纯化水经过泵加压后进入板式热交换器加热，再进入灭菌柜内通过喷淋的方式对输液瓶进行加热。（　　）

3. 水蒸气的潜热大，穿透力强所以湿热灭菌效率高于干热灭菌。（　　）

4. 常见湿热灭菌设备有热压灭菌器、脉动式真空灭菌柜、水浴式灭菌器、烘箱。（　　）

（三）多选题

1. 输液瓶在水浴式灭菌柜中的工作过程有（　　）

　　A. 加热　　　B. 升温　　　　C. 灭菌　　　　D. 冷却　　　　E. 排纯化水

2. PSM 型水浴式灭菌柜的主要结构有（　　）

　　A. 柜体　　　B. 管路系统　　C. 热水循环泵　　D. 换热器　　　E. 控制系统

（四）思考题

简述水浴式灭菌柜的工作原理。

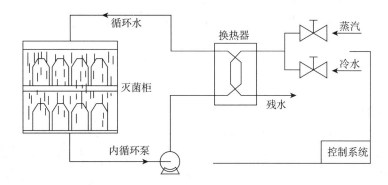

工作任务 3.3　　灯检、印字及输液生产

职业能力 3.3.1　能按规程调试、操作、维护安瓿灯检、检漏设备

PPT

一、核心概念

1. 安瓿灯检机　用于对安瓿封口状况、瓶内药剂装量及其是否含有杂质等项目的检测，透明瓶及药液经白色灯光的透照和放大镜的放大，各项待检项目清晰可辨。

2. 安瓿检漏设备　通过饱和蒸汽灭菌，以真空加色水的方式实现对安瓿、西林瓶、管制瓶等注射剂产品的检漏和清洗。具有灭菌可靠、时间短、节约能源、控制程序先进等优点。

3. AQ‑2.0 II　安瓿灭菌检漏柜的型号按 JB/T 20002.3—2004 标注。

4. JXA150/2　安瓿注射液异物自动检查机的型号按 JB/T 20135—2011（YY/T 0216—1995；JB/T 20006—2016）标注。

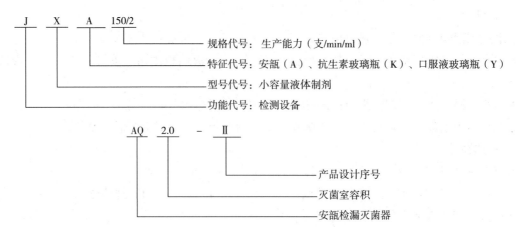

规格代号：生产能力（支/min/ml）

特征代号：安瓿（A）、抗生素玻璃瓶（K）、口服液玻璃瓶（Y）

型号代号：小容量液体制剂

功能代号：检测设备

产品设计序号

灭菌室容积

安瓿检漏灭菌器

二、学习目标

1. 能认知安瓿灭菌检漏机、安瓿注射液异物自动检查机的结构及工作原理。

2. 能表述安瓿灭菌检漏机、安瓿注射液异物自动检查机的性能特点。

3. 能按照标准操作规程调试、操作、维护 AM – 0.36 型安瓿灭菌检漏机和安瓿注射液异物自动检查机。

三、基本知识

（一）安瓿检漏灭菌设备

1. 主要结构　AM – 0.36 灭菌检漏柜外观如图 3 – 3 – 1 – 1 所示，基本结构由设备框架、保温层、侧门罩板、前门面罩板、后门面罩板、大门罩板等组成。灭菌室及大门采用不锈钢板压制而成，筒体上装有超压泄放安全阀，设备上设有电气安全联锁装置，确保设备工作安全。

除以上主体外，还有进色水管路、进蒸汽管路、进清洗水管路、抽真空管路、排汽水管路、安全系统（安全阀）、回色水管路以及送料系统。送料系统由外车和不锈钢内车组成。

2. 工作原理及过程　加热箱内的安瓿，利用热力将活的微生物杀灭。检漏是在热压蒸汽灭菌操作结束后，待温度稍降，开启真空抽走箱内的气体，然后注入有色水。因漏气的安瓿内为负压，有色水因压差进入瓶内。放空，放掉有色水，冲淋水后，将进入色水的安瓿挑选出来。

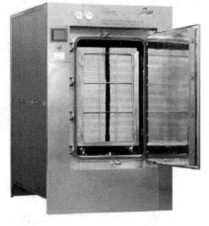

图 3 – 3 – 1 – 1　AM – 0.36 安瓿灭菌检漏柜

灭菌检漏柜的工作过程包括准备、真空、升温、灭菌、检漏、清洗、结束。

（1）准备　前后门关到位，空压气到位，触摸屏显示"准备"字串。

（2）真空　按启动触摸键，运行灯亮，真空泵启动，柜内真空度至预设值，转入升温。

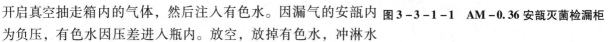

微课1

（3）升温　灭菌室压力不断上升至设定压力。温度持续上升至设定值，转入灭菌。

（4）灭菌　灭菌室温度、压力稳定在设定值，触摸屏自动累加 F_0 值，至设定灭菌时间，转入检漏。

（5）检漏　灭菌室排汽至零压位，进色水，至液位上限，抽真空进行负压检漏，真空计时到，进压缩空气正压检漏，计时到，排色水至液位下限，转入清洗。

（6）清洗　喷淋泵运转，清洗瓶壁残留色水，至设定清洗时间、次数，清洗结束，排水至液位下限，自动打印灭菌参数。

（7）结束　打印结束，运行灯灭，结束报警灯亮，发出蜂鸣，开门取物。

3. 常用的检漏方法

表 3 – 3 – 1 – 1　制药企业常用的捡漏方法比较

序号	方法	灵敏度	适用性	局限性	适用包装类型
1	真空衰减法		是目前应用范围最广的确定性检测方法，可用于各种液体，负压、常压，有颜色无颜色包装系统，非破坏性	不适用于混悬液、乳状液（如蛋白质）、高粘度物质（如糖浆）等容易堵塞泄漏通道的产品。无法区分泄漏位置及泄漏孔个数	西林瓶、安瓿瓶、BFS、输液瓶、输液袋、预灌封注射器、滴眼剂瓶、卡式瓶
2	高压放电法	1.0～5.0μm	混悬液、乳状液、黏稠液体、蛋白质等各类制品测试。较多应用于大输液、BFS等产品测试。检测速度块，可准确找到泄漏位置	不适用于冻干粉或粉针等固体产品。内容物必须是导电的液体。只有定性测试没有定量测试，无法估计泄漏点尺寸大小	西林瓶、安瓿瓶、BFS、输液瓶、输液袋、预灌封注射器、滴眼剂瓶、卡式瓶
3	压力衰减法		具有一定顶空气体，无液体填充的包装。常用于冻干粉、固体粉末类产品	泄漏部位必须有气体，对于注射液来说无法检测液体泄漏。如果通道被堵塞会造成误判。无法区分泄漏位置及多个泄漏孔还是单个	西林瓶
4	示踪液法（色水法）	5.0～10.0μm	广泛应用于各种类型安瓿瓶针剂，测试简便，设备成本低	概率性方法，检测精度低，靠人眼观察。内容物必须与液体示踪剂兼容。产品不得堵塞泄漏路径	西林瓶、安瓿瓶、BFS、输液瓶、输液袋、预灌封注射器、滴眼剂瓶、卡式瓶

（二）安瓿注射液异物自动检查机

微课2

主要用于安瓿注射液中可见异物（玻璃屑、金属屑、纤维、毛发、白点、白块等）及液位的自动检测。也可用于口服液、西林瓶水针剂药液中可见异物的检测。

1. 设备结构　安瓿异物检查机主要由进瓶装置、转动盘、压瓶旋转装置、制动装置、出瓶装置、光源检测部分、伺服系统、控制系统与机架组成。

2. 工作原理　利用机器视觉原理对可见异物进行识别检测。被检安瓿由输送带输瓶至进瓶拨轮，进瓶拨轮输送至连续旋转的瓶座上，并使被检安瓿高速旋转。进入声光检测前，通过刹车制动，被检安瓿虽停止旋转，而瓶内液体仍旋转。此时，被检安瓿进入光电检测区，光源照射到被检安瓿上，工业相机对被检安瓿进行高速拾取影像，经多幅影像处理进行比对判断。

若被检安瓿内液体含可见异物，即可判定为不合格品，检测结果不受瓶壁影响，同时通过工业相机拾取影像还可判定液位是否满足工艺要求。为提高检查合格率，被检安瓿将再经过二次的重复检查，只要任何一次检查结果判定为不合格，则此被检安瓿将视为不合格品（图3 – 3 – 1 – 2，图3 – 3 – 1 – 3）。

3. 工艺流程　从待检品经进瓶、光电检测区、旋瓶、刹车、拍照到分瓶器，分瓶器根据软件指令区分合格品、

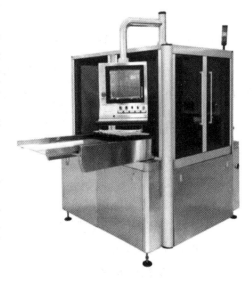

图 3 – 3 – 1 – 2　安瓿注射液异物自动检查机实物图

不合格品，并分别出瓶（图 3 – 3 – 1 – 4）。

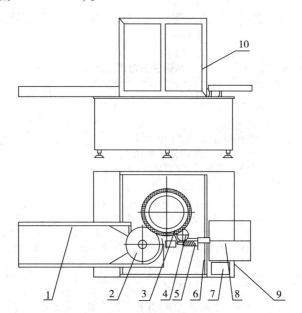

图 3 – 3 – 1 – 3 安瓿注射液异物自动检查机结构示意图

1. 输瓶带；2. 进瓶拨轮；3. 检测区；4. 出瓶拨轮；5. 出瓶绞龙；

6. 分瓶器；7. 显示器；8. 出瓶盘；9. 电器箱；10. 玻璃罩

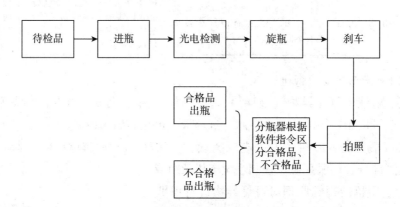

图 3 – 3 – 1 – 4 安瓿注射液异物自动检查机工作流程示意图

4. 主要特点 运行平稳、破瓶率低；检测分辨率高，速度快，检测精度远高于人工灯检；更换规格方便快捷；可以储存一定时间内的检查数据，便于质量分析，带有打印结构。

四、能力训练

（一）操作条件

1. 检查压缩空气、纯化水、蒸汽、冷水是否供给正常。

2. AM – 0.36 型安瓿灭菌检漏柜。

3. AM – 0.36 安瓿灭菌检漏柜标准操作规程。

4. 待检安瓿、搬运车。

微课3

（二）安全及注意事项

1. 要按照规定的操作方法进行门的开、闭，严禁强行开门。

2. 真空泵不允许在极限真空状态下工作，长期停用时应放尽泵内的水。再次使用，应先用手盘动泵的带轮几圈后，方可通电。

3. 不能用尖锐物品触摸、碰撞触摸屏，按压要轻，不能用潮湿酸性物擦洗屏面。

（三）操作过程

序号	步骤	操作方法及说明	质量标准
1	开机前检查	（1）打开压缩空气阀门 （2）打开纯水的水源阀门 （3）打开进蒸汽阀门 （4）打开冷水阀 （5）打开动力电源和控制电源开关	（1）气压上升至需要值 （2）为灭菌室提供纯水 （3）放空管路内冷凝水 （4）观察水源压力确认能达到要求 （5）提供电力
2	关门	（1）检查门密封状况 （2）关门准备 （3）关门操作	（1）门接触面无划痕和污物粘沾，若有则应立即清除 （2）状态显示为：前门敞开或者气缸打开，前门指示灯灭；后门关闭或者气缸关闭，后门指示灯亮 （3）灭菌物品全部入柜，前端操作员对前门行进方向进行检查，确认无任何障碍物方可进行关门操作。按触摸屏前门关门，气缸门关到位触摸屏指示器显示门已关，后门操作同上，准备就绪
3	触摸屏操作	（1）起始页面 （2）主控界面 （3）程序选择界面与参数设置界面 	（1）按"神农商标"中间进入主控界面 （2）在主控界面，按"程序选择"键，输入密码进入程序选择界面 （3）在程序选择界面，按"参数设置"键进入参数设定画面 参数设定界面显示当前选择的配方和配方中的各参数，在配方显示器中利用上下光标键可选择各种配方，其相应的参数会在右边参数行中显示 "调用"即选择自己设定的5个配方的其中一个。"保存"即把当前显示或修改的配方参数进行保存。"提取名称"即提取5个配方的名称，在配方名称点击可以修改。"保存名称"即把修改好的配方名称保存

序号	步骤	操作方法及说明	质量标准
3	触摸屏操作	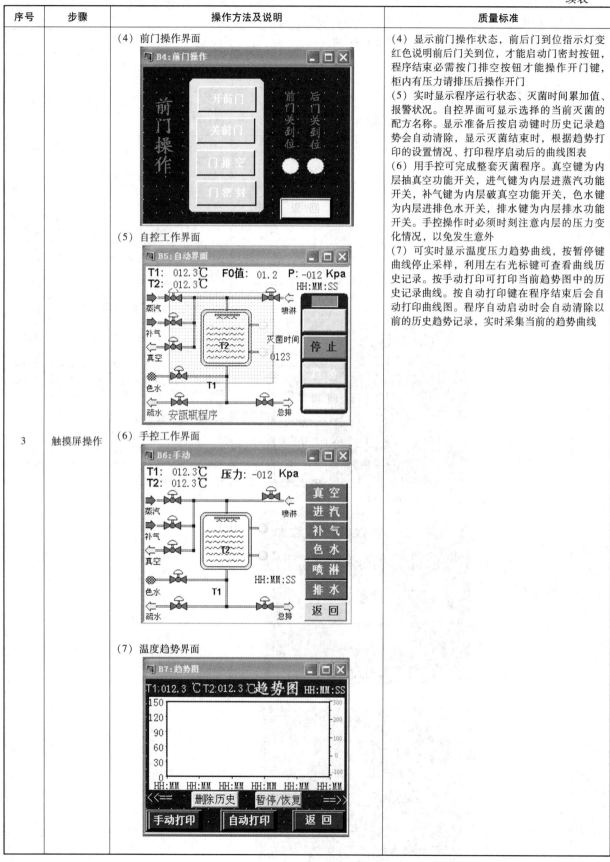	（4）显示前门操作状态，前后门到位指示灯变红色说明前后门关到位，才能启动门密封按钮，程序结束必需按门排空按钮才能操作开门键，柜内有压力请排压后操作开门 （5）实时显示程序运行状态、灭菌时间累加值、报警状况。自控界面可显示选择的当前灭菌的配方名称。显示准备后按启动键时历史记录趋势会自动清除，显示灭菌结束时，根据趋势打印的设置情况、打印程序启动后的曲线图表 （6）用手控可完成整套灭菌程序。真空键为内层抽真空功能开关，进气键为内层进蒸汽功能开关，补气键为内层破真空功能开关，色水键为内层进排色水开关，排水键为内层排水功能开关。手控操作时必须时刻注意内层的压力变化情况，以免发生意外 （7）可实时显示温度压力趋势曲线，按暂停键曲线停止采样，利用左右光标键可查看曲线历史记录。按手动打印可打印当前趋势图中的历史记录曲线。按自动打印键在程序结束后会自动打印曲线图。程序自动启动时会自动清除以前的历史趋势记录，实时采集当前的趋势曲线

续表

序号	步骤	操作方法及说明	质量标准
3	触摸屏操作	(8) 数据打印设置界面 **B9:打印画面** **打　印　设　置** 产品名称：0000000000000000000 产品批号：0000000000000000000 操作人员：0000000000000000000 打印间隔：　0123　秒 数据记录　　打　印　　返　回	(8) 可输入灭菌物品的产品名称、产品批号、操作人员等。按打印键可以触发打印标题文本，标题文本触发打印后在自控界面启动程序时会自动打印数据，或在数据记录界面中触发启动记录键打印数据
4	门操作方法	(1) 关门 (2) 开门	(1) 在关门前，要检查门的密封材料，确认无开裂、损伤与污物，检查筒体与门密封材料的接触面，确认无损伤及污物，压缩空气确认到位，门密封条无凸出，否则手动复位密封条 (2) 只有内筒的压力与外界大气压相等时才可以把门打开。开门前必须确认内室压力为0MPa、必须在准备状态或结束状态下、门自锁装置解除。灭菌柜设有安全联锁装置，在内室压力大于0.01MPa时门不能打开
5	操作程序	(1) 打开水源、气源和汽源 (2) 打开蒸汽旁路阀，放冷凝水 (3) 开门装物 (4) 关门 (5) 显示准备后按启动触摸键，进入自动操作程序 (6) 开门取物 (7) 关闭所有能源阀，关闭电源 (8) 清洁	(1) 确认各能源符合要求 (2) 打开蒸汽旁路阀，放掉冷凝水，当听到管道内有蒸汽流动声时，关闭旁路阀，打开蒸汽阀 (3) 打开电源，按开门键开门装物 (4) 前门操作触摸屏显示前后门关到位指示灯亮后，按门密封。进入程序选择后参数设定。设定后返回主控界面，到打印设置画面设定好批号等参数后按打印，之后返回到自控界面 (5) 真空、升温、灭菌、检漏、清洗、结束 (6) 当灭菌室压力接近0MPa时，按门圈真空键10秒钟左右，按开门键开门取物 (7) 关闭阀门、关闭电源 (8) 按规程清洁柜体
6	设备维护	(1) 确认压力表的指示情况 (2) 清除内筒及内筒排气口、过滤网上的污物 (3) 检查密封胶条有无损伤	(1) 在使用过程中，要经常确认压力表指示情况，当压力达0.25MPa以上时要关进蒸汽阀，切断电源，对供蒸汽管路和设备蒸汽管路进行检查 (2) 每次使用前，要清除内筒及内筒排气口、过滤网上的污物，以防灭菌不完全 (3) 每次关门前请检查确认门的密封胶条无损伤等情况，若有损伤，及时更换

【**问题情境一**】AM-0.36安瓿灭菌检漏柜在正常工作，工作结束发现密封门打不开。请思考并分析解决办法。

【**问题情境二**】AM-0.36安瓿灭菌检漏柜工作过程中，发现按动"启动"键，不进入升温行程。请思考并分析解决办法。

【**问题情境三**】AM-0.36安瓿灭菌检漏柜工作过程中，发现升温速度太慢。请思考并分析解决办法。

【**问题情境四**】某小容量注射液生产厂家质量负责人说，可见异物管理的重要性不容忽视，人工灯检过程中容易疲劳，容易出错，机器灯检识别率相对较高。为了提高工作质量，采取了多项措施，比如灯检机和人工双检，或采用两台灯检机串联。但这些措施都无法完全避免可见异物的出现，请思考并分析如何实现100%无可见异物呢？

（四）学习结果评价

序号	评价内容	评价标准	评价结果（是/否）
活动一	灭菌检漏柜操作	操作顺序正确	
		开关门正确	
		熟练操作触摸屏	
活动一	安瓿注射液异物自动检查机操作	操作顺序正确	
		能识别主要结构	

五、目标检测

习题　　答案

（一）单选题

1. AM-0.36型安瓿灭菌检漏柜灭菌过程采用的原理为（　）

    A. 湿热灭菌原理　　　　B. 干热灭菌原理　　　　C. 通高温空气进入灭菌箱

    D. 通热水进入灭菌箱　　E. 高温色水灭菌原理

2. 关于AM-0.36型灭菌检漏柜，以下工作过程正确的为（　）

    A. 准备→真空→升温→灭菌→检漏→清洗→结束

    B. 准备→升温→真空→灭菌→检漏→清洗→结束

    C. 准备→真空→灭菌→升温→检漏→清洗→结束

    D. 准备→真空→检漏→升温→灭菌→清洗→结束

    E. 准备→升温→灭菌→真空→检漏→清洗→结束

3. AM-0.36型安瓿灭菌检漏柜不正确的维护与保养方法为（　）

    A. 操作过程不可强行开门

    B. 操作时要经常确认压力表的指示情况

    C. 每隔一个月要将安全阀拉杆拉起，排气数次以防失灵

    D. 配备的真空泵，可以在极限真空状态下工作

    E. 不能用尖锐物品触摸、碰撞触摸屏，按压要轻，不能用潮湿酸性物擦洗屏面

4. 注射剂灯检的目的是检查（　）

    A. 微粒异物　　　　　　B. 热原　　　　　　　　C. 细菌

    D. 钾离子　　　　　　　E. 颜色

（二）判断题

1. 灭菌检漏柜的功能是对灌封后的安瓿进行灭菌与检漏。（　）

2. AM-0.36安瓿灭菌检漏柜使用压缩空气进行色水检漏。（　）

3. 当注射液完成灭菌检漏后，哪个瓶子带颜色，说明该瓶子漏液。（　）

4. 安瓿注射液异物自动检查机可以自动将合格品和不合格品进行分别出瓶。（　）

（三）多选题

1. 关于机器自动灯检，下列叙述正确的有（　）

    A. 机器灯检的检测方法是机器视觉自动检测

    B. 机器灯检可以检测的项目有玻屑、纤维、白块、白点、毛发等可见异物和液位

    C. 机器灯检检测速度快，效率高

D. 机器灯检破损率低

E. 机器灯检问题率少

2. 关于操作 AM – 0.36 型灭菌检漏柜的密封门，说法正确的是（　　）

　　A. 关门前要检查门的密封材料有无开裂、损伤

　　B. 关门前若发现门密封条有凸出，一定不要用手将密封条复位

　　C. 只有内筒的压力与外界大气压相等时，才可以开门

　　D. 开门必须是在准备状态或结束状态下、门自锁装置解除后进行

　　E. 每次使用前，要清除内筒及内筒排汽口、过滤网上的污物，以防灭菌不完全

职业能力 3.3.2　能按规程调试、操作、维护安瓿印字机

PPT

一、核心概念

1. 安瓿印字机　是专业供药厂水针、粉针、安瓿印字、进盒的主要设备，可用于多种规格的安瓿印字进盒。

2. 安瓿印字机的型号按 JB/T 20002.5—2004 标注。

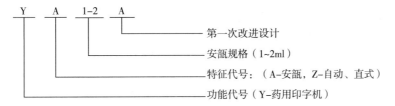

第一次改进设计
安瓿规格（1~2ml）
特征代号：（A–安瓿，Z–自动、直式）
功能代号（Y–药用印字机）

二、学习目标

1. 能认知安瓿瓶高清印字机的结构及工作原理。

2. 能表述安瓿高清印字机的性能特点。

3. 能按照标准操作规程调试、操作、维护安瓿高清秒干印字机。

三、基本知识

（一）玻璃油墨

玻璃油墨可在玻璃上进行印刷，并能牢固附着。目前市场上常见的安瓿印字油墨有三种，一种是传统玻璃油墨，干燥时间长；第二种是秒干油墨，1～2 秒即能干掉；第三种是新冠疫情期间催生出来的抗酒精油墨，既能满足快干的要求又能在接触到酒精的时候不褪色。

（二）安瓿印字机

灭菌检漏完成的安瓿先进入中间品暂存间，经质量检查合格后方可印字包装。印字内容包括品名、规格、批号、厂名及批准文号。经印字后的安瓿，即进行装盒、贴签等后续包装工序。目前已广泛使用印字、装盒、贴签及包装等一体的印包联动线，大大提高了安瓿印字包装效率。

1. YZ 型安瓿印字机　主要由输送带、印字机构、安瓿盘、拨瓶轮、出瓶轨道、推瓶板等组成（图 3 – 3 – 2 – 1）。

（1）印字机印字过程　纸盒放输送带上，安瓿装入安瓿盘内。安瓿盘与机架呈 25°倾

微课1

斜，底部出口外侧装有一对转向相反的拨瓶轮，其作用是防止安瓿瓶由安瓿斗进入出瓶轨道入口窄颈处被卡，能使安瓿顺利进入出瓶轨道。轨道内的安瓿在自身重力作用下，沿出瓶轨道下滑，逐只滚落到推瓶板前方。推瓶板由曲柄连杆机构（图3-3-2-2）带动作往复运动。推瓶板向前运动将安瓿同步送至印字轮下的海绵垫上，转动着的印字轮在压住安瓿的同时也拖着其反向滚动，油墨字迹印到安瓿上，已印好字的安瓿落入已开盖的纸盒槽内。

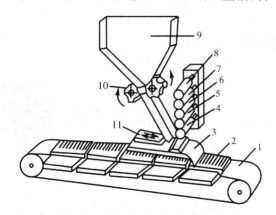

图3-3-2-1　YZ型安瓿印字机结构原理图

1. 纸盒输送带；2. 纸盒；3. 托瓶板；4. 橡皮印字轮；
5. 字版轮；6. 上墨轮；7. 钢质匀墨轮；8. 油墨轮；
9. 安瓿盘；10. 拨瓶轮；11. 推瓶板

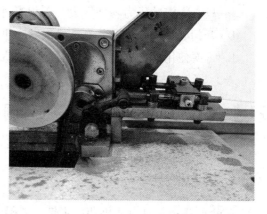

图3-3-2-2　YZ型安瓿印字机上的曲柄连杆机构

（2）印字机构　由五只不同功用的轮子组成（图3-3-2-3）。油墨由人工加到油墨轮上，经能转动且有少量轴向窜动的钢质匀墨轮、着墨轮，可均匀加到字版轮上，转动的字版轮又将其上的正字模印反印到印字轮上，再由印字轮与下落到位的安瓿瓶做相对反向滚动，转印到安瓿上，成为正字字痕，完成印字过程。着墨轮、字版轮和印字轮三者直径相同且转速相同，印字轮每转一圈，即可印出一支安瓿。

通常安瓿上印有药名、剂量、批号等字样，批号项需使用活版铅字，可随时变动调整。

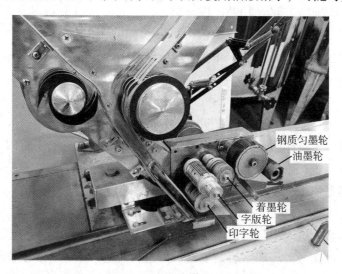

图3-3-2-3　YZ型安瓿印字机印字机构

2. SY型安瓿秒干印字机　分为全自动分托机和印字机两部分（图3-3-2-4），现以SY秒干印字机-2018型为例进行介绍。

微课2

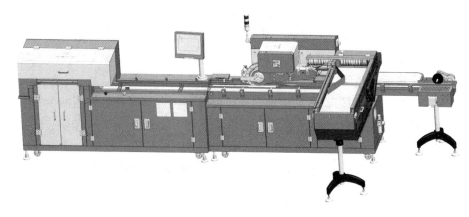

图3-3-2-4 SY型安瓿高清印字机

（1）SY-B3型自动分托机 通过电气与机械的配合，将压缩在一起的PVC药托夹持至堆料轨道。如图3-3-2-5所示，电机控制推托板向前推动，由前端齿形牙口拦截药托，再通过往复机械动作将每一个PVC药托分开送入后续设备。

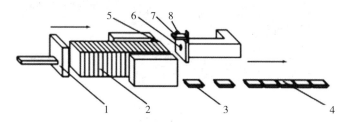

图3-3-2-5 SY-B1型自动分托机工作原理示意图
1. 推托板；2. 压缩药托；3. 分托后药托效果；4. 药托堆料；
5. 牙口；6. 吸托负压口；7. 吹落气嘴；8. 吸托板

SY-B3型自动分托机主要包括送料和吸托两部分（图3-3-2-6）。送料部分可分为预送料和夹持料两道工序，吸托部分又可分为真空吸托和压气吹托两部分。

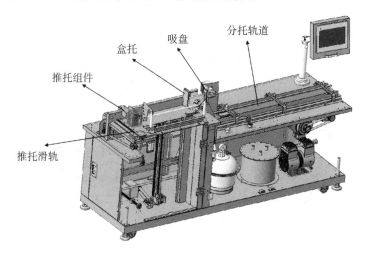

图3-3-2-6 SY-B3型自动分托机结构示意图

1）送料部分 设备在运行时，夹持料工序伺服电机转动，带动推托板向前夹持，接触到接近开关后判断无物料，随即电机反转，等待预送料，由气缸控制将压缩在一起的药托推入送料部分，夹持电机重新正转，将药托推入前端齿形牙口夹持，等待吸托部分工作。

2）吸托部分　堵料接近开关检测到无药托时，吸托部分开始工作，由吸托气缸控制吸托盘在 Y 轴做往复运动，两端磁性开关的触发给电磁阀提供信号，交替吸气和吹气。吸托气缸推出时由真空泵传输吸气，将药托由牙口处吸下，吸托气缸收回时，位于吸托盘上方的气嘴完成压气吹托的动作，吹落的药托进入传送带，完成后序包装。

（2）SY 秒干印字机　钢网带带动安瓿瓶输送至进料螺杆，进料螺杆将安瓿瓶由垂直状态输送至水平状态，进入链条传送至印字组件。印字组件通过自动上墨、字版转印实现印字，印字组件有 UV 装置，实现固化。印字后通过链条经过月牙结构输送至控托带区域落下，同时自动分托机输送盒托，落下的安瓿瓶直接进入盒托，设备采用伺服控制系统，智能匹配速度，运行稳定，可与灯检机智能连线（图 3 - 3 - 2 - 7）。

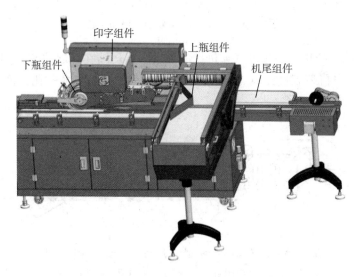

图 3 - 3 - 2 - 7　秒干印字机示意图

该机由上瓶组件、下瓶组件、印字组件、机尾组件、控制组件五部分组成。

1）上瓶组件　主要由下瓶开关、钢网带、活动调节轨道、热风循环系统、螺杆、螺旋轨道、过桥连接板和链条缓冲轨道组成（图 3 - 3 - 2 - 8）。钢网带将安瓿瓶往螺杆方向输送，经过缓冲轨道缓冲压力，从链板带进入进料螺杆。由螺杆把瓶子送入缓冲轨道前端，通过螺旋轨道最终把瓶子送上链条。主要作用是把灯检合格的安瓶由钢网带输送到螺杆处，然后送上链条进行印字工序。

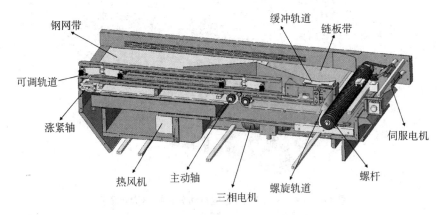

图 3 - 3 - 2 - 8　秒干式印字机上瓶组件

2）下瓶组件　由月牙组件、光电检测系统、理瓶器链条组成（图 3 - 3 - 2 - 9）。链条上的安瓿瓶经理剂器理瓶后，输送至印字组件下进行印字，安瓿瓶通过链条传动组件，经过月牙结构实现下瓶，下瓶后落入塑料盒托，入托过程中通过光电进行检测，当检测到塑料盒托中缺瓶子时，系统反馈信号给控托带调节速度，实现缺支弥补功能。主要作用是将输送至链条上的安瓿瓶，通过 U 形槽和月牙处完成印字与入托盒。

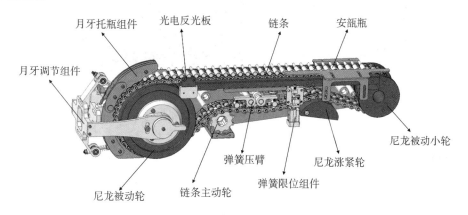

图 3-3-2-9　秒干式印字机下瓶组件

3）印字组件　由上墨系统、刮墨组件、墨辊、字版辊、橡皮布辊和对链条支撑卡位的 U 形槽、前后托槽以及油墨固化 UV 灯组成（图 3-3-2-10）。自动上墨系统主要是研磨油墨和传递油墨，经过刮墨组件将油墨刮得薄而均匀，通过多个墨辊的研磨使油墨更加均匀，然后通过字版辊上的字版清晰地转印到橡皮布辊，再由橡皮布辊、链条、U 形槽和安瓿瓶之间的合理配合完成安瓿印字，最后经 UV 灯照射固化完成安瓿印字。字版通过电脑编辑内容、字体、格式，经过制版机制作成对应字版，每个规格的安瓿瓶字版大小不一，将制作好的字版贴到字板辊上。采用无水胶印技术和 UV 油墨，橡皮布辊每圈可以转印五支安瓿，每转印一圈

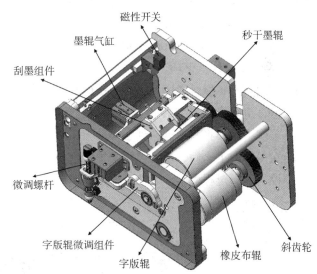

图 3-3-2-10　秒干式印字机印字组件

自动清板一次，具有字迹清晰、制版方便、油墨瞬间干燥、墨膜附着力强等优点。

4）机尾组件　由出料传送带和压瓶轮机构组成（图 3-3-2-11），是设备完成印字之后的最后一道工序，出料传送带和压瓶轮机构的调节直接影响到设备的落支和安瓿进入托盘是否到位。出料传送带拖动装满安瓿瓶的盒托输送至压瓶轮处，由于安瓿瓶是自由落体至塑料盒托，不能保证每个安瓿瓶精准卡入盒托中，尤其是塑料盒托卡槽无盈余空间时，导致安瓿瓶落在盒托表面，无法自然落入盒托卡槽中。通过调节压瓶轮高度控制压瓶程度，将安瓿瓶按压入塑料盒托中。

5）控制组件　秒干印字机的控制系统用于控制整个分托、印字过程。该系统通常由 PLC、触摸屏、传感器和伺服电机等组成。通过 PLC 和触摸屏，可以设置印字机的工作参数。触摸屏则提供与操作人员的交互界面，可以实时显示印字机的运行状态，触摸操作完成后 PLC 会根据输入信号控制伺服电机从而控制印字机的各种动作。传感器用于监测印字过程中的各种情况。

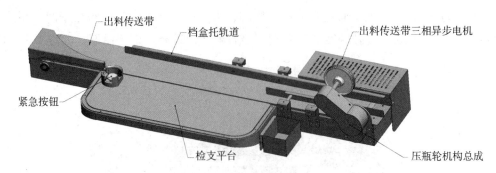

图 3-3-2-11 秒干式印字机机尾组件

四、能力训练

（一）操作条件

1. 保持设备气压正常（2ml 10 支装 11 吸力），保证塑托与吸盘尺寸标准、符合要求，检查树脂版字迹是否清晰完整，保证橡皮布、链条擦拭干净。

2. SY 秒干印字机–2018 型。

3. SY 秒干印字机–2018 型标准操作规程。

微课3

（二）安全及注意事项

1. 必须熟悉掌握触摸屏上各键的功能和作用。

2. 每日清理墨辊、字版辊、橡皮布辊表面油墨，并清理附着在橡皮布、字版辊和墨辊上的玻璃屑。

3. 工作中严禁将药液洒落到触摸屏上，防止药水渗入触摸屏造成漏电。

4. 在墨辊放上之后，设备没有上墨之前不可开机运行，避免墨辊摩擦，减少墨辊的使用寿命。

5. 设备运行过程中，严禁伸手擦机和触碰设备运行部位。

（三）操作过程

序号	步骤	操作方法及说明	质量标准
1	分托部分开机	（1）将塑托放入送料轨道 （2）按下分托界面上的"分托启"键后，调整机器速度，使机器运转 （3）点击"送料启"键 （4）检查并观察塑托吸落过程是否顺畅	（1）开机前放入符合要求的塑托 （2）以合适速度运转 （3）使盒托能够自动前进 （4）塑托吸落过程顺畅
2	印字部分开机	（1）将印字油墨加入墨盒 （2）在印字界面按下"启动"按键 （3）打开"转印"按键 （4）按下"输瓶界面""下瓶"按键	（1）油墨循环 （2）墨辊部分开始运转 （3）转印辊转动 （4）印字机与分托机联动并开始工作

序号	步骤	操作方法及说明	质量标准
3	设备调试	（1）印字情况调整 （2）送料推力调整	（1）观察字版及橡皮布转印情况，并根据实际情况调节压力螺丝进行调整 （2）使盒托能够自动前进到牙口部分
4	设备维护	（1）每天检查一次传动部分的润滑情况 （2）每日清洁 ①外部清洁 ②油墨清理 ③玻屑清理 ④链条及输送带清理 ⑤墨盒清理	（1）及时在摩擦表面施加润滑剂，避免传动部件磨损，使印字清晰度下降 （2）日清洁保养 ①整理、清扫机器周围及擦拭机器外部 ②清洗墨辊、字版辊、橡皮布辊表面油墨 ③每次清洗完机器后清理附着在橡皮布、字版辊和墨辊上的玻屑 ④关闭印字机电源后，链条和输送带上的污垢需用毛巾加热水擦拭干净，并擦净表面油污、墨迹，清除机内残余安瓶及玻屑 ⑤每日下班后都需清理墨盒，保证下次工作时上墨顺畅

【问题情境一】SY秒干印字机－2018型在正常工作过程中，发现字版或者橡皮布脏，印字不清晰。请思考如何处理。

【问题情境二】SY秒干印字机－2018型在正常工作过程中，出现碎瓶。请思考如何处理。

【问题情境三】SY秒干印字机－2018型在正常工作过程中出现故障或卡托需要手动处理，请思考如何处理。

【问题情境四】刘某享有自动分托机实用新型专利权，2010年许可郑州市A科技有限公司在大陆及港澳台地区制造、销售专利产品。2011年，刘某发现郑州B机械有限公司制造、销售的SD－20自动分托机涉嫌侵犯其专利权，诉至郑州市中级人民法院，该院判令该公司停止侵权、赔偿20万元，二审调解结案。2018年，刘某又发现河南省C有限公司使用的B公司生产的WYFHA1－2－A型分托印字机侵犯其专利权，再次提起诉讼。法院经审理认为，被诉侵权产品侵犯了涉案实用新型专利权，遂判令B公司和C公司立即停止侵权，B公司赔偿刘某、郑州市A科技有限公司80万元，C公司在20万元内承担共同赔偿责任。结合此案例，谈谈你对技术创新与知识产权保护的理解。

【问题情境五】最近出现了一款新型的彩色印字机，能够满足多种瓶体包装产品的生产线需求。其全幅面印字效果摒弃了传统纸质标签的束缚，充分体现了无纸化的环保理念；同时，设备融入了智能化的控制系统，能够实现设备的远程监控和数据调整，操作人员也可通过触摸屏即可轻松操作，设备自动记录生产数据并进行统计和分析。具备高效率、高精度和高稳定性的特点。就此问题情景请你谈谈制药设备新技术对制药行业的意义。

（四）学习结果评价

序号	评价内容	评价标准	评价结果（是/否）
活动一	分托部分调试	熟悉触摸屏幕且能操作触摸屏幕	
		盒托能自动前进到位	
		塑托吸落过程顺畅	

续表

序号	评价内容	评价标准	评价结果（是/否）
活动二	印字部分调试	熟悉触摸屏幕且能操作触摸屏幕	
		各轮辊运转正常	
		字迹清晰完整	

五、目标检测

习题　　　答案

（一）单选题

1. 安瓿印字、进盒的设备是（ ）

A. 安瓿印字机　　　　　　B. 安瓿灌封机　　　　　　C. 配液罐

D. 立式超声波洗瓶机　　　E. 泡罩包装机

2. YZ 型安瓿印字机的推瓶板将安瓿推送至印字轮下的海绵垫上，印字轮才能压住安瓿将油墨字迹印到安瓿上。控制推瓶板运动的机构是（ ）

A. 齿轮齿条机构　　　　　B. 曲柄连杆机构　　　　　C. 凸轮机构

D. 带传动机构　　　　　　E. 蜗轮蜗杆机构

3. 操作安瓿印字机时，以下操作不当的是（ ）

A. 随时检查印字质量　　　　　　　　　B. 运行中发现碎瓶伸手清理

C. 没有上墨之前不可开机运行，避免墨辊摩擦　　D. 操作前熟悉触摸屏各按键功能

E. 生产前核对字版内容

4. 关于 SY 秒干印字机–2018 型，印字部分采用了（ ）技术

A. 水膜胶印　　　　　　　B. 无水胶印　　　　　　　C. 移印

D. 彩印　　　　　　　　　E. 丝网印刷

（二）判断题

1. 秒干印字机具有自动加热烘干功能，可与灯检机组成联动线。（ ）

2. 秒干印字机采用了秒干油墨，字体干燥快，但容易掉字。（ ）

3. 秒干印字机采用了硬性树脂字版，制版方便，随印随制。（ ）

4. 目前市上的玻璃油墨，都不耐酒精。（ ）

（三）多选题

1. YZ 型安瓿印字机印字机构组成包括（ ）

A. 匀墨轮　　　　　　　　B. 钢质轮　　　　　　　　C. 橡皮油墨轮

D. 字版轮　　　　　　　　E. 印字轮

2. 秒干印字机主要组成部分有（ ）

A. 全自动分托机　　　　　B. 印字机　　　　　　　　C. 印字组件

D. 机尾组件　　　　　　　E. 上瓶组件

PPT

职业能力 3.3.3　能按规程操作、维护软袋输液生产一体机

一、核心概念

1. 软袋输液生产一体机　由制袋成型、灌装与热熔封口三大部分组成，可自动完成上膜、印字、口管整理、口管预热、开膜、袋成型、口管热封、袋冷却、撕废边、袋传输转位、袋成型检漏、灌装充气、口盖整理、热熔封口、出袋等工序操作。还可以与接口上料机、组合盖上料机、软袋输送机、灭菌柜、上下袋机、软袋烘干机、检漏机、灯检机、枕式包装机、装箱机、封箱机等辅助设备组成整条软袋包装联动生产线。

2. SRD250/3000 型　软袋输液生产一体机型号按 JB/T 20094—2014 标注。

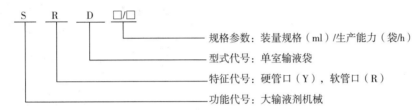

SRD250/3000型：表示装量规格为250ml，生产能力为3000袋/h的软管口单室袋软袋输液生产一体机。

二、学习目标

1. 能表述软袋输液生产一体机结构及工作原理。
2. 能说明软袋输液生产一体机的性能特点。
3. 能按照标准操作规程调试、操作、维护软袋输液生产一体机。
4. 能认知智能化制药装备对软袋输液生产的重要性，领悟创新精神。

三、基本知识

微课1

（一）软袋输液剂

输液用袋先有塑料袋，后发展成软袋，即 PVC 多层共挤膜输液袋。非 PVC 多层共挤膜输液袋是由生物惰性好、透水气低的材料多层交联挤出的筒式薄膜在 A 级洁净环境下热合制成，每层为不同比率的聚丙烯（PP）和氢化苯乙烯－丁二烯嵌段共聚物（SEBS）组成，有透明性好、抗低温性能强、韧性好、可热压消毒（耐 120℃高温灭菌）、输液时软袋自动回缩以消除二次污染、无增塑剂、不污染环境、易回收处理等优点，是目前广受欢迎的输液包装材料。软袋输液剂生产工艺见图 3－3－3－1，主要物料见表 3－3－3－1。

软袋输液剂目前有单室单管系列、单室双管系列、双（多）室系列等多个品种。

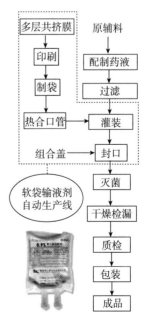

图 3－3－3－1　软袋输液剂生产工艺流程

表 3 - 3 - 3 - 1　软袋输液剂用袋物料

序号	类型	图示
1	印刷工位使用的印刷色带	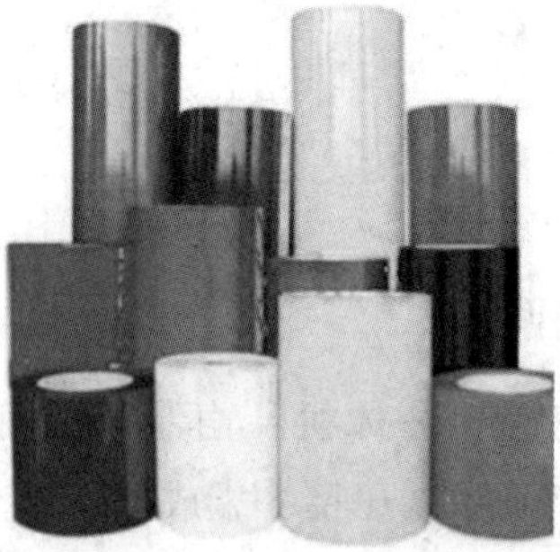
2	上接口工位使用的船形接口	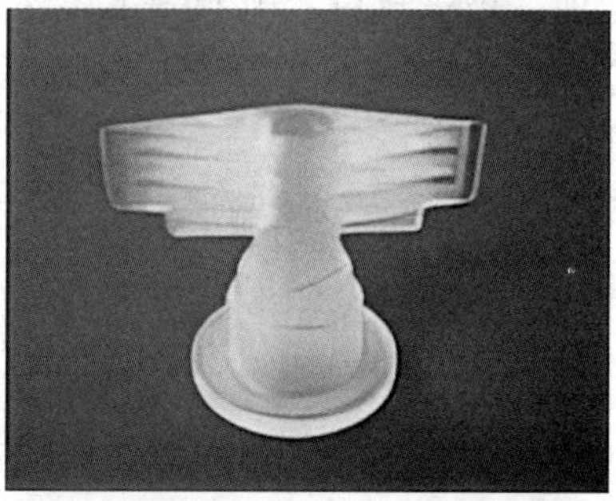
3	封盖工位使用的组合式密封盖	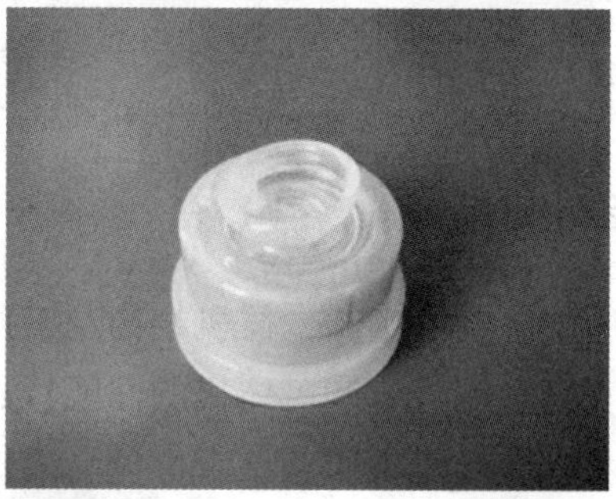
4	非 PVC 多层共挤膜	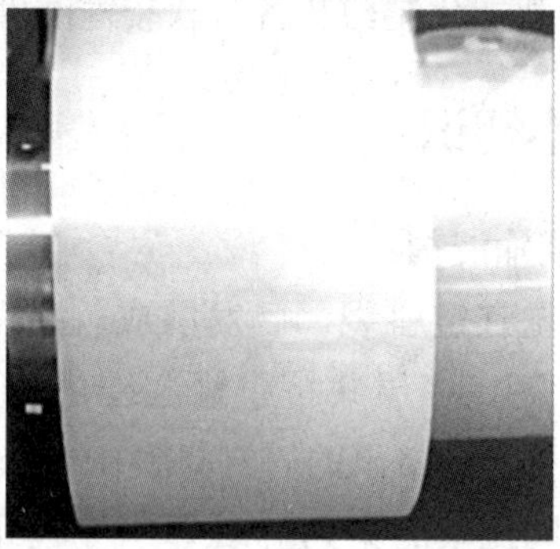

（二）软袋输液剂生产一体机

软袋输液剂生产一体机主要由非 PVC 共挤膜输送、印字、口管整理输送和预热、软袋焊接成型、口管热合整型、软袋废边剔除、药液灌注、盖子整理输送和预热、盖子焊接等部分，PLC 控制、液压控制、气动控制、传动等系统、不锈钢机架等组成（图 3 - 3 - 3 - 2）。软袋输液剂生产各工位名称及其结构原理见表 3 - 3 - 3 - 2。

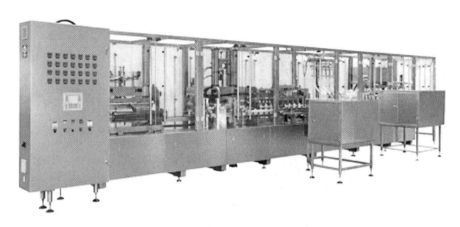

图3-3-3-2　软袋输液剂制袋洗灌封生产线

表3-3-3-2　软袋输液剂生产一体机设备的工位名称与结构原理

序号	工位名称	结构原理
1	上膜工位	自动进膜通过一个开卷架完成。卷轴设计使更换非常方便,膜卷通过气动夹具固定在卷轴上,不需要任何工具。由电机驱动完成连续、平稳地送膜动作。软袋膜网放在平衡辊上,然后逐步送入操作工位。传感控制器用来确保膜卷送膜动作始终平稳均匀
2	印刷工位	采用热烫印技术,通过加热加压使色带上的颜料层与色带基材剥离,转而与非PVC薄膜的外表面升华染色附着结合,从而在软袋外面印上药品名称、产品批号、有效期至等药品信息。印刷模板与加热模板分离,为插槽式,更换品种时只需将印刷模板抽出更换即可
3	口管供送、预热工位	采用电磁振荡器整理口管,沿口管下落轨道下滑,洁净气流吹送 口管预热工位由接触热合系统构成。工位处有最低/最高焊接温度控制,以保证最佳的焊接温度。温度超出允许范围后设备自动停机以保证质量

续表

序号	工位名称	结构原理
4	开膜、固定口管工位	通过开膜刀装置，将膜层在顶部打开一个口。口管被自动从送料器送入，随后到振荡盘上，然后再到线形口管传送装置上。系统纵面有 4 只机械手，可将口管放置到支架上，送料链将口管置于膜层间开口之中。进料系统遇到破损口管时会给出提示信息，保证设备不会因为破损口管而中断运行
5	制袋工位	软袋外缘热合、口管点焊、软袋外缘切割操作在制袋成型工位进行。封口操作由与热合装置连在一起的可移动型焊接夹钳来完成。热合时间、压力和温度均可调节。本工位带有最低/最高热合温度控制器，用以调节最佳热合温度。温度超出保证质量允许的范围之外时，设备自动停机
6	口管热合工位	口管热合工位是一种接触热封系统，工位有最低/最高热合温度控制器，用以调节最佳热合温度。温度超出保证质量允许的范围之外时，设备自动停机
7	废料剔除工位	通过一种特殊的机械手系统将软袋的废边切掉并收集到托盘中
8	软袋转移工位	利用取袋机构，将制成的空袋从制袋环形夹具上取下，转移到灌封夹具上，通过特定机构使软袋实现90°翻转，使袋子成竖立方向，以便后续灌封工序顺利进行。确认为坏袋的软袋被自动剔除到坏袋收集托盘中

续表

序号	工位名称	结构原理
9	 灌装工位	灌装嘴下移进入灌装口，开始灌装。通过一个圆锥型定中心装置将灌装口固定在中心位置。灌装嘴到达最低点位置时，与口管一起进行检查。如出现错误或故障信息，则停止灌装 该工位具有在线清洗和在线灭菌功能
10	 加盖封口工位	盖子从送料器自动送至不锈钢振荡盘上，再到线形传送系统。通过一种特殊的管子用无菌空气将盖子以线形方式吹到分送器上。之后盖子被机械手捡起塞入口管中。利用挡光板检查盖子的正确性，如提示有错误则设备停机
11	 出袋工位	成袋被机械手放到传送带上，标志为坏袋的袋子被自动剔除到坏袋收集盘上

四、能力训练

（一）操作条件

1. 检查制袋灌封间温湿度、压差；介质仪表应均在校验合格周期内，压力表指针正常；压缩空气（压力：0.60～0.80MPa），滤芯更换状态卡应在有效期内；循环冷却水供给正常，温度在正常范围（7.0～30.0℃）。

2. SRD-200 软袋输液剂生产一体机。

3. SRD-200 软袋输液剂生产一体机标准操作规程。

4. 待灌装注射液、非 PVC 共挤膜卷、印刷色带、口管、口盖。

微课2

（二）安全及注意事项

1. 软袋输液剂生产一体机工作时，严禁将手伸入成型、热合、印字、切割等运动部位，穿色带、膜卷时应注意加热部位，以免烫伤。

2. 在拆卸收废装置的废边尾料时，需确保收废装置已关闭，避免伤手事故发生。

3. 设备最好单人操作，如两人操作，启动设备时，切记告诉对方；切忌多人共同操作一台机器。

4. 发现机器故障，要及时停机处理，或通知维修人员，不得私自拆机。

（三）操作过程

序号	步骤	操作方法及说明	质量标准
1	卷膜材料安装	（1）松开气动夹具，将卷膜套在卷轴上，与上一卷尾牢固黏成一体 （2）上紧气动夹具 （3）开送膜电机，将膜卷连续平稳的输送至平衡辊，再逐步送入各操作工位	（1）膜卷不窜动 （2）送膜平稳均匀，不歪斜 （3）膜平整、无皱褶
2	印字模板更换	（1）检查印字模板的品名、规格、产品批号、生产日期、有效期是否与生产指令一致 （2）松开紧固装置，装上检查合格的印字模板，调整印字模板两面的平行度，调整印字板高度与批号字体的高度一致 （3）拧紧紧固装置	（1）印字模板的品名、规格、产品批号、生产日期、有效期与生产指令一致 （2）印字模板两面的平行度公差不大于0.02mm （3）印字板高度及批号体字的高度一致
3	开机操作	（1）开动力系统，打开电源开关，打开压缩空气阀及冷却水控制阀门 （2）开机运行、生产：开启电源，操作屏进入操作页面，选择好设备运行时的必要站开关功能选项，开机运行 （3）设置灌装操作参数；开进料阀，灌注药液 （4）检查产品装量、外观、焊接效果	（1）压缩空气压力：0.60 ~ 0.80MPa，调节冷却水阀，使出水口水流成线 （2）开关选择正确 （3）按工艺指令单设置灌装容量、间隔时间等参数 （4）调节装量达到规定值，从四个灌装口分别接药液100~500ml，检查澄明度，确认合格方可灌装软袋外观平整光滑，焊接严密无渗漏，边缘无毛刺碎屑；软袋印刷内容完整，字迹清晰，印字位置在软袋中心无偏离
4	设备调试	（1）热合时间设定 ①开启电源，操作屏进入热合时间设定操作页面 ②对"预热时间""周边热合""热合1时间""热合2时间""坏袋时间""印字时间""印字设定值""灌装装量"的时间进行选择设定（此步骤可在原有配方功能中调取，对于没有进行规格更换时，保持前一天原有的使用数据，可不进行更改） 	

序号	步骤	操作方法及说明	质量标准
4	设备调试	（2）热合温度设定：依此对"印字""预热""周边热合""接口热合1""接口热合2""预热"进行更改设定。（此步骤可在原有配方功能中调取，对于没有进行规格更换时，保持前一天原有的使用数据，可不进行更改） （3）等待一段时间，再检查各升温部件温度是否达到设定值 （4）配方储存调用：设备运行稳定后，在主菜单选择"储存配方"，根据屏幕提示，把以上设置储存为一个配方。再选择此配方，传输数据设置后，退出选择配方界面。后续操作中，热合温度、时间即可在配方功能中调取使用	（1）焊接效果好 （2）装量准确 （3）调节印字工位温度在165～180℃，成型模具温度160～200℃，袋口预热温度90～130℃，口管热合、焊盖温度165～180℃ （4）正确储存调用配方
5	清场	（1）及时清洁生产中溅到设备上的药液及粉尘颗粒。不要用水直接喷射到设备上，表面沾水后应及时擦干 （2）设备内部及周围环境清洁无异物。设备外观清洁、明亮，设备平台、夹具内部、模具内部、印版内部整洁无异物 （3）清场记录填写完整	（1）按清场记录进行清场作业 （2）工具和容器清洁和摆放合理有序 （3）清场记录填写准确完整
6	设备维护	（1）检查与清洁 ①检查预热模具的涂层是否损坏；清洁预热模具 ②检查上膜和打印色带的气动轴状态是否良好 ③检查打印橡胶皮的状态是否良好，及时更换磨损严重的胶皮 ④检查打印板是否损坏 ⑤检查加热片焊环有没有变形和损坏 	（1）设备无异音、漏油、损伤等情况。及时清洁生产中溅到设备上的药液及粉尘颗粒。不要用水直接喷射到设备上，表面沾水后应及时擦干

序号	步骤	操作方法及说明	质量标准
6	设备维护	⑥ 清洁编码器的转动轮，并检查状态是否良好 ⑦清洁接口和密封盖的振荡理料器内部料盘、输送槽、直线输送轨道 （2）润滑 ①清洁直线导轨，并为导轨和滑块重新润滑 ②清洁气缸的导向轴并润滑，清洁各传动、导向轴承并润滑 （3）调整与紧固 ①模具固定：预热、制袋、整形模具 ②印版固定 ③封盖工位的电缆压块的两个连接点必需每周进行检查，并拧紧螺栓 ④变压器的接线端子必须每周检查，并拧紧紧固螺栓 ⑤检查线缆槽中的电缆和气管是否紧固，有没有损坏，如果需要，请调整并更换损坏件	（2）每班按点润滑示意图用食用级润滑油对 A 类润滑点进行润滑。 （3）主要部件关键部位的连接螺丝保持紧固，无松动现象。发现异常或松动及时处理：拧紧螺丝或更换垫片，调整各操作、传动机构的零部件

续表

序号	步骤	操作方法及说明	质量标准
6	设备维护	⑥检查制袋设备的传送带的张力和其他情况，如张力过松过紧则调整，如有损坏则更换 ⑦检查 CIP /SIP 系统内的所有垫片是否紧固，及时更换泄露的垫片 ⑧检查药液管路卡盘是否拧紧，及时更换损坏的垫圈 ⑨检查共挤膜夹紧气缸的橡皮垫状态是否良好，是否紧固	

【问题情境一】SRD-200 软袋输液剂生产一体机开机后出现气源气压下降快、接口、组合盖的输送不畅、废边不能完全撕掉、印字不清、袋轮廓线不清晰，甚至生产线速度下降等现象。请分析原因并提出解决办法。

【问题情境二】软袋输液剂生产一体机设备运行正常，但轨道摩擦噪声尖锐、口管夹翻转不灵敏。请分析原因并提出解决办法。

【问题情境三】SRD-200 软袋输液剂生产一体机印字位置改变，特别是做不同规格产品时、印字位置偏离袋子中心，请分析原因并提出解决办法。

【问题情境四】软袋输液剂生产一体机焊盖不牢，请分析原因并提出解决办法。

【问题情境五】近年来，在我国限制门诊输液、管控抗生素规范使用等大背景下，各输液企业开始不断进行产业升级和整合，反而实现了大输液销售业绩进一步提升。请据此案例分析：在输液安全应用领域，相关企业有哪些举措？面对监管越来越严的形势，输液药企业绩为何仍能进一步增长？

（四）学习结果评价

序号	评价内容	评价标准	评价结果（是/否）
活动一	印刷工位调试	字迹清晰，位置居中	
		印字板高度及批号体字的高度一致	
		品名、规格、产品批号、生产日期、有效期与生产指令一致	
		印字模板两面的平行度公差不大于 0.02mm	
活动二	灌装工位调试	灌装装量准确，与生产指令一致	
		在线清洗操作运行可靠，达到清洗要求	
		在线灭菌操作运行可靠，达到灭菌要求	
		电磁阀、流量计、气动阀和气缸运行可靠	
活动三	封盖工位调试	荡料斗将组合盖送到预定位置	
		电缆压块两个连接点螺栓紧固	
		加热片温度、时间和位置正确	
		排气装置可靠，袋中残留气体焊盖之前排出	

习题　　　　　答案

五、目标检测

（一）单选题

1. 非 PVC 多层共挤膜输液袋是由生物惰性好、透水气低的材料多层交联挤出的筒式薄膜在（　　）级洁净环境下热合制成

A. A　　　　B. B　　　　C. C　　　　D. D　　　　E. C + A

2. 在制袋成型工位进行的操作流程为（　　）

A. 软袋外缘热合、口管点焊、软袋外缘切割

B. 软袋外缘热合、口管点焊、口管供送

C. 软袋外缘热合、口管点焊、口管热合

D. 软袋灌装、口管点焊、软袋外缘切割

E. 软袋灌装、口管点焊、口管热合

3. 为保证正版印刷，印刷工位的（　　）可调

A. 印刷温度、速度和压力　　　　B. 印刷温度、时间　　　　C. 印刷速度、时间

D. 印刷温度、时间和压力　　　　E. 印刷温度、时间

4. 将膜卷用气动夹具固定在卷轴上的工位是（　　）

A. 上膜工位　　　　　　　　B. 印刷工位　　　　　　　　C. 上膜工位和印刷工位

D. 开膜工位　　　　　　　　E. 软袋转移工位

（二）判断题

1. 软袋输液剂生产一体机工作时，严禁将手伸入成型、热合、印字、切割等运动部位。（　　）

2. 软袋输液剂生产一体机工作时，穿色带、膜卷时应注意加热部位，以免烫伤。（　　）

3. 软袋输液剂生产一体机焊盖时，不同的组合盖需要根据盖子的焊接性能不同，调整焊接的温度及压力，以保证焊接效果。（　　）

4. 软袋输液剂生产一体机焊盖时，不同的组合盖需要根据盖子的焊接性能不同，调整焊接的压力及时间，以保证焊接效果。（　　）

（三）多选题

1. 非 PVC 多层共挤膜输液袋优点包括（　　）

A. 透明性好　　　　　　　　　　B. 韧性好、抗低温性能强

C. 耐 120℃ 高温灭菌　　　　　　D. 输液时软袋自动回缩能消除输液过程中的二次污染

E. 无增塑剂

2. 灌装工位具有的功能有（　　）

A. 在线清洗　　　　　　　　B. 在线灭菌　　　　　　　　C. 计量灌装

D. 加盖封口　　　　　　　　E. 口管热合

工作领域四 粉针剂生产

工作任务4.1 无菌粉针分装

职业能力4.1.1 能按规程调试、操作、维护胶塞（铝盖）清洗机

PPT

一、核心概念

1. 胶塞（铝盖）清洗机 是用于医药行业各类卤化丁基胶塞或各类铝盖的清洗与灭菌设备，可自动完成药用胶塞（铝盖）的清洗、硅化、灭菌、干燥、冷却、无菌出料等工序。利用清洗介质对胶塞进行清洗，采用饱和蒸汽对胶塞进行灭菌，最后采用洁净空气干燥胶塞。

2. 卧式胶塞（铝盖）清洗机 是采用滚笼式清洗腔体设计，基于传统的胶塞清洗机和脉动真空灭菌柜将清洗、灭菌功能集成的设备。适用于大批量生产。

3. 立式胶塞（铝盖）清洗机 是采用移动罐体设计，利用罐体装载物料，在罐体中进行清洗灭菌物料的设备。罐体对接蒸汽、清洗介质管路，罐体一般通过提升机与清洗灭菌系统进行对接，生产批量灵活、效率高。

二、学习目标

1. 能表述胶塞清洗机结构及工作原理与特点。
2. 能按照标准操作规程调试、操作、维护胶塞清洗机。

三、基本知识

（一）包装材料

药用胶塞用于药品的密封，一般与西林瓶、输液瓶等包材以及铝盖、组合盖等组件组成药品密封系统。由于胶塞洁净度、化学稳定性、气密性、生物性能等特性要求，目前药用胶塞规定使用丁基胶塞，多数胶塞会在胶塞表面覆上惰性柔软涂层改善与药物的相容性。

药用铝盖组合件用于保持西林瓶装药品密封。轧盖机对铝盖进行切割，使铝盖包裹瓶口、胶塞达到密封效果。

清洗灭菌前的胶塞铝盖一般位于C级区，清洗灭菌完后对接无菌室内，一般为B级。

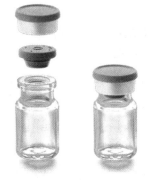

图4-1-1-1 胶塞、铝盖组合件、西林瓶外观图

（二）胶塞（铝盖）清洗机

胶塞清洗机顾名思义是清洗胶塞的机器，随着GMP的发展，制药行业对胶塞的清洗越来越重视，胶塞清洗从最早的手工清洗，到全自动清洗经历了一个

漫长的过程（表4-1-1-1）。

表4-1-1-1 不同清洗方法的比较

清洗方法	优点	缺点
手工清洗	无需复杂的设备，操作简单	耗能大，耗时长，清洗质量不稳定
机械搅拌	设备简单，清洗质量相对稳定，可降低操作工劳动强度	胶塞清洗度不高，且质量差异较大
喷淋和漂洗		胶塞脐眼处难以彻底清洗，清洗效率低，耗时长
全自动清洗	清洗效率高，时间短，几乎无损伤	设备结构复杂，价格昂贵

全自动清洗法在机械搅拌、喷淋和漂洗的基础上，通常利用真空脱泡、气水冲击等方式提升清洗效果。

真空脱泡：当胶塞进入水中时，由于胶塞表面的疏水性和水的表面张力作用，在黏着的小颗粒边会黏附小气泡，利用真空，将胶塞黏附的气泡进行脱泡，使黏着的微粒和杂质脱离表面后分散到水中。

气水冲击：利用高速气流冲击浸没在水中的胶塞，当胶塞受到冲击和瞬间的压力改变时，其运动方向和受冲击部位发生改变，胶塞产生振动，使黏附在胶塞表面的微粒及杂质，被反复多次连续冲击振落并被水流带走。水流以漩涡方式迅速填补冲刷胶塞周围，进一步拽走胶塞表面黏着的微粒和杂质，胶塞得以清洗。

全自动胶塞清洗机是集胶塞清洗、灭菌、干燥于一体的设备，使清洗灭菌干燥的胶塞无菌、无热原，且水分控制符合要求。全自动胶塞清洗机把传统多罐多次转序工艺组合为一体，消除了交叉污染的隐患，使清洗过程更符合GMP要求，更适应大规模生产。

胶塞清洗机一般可分为卧式和立式两种。卧式机的清洗过程在布满筛孔的旋转筒体中进行，常用真空脱泡、水气交换冲击清洗法和超声波加水淋清洗法；立式机的清洗过程在竖直压力容器中进行，容器上端开口，下端可通水、气，采用真空脱泡及水气悬浮动力对胶塞进行清洗，形成空化效应。

（三）卧式胶塞（铝盖）清洗机

卧式胶塞清洗机主要由箱体、箱门、内筒、冷热风系统、传动系统、放气无菌过滤系统、真空系统、清洗增压系统、出料阀、O-RABS系统、出料系统、出料阀清洗装置、电气控制系统等部件组成（图4-1-1-2）。

待清洗的胶塞由真空吸料装置吸入清洗桶内。加料完成后，启动主传动轴，清洗桶按顺时针方向慢速转动，胶塞在清洗桶内翻滚搅拌。这时先开通中心喷淋管进行冲洗，然后开启进水阀，使清洗箱内的水充满至上水位，再开启循环水泵。胶塞在强力喷淋、慢速翻滚和超声波清洗等多项功能作用下被清洗干净，清洗下来的污物一部分从溢流槽溢流排出，

微课

一部分经循环水泵，自过滤器过滤截留下来，清洗后清洗液经放水管排净。如需硅化处理，则先从硅油加料口加入硅油，加热，硅化处理后再放水。清洗液排净后，可向清洗箱内喷洒热压蒸汽灭菌。灭菌后先抽真空干燥，以热风加热再抽真空干燥，重复数次，使胶塞含水量合格后，便可进行常压化处理和出料（图4-1-1-3至图4-1-1-5）。

1. 箱体 为卧式圆锥筒形，后部为一个蝶形封头。筒体的底面向排水点倾斜以达到最佳排水性，筒身设计成锥体结构。箱体内部排水口有可拆卸的格栅，以防止胶塞或大的异物进入排水管道。

箱体底部装有夹套，以通蒸汽加热清洗水，还可通入冷却水以在灭菌后冷却箱体。箱体前侧装有穿墙板，以在最终安装时与无菌室的墙体进行密封，使机器房与无菌室隔离。箱体外部表面带有保温材料，并在最外部覆有金属板材以保护内部的保温材料。

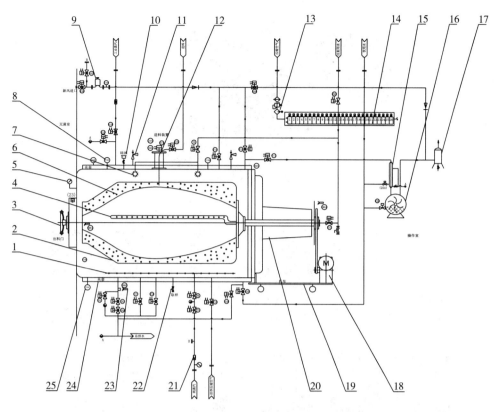

图 4 - 1 - 1 - 2　卧式胶塞（铝盖）清洗机结构示意图

1. 蒸汽喷管；2. 清洗桶；3. 出料门；4. 中心喷淋管；5. 压力表；6. 螺旋片；7. 冲洗喷头；

8. 压力传感器；9. 新风过滤器；10. 硅油杯；11. 安全装置；12. 进料装置；13. 气动三联件；

14. 二位五通阀；15. 套管；16. 真空泵；17. 气水分离器；18. 减速机；19. 拖车；

20. 主传动装置；21. 减压阀；22. 取样阀；23. 水位视镜；24. 清洗箱；25. 温度传感器

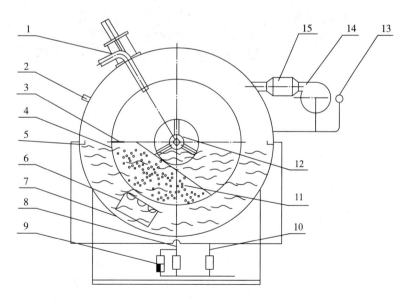

图 4 - 1 - 1 - 3　卧式胶塞（铝盖）清洗工作原理示意图

1. 进料装置；2. 温度计接管；3. 搅拌筋；4. 清洗桶；5. 溢流槽；6. 超声波；

7. 清洗箱；8. 排水管；9. 疏水阀；10. 溢流管；11. 胶塞；

12. 内门；13. 新风口；14. 加热装置；15. 风机

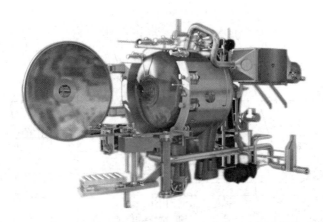

图 4 - 1 - 1 - 4　卧式胶塞（铝盖）清洗机内部结构图

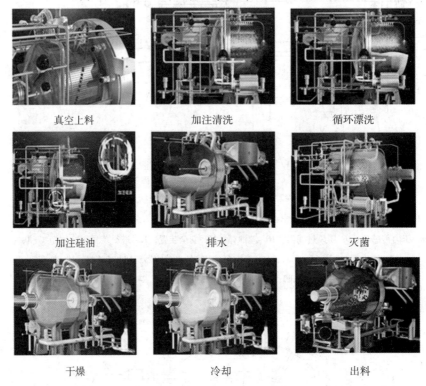

真空上料	加注清洗	循环漂洗
加注硅油	排水	灭菌
干燥	冷却	出料

图 4 - 1 - 1 - 5　卧式胶塞（铝盖）清洗机清洗流程图

2. 箱门　形状为圆形蝶形封头。外筒体门采用后开门结构，检修时可拆下螺栓及响应管口，拉动后侧把手可将内筒、传动系统、热风系统一起沿轨道拉出。箱门周边有一道固体硅橡胶密封条，以保障密封。箱门外部带有硅酸铝保温材料，且配有不锈钢外罩保护。

3. 内筒　为一个两端焊有蝶形封头的封闭圆形筒，以达最大的胶塞装填量。筒体上平均分布有筛孔，筛孔直径及排布间距根据胶塞大小有不同设计。内筒的一侧蝶形封头与旋转主轴通过一个法兰相连接以实现与主轴一起转动。内筒内部装有一块螺旋导向挡板和一块直导向挡板（图 4 - 1 - 1 - 6），可在清洗时将胶塞翻起并坠落，以达最好清洗效果。此外，通过两块挡板还可实现胶塞自动反转出料。

在内筒中心偏上部位装有一根中心喷淋管，通过空心主轴与供水管道连接，可实现直接喷淋清洗。在内筒外部装有一个洁净管道制成的喷淋集管，喷淋集管上装有喷嘴，可与内筒体一起转动，起到清洗箱体内壁的作用。在内筒侧壁装有一个对开加料窗，通过该口加料。

4. 硅油加注系统　一般配置电磁计量泵，精确定量加注硅油，通过中心喷淋管道内筒分散加注，确保加注过程均匀无残留。

5. 清洗增压泵系统 为使纯化水或注射用水加压进入胶塞清洗机内部的喷淋管道，一般内置一台洁净增压泵。泵的压头和流量需经计算以保证最好的胶塞清洗效果。所有与此增压泵相连接并通往胶塞机内部清洗喷淋系统的阀门均为洁净的隔膜阀。

6. 排放系统 用于排水和排气。主管路中有多处碟阀截断，防止交叉污染及水倒灌箱体。排放系统有一处蒸汽降温装置，通过喷嘴喷水降低排出蒸汽降温，防止高温蒸汽直接排出，造成意外伤害。

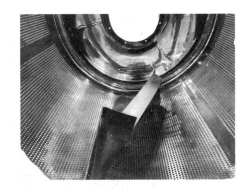

图 4-1-1-6 卧式胶塞（铝盖）清洗机内筒内部挡板

7. 真空系统 利用水环泵从系统中抽出空气及水蒸气，用于上料、干燥等操作。水环泵进口装有流量开关以监控水环泵的进水，防止因进水不足造成非洁净空气倒吸而引起的无菌区域污染。

8. 传动系统 采用驱动电机与内筒相连，实现内筒的转动。采用一根轴（中空可通水，表面镀铬）穿过轴承支架，一端与内筒法兰连接，另一端连接旋转接头以安装水进口。在轴穿过容器的位置装有特殊的密封以保证容器的真空及正压密封。在轴的一端，装有一个链盘，链盘通过链条与一个驱动电机连接。通过电机的变频系统和减速箱可实现轴的不同速度和不同方向的运转。在链盘旁装有用于转速测定及内筒转动定位的定位盘。

9. 冷热风系统 可在蒸汽消毒步骤结束后对所清洗的产品（胶塞或铝盖）进行无菌空气的热风烘干及冷风冷却。系统由风机、电加热元件、空气预过滤器及空气高效过滤器及相关的阀门管道组成。

在冷风冷却过程中，风机高速运转，增压空气经过粗过滤器及高效过滤器进入容器并从排出口排出，内筒低速运转。在热风干燥过程中，风机低速运转，增压空气经过粗过滤器、加热器及高效过滤器进入容器并从排出口排出，内筒低速运转，周期时间可设定。在出料阶段，风机低速运转，以增压空气从出料口排出，保证出料的单向隔离。

10. 出料系统 出料方式可分为无菌袋出料、不锈钢桶出料、全密闭管路出料。无菌袋出料在层流保护下出料，用手套操作取袋上袋动作，配置热合出料系统，自动吸袋、开袋，利用振动斗出料控制物料下落量，在停止出料后自动完成热封；不锈钢桶出料方式，采用灭菌后的不锈钢桶，在层流保护下放置在出料平台，点击出料确认即可；全密闭管路出料采用PLC控制，与后端灌封设备联动，利用管路系统直接传送物料。系统与出料阀相连接，CIP与SIP同清洗机一同进行。通过真空干燥对管臂进行干燥，出料时和罐装加塞进行联动。

（四）立式胶塞（铝盖）清洗机

立式胶塞清洗机由不锈钢清洗罐、清洗系统、转动马达系统、排放系统、硅油加注系统、上料及出料系统、电气系统等各部分组成（图4-1-1-7）。

该设备主要系统和工作过程均与卧式胶塞清洗机类似，清洗罐体为压力容器，是胶塞的载体，根据产量需求，可采用双罐体结构。整个清洗灭菌过程在罐体内完成（图4-1-1-8）。

1. 湿润抽空 指将清洗罐内的物料在纯化水或注射用水中充分湿润，并抽空实现空化效应，使附着在物料表面的颗粒和粉尘松动脱落。如果需进行多次脉动，可重复进行。抽真空使水中大量的气泡迅速膨胀破裂，瞬间产生冲击波形成空化效应，多次脉动真空后，胶塞表面的异物受气泡破裂冲击后完全脱落。

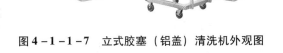

图 4-1-1-7 立式胶塞（铝盖）清洗机外观图

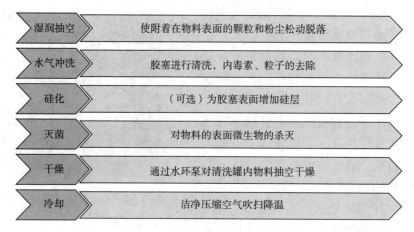

图 4-1-1-8 立式胶塞（铝盖）清洗机工作流程示意图

2. 水气冲洗 先通过比例阀控制压缩空气流量，再经无菌过滤器过滤后进入系统。前端清洗水阀打开，清洗水进入，形成带一定压力和比例的水气流进入清洗罐中，经其均布器强制分流喷出，对胶塞进行水气悬浮清洗（图 4-1-1-9）。水气混合，气在水中鼓泡，形成气泡墙，减少胶塞与罐体内壁、胶塞之间的摩擦，胶塞始终处于类似沸腾翻滚状态，异物迅速脱落，同时水流经气流加速，迅速带走异物，效率大大提高。

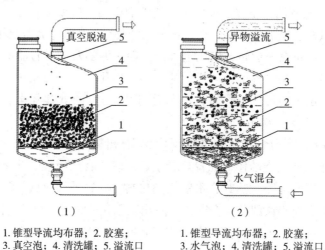

（1）

（2）

1.锥型导流均布器；2.胶塞；   1.锥型导流均布器；2.胶塞；
3.真空泡；4.清洗罐；5.溢流口   3.水气泡；4.清洗罐；5.溢流口

图 4-1-1-9 水气混合示意图

3. 灭菌 在灭菌过程中，应使用高质量纯蒸汽，使设备所有可能与产品接触的表面及物料表面，升温到或超过 121℃ 并保持一定时间。由于工业蒸汽杂质较多，且易造成不凝点，因此即便过滤后也不可使用，同时蒸汽中不凝性气体（主要为空气）应含量较低，以避免在局部因不凝性气体堆积而阻碍蒸汽渗透，从而在局部形成冷点。

4. 干燥 干燥方式一般根据胶塞类型及含水量要求而定。由于热风干燥容易导致胶塞变形，且有加塞后易跳塞的风险，冻干胶塞一般采用真空干燥方式。其他胶塞及铝盖可选用真空干燥或热风干燥方式。

四、能力训练

（一）操作条件

1. 卧式胶塞（铝盖）清洗机。

2．SW－480S－A 卧式胶塞（铝盖）清洗机标准操作规程。

3．拆包后的西林瓶胶塞。

（二）安全及注意事项

1．当胶塞清洗机工作时，无菌室内的卸料操作面板上的警示灯若为红灯，禁止旋动或强行打开高压防护门，以免损坏部分元器件。

2．在日常维护中，应经常检查胶塞清洗机有无损坏、腐蚀和过热，保障所有管路无泄露迹象。

3．卸料完成后，设备进行 CIP&SIP 时，确认重启密封圈良好，锁销把手完全关闭，SIP 阶段不得人为旋开锁销，避免蒸汽泄漏造成意外烫伤。

（三）操作过程

序号	步骤	操作方法及说明	质量标准
1	操作前准备	（1）打开自来水阀门 （2）打开蒸馏水阀门 （3）打开压缩空气阀门 （4）打开蒸汽阀门	（1）检查水压≥0.1MPa （2）检查蒸馏水压≥0.2MPa （3）检查压缩空气压力≥0.1MPa （4）检查蒸汽压力≥0.1MPa
2	开机	开机	打开电源开关，电源指示灯亮，"工作"灯亮
3	真空泄露测试	开启真空测漏程序	开启真空测漏程序，仪表显示0.06bar保持900秒，保持指定时间后，放气破真空
4	进料	进料操作 	将胶塞装入料槽内，按下"真空"钮，绿灯亮，清洗腔内压力为真空，按"进料"钮，胶塞被吸入清洗腔内，然后关闭真空开关，装载不超过内筒容积的35%
5	喷淋	启动喷淋	按下"喷淋"钮，绿灯亮，喷淋10分钟后，红灯亮，完成喷淋
6	粗洗	启动粗细	按下"粗洗"钮，绿灯亮，清洗腔内水温在40~90℃范围，反复冲洗15分钟后，红灯亮
7	硅化	启动硅化程序	按"真空"钮，打开手阀加入硅油后，关闭手阀。再按"真空"钮，关闭真空泵。按下"硅化"钮，腔内胶塞开始硅化，温度及硅化时间应根据胶塞质量和实际使用工况，实验摸索得出合适值
8	漂洗	按"漂洗"钮，绿灯亮，过滤注射用水从下方进入腔室内开始漂洗，10分钟后，红灯亮	从取样口，取漂洗水检测水的澄明度，如果清洗不合格，需重新漂洗，然后再取样，直至合格
9	灭菌	按"蒸汽灭菌"钮，绿灯亮，清洗机自动完成排水、抽真空	一般为122℃ 15分钟，需根据F_0值计算得到灭菌程序，并经过验证
10	干燥	按"干燥"钮，绿灯亮，通过抽真空，腔体内温度控制在90~115℃ 30分钟后，完成干燥	含水量应控制在3‰~1‰，铝盖撕开后无可见水滴或水渍

续表

序号	步骤	操作方法及说明	质量标准
11	冷却	按"冷却"钮，绿灯亮，腔体内真空和放入冷空气交替进行	当清洗腔体温度小于等于60℃无菌室内"警示"灯灭，"工作"灯亮防护门电锁打开
12	卸料	卸料操作 	(1) 打开无菌室内防护门，行程开关动作，操作室"冷却"红灯灭，"无菌室正在卸料"红灯亮。操作室所有按钮锁定不能工作。按下"卸料"钮，卸料开始 (2) 当卸料完毕后，关上防护门，按动"卸料完毕"钮，防护门电锁锁定，无菌室"卸料"灯灭，同时，操作室所有锁定按钮解开

【问题情境一】 冻干胶塞在清洗灭菌干燥后进入后端灌装加塞工位，在未完全密封前，经常出现跳塞现象。请思考并分析原因。

【问题情境二】 对胶塞清洗灭菌的过程中，运行程序长时间没有结束。请思考并分析原因。

【问题情境三】 在日常使用胶塞清洗机后，应当如何进行日常维护与检查？

【问题情境四】 在设备运行过程中，机器提示原压过低。请就此情境思考并分析故障原因及解决办法。

【问题情境五】 2015年，楚天科技提出了药品/食品胶塞清洗机联动生产线的概念，此生产线攻克了胶塞清洗机集成度低、联动性差、交叉污染风险大等难关，在提出真空脉动、气液双相流可控悬浮清洗方法的基础上，利用先进的RTP无菌阀门技术的全密闭无菌转运系统，实现了胶塞无损清洗，胶塞机与灌装机无菌联动控制，胶塞热原<0.015EU/ml，清洗一次合格率提高30%、速度提高50%，形成了一整套安全、智能的生产联动系统。就此情境，请你谈谈对中国制造2025的理解。

（四）学习结果评价

序号	评价内容	评价标准	评价结果（是/否）
活动一	立式胶塞（铝盖）清洗机完整流程操作	能够完成单批次的胶塞进料清洗灭菌出料操作	
		清洗、干燥、灭菌效果达到质量标准	
活动二	卧式胶塞（铝盖）清洗机完整流程操作	能够完成单批次的胶塞进料清洗灭菌出料操作	
		清洗、干燥、灭菌效果达到质量标准	

五、目标检测

习题　答案

（一）单选题

1. 卧式胶塞（铝盖）清洗机与立式胶塞（铝盖）清洗机的主要差异在于（　）

　　A. 清洗方法不同　　　　　B. 灭菌方式不同　　　　　C. 设计结构不同

　　D. 生产批量不同　　　　　E. 清洗效果不同

2. 实现对硅油的精确定量加注的方式为（　）

　　A. 通过手动加注控制　　　　　　　　　B. 通过高压气体进行加注

　　C. 通过电磁计量泵进行加注　　　　　　D. 通过喷涂设备进行加注

　　E. 通过蠕动泵的方式进行加注

3. 胶塞需覆一层惰性柔软涂层的目的是（　　）

  A. 提高胶塞硬度   B. 改善胶塞与药物的相容性

  C. 增强气密性能   D. 提高胶塞的弹性

  E. 增强生物性能

4. 立式胶塞（铝盖）清洗机的湿润抽空是指（　　）

  A. 将清洗罐内的物料在清洗水中充分湿润并抽空，形成空化效应

  B. 通过比例阀控制压缩空气流量，使胶塞表面异物受气泡破裂冲击后完全脱落

  C. 将所有可能与产品接触的表面及物料升温到或超过121℃并保持一定时间

  D. 将清洗罐中的胶塞进行水气悬浮清洗，使异物迅速脱落

  E. 热风干燥易导致胶塞变形，因此可采用真空干燥或冻干方式

（二）判断题

1. 立式胶塞（铝盖）清洗机的湿润抽空是为了让胶塞表面的异物受气泡破裂冲击后脱落。（　　）

2. 立式胶塞（铝盖）清洗机在灭菌过程中可使用经过过滤的工业蒸汽。（　　）

3. 冷热风系统只能用于热风烘干，不能用于冷却。（　　）

4. 卧式胶塞清洗机为得到较好的清洗效果，内筒上所有的筛孔大小和排布间距都相同。（　　）

（三）多选题

1. 立式胶塞清洗机的工作过程包括（　　）

  A. 干燥   B. 湿润抽空   C. 灭菌   D. 水气冲洗   E. 包装

2. 关于卧式胶塞清洗机，以下说法正确的有（　　）

  A. 出料方式共有无菌袋出料、不锈钢桶出料两种出料方式

  B. 物料在清洗灭菌完后一定要在层流下出料

  C. 卧式胶塞清洗机内部的挡板除了在清洗中将胶塞翻起并坠落以达最好清洗效果，同时还可实现胶塞自动反转出料

  D. 胶塞清洗机进出料两端的操作可在同一洁净等级背景下进行

  E. 胶塞加注硅油的过程一般要过盈注入以保证胶塞具备良好的润滑性能

（四）思考题

请简要表述卧式胶塞清洗机和立式胶塞清洗机的工作过程。

职业能力 4.1.2　能按规程调试、操作、维护螺杆分装机

PPT

一、核心概念

1. 无菌注射粉针　是一种注射剂型。药物通常为难以作为液体保存的无菌粉末，临床利用注射用水等溶剂进行溶解后为患者注射。根据制备原理分为无菌分装粉针和冻干粉针。如青霉素、头孢菌素等，常为无菌分装粉针；注射用加替沙星等喹诺酮类抗生素，则是冻干粉针，采用冻干方式制成。这二者在外形上也有区别，无菌分装粉针为粉末状，而冻干粉针常为块状。

2. 无菌粉末分装机　用于无菌粉针注射剂药粉分装、加塞的自动设备。

二、学习目标

1. 能表述螺杆粉末分装机结构及工作原理与特点。

2. 能按照标准操作规程调试、操作、维护螺杆粉末分装机。

三、基本知识

无菌粉末分装机根据分装系统的不同，可分为机械螺杆式、气流插管式、气流转轮式等类型。下面主要围绕螺杆式粉末分装机的结构与工作过程展开说明。

国内目前主要采用自动双头螺杆分装机，其发展大致经历了3个技术时期：第1代为螺杆装量由步进电机与集成电路控制的技术；第2代为螺杆装量由步进电机与PLC控制的技术；第3代为螺杆装量由伺服电机与PLC控制的技术。

（一）基本工作过程及原理

无菌粉针主要采用西林瓶包装，分装前的西林瓶清洗、干燥、灭菌工艺及设备与小容量液体注射剂生产前端基本一致。隧道烘箱干燥灭菌后的西林瓶由理瓶系统匀速送瓶至灌装压塞机进瓶侧，为排除瓶内空气对粉末的影响（如氧化、潮湿等），可在粉末灌装前进行充氮，为避免粉末西林瓶内顶空的空气对产品质量造成影响，可在灌装后进行充氮处理，随后加塞，剔废，自动取样，再由出瓶系统将合格的西林瓶运至下道工序（图4－1－2－1，图4－1－2－2）。

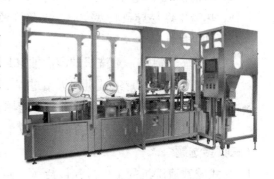

图4－1－2－1　粉末分装设备外观图

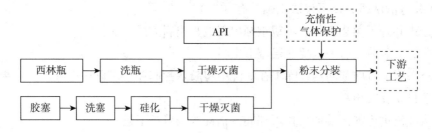

图4－1－2－2　无菌粉针分装生产工艺图

（二）基本结构

粉针分装设备由进瓶系统、运瓶系统、分装系统、加塞系统、取样剔废系统、出瓶系统等主要系统构成（图4－1－2－3），根据不同生产需求，可配置前后充氮系统、称重系统、异物检测系统等工位。

微课

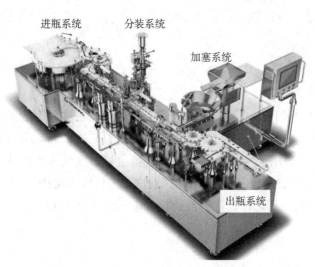

图4－1－2－3　粉末分装基本结构图

1. 进瓶系统 主要包括缓冲转盘、网带、进瓶星轮。转盘将西林瓶输送给网带，然后输送至进瓶星轮，将瓶子逐个输送进运瓶系统。转盘具备瓶多瓶少检测传感器，还具有倒瓶剔除功能。

2. 运瓶系统 由运瓶滑块、挡板、伺服电机、直角减速机等部件组成，其功能为将包材从转盘及星轮处运送至下一工位，保证设备输瓶、分装与加塞的平稳性和连续性。

3. 分装系统 由储粉仓、无菌蝶阀、粉斗、分装螺杆、料管、粉嘴、伺服星轮等组成。通过送粉螺杆或振动器将原料输送到分装部位粉仓内，通过分装螺杆进行计量间歇分装。粉末灌装机根据分装原理分为机械螺杆式、气流插管式和气流轮转式三类（图4-1-2-4）。

螺杆分装是利用螺杆的间歇旋转将药物装入瓶内实现定量分装。结构简单，使用中不会产生漏粉、喷粉，调节装量范围大，原料药粉损耗小；气流分装利用真空吸取定量容积粉末，再通过洁净干燥压缩空气将粉末吹入瓶中，速度和准确性比螺杆分装好；气流转轮基于气流真空吸粉、压缩空气吹粉分装的原理，利用转轮系统高频吸粉、吹粉实现高速粉体分装系统生产，可满足更高产能需求。

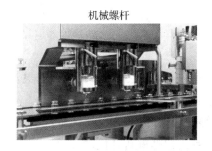
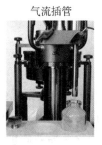
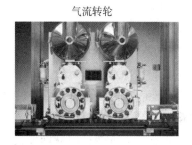

机械螺杆 　　　气流插管 　　　气流转轮

图4-1-2-4 无菌粉针的三类分装系统

螺杆分装原理：物料由储料桶落入进粉室内，再由进粉螺杆送入计量室内（图4-1-2-5）。第一次进粉时在触摸屏上选择手动控制进粉螺杆进粉，当粉面达到计量室观察窗下方时停止进粉，而生产过程的进粉为自动状态。进粉螺杆由计量螺杆控制，计量螺杆动作次数和进粉螺杆动作时间两个参数密切关联，在屏幕上可设置到最佳值，以保持计量室中的药粉总量恒定。同时搅拌电机转动带动计量室中的搅粉法兰转动，搅粉法兰上的搅粉杆将药粉搅拌均匀，保持其流动性。伺服电机控制计量室中的计量螺杆转动一定的角度，将药粉计量后输出（图4-1-2-6）。

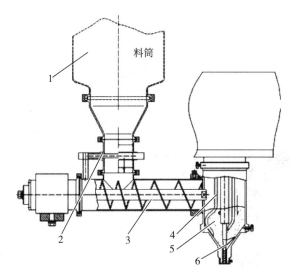
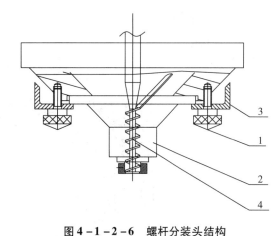

图4-1-2-5 螺杆分装系统

1. 储料桶；2. 进粉室；3. 进粉螺杆；

4. 搅拌系统；5. 计量室；6. 计量螺杆

图4-1-2-6 螺杆分装头结构

1. 锁紧螺钉；2. 下粉杯（小喇叭）；

3. 锁紧块；4. 下粉螺杆

4. 加塞系统 是振动料斗通过振动将理顺后的胶塞通过滑道传递给旋转真空加塞装置的吸塞盘，此时压塞星轮将来自分装工位已罐装的药粉瓶送至同步旋转的真空加塞装置吸盘下。旋转加塞装置下移对每一瓶进行全压塞或半压塞，压塞完成后输送到出料系统。

5. 取样剔废系统 由吸盘星轮、网带、接废盒等元件组成，剔除空瓶和未加塞瓶，或取样。

6. 出瓶系统 瓶子通过出料星轮送入出料网带，然后进入托盘（单机）或进入自动出料系统。

四、能力训练

（一）操作条件

1. 灌装车间温度、湿度、压差正常，设备压力表指针正常；模具符合要求；气体符合要求。

2. 螺杆粉末分装机。

3. 螺杆粉末分装机标准操作规程。

4. 无菌粉末。

5. 清洗灭菌后的包材、胶塞。

（二）安全及注意事项

1. 使用前，必须对电源电压是否与该设备使用相符、管道是否漏气、风机转动是否灵活、方向是否正确等工况进行仔细检查调整。开机时，确保真空泵已经开启，压缩空气已到位。

2. 生产过程中不允许打开玻璃门进行操作。生产过程中需及时补充胶塞，保证生产的连续性。

3. 分装过程如有碎瓶，应立即停机，清除药粉及碎玻璃后，方可重新开机。

4. 在正常生产过程中，应根据运行状况适当调节主机、外包进料、理塞的速度，以使设备保持最佳运行状态。

5. 如果停机间隔时间不长，可让层流风机一直处于开机状态，以保护未完成灌装的瓶与药粉。

6. 机器在运转过程中不管出现什么情况，绝对不允许用手或其他工具伸进工作部位。进行调整时必须先切断电源。

7. 当发生自动停机并报警时，必须先排除故障源才可点击"复位"项，以免发生意外。

8. 不能在机器未处于正常工作条件下操作。

9. 运行之前务必正确安装防护罩。

10. 确保操作者工作地面没有障碍物和污渍。

11. 紧急情况下，按蘑菇头型急停按钮，机器马上停机。持续错误地使用该按钮会对机器和电气系统造成无法估量的损失。远离工作位置前，操作者要按照相关的关机操作来关闭机器。

（三）操作过程

序号	步骤	操作方法及说明	质量标准
1	操作前准备	（1）检查规格件 （2）检查真空及压缩空气：通过控制面板打开真空泵，检测真空压力	（1）查看药瓶规格，确认与分装机的分装规格相符。方法为拿一支药瓶逐次放入分装机的各个工位，查看药瓶与各部件的间隙。检查间隙是否在 1mm 左右，如间隙过大或过小，则说明分装机安装的规格错误或安装不当，此时需更换合适的规格件或对其进行调整

续表

序号	步骤	操作方法及说明	质量标准
1	操作前准备	（3）检查进粉部件、分装室 （4）低速运行 （5）检查报警系统 （6）检查电气元器件：打开电控柜，将断路器全部合上，关上柜门，将电源置于"ON"	（2）真空压力确认符合要求：2kPa，检测洁净压缩空气确认符合要求 0.6MPa，2m³/h （3）检查进粉电机转动确认灵活，分装室内的分装螺杆及搅拌确认无碰壳现象，如有则需及时调整 （4）从触摸屏设定主机速度"50pcs/min"，空运行机器，查看进瓶拨轮、主运输带、压塞拨轮、出瓶拨轮、剔废拨轮等转动部件确认协调 如有错位现象必须通过控制器进行调整，并检查各个系统确认无卡滞等异常现象，若有则必须停机检查、维修 （5）在触摸屏上启动报警系统，检测开门报警系统和风速报警系统等正常。检测开门报警系统的方法为逐个打开门，确认报警系统能报警 （6）检查总电源是否为380V 50Hz，3 相
2	生产操作	（1）安装零部件 （2）装量调节 （3）开启胶塞振荡器 （4）开始生产	（1）取出清洁、消毒并烘干灭菌的分装机零部件。将螺旋搅龙插入供料器，加以固定，打开电源，开"供粉调速"开关，检查。送粉电机转动是否正常，如有异常情况，则需再进行调节，直至正常为止。安装分装头时，搅拌装置和螺杆的螺丝都要拧紧，防止中途脱落 安装螺杆时要注意螺杆和分装漏斗下端出口应装平，过高或过低都会影响装量，安装好后检查螺杆与漏斗之间距离是否均匀。如不均匀需再作调节 分装螺杆、分装漏斗、视料罩全部调好后，将鳄鱼夹分别夹在两个落粉嘴的紧固螺丝上，按下"手动"按钮，分别检查"故障"灯是否亮，如灯亮，则说明碰壳，此时可松开漏斗下两螺钉，调节漏斗位置，直至灯灭，然后紧固好螺钉 （2）把药粉倒入料斗，开启供粉电机，将药粉送入分装漏斗中。分装漏斗中的药粉要保持一定量，一般要超过分装漏斗 5～7cm，调整"频率"来调节分装电机转速，调节"步数"来改变装量 （3）旋动胶塞振荡器按钮，开启真空阀门，检查胶塞振荡器及扣塞确认正常 （4）开启进瓶电源开关，开启供粉开关、搅拌开关，按下"运行"键，开始正式分装，注意不得有倒瓶进入分装转盘
3	关机操作	关机操作	生产结束，待拨瓶盘上抗生素瓶全部分装完毕，按下"停止"按钮，关闭搅拌器、供粉器、数控系统、进瓶及主电机电源。拆下分装漏斗、分装螺杆、视粉罩及搅拌装置、供料器。拆下的分装部件按清洁消毒规程清洁消毒。

【问题情境一】　在设备运转过程中，传动部件噪声较大并伴随抖动。请思考并分析原因。

【问题情境二】　在螺杆粉末分装设备调试过程中，出现灌装装量波动较大的情况。请思考并分析原因并提出处理办法。

【问题情境三】　在螺杆粉末分装设备调试过程中，在玻璃瓶进瓶处，出现不正常碎瓶情况。请思考并分析原因并提出处理办法。

【问题情境四】螺杆设备调试过程中，胶塞供应不上。请思考并分析原因并提出处理办法。

【问题情境五】楚天科技积极参与行业标准的制定。2011年11月，抗生素玻璃粉剂分装联动线等4项行业标准评审会在长沙召开，楚天科技起草的抗生素玻璃粉剂螺杆分装机、玻璃输液瓶装灌装充氮加塞机等4项行业标准全部通过，正式成为中国制药装备行业的技术标准。截至目前，楚天科技先后申报了国内外专利超4000件，制定国家行业产品技术标准25件，是名符其实的"专利大户""标准公司"。担负接力"中国制造"到"中国智造"的时代使命，以激情和热血书写建设现代化产业体系答卷的一员，你如何理解"一流企业做标准，二流企业做品牌，三流企业做产品"？

（四）学习结果评价

序号	评价内容	评价标准	评价结果（是/否）
活动一	生产前调试	生产前排除各部位故障，低速空运行无故障	
活动二	灌装调试及操作	灌装管路无漏气等异常	
		灌装精度及灌装量达标	
		灌装无明显挂壁现象	
		倒瓶率、碎瓶率符合要求	

五、目标检测

习题　　　答案

（一）单选题

1. 无菌粉末分装机中的进瓶系统包括（　　）

　A. 缓冲转盘、网带、进瓶星轮

　B. 运瓶滑块、挡板、伺服电机、直角减速机

　C. 储粉仓、无菌蝶阀、分装螺杆、料管、粉嘴、伺服星轮

　D. 吸盘星轮、网带、接废盒

　E. 以上都不是

2. 粉末分装机的系统主要方式为（　　）

　A. 螺杆分装、气流分装、加压分装　　　　B. 气流分装、加压分装

　C. 螺杆分装、加压分装　　　　　　　　　D. 螺杆分装、气流分装、气流转轮

　E. 加压分装、气流轮转

3. 无菌粉末灌装工位所处的洁净级别环境为（　　）

　A. A　　　　B. B　　　　C. C　　　　D. D　　　　E. E

4. 粉针联动生产线中，粉末分装前端工位为（　　）

　A. 隧道烘箱　　B. 洗瓶机　　C. 灭菌柜　　D. 灯检机　　E. 轧盖机

（二）判断题

1. 螺杆分装系统是利用气流的原理将药物装入瓶内实现定量分装。（　　）

2. 出瓶系统在完成后一般将药品进入装盒设备。（　　）

3. 加塞系统是将胶塞通过滑道传递给压塞星轮，对每瓶进行全压塞或者半压塞。（　　）

4. 粉针分装机主要用于无菌粉针剂的分装。（　　）

（三）多选题

1. 关于无菌粉末分装机分装系统以下说法正确的有（　　）

　A. 螺杆分装一般是产能速度最高的分装方式

　B. 气流插管分装受限于精度，仅可用于50mg以上的灌装剂量

　　C. 气流插管原理主要采用的是定容法

　　D. 气流转轮的原理与机械螺杆原理接近

　　E. 分装系统中静电是影响灌装精度的重要因素，因此须除静电

2. 在无菌粉针生产中，分装前后充氮的目的有（　　）

　　A. 保证粉末稳定性和持久性　　　　　B. 避免粉末氧化、变质或污染

　　C. 将 A 级洁净风吹进瓶内保护药品　　D. 保证产品无菌性和纯度

　　E. 与药品发生反应，生成惰性成分便于保存

（四）思考题

请概述无菌分装粉针剂三类粉末分装形式的区别与优势。

工作任务4.2　冻干粉针制备

职业能力 4.2.1　能按规程调试、操作、维护 冷冻干燥设备

PPT

一、核心概念

1. 冻干粉针剂　是将药物制成无菌水溶液，以无菌操作法灌装，经冷冻干燥后，在无菌条件下密封制成，临用时加灭菌注射用水溶解后使用。一些在水中稳定但加热即分解失效的药物，如血浆、血清、抗生素、激素等生物制品和一些蛋白类药品如酶、天花粉蛋白等生物制剂，常制成冻干粉针剂供临床使用。

2. 冷冻干燥设备　生产冷冻干燥粉针剂的专用设备称为冷冻干燥机组（简称冻干机），是一种通过将物质在低温下减压蒸发水分并收集干燥后物质的专业设备。广泛应用于制药工业、食品工业、生物技术和化学工业等领域。

二、学习目标

1. 能表述常见冷冻干燥设备的结构和工作原理。

2. 能按照标准操作规程调试、操作、维护冷冻干燥设备。

3. 能排除冷冻干燥设备的常见故障。

三、基础知识

（一）冷冻干燥

　　真空冷冻干燥技术适用于以下制剂的制备：①理化性质不稳定，耐热性差的制品；②细度要求高的制品；③灌装精度要求高的制剂；④使用时需要迅速溶解的制剂；⑤经济价值高的制剂。近年来研发的很多药品，尤其是生物药品，是用真空冷冻干燥设备制成药剂的，而且冷冻干燥处于制药流程的最后阶段，其优劣对于药品品质起着关键作用。

　　冷冻干燥技术主要具有以下的优点：药品在低温下干燥，一般不会产生变性或失去生物活力；药品中易受热挥发的成分和易受热变性的营养成分损失很少；含水量极低，药品中微生物的生长和酶的作用几乎无法进行；药品冻干后能最好地保持药品原来的体积和形状；复水时，与水的接触面大，能

快速还原，并形成溶液；药品在近真空下干燥，环境中的氧气极少，使药品中易氧化的物质可以得到保护；能除去药品中95%或更多的水分，便于运输和长期保存；冻干药品可以在室温或冰箱内长期储存。

（二）冷冻干燥设备

1. 基本原理 将含有大量水分的物质，先冷却至共熔点或玻璃化转变温度以下，使物料中的大部分水冻结成冰，其余水分和物料成分形成非晶态（玻璃态）。随后在真空条件下，对已冻结的物料进行低温加热，使物料中的冰升华干燥（一次干燥）。之后在真空条件下对物料进行升温，以除去吸附水，实现解析干燥（二次干燥），而物质本身留在冻结的冰架子中，从而使得干燥制品不失原有的固体骨架结构，保持物料原有的形态，从而达到冷冻干燥的目的，且制品复水性极好。图4-2-1-1为冻干机的工作原理示意图。

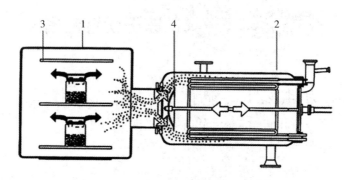

图4-2-1-1 冻干机工作原理示意图

1. 冻干箱；2. 冷凝器；3. 板层；4. 蘑菇阀

2. 基本结构

（1）冻干机结构 常规冻干机在结构上包括冻干箱、搁板（板层）、冷凝器（图4-2-1-2）。

微课1

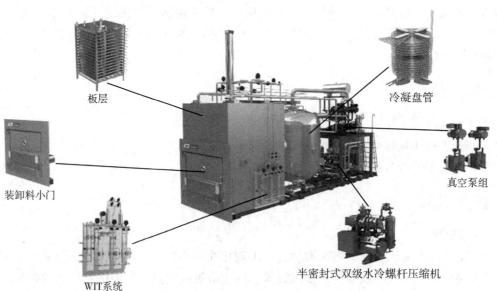

图4-2-1-2 冻干机整机图

1）冻干箱 一般简称为"前箱"，通常由冻干箱体和密封门组成，其主要作用是形成一个密闭的空间，制品在冻干箱内，在一定的温度、压力等条件下完成冷冻、真空干燥、全压塞等操作。冻干箱一般为矩形容器，少数采用圆筒形容器。箱体内部材料采用优质不锈钢制成，采用碳钢或不锈钢进行箱体加强，不锈钢拉丝外包壳处理。考虑到无菌要求，与产品直接接触的材料选用 AISI 316L，箱体内表面（门、内壁、顶部和底部表面）粗糙度 Ra≤0.5μm，箱体内角为圆角，便于清洗，箱体底面略向后倾斜，排水口设计在最低点，箱体内角均为满足 R50 圆角，以利于排水等。

冻干箱采用无菌隔离设计，箱体前采用不锈钢围板与洁净室墙板之间形成密封，采用人工开大门进出料或自动升降小门进出料。箱门与不锈钢门采用特殊形状的硅橡胶密封，箱门内壁与冻干箱内壁粗糙度相同。同时，箱门的平整度也有较高的要求，确保在真空条件下能与密封条紧密贴合，冻干箱门中央有观察窗，便于在无菌室观察产品状态，箱门有半门冻干箱箱门和带有自动小门的冻干箱箱门。多门的冻干机，门可互锁。与洁净室相连的门和锁定硬件，伸缩在一般的维修区域。

冻干箱的主要参数指标：设计压力为常压容器或压力容器，压力容器设计压力可为 −0.1~0.15MPa 或 −0.1~0.2MPa，设计温度为 128℃ 或 134℃，内表面粗糙度 Ra≤0.5μm，设计材料为符合 GMP 要求的优质不锈钢。

2）搁板　冻干箱中搁置产品的搁板，也称板层。搁板通过支架安装在冻干箱内，由液压活塞杆带动做上下运动，便于进出料、清洗和真空压塞。搁板采用不锈钢制成，表面平整，内设置长度相等的流体通道，搁板的冷却和加热是通过导热媒体在搁板板层内部通道中的强制循环得以实现的，导热的媒体在搁板内流动，均匀地将能量传递给放置于搁板表面的制品容器，贯穿整个冻干过程。

搁板组由 N+1 块搁板组成，其中 N 块搁板装载制品用，称为有效搁板（图 4−2−1−3）。最上层的一块搁板为温度补偿加强板，不装载制品，目的是保证箱体内所有板层与板层之间的热辐射环境相同。每一块搁板内均设置有长度相等的流体管道，充分保证搁板温度分布的均匀性。搁板组件上面和下面有刚度很大的支撑板和液压板，目的是使压塞时板面变形很小。搁板组侧面有导向杆，引导搁板的运动方向，搁板间通常用螺栓吊挂，以便根据需要调节其间距。

带动搁板运动的压力活塞缸通过波纹套对其表面覆盖，以使运动部件与冻干箱内环境隔离，保证箱体内的无菌环境。波纹套可伸展，末端密封，一般采用螺栓连接、法兰密封或 O 形圈密封，便于更换和维护。波纹套内部可排放及抽真空，以助于波纹套的伸缩。波纹套配有泄漏测试系统，以保证波纹套的完整性。

搁板主要参数指标：设计压力为 0.5MPa，设计温度为 −55~80℃，表面粗糙度 Ra≤0.4μm，平整度≤0.5mm/m，板层温度均匀性 ±1℃（空载平衡后），设计材料为符合 GMP 要求的优质不锈钢。

3）冷凝器　内部设置有不锈钢盘管，称为冷凝盘管（图 4−2−1−4）。主要作用是用来捕捉冻干机箱体内升华出的水蒸气，升华出的水蒸气形成从冻干箱到冷凝器的压差推动力，使其在冷凝表面结成冰，从而使得冷冻干燥得以正常运行。冷凝器又称为"捕水器""冷阱""后箱"。

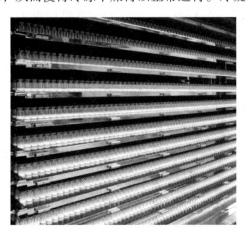

图 4−2−1−3　搁板

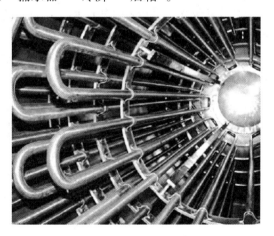

图 4−2−1−4　冷凝盘管

冷凝器按其结构,可分为卧式和立式;按照冷凝器放置的位置(以冻干箱为参照物),可以分为内置式、后置式、上置式、下置式以及侧置式。冷凝器箱体包括方形体、卧式圆筒体和立式圆筒体,此三种结构的主要区别是,方形体一般和冻干箱连为一体,因此整个冻干机结构比较紧凑,适合厂房有限制的企业,缺点是水蒸气的流动不及圆筒后箱流畅。卧式圆筒体占地面积大,水蒸气的流动比较顺畅,但造价比方形体要高。而立式圆筒体占地面积小,水蒸气的流动相对方形体来说更顺畅,但是不及卧式圆筒体,造价也是最高的。冷凝器与冻干箱相同,需拥有足够的设计强度和灭菌要求。

冷凝器主要参数指标:设计压力为常压容器,一般 -0.1~0.15MPa 或 -0.1~0.2MPa,设计温度为128℃或134℃,内表面粗糙度 Ra≤0.5μm,设计材料为符合GMP要求的优质不锈钢,盘管最低温度 -75℃(空载)。

(2)冻干机系统　冻干机主要由制冷系统、真空系统、循环系统、液压系统、CIP/SIP系统、气动系统、控制系统等组成(图4-2-1-5)。

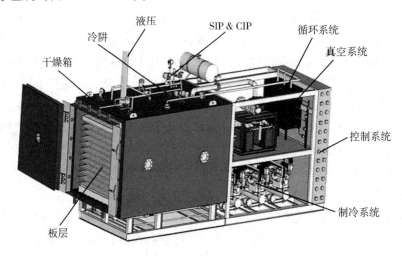

图4-2-1-5　冻干机系统组成

1)制冷系统　主要作用是在制品预冻时给液态制品提供冻结成型的冷量,在制品升华时给冷凝器提供捕捉制品溢出的水气冷量,将其凝结成霜。制冷系统主要由压缩机、冷凝器、蒸发器、膨胀阀构成。除上述必备的四大部件外,制冷系统还设置有气液分离器、油分离器、干燥过滤器、板式换热器、电磁阀及各种关断阀、继电器等构成,具有一系列的多重保护,充分保证制冷系统的稳定运行。随着冻干机的不断发展,制冷系统的配置也可根据用户需求进行相应的选择,如压缩机可选择活塞式压缩机或螺杆式压缩机,其中螺杆压缩机又可选择定频螺杆机或变频螺杆机。膨胀阀也可选择电子膨胀阀或机械热力膨胀阀等。

主要参数指标:板层制冷速度(空载,搁板进口)+20~ -40℃≤60分钟,冷凝器制冷速度(空载)+20~ -50℃≤30分钟。

2)真空系统　主要作用是在冻干箱腔体和冷凝器腔体形成一个人为的真空环境,一方面促使冻干箱内制品的水分在真空状态下蒸发(升华),另一方面该真空还会在冻干箱和冷凝器之间造成一个真空梯度(即压力差)环境,使冻干箱内制品中的水汽溢出后更容易流向冷凝器,并被冷凝器盘管捕获,实现水分的移除。真空系统主要由冻干箱、冷凝器、真空泵组、小蝶阀、箱阱隔离阀、真空测试装置、放气装置、真空管道及相关辅助装置组成。其中真空泵目前可选择螺杆式真空泵或旋片式油泵,真空测量装置可选择皮拉尼真空计或电容式真空计,真空掺气阀可选择手动微调式或PID自动控制式,根据用户需求进行相应的配置选择。

为了维持冻干箱体内适宜的无菌环境,真空系统通常通过真空挡板阀来实现防倒吸。真空系统的真空度是与制品的升华温度和冷凝器的温度相匹配的，真空度过高或者过低都不利于制品升华干燥，因此，冻干箱内的真空度应维持在一个合适的范围内，方能达到缩短制品升华周期的目的，这个就要通过设备上的小蝶阀动作来配合实现。

主要参数指标：极限真空可达 1Pa，抽空速度从大气压抽至 10Pa≤30 分钟，系统真空泄漏率通常达到 5×10^{-3} Pa·m^3/s 即可满足工艺需求。

3）循环系统　主要作用是给导热油提供冷、热源及循环的动力和通路，使冷媒在循环管路、电加热器、搁板之间周而复始地循环流动。循环系统主要由循环泵、电加热器、板式换热器、集管、搁板、温度继电器、压力继电器、膨胀桶、温度变送器、冷媒及循环管道等组成。循环系统需要装有压力表、压力继电器，主要用于监测冷媒循环系统中的工作压力，当循环系统发生故障或循环管路中混入空气形成气塞时，系统的循环压力就会降低，低于压力继电器设定压力时，备用泵将会自动投入运行，保障生产。压力表除了以上作用外，还可以作为循环系统打压的观察点。因为打入循环系统的压力不允许超过 0.2MPa（一般控制在 0.15MPa 或以下），如果没有压力表，就无法直接观察打入系统的压力。同时，循环系统中还需装有温度控制器，以限制电加热器工作时的上限温度，用以对制品加热时温度的控制。

作为循环系统中最为重要的循环泵，冻干机上常用的循环泵都是双头屏蔽泵或双循环泵备份，充分保证当一台泵在使用过程中发生故障时，就会自动切换到另一台泵备用，保证冻干制品的安全。

主要参数指标：加热速度达 1℃/min，搁板温度范围是 −55 ～ +80℃，冷凝器盘管最低温度达 −75℃。

4）液压系统　主要作用是给搁板在压塞和清洗及进出料时提供上下运动的动力；液压系统还给冻干箱和冷凝器间的中隔阀启闭提供前后移动动力源，包括箱门液压锁紧。液压系统主要由液压泵站、油缸和各种阀门集成组件组合而成。

主要参数指标：压塞压力在 0～1.0bar 内可调。

5）CIP/SIP 系统　作用主要是：①CIP 系统是给前箱、搁板、冷凝器提供清洗水源的启闭和排放，可配备外置清洗站；②SIP 系统是给设备在位消毒灭菌时提供对纯蒸汽源的启闭以及箱体容器在灭菌时对蒸汽压力、温度和时间的控制，同时 CIP/SIP 系统承担了冷凝器捕冰后化霜的功能。

CIP 和 SIP 系统主要由水环式真空泵、清洗喷淋架、安全阀、压力变送器、温度变送器、压力表等组成。其中，喷淋球可选用陶瓷式旋喷，避免出现生锈，连接方式采用快插式连接，避免出现快开卡箍连接带来的清洗死角，排水管路设有一定坡度，如 0.5% ～ 2%，保证排水时无残留；箱体内部的管口采用 3D 设计，保证所有的管口都不会产生积水，并配置水环式真空泵，在清洗结束后，抽取残余的水汽，保证无残留；排水口末端设置防倒吸装置，防止清洗水排尽时造成的地漏空气倒吸。管路及管路上安装的阀门等部件均选用符合行业规范的卫生级材质，一般为 316L 材质。管路自动焊避免人工焊接带来的应力变形或泄漏的风险。

CIP 主要参数指标：箱体的清洗覆盖率能够达到 98% 和隔板的清洗覆盖率能够达到 100%，程序运行顺利且 CIP 结束后箱体内部无积水，所有区域的核黄素被完全清洗掉（紫外灯检测），CIP 周期符合预设的操作参数。

SIP 主要参数指标：灭菌过程中，最冷点的温度不低于 121℃，所有的热电偶温度波动范围在 ±1.5℃内，同一时间所有热电偶温度波动范围在 ±1℃内。灭菌后的生物指示剂降低 6 个对数单位，对照品管呈阳性，有微生物生长。

6）气动系统　主要作用是对设备安装的气动隔膜阀、气动球阀、气密封等提供动力源。气动系统主要由气动先导电磁阀、气动汇流板、油雾过滤器、减压器等组成。

7）控制系统　主要作用是对设备进行合适的配电以及对设备中使用的软、硬件进行有效的手动和自动逻辑控制，包括电子签名、电子记录、真空趋势、温度趋势、报警状态、历史事件、批次查询等所有报表，都可自动生成并实现互锁、联动及报警功能。

全自动控制（冷冻、清洗、灭菌、化霜）系统要求工艺控制稳定，符合 GAMP5、21CFR Part11 要求，具体如下。

①冻干工艺：主要功能是进料前预冷、出料前降温。对于特殊药品在生产前期需要进行降温、保温等操作，以保证药品成型，并保证符合药品进出箱要求；冷冻控制二次回冻功能，即药品在降温到一定值后，需要升温到设定值并保持，可满足特殊药品工艺要求；自动压塞功能，针对西林瓶药品，在生产结束后对胶塞压紧，实现自动控制能更多避免人为操作失误；定制化设备工艺通过客户的 URS 需要，定制设备的控制工艺，配方无限制可保存无数组，针对不同药品，应具有不同配方保存，在生产过程中由操作权限人员下载即可；掺气选择可分为掺气阀掺气和小蝶阀掺气方式，真空度是影响药品质量的重要因素，为实现设定真空度的稳定控制，可根据情况选择任意一种掺气方式；便于管理公共冻干、灭菌、清洗、化霜参数界面，可恢复到出厂设置；冷冻控制、一次升华、解析干燥各阶段，可定制详细工艺配方。

②灭菌工艺：采用脉动灭菌进蒸汽、排冷凝水、抽真空原理，使箱体升温后将冷凝水及时排出箱体，能更快到达灭菌需要温度，并保证灭菌无残留冷空气，快速对箱体进行整体升温，并达到对箱体灭菌的效果。

③化霜工艺：采用负压化霜进蒸汽、排冷凝水、抽真空原理，由于结霜在冷凝盘管上，蒸汽化霜时可能整块掉落堵塞排水口，利用水环式真空泵抽真空排水口将不会产生冰堵现象，使后箱达到化霜效果，保证化霜不会产生冰堵现象。

④清洗工艺：采用等高清洗隔板，由于隔板清洗喷嘴位置固定，需要每块隔板移动到对应等高位置，并循环清洗隔板、箱体、排水保证清洗无死角，由于清洗进水量大于排水的进水量，设有两个排水阶段进行排水。

⑤多级权限管理：对于管理员组，拥有对系统操作的所有权限（配置系统参数，管理用户，分配用户权限等）；对于参数设定组，设定配方、参数，不能对机器进行操作；对于操作员组，启动手动、自动对机器进行控制，下载配方、电子记录运行批次记录、生产运行批次数据、运行报警记录、设备运行故障报警、系统操作记录，系统登入、登出，系统锁定、解锁。按照批号可查询冻干、灭菌、清洗、化霜的曲线报表、操作事件、历史报警、报警消息分析等。

⑥远程短信报警功能：通过接收冻干机报警信息，第一时间知晓并提供应对方案，可有效降低产品的生产风险。此外，通过以太网传输到制造商服务器，分析设备状况，自动分析历史数据，结果可通过短信或其他方式自动通知到客户，对设备进行预防性维护。通过远程维护模块（3G 路由器），可实现供应商远程修改客户现场的 PLC 程序。

3. 简要工作过程 图 4-2-1-6 为冻干机的工作过程。药品在进入冻干机之前，需要对冻干机的腔体进行 CIP/SIP，然后将均匀分装在容器（如西林瓶）内的药液，放入冻干箱内准备冻干。经过前期的一系列准备工作后，进行预冻，让冰晶态的固体在真空条件下升华干燥后，保存在冻结时的形状。然后启动真空泵组对箱体进行预抽真空，当达到配方设定标准后，进入一次升华阶段，此阶段通常是在低温下对物料加热，主要是去除自由水，此阶段约去除 90% 的水分。随后进入解析干燥阶段，此阶段则是在较高的温度下加热，主要是去除结合水（制品中残留的水分）。解析干燥一段时间后，可通过压力升测试进行终点判定，当压力上升低于设定值时，压力升判定通过，周期自动进入下一步骤：复压压塞。如果是真空压塞，停机后不放入任何气体，然后启动液压系统进行全压塞，压塞结束后放入无菌空气（或氮气），待冻干箱达到大气压之后，在 A 级环境下出料。出料结束后，通常需要对冷凝器进行化霜、CIP/SIP、过滤器完整性测试，待下批次使用。整个冻干工作过程，应考虑产品种类、容器的形状、规格、工艺曲线及设备的不同性能，时间和配方的程序的选择会有所不同。

4. 设备可调工艺参数的影响 设备可调工艺参数按工艺程序主要包括：CIP 清洗工艺参数、SIP 灭菌工艺参数、化霜工艺参数以及设备性能测试参数。表 4-2-1-1 为冻干机可调工艺参数及影响。

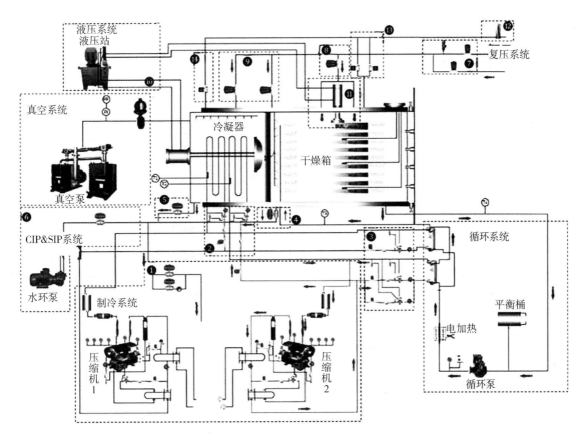

图 4 - 2 - 1 - 6　冻干机工作过程

表 4 - 2 - 1 - 1　冻干机可调工艺参数及影响

项目	工艺参数类型	影响
CIP 清洗工艺参数	单块板层清洗时间 板层清洗次数 板层排水时间 冻干箱体清洗时间和排水时间 冷凝器清洗时间和排水时间 干燥时间	1. 覆盖率受到影响，可能有死角 2. 清洗的效果无法保证 3. 将会造成污染和交叉污染
SIP 灭菌工艺参数	灭菌温度 灭菌时间 灭菌压力 干燥时间	1. 影响灭菌效果，影响无菌保证水平 2. 结合水有残留，滋生微生物 3. 由于设备的箱体是压力容器，灭菌压力超过容器设计压力，存在对人员和设备的安全隐患 4. 对于过滤器来讲，灭菌压力和温度超过过滤器供应商设计的上限值，会损坏滤芯，导致过滤器泄漏，无菌保证有风险
化霜工艺参数	化霜压力 抽空压力 排水次数 化霜温度 干燥时间	1. 影响化霜是否结束的正确判断 2. 化霜后结合水有残留，滋生微生物 3. 时间太久会影响生产周期
设备性能测试参数	冻干箱的降温温度和时间 冷凝器制冷温度和时间 预抽真空温度和时间 板层升温温度和时间 泄漏率测试初始和结束真空值及时间 波纹套完整性测试时间和真空值	1. 设备的关键性能未得到确认，对后期产品的工艺曲线和质量有影响 2. 影响产品质量和无菌性

四、能力训练

（一）操作条件

1. 检查冻干机所在车间温湿度、压差；压缩空气、循环冷却水供给正常。

2. LYO－20 型冻干机。

3. LYO－20 型冻干机操作规程。

微课 2

（二）安全及注意事项

1. 检查机器的各个系统有无异常，检查电气柜中所有电气元件有无异常，检查总电源为 104kW（380V、50Hz，三相）。检查压缩机的冷却水压力在 0.15~0.4MPa 范围内，温度 ≤25℃。冷却水量供应正常稳定，水压开关处在正常状态。检查压缩空气压力在 0.6~0.8MPa 范围内，供应正常稳定。

2. 清除所有油脂、灰尘泥土等非凝结的材料。清洗、完全排空并干燥箱体和冷凝器。

3. 每批生产前先对 Lyo－20（CIP）型真空冷冻干燥机进行在线清洗和过氧化氢灭菌，按《冻干机清洁、灭菌操作规程》的规定进行操作，清洗有效期为 48 小时，灭菌有效期为 36 小时，超过清洗和灭菌有效期要重新在线清洗和重新灭菌。

4. 确认真空冷冻干燥机各部位运转正常，仪器仪表在校验期内；确认冷凝器已化霜完毕，化霜水及溶媒液已排放干净，并关闭溶媒排放手动阀门；确认待冻干产品已全部放入干燥箱内，产品温度探头已安放准确，温度反应正常，箱门已经关闭；确认报警系统运行正常。

5. 根据实际操作需求通知动力人员开启注射用水（CIP）或纯蒸汽（SIP 操作或化霜操作）。打开冻干机水循环泵的进水阀，打开冻干机上的注射用水（CIP）或蒸汽（SIP 操作或化霜操作）总阀，确保压力显示正常。开始进入主界面，进入参数管理界面。

6. 过氧化氢气体对人体有一定危害性，操作人员在冻干机进行灭菌时应注意个人防护，应戴好手套操作。

（三）操作过程

序号	步骤	操作方法及说明	质量标准
1	开启电气箱总电源	开启电脑用储备电源箱，旋转控制开关钥匙到开启状态，给控制系统供电	总电源为 104kW（380V、50Hz，三相）压缩机因低压高会启动收液
2	旋转开关钥匙	旋转操作方式的开关钥匙	旋转到正常的"远程"控制方式上
3	开启设备电源	开启控制计算机的电源，开显示器及主机电源	计算机电源开启
4	进入冷冻干燥主菜单	（1）点击冷冻干燥菜单 （2）点击冷冻干燥手动按钮	（1）出现冻干名称批号的对话窗体，正确键入内容后，按"启动"钮，即可进入冷冻干燥主画面 （2）显示"手动参数"的设定，正确键入参数后按启动钮，回到冷冻干燥控制主画面，系统进入"手动"控制状态

序号	步骤	操作方法及说明	质量标准
5	预冻	（1）点击导热油"循环泵1"或"循环泵2" （2）开启"压缩机1"先收气数秒后开"板冷阀1"，开启"压缩机2"先收气数秒后开"板冷阀2"，开启"压缩机3"先收气数秒后开"板冷阀3"，对产品进行预冻，直到硅油的入口温度（在参数管理中设定的）达到设置值 （3）产品预冻到工艺要求温度后，通过板冷阀1、板冷阀2、板冷阀3之间的切换，来进行保温，通过设置的数值来确保产品完全冷冻下根据工艺要求保持一定的时间	（1）循环泵开始工作，并确认循环泵的压力在 0.05~0.1 MPa （2）压缩机的冷却水压力在 0.15~0.4MPa范围内，温度≤25℃，点击监控主画面设备的图标后便能启动该设备，绿色时说明马达和阀门被关闭，红色时说明马达和阀门打开。鼠标移到马达和阀门上，光标变成方块表明马达和阀门在条件满足的条件下可开启，注意压缩机的工作状况、导热油、产品温度的变化 （3）通过板冷阀1、板冷阀2、板冷阀3之间的切换，进行保温
6	冷凝器预冷	恒温结束前40分钟对冷凝器进行制冷降温，将"板冷阀1""板冷阀2""板冷阀3"关掉收液后，再开启"冷凝器阀1""冷凝器阀2""冷凝器阀3"	对后箱进行预冻，直到冷凝器的温度（在参数管理中已设定的）低于或等于冷凝器所设置的温度，一般温度为－40℃，通过板冷阀1、板冷阀2、板冷阀3，冷凝阀1和冷凝阀2、冷凝阀3之间的切换，来控制产品的温度。也可以用一台继续恒温，另一台转换到冷凝器制冷
7	箱体抽真空	冷凝器降温达到工艺规定定温度，即低于－45℃，方可开启真空泵组2分钟后再开启小蝶阀，2分钟后开启中隔隔阀，开始抽真空	20分钟左右开始显示干燥箱真空度，30分钟左右箱真空度达到100Pa，报警真空设置为22Pa，上下偏差为5Pa（真空泵工作到冻干结束才能停止）
8	一次干燥	进行产品加热	前箱真空度达到＜100Pa
9	温度维持阶段（一次干燥）	（1）在此阶段，产品温度因导热油自身身循环产热而缓慢上升，设备自动掺冷 （2）此阶段要注意产品温度，应保持平稳上升，当制品中水分大量排出后可适当加快升温速度，使产品到达共熔点温度，维持阶段结束 （3）当制品温度达到共熔点温度以上，冷凝器温度明显下降	（1）要求要对导热油进行掺冷处理，降低产品温度上升速度，延长维持时间 （2）时间较长，一般在10小时以上。要时刻观察药品干燥情况、晶形情况，这是冻干过程中最重要的阶段 （3）干燥箱真空度明显上升，一次干燥结束
10	二次干燥	提高导热油温度进行加热	制品温度上升并超过共熔点，导热油温度上升，制品温度也不断上升，直至工艺允许的最高温度，达到此温度一般需用3~4小时

续表

序号	步骤	操作方法及说明	质量标准
11	终点判断阶段	（1）当制品达最高温度并恒温一段时间（时间长短依工艺而定）后，对特定制品进行有限量泄漏处理，并将有限量泄漏设定定为15Pa，偏差为5Pa，停止有限量泄漏，再恒温2～3小时，冷冻干燥结束前不作真空有限量泄漏处理的产品按工艺要求保持时间。关闭中隔阀、小蝶阀、真空泵组。关闭冷凝器阀1、冷凝器阀2、冷凝器阀3、压缩机1、压缩机2、压缩机3、电加热、循环泵 （2）干燥箱内产品进行真空状态压塞。开启板层液压泵 （3）开启干燥箱进气阀 （4）开启冻干机门，使用半自动进出料装置与待出料的冻干机对接 （5）点击退出按钮，退出冷冻干燥画面，冻干全部结束 （6）待制品全部出箱后，关闭设备电源，锁好配电箱门	（1）产品最终温度和保持时间，真空度达到极限时间后，经压力升高实验，冻干箱内压力没有明显升高，冻干完成，合格后，冻干结束 （2）按下降按钮直至板层下降到不动，将塞压紧为止 （3）箱内外压力平衡，将板层提升到工作位置，即可出箱 （4）按从下到上，从外到里的顺序将冻干后中间产品转移到半自动进出料系统的进出料平台上，通过转运网带、脱框平台、出料转盘将冻干后中间产品送至轧盖间进行轧盖 （5）操作屏退出操作界面，返回首页 （6）电源指示灯熄灭

（四）问题情境

【问题情境一】 通过冻干机制造出来的产品出箱前外观很好，但出箱后不久出现萎缩、空洞、碎块现象。请思考并分析原因及解决办法。

【问题情境二】 在冻干升温开始过程中，遇到真空不能达到设定值的情况，比如要求的真空值是12～18Pa，但是真空值一直在20～30Pa，且抽真空超过30分钟，不能进入升温程序。另有一种情况是开始升温时真空值正常，但是在板层升到0℃以前，真空值出现几次超警戒线，甚至在几分钟内超上限引发系统强制性保护。请思考并分析原因和解决办法。

【问题情境三】 公司生产车间有一台冻干机采用复叠式制冷系统，在运行过程中，压缩机低压端结霜严重，且压缩机线圈端严重结霜，甚至出现压缩机内润滑油逐步凝固，造成润滑不良。通过调小膨胀阀开度仍无法处理，检查系统后未发现明显异常；在后续使用过程中开始出现电磁阀堵塞，最严重时导致蒸发器堵塞。根据从蒸发器端口取出的堵塞物资判断，该物资为凝固的润滑油，故判断是由于蒸发器内的润滑油且在低温状态下小于－45℃凝固引起堵塞。请思考并分析原因和解决办法。

【问题情境四】LYO－20 型冻干机冷冻时出现冻干制品分层现象。请思考并分析原因和解决办法。

【问题情境五】有一批职业技术学院的实习生，在一家制药公司冷冻干燥岗位实习时发现冻干结束后在压塞工序出现有些塞子压塞不到位，导致瓶口上部没有完全密封，后续轧盖工艺无法进行。请思考并分析原因和解决办法。

（四）学习结果评价

序号	评价内容		评价标准	评价结果（是/否）
活动一	设备调试			
活动二	生产前准备	工具准备	检查、核实清场情况，检查清场合格证	
			对设备状况进行检查，确保设备处于合格状态	
			对计量容器、衡器进行检查核准	
			对生产用工具的清洁状态进行检查	
		物料准备	按生产指令领取生产用原料	
			按生产工艺规程制定标准核实所用原料（检验报告单、规格、批号）	
活动三	生产操作	投料量	根据工艺要求正确计算原料的投料量	
		冷冻干燥	正确调试及使用冷冻干燥机干燥颗粒（按设备 SOP 操作）	
		质量控制	干燥均匀，水分合格	
		记录	生产记录准确、完整	
活动四	生产结束清场		作业场地清洁、工具和容器清洁、生产设备清洁、清场记录	
活动五	其他		正确回答考核人员的提问	

五、目标检测

习题　答案

（一）单选题

1. 造成冷冻干燥机吸气压力低的原因可能是（　　）

　　A. 冷凝器脏堵　　　　　　　　　　B. 冷凝风机不运转

　　C. 压缩空气进、排气阀门未打开　　D. 室内温度过高

　　E. 室内温度过低

2. 被称为"冷冻干燥机的心脏"的是（　　）

　　A. 制冷系统　　B. 真空系统　　C. 循环系统　　D. 液压系统　　E. 压塞系统

3. 冷冻干燥设备制冷系统主要组成有冷凝器、蒸发器、热力膨胀阀和（　　）

　　A. 离心泵　　　B. 制冷压缩机　　C. 离心机　　D. 灭菌柜　　E. 真空泵

4. 冷冻干燥机中把冻干箱内产品升华出来的水蒸气冻结吸附在其金属表面上的部件是（　　）

　　A. 制冷压缩机　　B. 冻干箱　　C. 真空系统　　D. 冷凝器　　E. 箱体内搁板

（二）判断题

1. 冷冻干燥机运行后，不开启压缩空气进排气阀门，对机组没有影响。（　　）

2. 冻干粉针剂生产车间的冷冻干燥机所使用的电源为 380V 50HZ。（　　）

3. 压缩空气散热风机的作用是降低压缩空气温度，防止压缩机超负荷运行，影响制冷效果。（　　）

4. 制冷剂液体溅到皮肤上不会引起冻伤。（　　）

（三）多选题

1. 冷冻干燥设备的结构包括（　　）

　　A. 冷冻干燥室　　B. 真空系统　　C. 制冷系统　　D. 喷雾系统　　E. 加热系统

2. 真空冷冻干燥的特点有（　　）

A. 干燥产品质地疏松易溶解　　　　　　B. 避免药物受热分解变质

C. 常用于酶、生物制品、抗生素等制品的干燥　　D. 设备投资和操作费用高

E. 产品成本高、价格贵

PPT

职业能力 4.2.2　能按规程调试、操作、维护西林瓶轧盖机

一、核心概念

西林瓶轧盖机：在西林瓶灌装加塞完成后，通过理盖斗对西林瓶进行挂盖，利用单刀或三刀旋转收缩西林瓶上铝盖/铝塑复合盖，并进行轧盖封口的设备。西林瓶轧盖机产品型号命名按照 JB/T 20008.3—2012 标注。

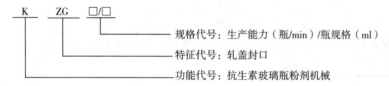

二、学习目标

1. 能表述西林瓶轧盖机结构及工作原理与特点。

2. 能按照标准操作规程调试、操作、维护西林瓶轧盖机。

三、基本知识

（一）轧盖机

粉针剂压塞后用铝（或铝塑）盖对胶塞进行压紧密封与保护的操作称为轧盖。无菌注射剂要求轧盖后铝盖不松动且无泄漏。

完成轧盖的机器称轧盖机。轧盖机按操作方式不同分为手动、半自动、全自动轧盖机。按铝盖收边成型的原理不同分为卡口式（开合式）和滚压式（旋转式）。滚压式是利用旋转的滚刀通过横向进给将铝盖滚压在瓶口上，卡口式是利用分瓣的卡口模具将铝盖收口包封在瓶口上，卡口模具有三瓣、四瓣、六瓣、八瓣等。

目前轧盖以滚压式收边成形为主。滚压式轧盖机按轧刀头数不同，分为单头式和多头式；按滚刀数量不同，分为单刀式和三刀式；按瓶子在轧盖时是否运动，分为瓶子不动和瓶子随动两种。多头单刀轧盖机因其轧盖严实、美观，铝盖（铝塑盖）兼容性好，密封性好，结构简单，轧刀调整简便等特点，应用最为广泛。

（二）滚压式西林瓶轧盖机

滚压式轧盖机主要由理瓶转盘、进出瓶输送轨道、理盖振荡器、轧头体机构、拨瓶盘、传动机构、主电机、下盖轨道与电气控制部分等组成（图 4-2-2-1，图 4-2-2-2）。

理瓶、输送轨道、拨瓶盘等机构的作用和原理与螺杆分装机的对应装置相同。

1. 主传动　交流电机通过皮带轮将动力传给减速机，减速机的输出轴通过万向联轴器同进瓶拨轮

齿轮相联，进瓶拨轮齿轮、轧盖齿轮、出瓶拨轮齿轮相互啮合，完成瓶子在各个拨轮之间的相互交接。

2. 圆盘输瓶装置 为圆盘理瓶及送瓶，可作缓冲及输送瓶的作用。由交流电机提供动力，圆盘转速由调速器控制，可无级调速。包装瓶在圆盘的带动下经一组栅栏列队后源源不断地送至进瓶拨轮。

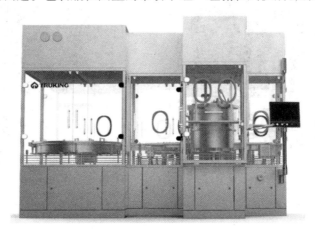

图 4-2-2-1 西林瓶滚压式轧盖机外观示意图

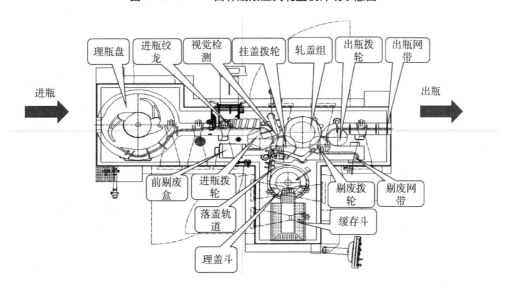

图 4-2-2-2 西林瓶滚压式轧盖机结构示意图

3. 拨轮装置 供送包装瓶，其动作应与轧盖同步，否则会碎瓶。

4. 理盖斗 利用电磁共振原理，内设多通道螺旋线以满足高速理盖要求。可通过升降电机调节出盖位置，通过调速器调节理盖速度。

5. 带盖部件 理好的盖排列在通道中，压好塞的瓶在进瓶拨轮经过戴盖部件时，由瓶挂着盖经压盖板，使盖戴正，这样每过一瓶便戴上一盖。当瓶上无塞时，由于瓶的整体高度过小，不能挂盖，从而实现无塞不上盖、无盖不轧盖的功能。

6. 轧盖部件 主要由压头部件、轧刀座、轧盖凸轮、轧刀等组成。轧刀可分为大单刀、小单刀、单固定刀、三刀等形式。目前三刀轧盖主要用于大输液瓶、大容量口服液等大容量瓶轧盖，生产速度受限。小容量注射剂、西林瓶主要采用多头单刀轧盖（图 4-2-2-3，图 4-2-2-4），结构简单，速率高。

带好盖的瓶进入轧盖部位时，升降座带动瓶子向上运动与压头部件接触，压头不停地旋转带动瓶子转动，轧刀在轧刀凸轮的控制下向瓶子靠拢，从而完成轧盖动作。轧好后轧刀松开，瓶子下降，再由出瓶拨轮带出。

7. 抽铝屑系统 由鼓风机、抽铝屑管路等组成，可减少轧盖过程中因轧盖产生的铝屑。轧盖过程会持续产生铝屑，轧盖完成前，西林瓶未完全密封，铝屑会对无菌环境造成风险与挑战，因此需持续对产生的铝屑进行抽屑处理。

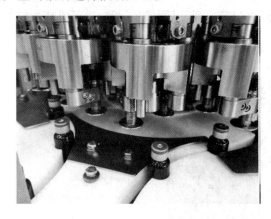 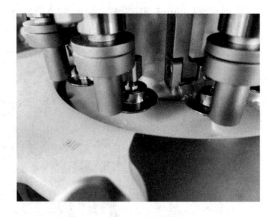

图4-2-2-3　多头单刀轧盖　　　　　　　　图4-2-2-4　单固定刀轧盖

8. 剔废部件　出瓶分瓶组主要采用视觉检测方式，剔除无盖瓶，通过剔废通道移除。

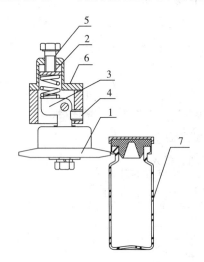 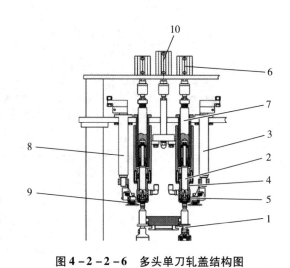

图4-2-2-5　单固定刀轧盖结构图

1-轧刀；2-弹性件；3-调节杠杆；4-调节件1；

5-调节件2；6-弹簧安装部；7-瓶体

图4-2-2-6　多头单刀轧盖结构图

1-托瓶座；2-压头组件；3-轧刀组件；4-密封加压组件；

5-压头；6-压头升降驱动件；7-连接杆；8-摆动执行单元；

9-轧刀；10-外套升降驱动件

四、能力训练

（一）操作条件

1. 检查轧盖所在车间温湿度、压差；压缩空气、循环冷却水供给正常。

2. 西林瓶轧盖机。

3. 西林瓶轧盖机操作规程。

（二）安全及注意事项

1. 开机前空转运行应正常，且无异常晃动、移位和报警。

2. 轧盖过程中注意观测轧盖质量，如有异常及时停机检查并调整。

3. 应注意观察物料的量，并防止堵塞和卡壳。

4. 轧盖快结束时应防止倒瓶，如有倒瓶、碎瓶，须及时清除。

5. 紧急情况下，按蘑菇头型急停按钮，马上停机。

6. 操作者在离开工作位置前，要按相关规程关闭机器。

（三）操作过程

序号	步骤	操作方法及说明	质量标准
1	机械操作	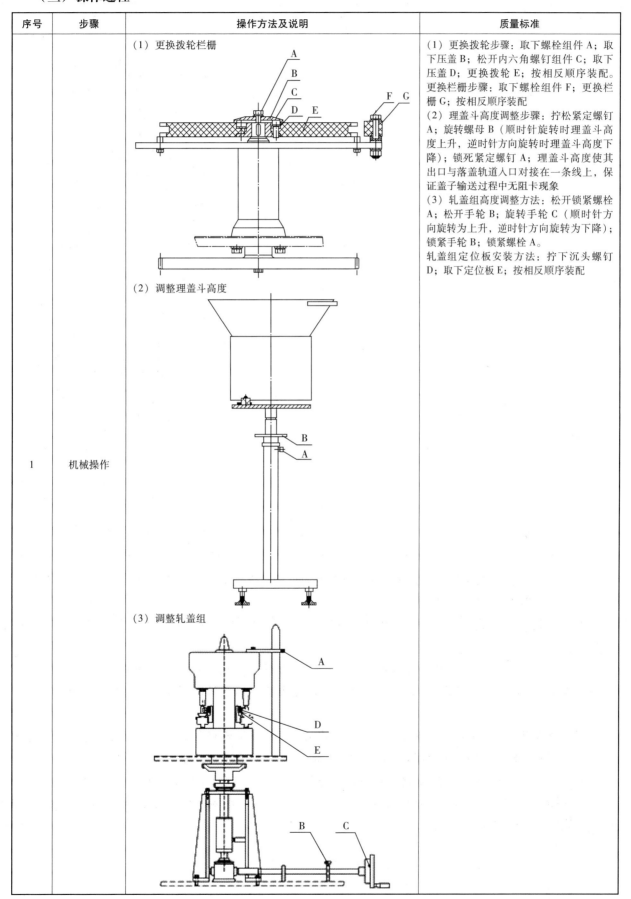 （1）更换拨轮栏栅 （2）调整理盖斗高度 （3）调整轧盖组	（1）更换拨轮步骤：取下螺栓组件 A；取下压盖 B；松开内六角螺钉组件 C；取下压盖 D；更换拨轮 E；按相反顺序装配。更换栏栅步骤：取下螺栓组件 F；更换栏栅 G；按相反顺序装配 （2）理盖斗高度调整步骤：拧松紧定螺钉 A；旋转螺母 B（顺时针旋转时理盖斗高度上升，逆时针方向旋转时理盖斗高度下降）；锁死紧定螺钉 A；理盖斗高度使其出口与落盖轨道入口对接在一条线上，保证盖子输送过程中无阻卡现象 （3）轧盖组高度调整方法：松开锁紧螺栓 A；松开手轮 B；旋转手轮 C（顺时针方向旋转为上升，逆时针方向旋转为下降）；锁紧手轮 B；锁紧螺栓 A。 轧盖组定位板安装方法：拧下沉头螺钉 D；取下定位板 E；按相反顺序装配

续表

序号	步骤	操作方法及说明	质量标准
2	生产操作	（1）检测 （2）输入配方 （3）自动运行	（1）开启"缺瓶检测"按钮；当理瓶盘缺瓶时间到达设定时间，报警停主机 开启"废瓶检测"按钮；当检测到瓶子上没有铝盖时，将在出瓶剔废处将其剔废 开启"胶塞密封性检测"按钮；当检测到瓶子胶塞过高时，将在出瓶剔废处将其剔废 开启"下盖轨道缺盖检测"按钮；当连续无塞的工位数到达3个，报警停主机 开启"出口挤瓶检测"按钮；当出口挤瓶的时长达到设定值时，报警停主机 开启"理盖斗缺盖检测"按钮；当连续无盖的时长到达设定值时，报警停主机 开启"连续未挂盖检测"按钮；当连续废瓶的个数到达设定个数，报警停主机 开启"安全门检测"按钮；安全打开，报警停主机 （2）点击【产品名称】输入框，输入产品名称相应的字符后，按enter 点击【产品规格】输入框，输入产品名称相应的字符，按enter 点击【产品批号】输入框，输入产品名称相应的字符，按enter 点击"验证"按钮，验证是否有相同批号，无相同批号则弹出"验证通过，不存在相同批号"；有相同批号则弹出"批号有重复，请重新输入" 点击"配方下载"按钮，弹出配方选择框，选择需要下载的配方名称，点击确定 点击【速度设定】输入框，输入相应的值，按enter。开启"开始记录"按钮；数据按设定的间隔时间进行记录 （3）开启"自动运行"按钮，其他执行件启动，主机延时3秒启动
3	关机操作	停止工作	关闭"自动运行"按钮，主机停止，其他执行件延时3秒停止

【问题情境一】在操作过程中，发现理盖料斗的通道经常出现卡盖、反盖、掉盖的情况，致使设备停止运转。请就此情境思考并提出解决办法。

【问题情境二】轧盖效果不达标，出现旋切头、下沿未收紧等情况。请就此情境思考并提出解决办法。

【问题情境三】剔废工位常出现剔废失败、吸力不够的现象。请就此情境思考并提出解决办法。

【问题情境四】在与上游洗烘灌设备联动时，出现挤瓶甚至导致破瓶现象。请就此情境思考并提出解决办法。

【问题情境五】"民营企业家既要有胸怀天下的家国情怀，又要有勤俭持家的烟火气息；既要有达济天下的英雄气概，又要有精打细算的店铺风格；既要有决胜千里的将帅风范，又要有埋头苦干的愚公精神；既要有创新求变的强烈欲望，又要有精益求精的工匠秉性！"楚天科技股份有限公司的唐岳说，"特别是做制造业的，要紧贴地面、扎根深土，承受寂寞，坐冷板凳，工匠精神，久久为功！"如何理解唐岳关于工匠精神的表述。

（四）学习结果评价

序号	评价内容	评价标准	评价结果（是/否）
活动一	机械调试	按操作规程完成拨轮栏栅的更换	
		按规程调试理盖斗，确保下盖通畅、准确	
活动二	生产操作	按操作规程完成生产调试，无遗漏	
		轧盖操作外观完整，无变形铝盖等明显缺陷	
		按操作规程完成手动操作及伺服操作	

五、目标检测

习题　　答案

（一）单选题

1. 西林瓶轧盖机命名中，KZG150 中的 K 代表（　　）
   A. 口服液玻璃瓶　　　　　　B. 抗生素玻璃瓶　　　　　　C. 安瓿瓶
   D. 管制瓶　　　　　　　　　E. 模制瓶

2. 塑料规格件的清洁最高可采用（　　）的清洗剂清洗
   A. 40℃　　　　　　　　　　B. 50℃　　　　　　　　　　C. 60℃
   D. 70℃　　　　　　　　　　E. 80℃

3. 轧盖机的电气功能中不包含（　　）
   A. 缺瓶检测　　　　　　　　B. 自动运行　　　　　　　　C. 配方下载
   D. 伺服电机检测　　　　　　E. 理盖斗缺盖检测

4. 钢制规格件的灭菌宜采用（　　）
   A. VHP 灭菌　　　　　　　　B. 酒精擦拭　　　　　　　　C. 辐射灭菌
   D. 紫外照射　　　　　　　　E. 高压蒸汽灭菌

（二）判断题

1. 西林瓶灌装机生产过程中，操作人员通过手套拿着镊子越过胶塞斗处理卡塞。（　　）

2. 生产时理瓶盘发生倒瓶现象，应及时打开 ORABS 门，用手套直接操作处理。（　　）

3. 设备关机前，必须确认设备处于原点位置。（　　）

4. 日常维护中，应周期性检查伺服电机等动力元器件的情况，及时补充润滑油。（　　）

（三）多选题

1. 西林瓶轧盖机一般可放置在（　　）洁净厂房中生产
   A. C 级背景下的 B 级　　　　　　　　B. B 级背景下的 A 级
   C. C 级背景下的 A 级　　　　　　　　D. D 级背景下的 B 级
   E. CNC 区

2. 在操作过程，应注意的事项包括（　　）
   A. 开机前空转运行应正常，并无异常晃动、移位和报警
   B. 轧盖过程观测轧盖质量，如有异常及时开门检查并调整
   C. 应注意观察物料的量，并防止堵塞和卡壳
   D. 轧盖快结束时应防止倒瓶，如运行过程中有倒瓶、碎瓶，须及时清除
   E. 紧急情况下，按蘑菇头型急停按钮，机器马上停机

（四）思考题

请将轧盖机的各个模块名称填入空白处。

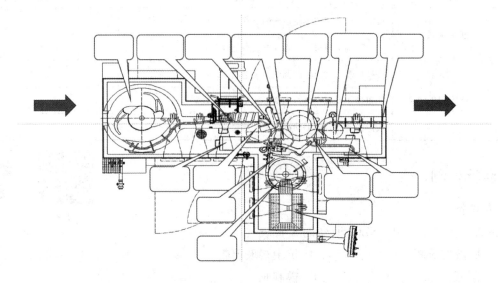

工作领域五 中药制剂生产

工作任务 5.1 中药提取

职业能力 5.1.1 能按规程调试、操作、维护中药提取设备

PPT

一、核心概念

1. 中药多功能提取罐 是采用适宜的溶剂（水、乙醇等）和方法（水煎、浸渍、渗漉、热回流、强制循环等）将中药材中的有效成分提取出来或将有机溶剂回收的设备。具有效率高、操作方便等优点。

微课 1

2. 疏水阀 又称蒸汽疏水阀，作用是自动排除加热设备或蒸汽管道中的蒸汽凝结水及空气等不凝气体，且不漏出蒸汽。由于疏水阀具有阻汽排水的作用，可使蒸汽加热设备均匀给热，充分利用蒸汽，防止蒸汽管道中发生"水锤"现象。

二、学习目标

1. 能表述中药提取设备的结构及工作原理异同。
2. 能说明 TQ-6 型中药多功能提取罐的性能特点。
3. 能按照标准操作规程调试、操作、维护 TQ-6 型中药多功能提取罐，并能排除常见故障。

三、基本知识

（一）中药提取设备类型

1. 煎煮设备 传统的煎煮工具有陶罐、砂锅等，制备时以水为溶媒采用直火加热方式。现代化生产中的煎煮设备多采用不锈钢材质的敞口可倾式夹层锅和多功能提取罐，制备时采用蒸汽或电加热方式，相比于传统工具，既解决了不易清洁、易污染的问题，又缩短了生产时间，提高了生产效率。

2. 浸渍设备 浸渍设备一般由浸渍器和压榨器组成。传统的浸渍器采用缸、坛等，并加盖密封，如冷浸法制备药酒。浸渍器有冷浸及热浸两种，用于热浸的浸渍器应有回流装置，以防止低沸点溶剂的挥发。目前浸渍器多选用不锈钢罐、搪瓷罐、多功能提取罐等。

3. 渗漉设备 渗漉器多为圆柱形或圆锥形，其长度为直径的 3~4 倍，以水为溶剂及膨胀性大的药材用圆锥形渗漉器；圆柱形渗漉器适用于以乙醇为溶剂或膨胀性小的药材。少量生产时用不锈钢的渗漉器，大量生产时常用的渗漉设备有连续热渗漉器和多级逆流渗漉器等。

4. 回流设备 采用回流方法生产的设备称为回流设备。回流设备主要用有机溶剂来提取药材有效成分，通过加热回流能提高浸出效率，如索式提取器、煎药浓缩机及多功能提取罐等。

5. 新技术设备 如超临界萃取设备、超声提取设备、微波提取设备等，具有效率高、易清洁等特点。

（二）常用中药提取设备

1. 中药多功能提取罐 是目前生产中普遍采用的一种可调压力、温度的密闭间歇式多功能提取设

备。由于其可用于水煎煮提取、热回流提取、溶剂回收、强制循环提取等多种操作,故称之为多功能提取罐。按照罐体形状不同可分为底部正锥式、底部斜锥式、直筒式、倒锥式等多种样式,按照提取方法可分为静态提取和动态提取两种。

(1) 静态多功能提取罐 多呈底部正锥式、底部斜锥式、直筒式等形态(图5-1-1-1,图5-1-1-2)。小容积罐的下部一般为正锥式,大容积罐的下部常采用斜锥式以方便出渣。直筒型多功能提取罐占地较小但空间要求较高,更多应用于渗漉、罐组逆流提取和醇提等,也可用于水提取。

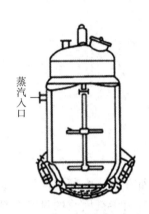

图5-1-1-1 直锥式静态提取罐示意图

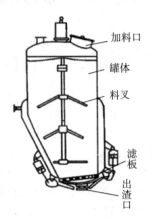

图5-1-1-2 斜锥式静态中药多功能提取罐示意图

(2) 动态多功能提取罐 由罐体、出渣门、提升气缸、出料口、夹套等部件组成(图5-1-1-3)。出渣门上方设有不锈钢丝网,以便使药渣与提取液达到较为理想的分离。罐体底部的出渣门和上部投料门的启闭均为气动控制。罐体内操作压力为0.15MPa,夹层为0.3MPa,属于压力容器。另有部分提取罐呈微倒锥形,使一些难以自动出渣的药材在出渣门开启后顺利排出,缩短了出渣时间。

其工作原理与静态多功能提取罐十分相似。为提高提取效率,在提取过程中,可进行强制循环提取,即将下部的滤液通过泵再次强制循环回罐体,直至提取结束。其在罐体内装有搅拌桨,搅拌降低了药物周围溶质的浓度,增加了扩散推动力,并且在加热状态下,有效成分溶解度增加,扩散推动力增加,溶液黏度降低,扩散系数增加,促使提取速度加快。利用多功能提取罐工作时,将药材加入罐体内,加水浸没药材浸泡适宜时间,加热至微沸状态保持至规定时间。提取结束后,提取液从罐体下部经过滤板滤过后收集,药渣依上法再煎煮1~2次,合并滤液即得。因此,动态多功能提取罐可缩短提取时间,提高提取效率。但此设备不适用于黏性较大或含淀粉较多的药材提取。

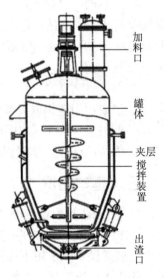

图5-1-1-3 动态多功能提取罐示意图

2. 热回流提取浓缩机组 由提取罐、外循环浓缩器、双联过滤器、冷凝器、冷却器、提油器等部件组成(图5-1-1-4)。提取与浓缩可单独使用,也可同时串联运行。热回流提取浓缩机组工作时,向主罐内和蒸发室内加入适量溶剂,浸泡后,夹层及加热器同时通入蒸汽加热,罐内料液沸腾后30分钟左右,开始将主罐下部料液通过过滤器送到外循环浓缩器,料液沿加热器蒸发高速旋入蒸发室,蒸发室料液表面迅速蒸发产生二次蒸汽。其中,一部分二次蒸汽回到提取罐内,作为热源直接加热提取液;另一部分通过冷凝器,冷凝成适当温度的新溶剂,回到提取罐。这种新溶剂迅速通过物料层由上向下,溶解物料中的可溶物,渗透到底层,再一次通过过滤器送到浓缩器进行浓缩,蒸发室产生的二次蒸汽又回到主罐作为热源和新溶剂被主罐利用。周而复始,循环多次后完成热回流提取全过程。

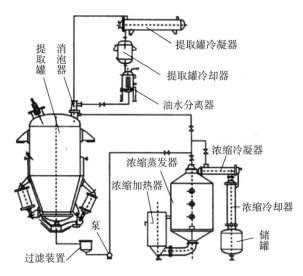

图 5-1-1-4 热回流提取浓缩机组原理图

热回流提取浓缩机组是集提取、浓缩为一体的全封闭连续动态循环提取、浓缩机组。本设备适用于物料的水提、有机溶剂（乙醇、丙酮等）提取，还可实现溶媒回收和挥发油提取操作。

3. 中药多功能提取生产线 由提取罐、泡沫捕集器、气液分离器、冷却器、冷凝器、油水分离器、水泵、管道过滤器等部件组成（图 5-1-1-5）。可进行浸渍提取、热回流提取、挥发油提取等操作。

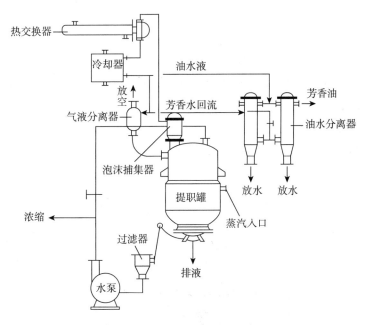

图 5-1-1-5 中药多功能提取生产线原理图

中药多功能提取生产线工作时直接向罐内通入蒸汽进行加热，当达到工艺要求的温度时，可停止向罐内直通蒸汽，改为向夹层中通入蒸汽，保持在工艺要求的温度即可；若以乙醇为溶剂时，则直接向夹层中通入蒸汽进行间接加热。回流提取时，提取过程产生的蒸汽经冷却器冷却，再进入气液分离器，使气体逸出，而液体回流至提取罐中，如此循环直至提取完成。挥发油提取时，加热方式和水提相同，但要关闭冷却器与气液分离器之间的阀门，而打开通向油水分离器的阀门，使药液经冷却后流入油水分离器进行分离，收集挥发油，而芳香水通入气液分离器，排出气体，液体流回提取罐中。强制循环提取时，为了使药液提取温度尽快达到平衡并提高提取效率，可使用泵对药液进行强制循环，即药液从罐体下部放液口放出，经双联过滤器过滤，再用泵送回上部罐体内（但对含淀粉多的物料和粘性较大物料提取不适用）。提取完毕后，药液从排渣门上的放液口放出，经双联过滤器过滤，然后用泵将药液输送到储罐或浓缩工段进行浓缩。

中药多功能提取罐、热回流提取浓缩机组、中药多功能提取生产线的性能特点如表 5 – 1 – 1 – 1 所示。

表 5 – 1 – 1 – 1　中药多功能提取罐、热回流提取浓缩机组、中药多功能提取生产线性能特点

项目	中药多功能提取罐	热回流提取浓缩机组	中药多功能提取生产线
生产效率	相对较低	相对较高	相对较高
适用范围	相对较小	相对较高	相对较高
结构	结构简单，操作、维修方便	结构较复杂	结构复杂
功能	提取	提取、浓缩	提取、浓缩

四、能力训练

（一）操作条件

1. 检查中药提取间温湿度、压差；确认设备"完好、已清洁"状态标志并在有效期内；准备相关生产记录等。

微课 2

2. TQ – 6 型中药多功能提取罐。

3. TQ – 6 型中药多功能提取罐标准操作规程。

4. 中药饮片、水、乙醇、蒸汽。

（二）安全及注意事项

1. 提取时，夹层气压不得超过 0.3MPa。

2. 运行结束时，必须在放完药液后，设备内无残余压力时才能打开排渣门，需有人监控。

3. 投料量不超过设备容积的 2/3。

4. 使用反冲蒸汽时蒸汽压力必须≤0.07MPa。

5. 当出渣门关闭到位并锁紧后，必须将气罐进气口阀门完全关闭，并将排气口阀门打开，放尽贮气罐内余气。

微课 3

6. 出渣时，保证出渣车停靠到位。

（三）操作过程

序号	步骤	操作方法及说明	质量标准
1	开机前准备	（1）检查压力表指针应为零、设备无松动、泄漏现象 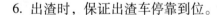	（1）温度表、压力表在校验有效期内，有检定合格证，确保压力表指针应为零，设备完好，各阀门与管道连接紧固，无松动泄漏现象

续表

序号	步骤	操作方法及说明	质量标准
1	开机前准备	（2）关闭排渣门 （3）开启空气压缩机开关和冷却水开关，控制压缩空气压力在0.4~0.6MPa	（2）首先将开关扳至"出渣门关"处，待出渣门闭合后，再将开关扳至"出渣门固紧关"处锁紧 （3）开启空气压缩机开关，确认压力表气压处于0.4~0.6MPa正常范围。开启冷却水开关，使冷却水保持循环状态
2	开机操作	（1）开启进水阀（醇提时开启乙醇进液阀） （2）投入药材 （3）关闭加料口	（1）开启进水阀（乙醇阀），进水量（乙醇量）按工艺规程以设备容积70%~80%确定最大投料量，观察提取罐底部，确保不漏 （2）按工艺规程将定量的药材投入提取罐中，易漂浮的药材应先投入提取罐内，细碎的及淀粉含量大的药材应装袋 （3）将加料口紧闭，确保各紧固螺栓处于锁紧状态
3	设备调试	（1）水提操作 ①打开冷凝水旁通阀，开启蒸汽阀，使提取罐保持沸腾 ②关闭冷凝水旁通阀，打开疏水阀 ③开启循环泵 ④关闭蒸汽阀，打开出液阀 	（1）水提操作 ①开启罐内蒸汽和夹层蒸汽阀（夹层蒸汽压力不得超过0.2MPa）当提取罐内沸腾时，可关闭罐内蒸汽阀和关小夹层蒸汽阀（蒸汽压力控制在0.05~0.1MPa），使提取罐保持沸腾状态即可 ②待冷凝水排完后再关闭冷凝水旁通阀；打开疏水阀，开始加热 ③药液沸腾后，开启循环泵 ④按工艺要求的提取时间，以沸腾开始计时，每次提取完毕，关闭夹层蒸汽阀门；打开出液阀，药液经过滤器过滤；启动抽液泵，将药液抽至储液罐中

序号	步骤	操作方法及说明	质量标准
3	设备调试	⑤根据工艺要求，重复上述①~④步骤 （2）醇提操作 ①打开冷凝器冷却水阀门 ②打开夹层蒸汽阀 ③关闭蒸汽阀、循环泵，打开出液阀，启动抽液泵 ④根据工艺要求，重复上述①~③步骤 （3）挥发油提取 ①关闭排空阀门 ②打开回流管道阀门和冷凝器冷却水阀门、冷凝水旁通阀、蒸汽阀、疏水阀，按工艺要求打开夹层蒸汽阀门或直通蒸汽阀门，提油操作结束后，关闭蒸汽阀 ③打开排空阀门，关闭冷凝水进水阀门和回水阀门	⑤根据工艺要求，重复上述①~④步骤 （2）醇提操作 ①打开冷凝器冷却水阀门 ②打开夹层蒸汽阀使罐内达到需要温度时减少供给热源蒸汽；使上升气态乙醇经过冷凝器后成液态乙醇回流即可，为提高效率，可用泵强制循环，使药液从罐下部通过泵吸出再从上部进口回至罐内 ③达到工艺要求的提取时间，关闭夹层蒸汽阀门；关闭循环泵、打开出液阀、启动抽液泵，药液经过滤器过滤后抽至储液罐中 ④根据工艺要求，重复上述①~③步骤 （3）挥发油提取 ①关闭排空阀门 ②打开回流管道阀门和冷凝器冷却水阀门；打开冷凝水旁通阀、蒸汽阀，待冷凝水排完后再关闭冷凝水旁通阀；打开蒸汽气阀门，升温进行提油操作，药液蒸汽经冷却器冷却，经油水分离器分离，收集挥发油至收集器，芳香水经气液分离器回流至罐体；达到工艺要求的提取时间，关闭夹层蒸汽阀门 ③打开排空阀门，关闭冷凝水进水阀门和回水阀门

续表

序号	步骤	操作方法及说明	质量标准
4	关机操作	开启排渣门保险钩开关，关闭空气压缩机 	首先将开关扳至"出渣门固紧开"处，待出渣门开启后，再将开关扳至"出渣门开"处，打开排渣门排渣。若遇药渣放不尽时，可关闭排渣门，向罐内加少许水，通入少量蒸汽，可使药渣松动，再开门放出，然后关闭排渣门。关闭空气压缩机
5	清场	（1）场地及设备清洁 （2）清场记录填写完整 	（1）用饮用水把提取罐的残留药渣冲洗干净 （2）清场记录填写准确完整
6	设备维护	（1）开机检查 （2）检查投料门密封圈 （3）检查电气箱	（1）开机前检查：设备内部保持清洁，无油污、细粉、杂物；非工作期间，主罐的投料门和排渣门应开启，以防止橡胶密封弹性失效，影响密封效果，降低使用寿命 （2）主罐的投料门密封圈处若发现漏气、漏水现象，可调节锁钩上的螺钉来调整卡钩上的垫块，使其增强密封力。若仍漏气、漏水，则需更换密封圈 （3）定期吹扫电气箱，检查接线，发现异常或松动及时处理

　　【问题情境一】某药厂在用 TQ‑6 型中药多功能提取罐进行生产时出现出渣门关不上的现象。请思考并分析原因和解决办法。

　　【问题情境二】某药厂在用 TQ‑6 型中药多功能提取罐进行生产时出现出渣门密封不严导致泄漏现象。请思考并分析原因和解决办法。

　　【问题情境三】某药厂在用 TQ‑6 型中药多功能提取罐进行生产时出现提取温度不提升现象。请思考并分析原因和解决办法。

【问题情境四】 某药厂在用 TQ－6 型中药多功能提取罐进行生产时出现出液不畅现象。请思考并分析原因和解决办法。

【问题情境五】 诺贝尔奖获得者屠呦呦发现青蒿素是个漫长而艰苦的过程，在提取实验进行到 191 次时，通过改用低沸点溶剂的提取方法，对疟原虫抑制率达到 100% 的青蒿抗疟有效部位才终于出现。通过扫描二维码观看《中国药学家屠呦呦：无私贡献，不懈探索》，结合此视频，谈谈你对屠呦呦改变提取方法，不懈探索精神的理解。

微课4

（四）学习结果评价

序号	评价内容	评价标准	评价结果（是/否）
活动一	开机前准备	检查压力表指针应为零、设备无松动、泄漏现象	
		关闭排渣门	
		开启空气压缩机开关和冷却水开关	
活动二	开机操作	开启进水阀（醇提时开启乙醇进液阀）	
		投入药材	
		关闭加料口	
活动三	设备调试	水提操作	
		醇提操作	
		挥发油提取	
活动四	关机操作	开启排渣门保险钩开关，关闭空气压缩机	
活动五	清场	场地及设备清洁	
		清场记录填写完整	
活动六	设备维护	设备内部保持清洁	
		检查投料门密封圈	
		检查电气箱	

五、目标检测

习题　　　　答案

（一）单选题

1. 下列不属于常用提取设备的是（ ）

　　A. 煎煮设备　　　　B. 浸渍设备　　　　C. 浓缩设备　　　　D. 回流设备　　　　E. 渗漉设备

2. 下列关于中药多功能提取罐的说法，错误的是（ ）

　　A. 中药多功能提取罐是目前普遍采用的一种可调压力、温度的密闭间歇式多功能提取设备

　　B. 由于其可用于水煎煮提取、热回流提取、溶剂回收、强制循环提取等多种操作，故称之为多功能提取罐

　　C. 按照罐体形状不同可分为底部正锥式、底部斜锥式、直筒式、倒锥式等多种样式

　　D. 按照提取方法可分为静态提取和动态提取两种

　　E. 中药多功能提取罐是利用超临界条件下的流体作萃取剂，从液体或固体中萃取出某些成分并进行分离的操作设备

3. 动态多功能提取罐中搅拌桨的作用是（ ）

　　A. 降低药物周围溶质浓度，增加扩散推动力　　　　B. 降低药物周围溶质浓度，降低扩散推动力

　　C. 增加药物周围溶质浓度，增加扩散推动力　　　　D. 增加药物周围溶质浓度，降低扩散推动力

　　E. 提高浸提压料

4. 下列关于动态多功能提取罐的说法，错误的是 （　）

    A. 由罐体、出渣门、提升气缸、出料口、夹套等部件组成

    B. 除渣门上方设有不锈钢丝网，以便使药渣与提取液达到较为理想的分离

    C. 罐体底部的出渣门和上部投料门的启闭均为气动控制

    D. 有些提取罐呈微倒锥形，使一些难以自动出渣的药材在出渣门开启后顺利排出，缩短了出渣时间

    E. 罐体不密封，所以属于常压容器

（二）判断题

1. 中药多功能提取生产线是由提取罐、泡沫捕集器、气液分离器、冷却器、冷凝器、油水分离器、水泵、管道过滤器等部件组成。（　）

2. 热回流提取浓缩机组是集提取、浓缩为一体的全封闭连续动态循环提取、浓缩机组。（　）

3. 利用中药多功能提取罐生产时，按工艺要求的提取时间，从投料开始计时。（　）

4. 利用中药多功能提取罐生产时，进水量为装填容积的 70% ~ 80% 。（　）

（三）多选题

1. 利用中药多功能提取罐生产时，属于开机前准备工作的有 （　）

    A. 检查压力表指针应为零

    B. 关闭排渣门

    C. 检查提取罐上部蒸汽进入回流器的管道中防渣筛网是否完好

    D. 开启空气压缩机开关

    E. 开启冷却水开关

2. 下列关于常用提取设备的说法，正确的有 （　）

    A. 现代化生产中的煎煮设备多采用不锈钢材质的敞口可倾式夹层锅和多功能提取罐

    B. 目前浸渍器多选用不锈钢罐、搪瓷罐、多功能提取罐等

    C. 圆锥形渗滤器适于以水为溶剂及膨胀性大的药材，圆柱形渗滤器适于以乙醇为溶剂或膨胀性小的药材

    D. 回流设备是主要用有机溶剂来提取药材有效成分的设备

    E. 超临界萃取设备、超声提取设备、微波提取设备属于新技术设备

职业能力 5.1.2　能按规程调试、操作、维护中药浓缩设备

PPT

一、核心概念

1. 蒸发设备　是通过不断地加热使溶液中的溶剂部分或全部的气化，并不断地排出所产生的蒸气的生产设备。

2. 浓缩设备　是从溶液中除去部分溶剂而提高溶液浓度的生产设备，除去溶剂常用蒸发来完成。

3. 多效蒸发器　即将多个蒸发器串联，加热蒸汽通入第一蒸发器，则溶液受热而沸腾，而产生的二次蒸汽引入第二个蒸发器作加热热源，第二个蒸发器新产生的蒸汽又可作为第三蒸发器的加热热源。这样，每一个蒸发器即称为一效，将多个蒸发器连接起来一同操作组成一个多效蒸发设备。加入原生蒸气的蒸发器称为第一效，利用第一效二次蒸汽加热的称为第二效，依此类推。

二、学习目标

1. 能表述中药浓缩设备的结构及工作原理。
2. 能说明 SJN2000B 型双效节能浓缩器的性能特点。
3. 能按照标准操作规程调试、操作、维护 SJN2000B 型双效节能浓缩器。

三、基本知识

（一）蒸发设备

1. 循环型蒸发器　料液在蒸发器中被循环加热蒸发，以提高传热效果，减少溶液结垢。常用的蒸发设备有中央循环蒸发器、盘管式蒸发器、外循环蒸发器、强制循环蒸发器等。

2. 单效蒸发器　蒸发器产生的二次蒸汽不再利用，经冷凝后移除。

3. 多效蒸发器　多效蒸发是利用前效所产生的二次蒸汽引入后一效作为加热蒸汽，组成双效蒸发器。将二效的二次蒸汽引入三效供加热用，组成三效蒸发器，同理，组成多效蒸发器。最后一效引出的二次蒸汽入冷凝器。为了维持一定的温度差，多效蒸发一般在真空下操作。由于二次蒸汽的反复利用，多效蒸发器属节能型蒸发器。

按照蒸发器数量的多少，常用的多效蒸发器有双效、三效或四效蒸发器。按照原料液加入的方式，常见的多效蒸发装置流程主要有以下几种（以三效蒸发器为例）。

（1）顺流加料法　也称并流法，是目前制药企业常见的加料法（图5-1-2-1）。药液流向与蒸汽相同，由第一效按顺序流至末效。加热蒸汽通入第一效加热室，蒸发溶液产生的二次蒸汽进入第二效的加热室，第二效蒸发室产生的二次蒸汽进入第三效的加热室作为加热蒸汽，第三效的二次蒸汽经冷凝器冷凝后排出。原料液进入第一效，蒸发浓缩至一定程度后由于真空度的不同，自动流入第二效和第三效进行浓缩，全部完成后由末效的底部排出。

顺流加料法由于后一效的压力较前一效低，溶液在效间的输送不用输送泵，可以自动从前效进入后效；前一效的沸点高于后效，溶液进入后效时会因过热而自行蒸发，可产生较多的二次蒸汽；末效引出的完成液沸点低，带走的热量最少，减少热量的损失。但是对黏度随浓度的增加而迅速增大的溶液不宜采用此方法操作。

（2）逆流加料法　原料液由末效加入，用输液泵打入前一效，完成液从第一效底部排出，加热蒸汽流向与药液流向相反（图5-1-2-2）。优点在于随溶液浓度的增加，加热温度也升高，各效间的黏度较为接近，缺点是各效间溶液需要用泵输送，适于处理黏度随温度和浓度的变化较大的溶液，不适于处理热敏性物料。

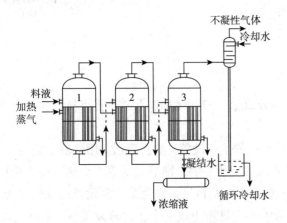

图5-1-2-1　顺流加料法原理图

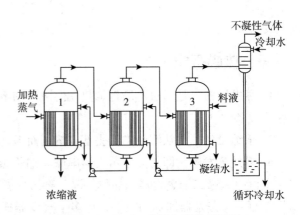

图5-1-2-2　逆流加料法原理图

（3）平流加料法　按各效分别加料并分别出料的方式进行操作，工作原理如图5－1－2－3所示。此法适用于在蒸发过程中同时有结晶析出的场合，可避免结晶体在效间传输时堵塞管道。缺点是每效在高浓度情况下进行蒸发，溶液黏度大会导致传热系数小，同时各效的温度差损失较大，降低了蒸发设备的生产能力。

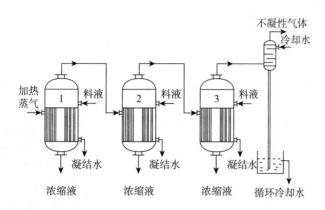

图5－1－2－3　平流加料法原理图

（二）浓缩设备

1. 循环型蒸发器

（1）中央循环蒸发器　属于循环型的蒸发设备。其主要由加热室、蒸发室、中央降液管等部分组成（图5－1－2－4）。

该设备的加热室由管径为25～75mm，长度为1～2m［长径之比为（20～40）：1］的直立管束组成，在管束中央安装一根较粗的管子。操作时，管束内单位体积溶液的受热面积大于粗管内的，即前者受热好，溶液汽化得多，因此细管内的溶液含汽量多，致使密度比粗管内溶液的要小，这种密度差促使溶液作沿粗管下降而沿细管上升的循环运动，故粗管除被称为中央循环管外，还被称为降液管，细管称为加热管或沸腾管。为了促使溶液有良好的循环，设计时取中央循环管截面积为加热管束总截面积的40%以上。

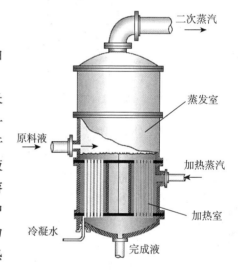

图5－1－2－4　中央循环蒸发器结构示意图

中央循环蒸发器适用于蒸发结垢不严重、有少量结晶析出和腐蚀性较小的溶液。该设备具有溶液循环好、传热速率快等优点，同时由于结构紧凑、制造方便，应用十分广泛，有"标准蒸发器"之称。但实际上，由于受其结构的限制，循环速度一般在0.4～0.5m/s以下；由于溶液不断循环，使加热管内溶液始终接近完成液的浓度，故有溶液黏度大、沸点高、蒸发器的加热室不易清洗等缺点。

（2）盘管式蒸发器　属于自然循环型蒸发设备。由加热盘管、蒸发室、泡沫捕集器等部分组成（图5－1－2－5）。

工作时，料液通过进料管进入锅内，外层盘管间料液受热后体积膨胀而上浮，当到达液面后，料液中的二次蒸汽逸出，料液浓度提高，密度增大。盘管中部位的料液，因受热相对较少，密度大，自然下降回流。从而形成了料液沿外层盘管间上升，又沿盘管中心下降回流而形成自然循环。直至料液达到规定浓度后排出收集。

盘管式蒸发器的结构简单，制造方便，操作稳定，易于控制。若在长期使用过程中，积累了少量水（油）垢，通过管子的膨胀，可实现自动脱垢，因而长期使用换热能力下降不会太明显，换热效果良好。盘管为扁圆形截面，液料流动阻力小，通道大，适于黏度较高的液料。

（3）外循环蒸发器　由加热器、蒸发器、分离器等组成，凡与物料接触部件均采用不锈钢制作，结构原理如图 5 - 1 - 2 - 6 所示。由于加热部分在蒸发部分外部，而且药液在两部分之间形成循环流动，所以称之为外循环蒸发器。

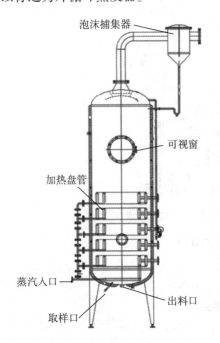

图 5 - 1 - 2 - 5　盘管式蒸发器结构示意图

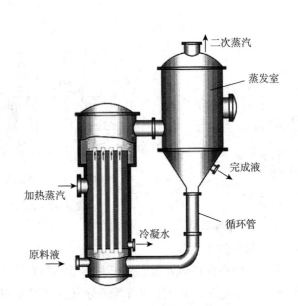

图 5 - 1 - 2 - 6　外循环蒸发器结构原理图

由于加热室物料温度高于蒸发室的下降物料的温度，液态物料受热后变成高压气液混合体，从加热管上部的管道喷入蒸发室，在喷出管道瞬间，体积迅速扩大，压力降低为负压，物料由气液混合体变成雾状，在蒸发室的空间中气液分离，气态的溶剂被真空带出，在冷凝器冷凝成液态后收集到收液罐，定时排出。蒸发室的液态物料温度降低，回落到加热室，进入下一轮的蒸发，如此循环。随蒸发时间延长，物料的浓度增大，直至符合产品工艺要求。外循环蒸发器浓缩时间短，蒸发速度快，能较好地保持热敏性物料不被破坏。

（4）强制循环蒸发器　由加热室、蒸发室、循环泵、循环管等部分构成（图 5 - 1 - 2 - 7）。其工作时依靠循环泵提供外加力而使液体进行强制循环，因而得名。其加热室有卧式和立式两种结构，液体循环速度大小由泵调节。根据分离室循环料液进出口的位置不同，又可分为正循环强制蒸发器及逆循环强制蒸发器，循环料液进口位置在出口位置上部的称为正循环，反之为逆循环。

该设备工作时原料液由循环泵自下而上打入，沿加热室的管内向上流动。蒸气和液沫混合物进入蒸发室后分开，蒸气由上部排出，流体受阻落下，经圆锥形底部被循环泵吸入，再进入加热管，继续循环。

强制循环蒸发器适用于有结垢性、结晶性、热敏性、高浓度、高黏度并且含不溶性固体的药液蒸发浓缩。该设备传热系数大，抗盐析、抗结垢，适应性强，易于清洗。但耗能较大，溶液停留时间长；造价及维修费用稍高。

以上四种循环型蒸发器性能特点见表 5 - 1 - 2 - 1。

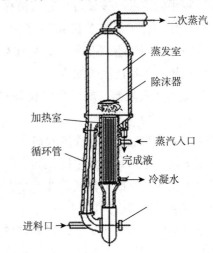

图 5 - 1 - 2 - 7　（逆循环）强制循环蒸发器原理图

表5-1-2-1　四种循环型蒸发器性能特点

项目	中央循环蒸发器	盘管式蒸发器	外循环蒸发器	强制循环蒸发器
适用范围	适用于蒸发结垢不严重、有少量结晶析出和腐蚀性较小的溶液	适用于黏度较高的液料	适用于热敏性物料	适用于有结垢性、结晶性、热敏性、高浓度、高黏度并且含不溶性固体的药液
特点	溶液循环好、传热速率快，结构紧凑、制造方便，应用十分广泛，有"标准蒸发器"之称。但有溶液黏度大、沸点高、蒸发器的加热室不易清洗等缺点	结构简单、制造方便、操作稳定、易于控制；能实现自动脱垢，换热效果良好	浓缩时间短，蒸发速度快，便于清洗	传热系数大、抗盐析、抗结垢、适应性强、易于清洗。但耗能较大、溶液停留时间长；造价及维修费用稍高

2. 膜式蒸发器

（1）升膜式蒸发器　主要由蒸发室、加热室、冷凝器、气液分离器等部分组成（图5-1-2-8）。

该设备工作时原料液是从加热室的底部进入，料液进入加热管后，受热沸腾迅速汽化，蒸气在管内迅速上升，料液受到高速上升蒸气的带动，沿管壁形成薄膜状上升，迅速蒸发。气液两相在分离器中分离，浓缩液由分离器底部排出收集，二次蒸汽则由分离器顶部排出可作为热源对料液进行预热。

升膜式蒸发器适用于蒸发量较大的稀溶液及热敏性、发黏、易发泡的溶液，不适于高黏度、易结晶、易结垢料液的浓缩。

（2）降膜式蒸发器　主要由蒸发室、分离器、冷凝管等部分构成（图5-1-2-9）。

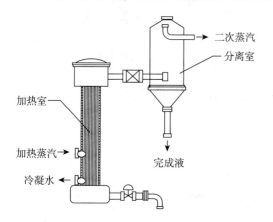

图5-1-2-8　升膜式蒸发器结构原理图

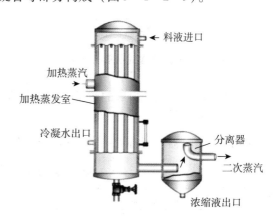

图5-1-2-9　降膜式蒸发器结构原理图

该设备工作时料液加入方向与升膜式蒸发器相反，是自降膜蒸发器加热室上管加入，经液体分布及成膜装置，均匀分配到各换热管内，在重力作用下沿换热管内壁呈均匀膜状流下。在流下过程中，被加热汽化，产生的蒸气与液相共同进入蒸发器的分离室，气液经充分分离，蒸汽进入冷凝器冷凝（单效操作）或进入下一效蒸发器作为加热介质，从而实现多效操作，浓缩后的液相则由分离室排出。

降膜式蒸发器由于料液加热时间短，受热影响小，所以适用于热敏性药液及高黏度、高浓度的药液。不适于易结晶、易结垢料液的浓缩。

（3）刮板式薄膜蒸发器　主要由刮板、料液分配盘、蒸发室和夹套加热室等组成（图5-1-2-10）。加热室是一夹套圆筒体，分成几段加热区，采用不同压力加热蒸汽来加热。

该设备工作时料液由进料口沿切线方向进入蒸发器内，或经料液分配盘将料液均布在内壁四周，由于重力和刮板离心力作用，料液在内壁形成螺旋下降或上升的薄膜（立式），或螺旋向前推进的薄膜（卧式），二次蒸汽经顶部或浓缩液口端的气液分离器后经冷凝排出。

刮板式薄膜蒸发器由于料液加热时间短，所以适于易结晶、易结垢和高黏度的热敏性药液的浓缩。其传热系数值高，蒸发能力大，热效率高。但其安装和维修工作量较大，且耗能较大。

（4）离心式薄膜蒸发器　主要由加热室、分离器、冷凝器等部分构成（图5-1-2-11）。该设备综合了薄膜蒸发和离心分离两种工作原理，工作时物料由蒸发器顶部进入，经分配管均匀送至锥形盘的内侧面，锥形盘高速旋转，将料液甩开，迅速铺洒在锥形盘加热表面，在极短时间内形成薄膜进行蒸发浓缩，浓缩液在离心力的作用下流至蒸发器外侧边缘，然后汇聚于蒸发器的出料管流出。加热蒸汽由底部进入蒸发器，从边缘小孔进入锥形盘的空间，冷凝水由于离心力的作用在边缘的小孔流出。二次蒸汽与溶液分离后，通过外转鼓与外壳之间的缝隙，从二次蒸汽出口排出，经冷凝后移除。

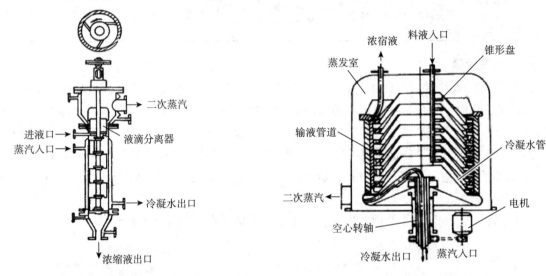

图5-1-2-10　刮板式薄膜蒸发器原理图　　　　图5-1-2-11　刮板式薄膜蒸发器原理图

该设备适用于热敏性料液的浓缩，但不适于高黏度、有结晶、易结垢的料液。具有体积小、效率高、易清洁等优点。

四种膜式蒸发器性能特点见表5-1-2-2。

表5-1-2-2　四种膜式蒸发器性能特点

项目	升膜式蒸发器	降膜式蒸发器	刮板式薄膜蒸发器	离心式薄膜蒸发器
适用范围	适用于量较大的稀溶液及热敏性、发黏、易发泡的溶液；不适于高黏度、易结晶、易结垢料液	适用于热敏性药液及高黏度、高浓度的药液；不适于易结晶、易结垢料液	适用于易结晶、结垢和高黏度的热敏性药液	适用于热敏性料液的浓缩，但不适于高黏度、有结晶、易结垢的料液
料液方向	由下向上	由上向下	沿切线方向进入蒸发器	由上向下

3. 真空减压浓缩罐　由浓缩罐，冷凝器，冷却器，气液分离器，受液槽等组成（图5-1-2-12）。该设备工作时通过真空将物料泵入浓缩罐，进料高度达到罐体上观察窗的中心处为宜，以便保证留有足够的蒸发空间，再开启浓缩罐外套的蒸汽对药料进行加热，上升的蒸汽由第一冷凝器控制回流量，一些夹带的气泡和高沸点液体与蒸气在气液分离器完成气液两相分离。液体返回浓缩罐，气体最后通过第二冷却器在受液槽中获得提取溶剂（例如酒精）。

该设备可降低浓缩液沸点，提高浓缩速度，热量损失少。但不适于高黏度浓缩液，否则给出料和清洗会带来一定难度。

4. 多效蒸发器　也叫多效浓缩器，由储液罐、加热器、蒸发器、冷凝器等部分组成，其双效浓缩器结构如图5-1-2-13所示，三效浓缩器结构如图5-1-2-14所示。储液罐做储存药液用；加热器是采用蒸汽加热方式对药液进行不断加热，使得蒸发器内药液得到循环升温；蒸发器是能够使加热后的药液在蒸发器内减压蒸馏；冷凝器是把二效蒸发器产生的二次蒸汽通过真空抽出，经列管冷凝器冷凝成蒸馏水。

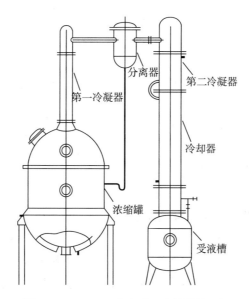

图 5 – 1 – 2 – 12　真空减压浓缩罐原理图

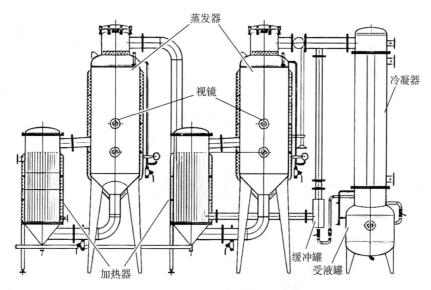

图 5 – 1 – 2 – 13　双效浓缩器原理图

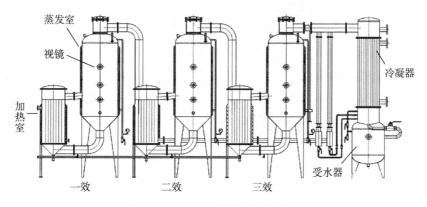

图 5 – 1 – 2 – 14　三效浓缩器原理图

多效蒸发器由于多次重复利用了热能，显著地降低了能耗，所以适用于大量连续生产流浸膏或浸膏等剂型以及中间产品浓缩等操作。

四、能力训练

（一）操作条件

1. 检查中药浓缩间温湿度、压差；确认设备"完好、已清洁"状态标志并在有效期内；准备相关生产记录等。

微课1

2. SJN2000B 型双效节能浓缩器。

3. SJN2000B 型双效节能浓缩器标准操作规程。

4. 中药饮片、水、乙醇、蒸汽。

（二）安全及注意事项

1. 当正开车突遇停电时，操作工应快速关闭蒸汽阀门，并且打开真空排空阀。

2. 操作过程中应当通过视镜定期检查各效分离器里面液位是否过高，以免造成跑料。

3. 应当定期检查各效循环泵冷却水是否充足，以免造成机械密封损坏。

微课2

4. 定期检查物料浓度和蒸汽压力。在蒸发过程中，确保各效压力不会出现正压。

（三）操作过程

序号	步骤	操作方法及说明	质量标准
1	开机前准备	（1）打开疏水器阀门 （2）检查、确认供汽、供电、真空、各控制部分（含电气、仪表）正常，各连接管密封完好，各阀门开启正常 	（1）使用蒸汽加热时，先打开疏水器前阀门排空积水，再缓缓打开进汽阀门，切忌不开疏水器阀门而先快速打开进汽阀门，这样容易产生瞬间水锤，造成加热室损坏 （2）检查、确认供汽、供电、真空、各控制部分（含电气、仪表）正常，各连接管密封完好，各阀门开启正常
2	开机操作	（1）开启真空设备 （2）开启进料阀进料 （3）开启蒸汽阀门升温加热 （4）开启冷却水进、出水阀门和二效进料阀门进料	（1）打开真空口截止阀，并调节阀门开度，使一、二效蒸发室真空表压在 0.06MPa（正常蒸发后表压可适当调至 0.06~0.09MPa） （2）先进一效，当料液上升到蒸发室的第一个视镜的 1/2~2/3 时，关闭进料阀 （3）按生产工艺开启蒸汽阀门升温加热 （4）开启冷却水进、出水阀门，对二次蒸汽进行冷凝、冷却。当液料上升到第二蒸发室的第一个视镜的 1/2~2/3 时，关闭进料阀

续表

序号	步骤	操作方法及说明	质量标准
3	设备调试	（1）开启蒸发室进料阀补充料液 （2）收膏：保持一效浓缩器真空，关闭并料阀，打开二效浓缩器排空阀门，使二效室内恢复常压，并料收膏 （3）取样测定浓缩比重 （4）排液：关闭受液罐上真空阀，关闭受液罐上放液阀，打开受液罐放空阀和受液罐下端排液阀 	（1）根据蒸发速度，当料液位下降，应及时补进料液。进料方式可分为：①间断进料：分别开启2个蒸发室的进料阀，补充液料至第一个视镜的1/2~2/3处；②连续进料：开启2个蒸发室的进料阀，根据各效的蒸发速度调节阀门控制进料量，让液料高度保持在第一个视镜的1/2~2/3处 （2）药液受长时间蒸发浓缩后，浓度增加，体积大幅度缩小，不宜继续在两个浓缩内浓缩了。可保持一效浓缩器真空，关闭并料阀，打开二效浓缩器排空阀门，排空后打开并料阀门开始并料，待二效浓缩器内药液受真空度影响，被抽入一效浓缩器后，再关闭并料阀门和二效蒸发室排空阀门，使二效室内的真空恢复正常 （3）取样测定浓缩比重是否符合工艺要求，若不符合要求则继续浓缩，直至符合要求为止 （4）当受液罐冷凝液液位升至玻璃管液位计或者玻璃视镜1/2处时，关闭受液罐上真空、放液，使得罐内转为常压，打开受液罐放空阀（放气阀）和下端排液阀排尽冷凝液后复原
4	关机操作	关闭蒸汽阀，打开蒸发室放空阀和出料阀，关闭冷却水供水阀和真空阀，打开受液罐下端排液阀，关闭总电源	关闭蒸汽阀，打开蒸发室放空阀和出料阀，关闭冷却水供水阀和真空阀，打开受液罐下端排液阀，排尽受液罐内溶媒，关闭总电源
5	清场	（1）场地及设备清洁	（1）开启一、二效蒸发器真空阀，抽入清水，开启蒸汽阀，使其在设备内进行循环清洗；按清场规程进行清场作业

序号	步骤	操作方法及说明	质量标准
5	清场	（2）清场记录填写完整 **浓缩岗位清场记录** 	（2）清场记录填写准确完整 微课3
6	设备维护	（1）设备仪表定期均应检验 （2）定期检查密封胶垫	（1）设备仪表定期均应检验，合格方可使用 （2）设备如长期不用，应将各接口放松，以防密封胶垫失去弹性，影响密封作用

【**问题情境一**】某药厂在用 SJN2000B 型双效节能浓缩器进行生产时，出现浓缩液相对密度过低的现象。请思考并分析原因及解决办法。

【**问题情境二**】某药厂在用 SJN2000B 型双效节能浓缩器进行生产时，出现短时间出料浓缩液相对密度过高现象。请思考并分析原因及解决办法。

【**问题情境三**】某药厂在用 SJN2000B 型双效节能浓缩器进行生产时，出现真空度不足现象。请思考并分析原因及解决办法。

【**问题情境四**】某药厂在用 SJN2000B 型双效节能浓缩器进行生产时，出现系统正常情况下的蒸发量下降现象。请思考并分析原因及解决办法。

【**问题情境五**】某药厂在用 SJN2000B 型双效节能浓缩器进行生产时，出现跑液现象。请思考并分析原因及解决办法。

【问题情境六】 2019 年，某药业有限公司发酵车间谷氨酰胺生产线上的不锈钢浓缩罐对阿昔莫司合成母液进行浓缩，由于浓缩时间过长，浓缩过度，使罐内物料温度、浓度升高，产生激烈化学反应，引发爆炸。请结合所学，联系此报道，谈谈在浓缩生产中如何保证安全？

微课4

（四）学习结果评价

序号	评价内容	评价标准	评价结果（是/否）
活动一	开机前准备	打开疏水器阀门	
		检查、确认供汽、供电、真空、各控制部分（含电气、仪表）正常，各连接管密封完好，各阀门开启正常	
活动二	开机操作	开启真空设备	
		开启进料阀进料	
		开启蒸汽阀门升温加热	
		开启冷却水进、出水阀门和二效进料阀门进行进料	
活动三	设备调试	开启蒸发室进料阀补充料液	
		平稳收膏	
		取样测定浓缩比重	
		排液	
活动四	关机操作	关闭蒸汽阀、打开蒸发室放空阀和出料阀、关闭冷却水供水阀和真空阀、打开受液罐下端排液阀、关闭总电源	
活动五	清场	场地及设备清洁	
		清场记录填写完整	

五、目标检测

习题　　　答案

（一）单选题

1. 下列关于多效蒸发器说法，错误的是（　　）

　　A. 由储液罐、加热器、蒸发器、冷凝器等部分组成

　　B. 加热器是采用蒸汽加热方式对药液进行不断加热，使得蒸发器内药液得到循环升温

　　C. 蒸发器是能够使加热后的药液在蒸发器内减压蒸馏

　　D. 冷凝器是把二效蒸发器产生的二次蒸汽通过真空抽出，经列管冷凝器冷凝成蒸馏水

　　E. 工作时是依靠循环泵提供外加力而使液体进行强制循环

2. 下列蒸发器中有"标准蒸发器"之称的是（　　）

　　A. 中央循环蒸发器　　　　　　B. 盘管式蒸发器　　　　　　C. 外循环蒸发器

　　D. 强制循环蒸发器　　　　　　E. 浓缩蒸发器

3. 以下设备不属于膜式蒸发器的是（　　）

　　A. 升膜式蒸发器　　　　　　　B. 降膜式蒸发器　　　　　　C. 刮板式薄膜蒸发器

　　D. 离心式薄膜蒸发器　　　　　E. 强制循环蒸发器

4. 以下设备不属于循环型蒸发设备的是（　　）

　　A. 中央循环蒸发器　　　　　　B. 盘管式蒸发器　　　　　　C. 升膜式蒸发设备

　　D. 外循环蒸发器　　　　　　　E. 强制循环蒸发器

（二）判断题

1. 逆流加料法适宜处理热敏性物料。（　　）

2. 当双效节能浓缩器开车突遇停电时，应快速关闭蒸汽阀门，并且打开真空排空阀。（　　）

3. 操作过程中应当通过视镜定期检查各效分离器里面液位是否过高，以免造成跑料。（　　）

4. 多效蒸发器由于多次重复利用了热能，显著地降低了热能耗用量，所以多效蒸发器适用于大量连续生产流浸膏或浸膏等剂型以及浓缩中间产品等工作。（　　）

（三）多选题

1. 下列属于 SJN2000B 型双效节能浓缩器开机前准备环节的有（　　）

    A. 打开疏水器阀门

    B. 检查、确认供汽正常

    C. 检查、确认供电、真空均正常

    D. 检查、确认各连接管密封完好，各阀门开启正常

    E. 检查、确认各控制部分（含电气、仪表）正常

2. 下列属于 SJN2000B 型双效节能浓缩器开机操作环节的为（　　）

    A. 开启真空设备　　　　B. 开启进料阀进料　　　　C. 开启蒸汽阀门升温加热

    D. 开启冷却水进水阀门　　E. 开启二效进料阀门

工作任务 5.2　丸剂制备

职业能力 5.2.1　能按规程调试、操作、维护全自动制丸机

PPT

一、核心概念

1. 双辊式轧丸机　利用带有半圆形切丸槽的两个铜制辊筒（两辊筒切丸槽的刃口相吻合），以不同的速度（分别约 70r/min 和 90r/min）作同一方向旋转，将置于两辊筒切丸槽刃口内的丸条切断、搓圆、出丸的机器。

微课1

2. 三辊式轧丸机　利用带有三角形排列（底下的一个辊筒直径较小，转速约 150r/min，上画的两个形状相同的辊筒直径较大，靠里边的一个转速约 200r/min，靠外边的一个在旋转的同时还定时地轴向移动，转速为 250r/min）的三个带有凹槽的辊筒旋转，将置于上面两个滚筒之间的丸条，通过三个辊筒的自转及其中一个辊筒定时轴向移动，完成分割与搓圆工作的机器。

3. 全自动制丸机　利用螺旋推进器将药料从出条孔中挤出，形成丸条，再用相向运动的切丸刀轮交错前后运动，将丸粒搓圆，丸粒在酒精的润滑下，脱离刀轮掉落在出丸滑道上的机器。可用来生产水丸、蜜丸、水蜜丸、浓缩丸等剂型。

二、学习目标

1. 能表述全自动制丸机结构及工作原理。

2. 能说明 YUJ18BZ 型全自动制丸机的性能特点。

3. 能按照标准操作规程调试、操作、维护 YUJ18BZ 型全自动制丸机，并能将常见故障排除。

三、基本知识

（一）制丸工艺流程

丸剂制备方法有塑制法、泛制法和滴制法，本章所述设备均是采用塑制法的制丸方法，此方法常可生产蜜丸、水蜜丸等丸剂剂型。

蜜丸制丸工艺流程为：原辅料准备（炼蜜）→制丸块→制丸条→切丸→晾丸→质量检查→包装。

（二）制丸设备

1. 双辊式轧丸机　主要由两个带有半圆形切丸槽的铜制辊筒组成（图 5-2-1-1），两辊筒切丸槽的刃口相吻合。两辊筒以不同的速度（分别约 70r/min 和 90r/min）作相向旋转。操作时将丸条置于两辊筒切丸槽的刃口内，辊筒转动时将丸条切断，并将丸粒搓圆，沿出丸斜面滑板落入接收器中，完成制丸。此设备结构简单；但效率低，劳动强度大。

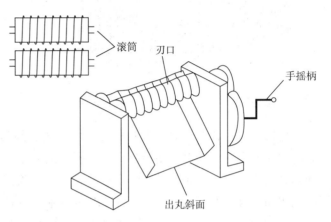

图 5-2-1-1　双辊式轧丸机结构原理示意图

2. 三辊式轧丸机　主要由三个带有凹槽的辊筒组成（图 5-2-1-2），这三个辊筒呈三角形排列，底下的一个辊筒（底辊）直径较小，转速约 150r/min，上画的两个形状相同的辊筒（槽辊）直径较大，靠里边的一个转速约 200r/min，靠外边的一个在旋转的同时还定时地轴向移动，转速为 250r/min，定时的轴向移动由离合装置控制。将丸条放于上面的两个辊筒之间，通过三个辊筒的自转及其中一个辊筒定时轴向移动，即可完成分割与搓圆的工作。操作时在上面的两只辊筒上宜随时涂擦润滑剂（如食用油），以免药料黏于辊筒上。这种轧丸机适用于蜜丸的成型。成型丸粒呈椭圆形，冷却后即可包装。此机不适于生产质地疏松药料的丸剂。

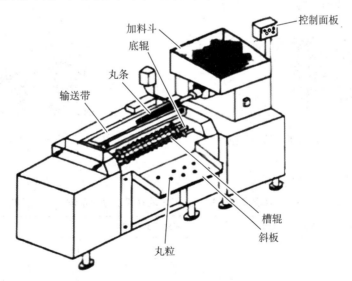

图 5-2-1-2　三辊式轧丸机结构原理示意图

3. 全自动制丸机　由进料口、螺旋推进器、压板、减速控制器、制条机、送条轮、制丸刀轮等组成（图 5-2-1-3），其原理如图 5-2-1-4 所示。整机由电动机通过交流变频器带动制条机、搓丸机、输条机及各控制系统完成制丸过程。采用PLC可编程序控制器、编码器等组成自动控制系统。

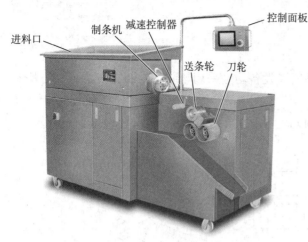

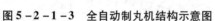

图5-2-1-3 全自动制丸机结构示意图

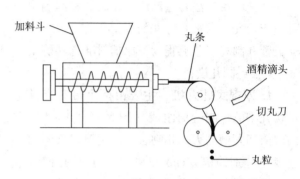

图5-2-1-4 全自动制丸机原理示意图

工作时，将混合或炼制好的药料送入料仓内，经压板挤压，受两压板相向转动影响，会将药料压向下（可辅助促使药料揉压成可塑性良好的药料），进入压板下的螺旋推进器，进料口处的螺旋推进器和压板，螺旋推进器沿螺旋轴方向转动，即可将药料在挤压力作用下推向出条口（图5-2-1-6），通过出条口制出直径相同的药条；药打出条后，经送条轮将丸条向制丸刀传递，丸条经制丸刀轮快速切断成粒后高速搓制成丸，自出料口排出。该设备使用方便，对药物适应性强，是大型中药制丸企业的主要生产设备，生产时可通过换用不同规格的出条口、刀轮，即可连续搓制出所需直径的蜜丸、水丸、水蜜丸、浓缩丸等丸剂。

微课2

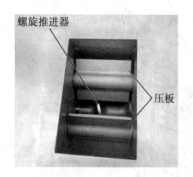

图5-2-1-5 压板和螺旋推进器结构示意图

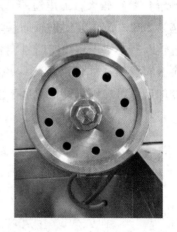

图5-2-1-6 出条口结构示意图

三种制丸机的性能特点，如表5-2-1-1所示。

表5-2-1-1 双辊式轧丸机、三辊式轧丸机、全自动制丸机性能特点

项目	双辊式轧丸机	三辊式轧丸机	全自动制丸机
制丸种类	蜜丸	蜜丸	水丸、蜜丸、水蜜丸等
对药料要求	高	高	低
结构	结构很简单	结构简单	结构复杂
生产能力	生产能力很小	生产能力大	生产能力大

四、能力训练

（一）操作条件

1. 检查制丸间温度湿度、压差，确认设备"完好、已清洁"状态标志并在有效期内，准备相关生产记录等。

2. YUJ18BZ 型全自动制丸机。

3. YUJ18BZ 型全自动制丸机标准操作规程。

4. 药粉、炼蜜、水、乙醇。

微课 3

（二）安全及注意事项

1. 加料时严禁将手伸到制丸刀下取丸，以免夹伤。

2. 制条电机和伺服电机过载或其他工作异常触摸屏变红色，应及时调整。

3. 按急停按钮停止后，要重新启动，必须等 5 分钟后才能通电，以免损坏变频器。

4. 发现异常立即停机，查明原因排除故障方可继续生产。

微课 4

（三）操作过程

序号	步骤	操作方法及说明	质量标准
1	开机前准备	（1）检查机油和乙醇装量 （2）接通电源 （3）观察控制面板状态 （4）安装的出条口和制丸刀轮符合工艺要求	（1）开机前必须检查并确认方箱内机油达到 4/5 标准高度，乙醇占乙醇桶内的容积达到 2/3 （2）供制丸机组使用的总电源开关处于开启状态 （3）此时触摸屏控制箱上面的绿色信号灯亮 （4）根据生产指令，核对并安装上合适的出条口和制丸刀轮等，可分别生产水丸、蜜丸等丸剂剂型。安装制丸刀轮时，两刀轮牙尖一定要对齐，保证两刀轮可包围成一完整的圆形，否则影响药丸表面光滑度及丸型圆整度 微课 5
2	开机操作	（1）利用触摸屏开机 （2）等待 5 秒后触摸屏主控画面	（1）触摸屏显示"初始画面" （2）5 秒后触摸屏自动切换到"主控画面" 微课 6

序号	步骤	操作方法及说明	质量标准
2	开机操作	（3）调节触摸屏，开启【制条启】【输条启】【搓丸启】按钮 （4）将制成的药条放在编码器轮上（图示为水丸的制备） 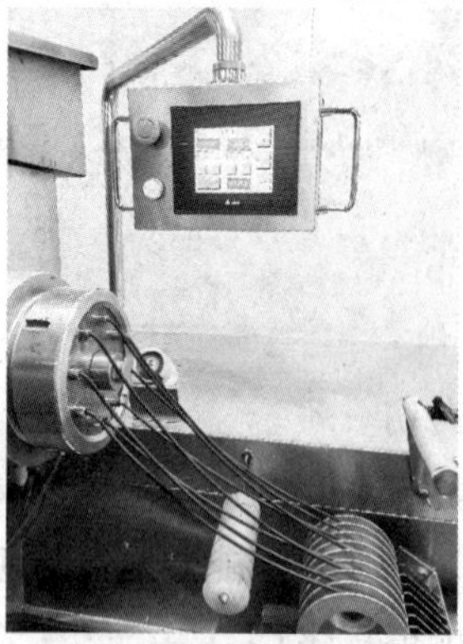	（3）调节触摸屏，分别按【制条启】【输条启】【搓丸启】三个按键。按【︿】【﹀】键可切换到手动/自动画面。出条部分空运转3～5分钟，无异常即可投料。最先推出的料条多空心，可将其返回料斗，等料条合格后再开始制丸 （4）将制成的药条轻轻放在编码器轮上，注意动作要轻缓，以防拉断丸条
3	设备调试	（1）调节控制面板上相应参数 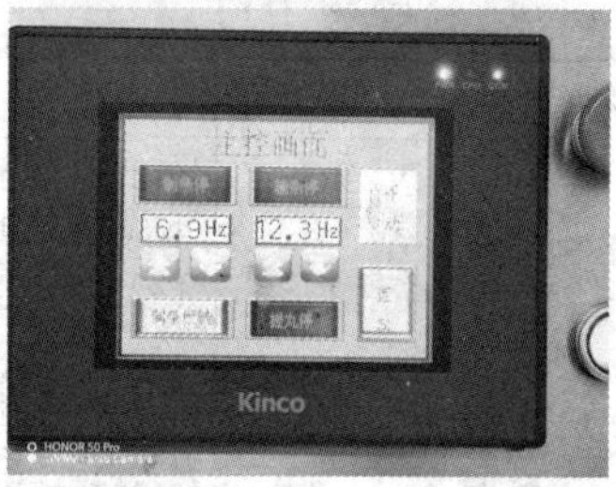 （2）调整乙醇点滴速度	（1）利用手动/自动画面，调整制条机和输条机的【︿】【﹀】键，进一步调节二者的速度，待确认速度调好后，按【手动】键，则切换到【自动】状态 （2）用乙醇点滴药条，制丸刀外侧装有毛刷，可杜绝黏刀现象，乙醇装在出条机构的方箱内，可通过球阀调整乙醇点滴的速度与制丸工艺相匹配
4	关机操作	按标准操作规程进行关机操作 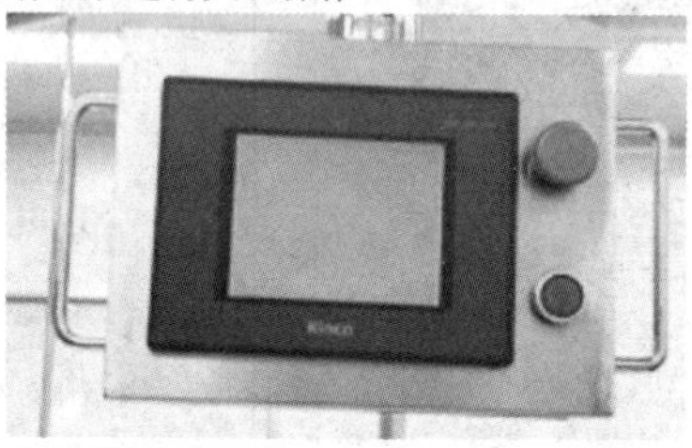 	制丸结束或其他原因需要关机时，先按【自动】键使之恢复到【手动】，然后再按制条机、伺服机的【﹀】键使频率降至"0"，并按【主控】键，将触摸屏画面切换到主控，分别按【制条停】【输条停】【搓丸停】，然后按触摸屏控制箱上的急停按钮，最后关闭总电源开关
5	清场	（1）场地及设备清洁 （2）容器具清洁 （3）清场记录填写完整 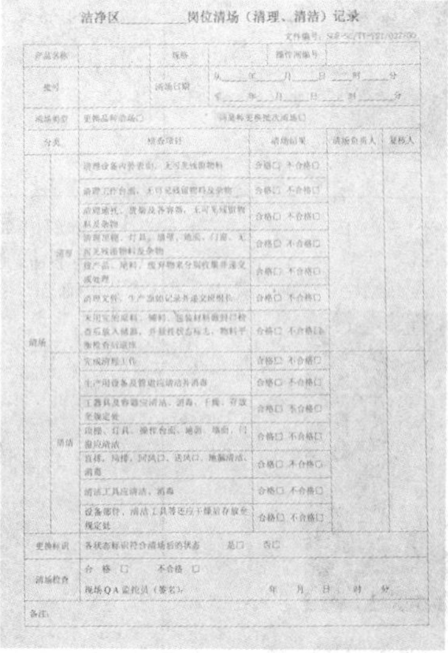 	（1）工作结束后应将料仓和刀轮上的残留物清洗干净。如果清洗料仓时需拆下料仓压板，重新装上时请注意两个压板方向应相互垂直 （2）工具和容器清洁和摆放合理有序 （3）清场记录填写准确完整

续表

序号	步骤	操作方法及说明	质量标准
6	设备维护	（1）开机检查 ①检查设备内部 ②紧固各部件 （2）检查乙醇系统 （3）检查电气箱	（1）开机前检查 ①设备内部保持清洁：无油污，无细粉，无杂物 ②每班前各紧固件应检查并及时紧固 （2）检查并确认乙醇系统正常，并通过乙醇喷头将导条轮、导条架、制丸刀喷上少量乙醇 （3）定期吹扫电气箱，检查接线，发现异常或松动及时处理

【问题情境一】某药厂在用 YUJ18BZ 型全自动制丸机进行生产大山楂丸时，出现料仓堵塞、螺旋推进器不转动的现象。请思考并分析原因及解决办法。

【问题情境二】某药厂在用 YUJ18BZ 型全自动制丸机进行生产大山楂丸时，出现制丸刀后下方有油渗出现象。请思考并分析原因及解决办法。

【问题情境三】某药厂在用 YUJ18BZ 型全自动制丸机生产龙胆泻肝丸（水丸）时，出现丸型不圆现象。请思考并分析原因及解决办法。

【问题情境四】某药厂在用 YUJ18BZ 型全自动制丸机生产龙胆泻肝丸（水丸）时，出现丸剂黏刀现象。请思考并分析原因及解决办法。

【问题情境五】某药厂在用 YUJ18BZ 型全自动制丸机生产龙胆泻肝丸（水丸）时，出现丸剂计量不准确现象。请思考并分析原因及解决办法。

【问题情境六】手工制丸传承人张冬梅 17 岁进入同仁堂，她手工搓丸一次成形率达到 100%，一颗小药丸背后是 10 余年苦功。这就是中药制造蕴含的工匠精神。通过扫描二维码阅读人民网新闻报道《工匠精神是中医之魄》，结合张冬梅的故事，谈谈你对"工匠精神"的理解。

微课7

（四）学习结果评价

序号	评价内容	评价标准	评价结果（是/否）
活动一	开机前准备	检查机油和乙醇装量	
		接通电源、观察控制面板	
		安装的出条口和制丸刀轮符合工艺要求	

续表

序号	评价内容	评价标准	评价结果（是/否）
活动二	开机操作	利用触摸屏正确开机	
		调节触摸屏，对【制条启】【输条启】【搓丸启】按钮应用合理。搓丸电机的旋转方向正确	
		正确操作将制成的药条放在编码器轮上	
活动三	设备调试	手动或自动调节控制面板上相应参数	
		正确调整乙醇点滴速度	
活动四	关机操作	按标准操作规程进行关机操作	
活动五	清场	场地及设备清洁	
		容器具清洁	
		清场记录填写准确完整	

五、目标检测

习题　　　答案

（一）单选题

1. 全自动制丸机生产时如需改变丸的直径，则需更换（　　）

　　A. 出条口　　　B. 制丸刀　　　C. 导轮　　　D. 出条口和制丸刀　　　E. 编码器

2. 全自动制丸机生产时若发现丸形不圆，其主要原因不包括（　　）

　　A. 制丸刀没对正　　　　　　　B. 丸坨过硬　　　　　　　C. 丸条粗细不均

　　D. 制丸刀有缺损　　　　　　　E. 密封圈损坏

3. 以下不属于全自动制丸机主要结构组成的是（　　）

　　A. 炼药机　　　B. 托轮　　　C. 刀轮　　　D. 出条口　　　E. 滴头

4. 当炼药制丸机出现料仓堵塞、螺旋推进器不转动等情况时，以下操作不能解决问题的是（　　）

　　A. 调整药料的软硬程度　　　　　　　B. 取出多余的物料

　　C. 修复螺旋推进器与料仓"抱死"部位　　　D. 取出卡住的物料

　　E. 给润滑部位添加润滑油

（二）判断题

1. 炼药制丸机停机时，直接按下急停按钮即可。（　　）

2. 炼药制丸机按急停按钮停止后，要重新启动，必须等5分钟后才能通电，以免损坏变频器。（　　）

3. YUJ18BZ型全自动制丸机只能生产蜜丸。（　　）

4. 全自动制丸机安装制丸刀轮时，两刀轮牙尖一定要对齐，保证两刀轮可包围成一完整的圆形。（　　）

（三）多选题

1. 以下关于全自动制丸机说法，正确的有（　　）

　　A. 加料时严禁将手伸到制丸刀下取丸，以免夹伤

　　B. 制条电机和伺服电机过载或其他工作异常触摸屏变红色，应及时调整

　　C. 按急停按钮停止后，要重新启动，必须等5分钟后才能通电，以免损坏变频器

　　D. 发现异常立即停机，查明原因排除故障方可继续进行生产

　　E. 全自动制丸机可以自动测量丸重

2. 以下属于全自动制丸机清场操作内容的有（　　）

　　A. 作业场地清洁　　　　B. 工具和容器清洁和摆放合理有序　　　　C. 实训设备的清洁

　　D. 清场记录填写准确完整　　　E. 检查操作间的温湿度

（四）思考题

某药厂在用 YUJ18BZ 型全自动制丸机生产龙胆泻肝丸（水丸）时出现丸型不圆现象。请分析原因并给出解决办法。

职业能力 5.2.2　能按规程调试、操作、维护滴丸机

PPT

一、核心概念

1. 滴丸机　系指将混合后的药物与基质在滴制过程中形成球状形态，并能迅速地使该物质定型或固化的设备。

2. 集丸离心机　由集丸料斗和离心机组成，是将集丸料斗收集滴丸装入网袋，将网袋再放入离心机转笼，按工艺设定转速旋转而离心去油的机器。集丸离心机为滴丸机的配套生产设备。

二、学习目标

1. 能表述滴丸机各工序结构和工作原理及不同方式的异同。

2. 能说明 DWJ－2000 型多功能滴丸机的性能特点。

3. 能按照标准操作规程调试、操作、维护 DWJ－2000 型多功能滴丸机。

三、基本知识

（一）滴丸机分类

现有滴丸剂生产设备类型繁多，可按以下类型进行分类。

1. 按滴丸生产方法分类

（1）按滴头的工作原理分　①自然重力滴制法，即借助于药液液滴自身重力，使药液自然滴落的方法。此法适合于黏度适中的药液，主要通过滴头内外径的大小来控制滴丸重量。由于受药液自重的影响，丸重差异较明显。②气压脉冲滴制法，即依靠压缩空气作为药液滴制动力源，使药液受气压影响而滴落的方法。此法适于滴制黏度偏高的药液。生产时压缩空气施给药液的压力稳定与否直接关系到滴丸的质量。③柱塞脉冲滴制法，使药液在气压作用下定量进入立式柱塞，随后下移的柱塞强制将定量药液挤出滴头的方法。此法通过刻度千分尺在线调节丸重，可滴制 50～400mg 滴丸，丸重误差在 ±2% 左右，滴速也可任意调节，在线清洗也很方便。但滴头加工精度高，成本较高。

（2）按滴丸在冷却剂中的运行方向分　①自然坠落滴法，即药液依靠自然重力，在冷却剂中自上而下坠落冷却成型的方法。②浮力上行滴法，即药液的密度小于冷却剂的密度，滴制时由于浮力作用，药液液滴在冷却剂中由下向上漂浮冷却成型的方法。

2. 按滴丸机类型分类

（1）按所产滴丸的丸重分　小滴丸机（0.5～7mg）；滴丸机（7～70mg）；大滴丸机（7～600mg）。

（2）按所产滴丸材质的性质分　实心滴丸机；胶丸滴丸机。

3. 按生产能力分类

（1）小型滴丸生产线　滴头为 1～12 孔。

（2）中型滴丸生产线　滴头为 24～36 孔。

（3）大型滴丸生产线　滴头为 100 孔左右。

（4）组合式滴丸生产线　由若干 100 孔左右滴头大型生产单元组合而成。

（二）小型滴丸机

小型滴丸机由滴瓶、冷却柱、恒温箱3个主要部分组成，其结构原理如图5-2-2-1所示。属于结构简单、产量较低的生产设备，多用于实验室中操作。滴瓶有调节滴出速度的活塞，有保持液面一定高度的溢出口、虹吸管等部件，可在不断滴制与补充药液的情况下保持滴速不变。恒温箱包围滴瓶及贮液瓶等，使药液在滴出前保持一定温度不凝固，箱底开孔，药液由滴瓶口（滴头）滴出。冷却柱高度和外围是否用水、冰冷凝，应根据各品种的具体情况而定。冷却柱的一般高度为40～140cm，温度维持在10～15℃，药液的密度如小于冷凝液，选用装置（A），反之选用装置（B）。

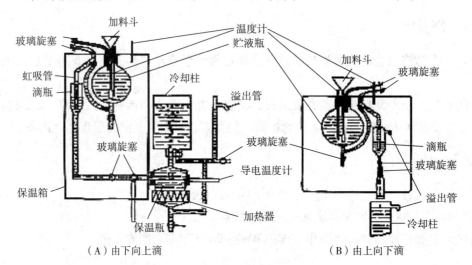

图5-2-2-1　小型滴丸机结构原理示意图

（三）DWJ-2000滴丸机

1. 工艺过程　滴制法常用于滴丸的制备，其制丸的工艺流程为：熔融基质→药液配制→滴制→冷凝→洗涤→干燥成丸→质量检查→包装。滴丸生产线结构如图5-2-2-2所示。

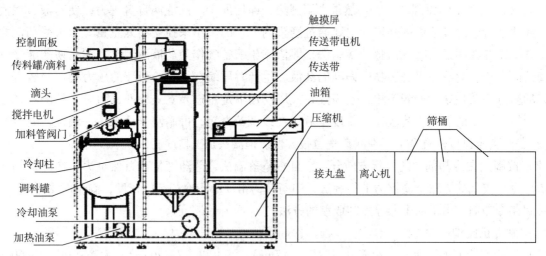

图5-2-2-2　滴丸生产线结构示意图

2. DWJ-2000滴丸机　采用滴制法制备时常使用多功能滴丸机完成，该机由药物调制供应系统、动态滴制收集系统、循环制冷系统、电气控制系统、在线清洗系统组成（图5-2-2-3）。

（1）**药物调制供应系统**　由保温层、加热层、配料罐、电动减速搅拌机、油浴循环加热泵（电机为调速电机，调节时要确保不得高于150r/min）、药液输出开关、压缩空气输送机构等组成（图5-2-2-4）。将药液与基质放入调料罐内，通过加热搅拌制成滴丸的混合药液，然后通过压缩空气将其输送到滴液罐内。

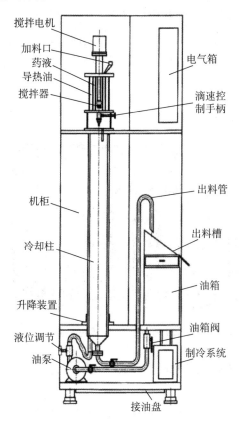

图5-2-2-3　滴丸机结构示意图

图中标注：
搅拌电机
加料口
药液
导热油
搅拌器
电气箱
滴速控制手柄
机柜
出料管
出料槽
冷却柱
油箱
升降装置
液位调节
油箱阀
油泵
制冷系统
接油盘

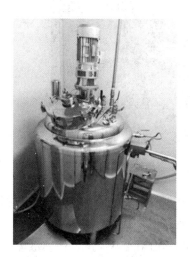

图5-2-2-4　药物调制供应系统装置图

（2）动态滴制收集系统　滴液罐内的液位通过液位传感器控制与供料系统联结，使滴液罐内保持一定的液位，在此基础上，通过压力和真空度的调节，使罐内处于恒压状态，从而保证均匀稳定的滴速，保证了产品的质量。滴制时，药液由滴头滴入冷却液中，在冷却柱上部装有加热器，使液滴在温度梯度降低的同时在表面张力作用下收缩成丸，以使滴丸成型圆滑、丸重均匀。另外，冷却柱具有升降功能，以便于滴头安装和使滴头至液面具有适于不同药液的最佳滴距。滴头结构如图5-2-2-5所示。冷却油泵出口装有节流开关，通过调节开关的开启度控制油泵的流量，使冷却剂在收集过程中保持了液面的平衡。

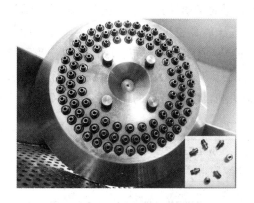

图5-2-2-5　滴丸机滴头结构装置图

（3）循环制冷系统　为保证滴丸的圆度，避免滴制的热量及冷却柱加热盘的热量传递给冷却液，制冷机组通过钛合金制冷器控制制冷箱内冷却剂的温度，保证滴丸顺利成型（图5-2-2-6）。

（4）电气控制系统　设备控制面板上设有电气操作盘和各参数显示器，可实现本机自动化生产，各项参数设置简单直观。生产时可选择"自动"程序自动运行，也可"手动"控制，"自动"与"手动"间可自由转换（图5-2-2-7）。

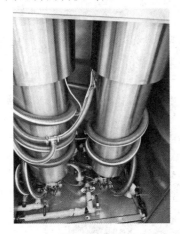

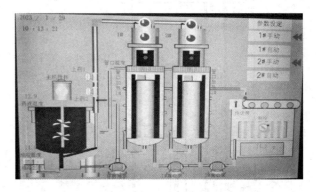

图5-2-2-6　滴丸机循环制冷系统装置图　　　图5-2-2-7　滴丸机电气控制系统装置图

（5）在线清洗系统　可利用独立的操作系统对整个外置罐、配料罐、滴液罐及输药管道进行清洗，以便于更换品种及设备清洁。

生产时，由溶于基质的固体或液体药物经配料罐加温、搅拌混合成溶液，再利用气压输送至滴液罐。滴液罐内的液位通过液位传感器控制与供料系统联结，使滴液罐内保持一定的液位，在此基础上，通过压力和真空度调节，使罐内处于恒压状态，从而保证滴速的均匀稳定，进而保证产品的质量。再由滴液罐底部滴头盘上的滴头滴出药液，滴入冷却柱内的冷却剂中（液体石蜡、植物油、二甲硅油、水等），利用液体表面张力作用，通过严格控制冷却剂的温度，使药滴形成圆整度极高的滴丸。

滴制后，由集丸离心机和筛选干燥机配套完成滴丸剂生产。集丸离心机由集丸料斗和离心机组成，作用是收集滴丸装入网袋，将网袋放入离心机转笼，按工艺设定转速旋转而离心去油。该机由变频器控制，操作简单，离心机转速无级可调。筛选干燥机由振动筛、旋转筛或擦油转笼组成，筛孔直径按丸重差异标准的上限和下限设定，合格滴丸应通过上限，不通过下限。擦油转笼安装有无纺布，滴丸在旋转时与其接触，擦除多余的冷却液。

微课1

多功能滴丸机结构紧凑，占地面积小，既可制备小滴丸（70mg以下），又可制备大滴丸（500mg以上）；药液通过油浴恒温加热；配有均质搅拌装置，搅拌速度无级调节；滴液罐可以灵活拆卸以方便清洗；药液、油浴、制冷温度、气压、真空度数字显示；冷却柱及冷却液液面可灵活升降；冷却液上端加热（可控），下端制冷（可控），温度梯度分布；气压、真空度灵活调节，可控制黏度较大与黏度较小的药液的滴制速度；同时可配有均质乳化装置、恒温控制装置、制冷机组，使用范围广泛。

小型滴丸机、DWJ-2000滴丸机的性能特点的比较见表5-2-2-1所示。

表5-2-2-1　小型滴丸机、DWJ-2000滴丸机的性能特点

项目	小型滴丸机	DWJ-2000滴丸机
产品质量	不稳定	稳定
适用范围	实验室小型实验操作	大型生产
结构	结构简单	结构较复杂
生产能力	生产能力小	生产能力大

四、能力训练

（一）操作条件

1. 检查滴丸间温度湿度、压差，确认设备"完好、已清洁"状态标志并在有效期内，准备相关生产记录等。

微课 2

2. DWJ－2000 型多功能滴丸机。

3. DWJ－2000 型多功能滴丸机标准操作规程。

4. 药物、冷却液、压缩空气。

（二）安全及注意事项

1. 加热保温系统中的加热介质，最高温度不得超过 100℃。

微课 3

2. 操作者应根据滴丸所带出的油量多少，适当补充冷油箱冷却介质。

3. 系统在自动运行时，如有其他要求或意外情况发生，应及时将系统切换到手动状态，点击各开关按钮完成。

4. 制冷前应先打开冷却油泵，以防产生"冰堵"。加热时应先打开加热油泵，使整个系统均匀受热。

5. 确保药料已经完全融化成为液体时（温度高于熔点），才能"搅拌"。只有药液充分搅拌均匀后，才能把它加到滴液罐内。等冷却液中的滴丸必须出净后，方能关闭冷却油泵和传送带。

6. 制冷系统开关间隔必须在 5 分钟以上，否则将对压缩机产生不可挽救的损坏。

（三）操作过程

序号	步骤	操作方法及说明	质量标准
1	开机前准备	（1）检查所需接丸盘安装到位 （2）检查合适规格的丸筛 （3）检查装丸袋及装丸桶 （4）检查脱油用布袋	（1）接丸盘已安装到位 （2）合适规格的丸筛已安装到位 （3）装丸袋装丸桶已准备到位 （4）脱油用布袋已准备到位

序号	步骤	操作方法及说明	质量标准
1	开机前准备	（5）检查滴头开关是否关闭 （6）检查油箱内的液体石蜡是否足够 （7）打开调料罐的装药口，装入已配好的药后关闭装药口	（5）滴头开关处于关闭状态 （6）油箱内的液体石蜡充足 （7）因工作时"调料罐"内部有压力，所以在向"调料罐"加药后，一定要将装药口的胶垫放置好，并拧紧装药口卡箍的螺栓，保证"调料罐"的整体密封性。在药液温度低于70℃时不可打开搅拌电机进行搅拌
2	开机操作	（1）开启电源，设置参数 （2）开启压缩空气阀门 （3）点击触摸屏上的主机搅拌 （4）缓慢扭动打开滴罐上的滴头 （5）称量丸重 	（1）生产所需的制冷温度、油浴温度、药液温度和滴盘温度等参数均根据生产工艺要求设置；调料罐、滴液罐、冷却柱顶部等部位的加热可以和冷却液的制冷同时进行，以缩短准备工作的时间 （2）使压缩空气达到0.7MPa的压力 （3）使搅拌器在工艺要求转速下工作 （4）使滴头下滴的滴液符合滴制工艺要求 （5）正式滴丸后，根据工艺，每小时取10丸称量丸重（先用罩绸毛巾抹去表面冷却油，再称量丸重），根据丸重调整滴速

续表

序号	步骤	操作方法及说明	质量标准
2	开机操作	（6）滤油 	（6）收集的滴丸在接丸盘中完成滤油
3	关机操作	（1）关闭滴头开关 （2）关闭控制面板上的制冷开关和油泵开关 （3）点击"气缸降"按钮，降下冷却柱 （4）在滴液罐下部放上接水盘 （5）向调料罐内注入热水，然后开始"搅拌" （6）点击"加料罐上料"，后打开、关闭"滴头"开关反复数次，直至滴制系统清洗干净，"调料罐"内的水全部流出，更换上已清洗干净的滴头 （7）关闭总电源 （8）关闭压缩空气阀门	（1）缓慢扭动滴头开关，使其处于关闭状态 （2）使控制面板上制冷开关和油泵开关处于关闭状态 （3）使冷却柱处于下降状态 （4）确保接水盘处于滴液罐正下方 （5）确保从装药口或进水口向调料罐内注入的热水水温在90℃以上 （6）为确保安全，加水清洗之前，一定要放空调料罐内的压缩空气后，方可打开调料罐的装药口，再注水清洗。否则，因调料罐内有气压，会出现安全事故 （7）总电源处于关闭状态 （8）压缩空气阀门处于关闭状态

续表

序号	步骤	操作方法及说明	质量标准
4	清场	(1) 场地及设备清洁 (2) 容器具清洁 (3) 清场记录填写完整	(1) 按清场记录进行清场作业 (2) 工具和容器清洁和摆放合理有序 (3) 清场记录填写准确完整
5	设备维护	(1) 清扫工作台面 (2) 检查电气箱	(1) 每班使用结束后，检查并确认工作台面无残渣 (2) 定期吹扫电气箱，检查接线，发现异常或松动及时处理

【**问题情境一**】某药厂在用 DWJ–2000D 滴丸机生产滴丸时，出现丸重偏重现象。请思考并分析原因和解决办法。

【**问题情境二**】某药厂在用 DWJ–2000D 滴丸机生产滴丸时，出现丸重偏轻现象。请思考并分析原因和解决办法。

【**问题情境三**】某药厂在用 DWJ–2000D 滴丸机生产滴丸时，出现滴丸呈扁形现象。请思考并分析原因和解决办法。

【**问题情境四**】某药厂在用 DWJ–2000D 滴丸机生产滴丸时，出现滴丸粘连现象。请思考并分析原因和解决办法。

【**问题情境五**】由我国自主研发创制、拥有自主知识产权的超高速微滴丸机，入选了"伟大的变革——庆祝改革开放40周年大型展览"，在第五展区——大国气象·中国制造成绩斐然展馆中展出。通过扫描二维码阅读中国经济网报道《天士力超高速微滴丸机入选改革开放40周年大型展览》，结合此报道，谈谈你对"中国智能制造"的理解。

微课4

(四) 学习结果评价

序号	评价内容	评价标准	评价结果（是/否）
活动一	开机前准备	检查所需接丸盘安装到位	
		检查合适规格的丸筛安装到位	
		检查装丸袋及装丸桶准备到位	
		检查脱油用布袋完好	

续表

序号	评价内容	评价标准	评价结果（是/否）
活动一	开机前准备	检查滴头开关是否关闭	
		检查油箱内的液体石蜡是否足够	
		打开调料罐的装药口，装入已配好的药后关闭装药口	
活动二	开机操作	开启电源，设置参数	
		开启压缩空气阀门	
		启动搅拌	
		打开滴罐上的滴头	
活动三	关机操作	关闭滴头开关	
		关闭控制面板上的制冷开关和油泵开关	
		降下冷却柱，在滴液罐下部放上接水盘	
		向调料罐内注入热水，然后开启"搅拌"	
		点击打开"加料管阀门"，后再打开、关闭"滴头"开关反复数次，直至滴制系统清洗干净，调料罐内的水全部流出，更换上已清洗干净的滴头	
		关闭总电源	
		关闭压缩空气阀门	
活动四	清场	场地及设备清洁	
		容器具清洁	
		清场记录填写完整	
活动五	设备维护	开机检查设备内部并紧固螺栓	
		清扫工作台面	
		检查电气箱	

五、目标检测

习题　　　答案

（一）单选题

1. 下列关于多功能滴丸机说法，错误的是（　　）

A. 结构紧凑，占地面积小　　　　　B. 只能制备 70mg 以下的小滴丸

C. 药液通过油浴恒温加热　　　　　D. 配有均质搅拌装置

E. 搅拌速度无级调节

2. 滴丸机滴制的丸剂偏重其原因最可能是（　　）

A. 药液太黏稠，搅拌时产生气泡　　B. 药液太黏稠，滴速过慢

C. 压力过小使滴速过慢　　　　　　D. 压力过大使滴速过快

E. 冷却液上部温度偏低

3. 下列关于多功能滴丸机操作手动运行的说法，错误的是（　　）

A. 当药液温度达到设定温度时，可点击触摸屏的"搅拌"开关，调料罐上部的搅拌电机开始工作，滴液搅拌到设定的时间后（如三分钟），即可进行下一道工序

B. 点击"上药管阀门"，系统进入加药状态。当药液达到滴液罐内部的上液位时，系统会自动关闭"上药管阀门"

C. 滴液罐中充满混合液后、制冷液液面上升到位、制冷温度达到所需值，当即可进行滴制

D. 滴制时先打开触摸屏"滴头"开关，再打开"传送带"开关，开始滴制

E. 首次滴制时应调整调节阀和滴制时间来控制丸重，调整滴制周期来控制滴速

4. 下列关于多功能滴丸机操作清洗环节的说法，错误的是（　　）

  A. 按顺序关闭：滴头开关→传送带→制冷系统→冷却油泵

  B. 将冷却柱降下，在滴液罐下部放上接水盘

  C. 从装药口或进水口向调料罐内注入适量90℃以上的热水，然后开始"搅拌"

  D. 进行清洗时，只需要点击打开"加料管阀门"使热水注入滴液罐内，打开"滴头"开关，使废水在压力的作用下流出即可

  E. 滴制系统清洗完毕，待调料罐内的水全部流出，更换上已清洗干净的滴头

（二）判断题

1. 多功能滴丸机正式滴丸后，每小时取丸10粒，用罩绸毛巾抹去表面冷却油，逐粒称量丸重，根据丸重调整滴速。（　　）

2. 加热保温系统中的加热介质，最高温度不得超过100℃。（　　）

3. 多功能滴丸机操作时，点击"制冷"开关，压缩机和风机开始工作，系统即刻就能进入制冷状态。（　　）

4. 多功能滴丸机冷却柱具有升降功能，便于滴头安装，并使滴头至液面具有适于不同药液的最佳滴距。（　　）

（三）多选题

1. 以下属于滴丸机结构组成的有（　　）

  A. 药物调制供应系统 B. 动态滴制收集系统 C. 循环制冷系统

  D. 电气控制系统 E. 在线清洗系统

2. 下列关于多功能滴丸机说法，错误的有（　　）

  A. "制冷"与"制热"过程不可同步进行

  B. 向调料罐加药后，不需要将装药口的胶垫放置好，只需拧紧装药口卡箍的螺栓即可

  C. 进行清洗时，只需点击打开"加料管阀门"使热水注入滴液罐内，打开"滴头"开关，使废水在压力的作用下流出即可

  D. 加水清洗之前，一定要放空调料罐内的压缩空气后，方可打开调料罐的装药口，再注水清洗

  E. 在药液温度低于70℃时不可打开搅拌电机进行搅拌

工作领域六 药物制剂包装

工作任务6.1　制剂内包装

职业能力6.1.1　能按规程调试、操作、维护颗粒包装机

PPT

一、核心概念

1. 内包装　指直接与药品接触的包装。内包装必须能保证药品再生产、运输、贮存及使用过程中的质量，且便于临床应用。

2. 制袋充填包装机　对软包装如薄膜、软包装用纸等材料，根据被包装物的需要，按照相应的尺寸，制成软袋并对被包装物进行包装的设备。

二、学习目标

1. 能表述制袋充填包装机的基本结构和工作原理。
2. 能说明三边封、四边封制袋充填包装机的性能特点。
3. 能按照标准操作规程调试、操作、维护4S1000多列四边封包装机。

三、基本知识

制袋充填包装机又称制袋包装机，常用于颗粒剂、散剂、片剂、胶囊剂、丸剂以及部分液体药剂等的包装。该类设备采用的包装材料为卷筒式塑料单膜、复合薄膜等，其中复合薄膜气密性、热封性和印刷性均较好，在药品包装过程中得到了广泛应用。对于不同的机型，可采用单卷薄膜成袋或两卷薄膜制袋的形式，以前者居多。

包装袋按基本结构形式可分为扁平袋和自立袋等，扁平袋适用于充填粉料、颗粒料、半流体物料包装，自立袋适用于液体类产品包装。药品包装袋常见形式如图6-1-1-1所示。

三边封扁平袋

四边封扁平袋

背封式扁平袋

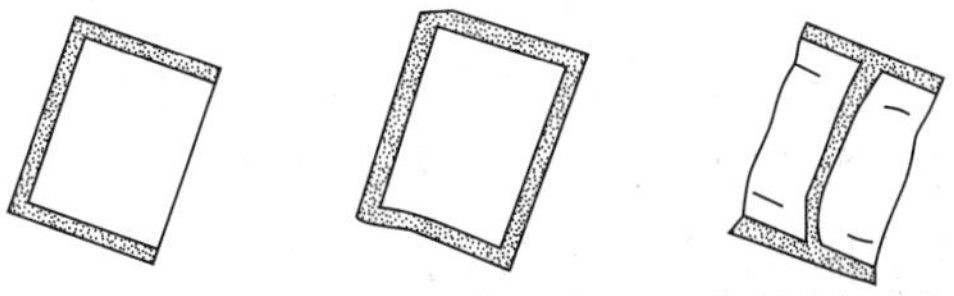

图6-1-1-1　药品包装袋常见形式示意图

制袋充填包装机的种类多种多样，包装原理却大同小异。按包装材料的走向分为立式和卧式两大类。下面主要介绍在颗粒剂、片剂包装中广泛采用的立式制袋充填包装机。

（一）立式制袋充填包装机

图6-1-1-2、图6-1-1-3所示均为立式制袋充填包装机，两个机型虽然在结构形式上有所不同，但工作流程及主要构成基本相同。立式制袋充填包装机工作流程如图6-1-1-4所示。主体结构

通常由包装薄膜供送装置、制袋成型器、物料供给计量装置、封口装置及切断装置等构成。

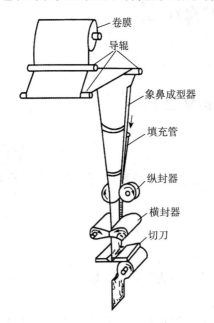

图 6 - 1 - 1 - 2　三边封制袋充填包装机

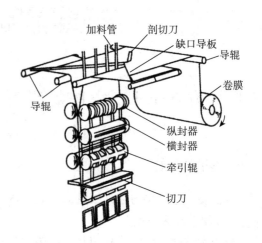

图 6 - 1 - 1 - 3　四边封多列制袋充填包装机

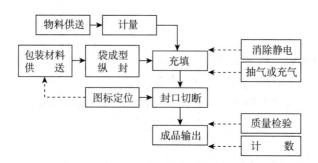

图 6 - 1 - 1 - 4　制袋充填包装机的工作流程

1. 包装薄膜输送装置　如图 6 - 1 - 1 - 2、图 6 - 1 - 1 - 3 所示，在牵引力的作用下，成卷的薄膜（卷膜）展开经导辊引导平展送出。导辊对薄膜起张紧平整及纠偏作用。

2. 制袋成型器　用来将平面包装材料折合成所要求的形状，需要具有能满足袋型需要、结构简单、成型阻力小及成型稳定性好的特点（图 6 - 1 - 1 - 5）。

微课1

3. 封口装置　对于塑料薄膜类包装材料，常用的封合方式为加热熔结，常见封口装置如下。

（1）滚轮式热封器　如图 6 - 1 - 1 - 2 所示，封口装置为两个内置加热元件的滚轮，滚轮表面加工有直纹、斜纹或网纹。滚轮连续进行回转运动时，对其间的薄膜加热、加压，使其封合。一般用于纵封，滚轮还兼具牵引薄膜前进的作用。

微课2

（2）辊式热封器　既可用于纵封又可用于横封。不同设备中结构形式有所不同，横封器（图 6 - 1 - 1 - 6）主要用于单列制袋充填包装机中的横封，其内装发热元件，工作时成对反向连续回转，旋转一周完成两次封合。图 6 - 1 - 1 - 6（a）所示的辊式热封器主要用于多列制袋充填包装机中的纵封，辊筒内部装有加热器，当两辊筒反向连续回转，薄膜在辊筒的牵引下，一边加热一边滚压形成多条纵向封合带。图 6 - 1 - 1 - 6（b）所示的辊式热封器主要用于多列制袋充填包装机中的横封，横封辊表面有两条或三条封合带，即每转一周封合两次或三次。

（3）板式热封器　结构最为简单，加热元件为矩形截面的板型构件。某些机型中纵封与横封可通过一对"L"形热合模板的压合同时完成。

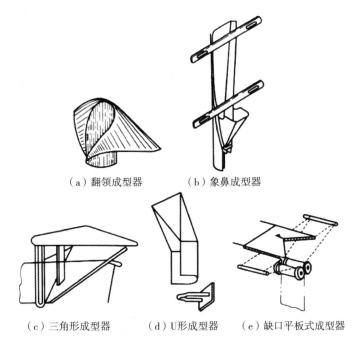

（a）翻领成型器　　　（b）象鼻成型器

（c）三角形成型器　　（d）U形成型器　（e）缺口平板式成型器

图 6-1-1-5　常见制袋器类型

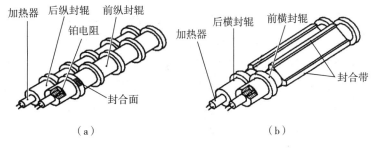

（a）　　　　　　　　　　（b）

图 6-1-1-6　辊式热封器

4. 送料计量装置　对于颗粒类物料主要采用量杯式定容计量，量杯容积可调（图 6-1-1-7）。粉末类物料常采用螺杆式计量机构。

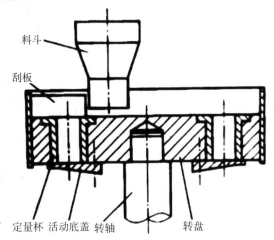

图 6-1-1-7　量杯计量示意图

5. 切断装置 常见的切断装置有两种形式。

（1）切刀与横封器组合在一起，在横封器的封合面中间，装嵌切刀，在热压封合的同时切断包装袋。

（2）在横封器的下方配置切断器，先进行横封再进行切断（图6-1-1-2，图6-1-1-3）。

滚刀式切断装置通过滚刀与定刀互相配合完成切断（图6-1-1-8）。此种切断方式常见于多列制袋充填设备的纵切刀。

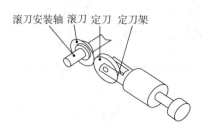

图6-1-1-8 滚刀切断装置示意图

（二）典型制袋充填包装设备

1. 三边封制袋充填包装机 薄膜经多道导辊引入象鼻成型器，在成型器下端薄膜逐渐卷曲成圆筒，接着被纵封器进行加热加压封合，同时纵封滚轮还进行薄膜的牵引。颗粒经量杯计量后由填充管导入袋内。横封器将其横向封口，封好的袋由切刀将料袋从横封边居中切断分开，得到三边封口袋（图6-1-1-9）。

除象鼻成型器外，U形、三角形成型器也常用于三边封制袋充填包装机中。

2. 四边封多列制袋充填包装机 分单列和多列机型两种，多列机型相当于若干台单列机的并联，随着列数的增加，生产效率可成倍增长。单卷筒多列四面封机型的剖切刀将运动的薄膜从中间剖切为两片，分成两路进入加料管两侧，纵封器将其纵封成若干圆筒状后充填物料，随后横封器将其横向封口，在牵引辊的作用下料袋向下移动，切刀将料袋切成独立的四边封产品（图6-1-1-10）。在横封器和切刀之间通常装有批号打印辊以打印产品批号。

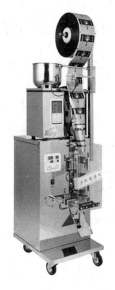

图6-1-1-9 三边封自动制袋充填包装机

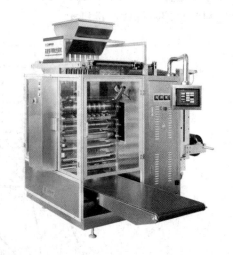

图6-1-1-10 四边封多列自动制袋充填包装机

三边封单列制袋充填包装机与四边封多列制袋充填包装机的性能见表6-1-1-1。

表 6-1-1-1　三边封单列、四边封多列制袋充填包装机性能特点

项目	三边单列封制袋充填包装机	四边封多列制袋充填包装机
成型器	象鼻形、U 形、三角形	缺口平板式、三角形
定量装置	可调量杯、螺杆	可调量杯、螺杆
纵封装置	滚轮式、板式	辊式
横封装置	辊式，"L"型纵、横封一体板式封合	辊式
切断装置	无纵切，横封器与切刀组合在一起或单独设置横切刀	滚刀式纵切，单独设置辊式横切刀
生产能力	包装速度较慢，生产能力小	包装效率高，生产能力大
应用特点	密封性好，适合体积较大/剂量较大物料包装；外观不对称，美观性较差	密封性好，造型美观，适合小体积/小剂量物料包装；袋内空间利用率相对较低，难以装入大体积物料

四、能力训练

（一）操作条件

1. 操作间温湿度、压差符合 D 级洁净区要求，介质仪表应均在校验合格周期内，压力表指针正常；压缩空气（压力：0.60~0.80MPa），滤芯更换状态卡应在有效期内。

2. 待包装颗粒、复合薄膜、4S1000 型多列四边封颗粒包装机。

3. 4S1000 型多列四边封条带包装机标准操作规程。

（二）安全及注意事项

1. 设备运转时，防护门、罩等均不得打开。

2. 设备运行过程中噪音较大，相关人员应佩戴耳罩或耳塞。

3. 停机后需打开压缩空气以避免复合膜因温度过高熔化后黏附在热封辊上影响传热。

微课 3

4. 纵、横热封辊表面黏附有熔化的复合膜时需用铜刷清扫干净。

5. 纵、横热封辊温度高、切刀锋利应注意生产安全。

6. 拆卸摆放模具须轻拿轻放，防止发生碰撞损伤模具。

（三）操作过程

序号	步骤	操作方法及说明	质量标准
1	开机前准备	（1）按照穿膜图示将复合膜穿好，送至纵横封加热辊处	（1）按设备中的安装图示进行安装，复合膜正反面安装正确，膜中心必须与剖切刀对齐，复合膜应平整，色标对齐

续表

序号	步骤	操作方法及说明	质量标准
1	开机前准备	（2）安装料斗、下料管、量杯等模具 （3）打开设备电源 （4）打开压缩空气阀门 （5）打开显示屏 （6）设置纵封、横封温度，启动加热 （7）安装批号印章 （8）点动 （9）在自动操作界面按照工艺要求设置生产速度、袋长、袋封合位置、批号打印位置、切刀位置等参数，开启色标读取 （10）纵横封达到加热温度时，空机试运行	（2）按操作规程进行安装、安装牢固无松动 （3）电源指示灯亮 （4）压力指示0.6MPa （5）操作界面打开 （6）依据工艺规程设置，温度开始升高 （7）依据批包装指令 （8）无卡机、无异常声音 （9）符合工艺规程 （10）机器运转平稳，复合膜正反面对齐，不褶皱、热合外观符合质量标准、批号有效期正确无误
2	开机	（1）加入颗粒 （2）打开吸尘器 （3）开机，通过装量调节旋钮调节颗粒装量 	（1）物料覆盖电眼 （2）吸尘器启动 （3）符合工艺规程

序号	步骤	操作方法及说明	质量标准
2	开机	（4）根据首袋检查结果，调节颗粒装量、袋封合位置、批号位置、切刀位置等 （5）正式生产	（4）依据质量标准 ①装量调节见开机部分的第三步操作 ②袋封合上下位置、批号位置、切刀位置可在操作界面进行调节，见开机前准备部分的第九步操作 ③袋封合左右下位置可通过膜左右调节旋钮调节，见本步骤图示 （5）正常生产
3	停机	（1）停止物料供应，排空物料后点击界面上的"停止"键 （2）打开压缩空气风冷，对纵横封器进行冷却降温 （3）关闭纵横封器加热 （4）纵横封温度降至室温时，关闭电源和压缩空气总阀门	（1）各部分停止工作 （2）风冷气流吹出 （3）纵横封器停止加热，温度开始降低 （4）电源指示灯熄灭，压力表回零
4	维护保养	（1）设备电源通电是否正常 （2）压缩空气管路 （3）检查传动皮带是否磨损 （4）检查纵横封加热辊网纹表面 （5）纵横封辊、纵横切刀、批号字头等转动情况	（1）电源指示正常亮起 （2）压力应符合要求≥0.6MPa （3）传动皮带无磨损、处于张紧状态 （4）没有融胶和异物 （5）转动无异常声音

【问题情境一】小袋包装颗粒剂在进行密封性检查时，发现封口不严，请分析主要原因并提出解决办法。

【问题情境二】使用4S1000型四边封颗粒包装机进行小儿氨酚黄那敏颗粒包装，在进行空袋检查时发现产品商标图案左右不居中问题，请分析原因并提出解决办法。

【问题情境三】使用4S1000型四边封颗粒包装机进行小儿氨酚黄那敏颗粒包装，在进行空袋检查时发现批号位置过低问题，请分析原因并提出解决办法。

【问题情境四】使用4S1000型四边封颗粒包装机进行小儿氨酚黄那敏颗粒包装时出现皱袋，请分析原因并提出解决办法。

【问题情境五】我国发布的《新型冠状病毒感染诊疗方案》第四版到第十版中，力荐中医药特色疗法，其中以"三药三方"最具有代表性。你知道"三药三方"分别是什么吗？对于中医药的发展和应用你有什么看法？

（四）学习结果评价

序号	评价内容	评价标准	评价结果（是/否）
活动一	开机前准备	按设备中的安装图示进行安装，复合膜正反面安装正确，膜中心必须与分卷板中心对齐，复合膜应平整，色标对齐	
		按规程安装模具，安装牢固无松动	
		按规程设置纵、横封温度，启动加热	
		按规程安装批号印章	
		点动试运行	

续表

序号	评价内容	评价标准	评价结果（是/否）
活动二	开机	加料时料仓内物料量覆盖电眼	
		生产过程平稳、安全	
		停机后，关闭气源、电源	
活动三	维护	总电源和设备电源通电是否正常	
		压缩空气管路无老化、泄露，压力达标	
		检查传动皮带无磨损	
		纵横封加热辊网纹表面无异物	
		纵横封辊、纵横切刀、批号字头等转动情况	

五、目标检测

习题　答案

（一）单选题

1. 以下自动制袋充填包装机的工作流程，正确的是（ ）

    A. 包材供送→纵封制袋→计量与充填→横封→切断

    B. 包材供送→计量与充填→纵封制袋→横封→切断

    C. 包材供送→计量与充填→横封制袋→纵封→切断

    D. 包材供送→纵封制袋→横封→计量与充填→切断

    E. 包材供送→横封制袋→计量与充填→纵封→切断

2. 下列不属于制袋成型器应具备特点的是（ ）

    A. 满足袋型需要　　B. 结构简单　　　C. 成型阻力小　　D. 稳定性好　　E. 结构复杂

3. 下列不属于常见制袋成型器的是（ ）

    A. U 型　　　　　　B. 三角形　　　　C. 象鼻型　　　　D. 翻领型　　　E. 平板型

4. 自动制袋充填包装机包装颗粒时常用的计量方式是（ ）

    A. 称重法　　　　　B. 量杯定量法　　C. 螺杆定量　　　D. 插管定量　　E. 计量泵定量个

（二）判断题

1. 自动制袋充填包装机中的横封器一般还兼具牵引功能。（ ）

2. 辊式热封合是自动制袋充填包装机的常见横封类型。（ ）

3. 一台多列四面封自动制袋充填包装机相当于若干台单列四面封包装机的并联。（ ）

4. 袋装颗粒在进行密封性检查时，出现漏气现象的原因是封合温度较低或封合压力不够。（ ）

（三）多选题

1. 自动制袋充填包装机的组成包括（ ）

    A. 包装薄膜供送装置　　　　　　B. 制袋成型器　　　　　　C. 物料供给计量装置

    D. 封口装置　　　　　　　　　　E. 切断分割装置

2. 操作 4S1000 型四边封条带包装机的安全注意事项包括（ ）

    A. 设备运转时，防护门、罩等均不得打开

    B. 设备运转时禁止触碰设备运动部分

    C. 若热封辊表面有复合膜溶胶，需用铜刷清扫干净

    D. 纵、横封器温度高、切刀锋利应注意生产安全

    E. 拆卸摆放模具须轻拿轻放，防止发生碰撞损伤模具

（四）思考题

制袋充填包装机除了药品包装，还可以用于哪些产品的包装？

PPT

职业能力 6.1.2　能按规程调试、操作、维护铝塑包装机

一、核心概念

1. 铝塑包装机　利用真空或正压，将透明塑料薄膜吸（吹）塑成与待装药物外形相近的形状及尺寸的泡罩，将药品用铝箔覆盖在泡罩中并热压封合的机器，又称泡罩包装机。可用来包装片剂、胶囊剂、丸剂等多种剂型药物。泡罩包装在气体阻隔性、透湿性、卫生安全性、生产效率、剂量准确性和延长药品的保质期等方面具有明显的优势。

2. DPP140A　铝塑包装机的型号按 JB/T 20023—2016 标注。

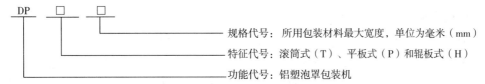

```
DP  □  □
                              规格代号：所用包装材料最大宽度，单位为毫米（mm）
                              特征代号：滚筒式（T）、平板式（P）和辊板式（H）
                              功能代号：铝塑泡罩包装机
```

　　　　A：表示经过第一次改进设计，140：所用包装材料最大宽度为140mm，P：平板式，DP：铝塑泡罩包装机。

二、学习目标

1. 能表述铝塑包装机各工序结构和工作原理及不同方式的异同。
2. 能说明 DPT、DPP、DPH 铝塑包装机的性能特点。
3. 能按照标准操作规程调试、操作、维护 DP140A 平板式铝塑泡罩包装机。

微课1

三、基本知识

（一）包装材料

固体制剂泡罩包装，根据成泡材料的不同分为铝塑型、铝塑铝型（即热带型）、铝铝型（冷冲压型）等，其间异同见表 6-1-2-1 和表 6-1-2-2。常见的板块尺寸是 78mm×56.6mm、35mm×110mm、64mm×100mm、48mm×110mm 等，板块上排列的药粒数大多为 10 粒/板或 12 粒/板，每个泡罩中一般装 1 粒，有时可放 2 粒或 3 粒。

表 6-1-2-1　铝塑包装材料

类型	常用包材	常用厚度（mm）	图示
成泡基材	PVC、PVDC、PP、COC、ALCAR	0.25~0.35	
铝箔	PTP、透析纸	0.22	

表 6-1-2-2　铝塑型、铝塑铝型、铝铝型包装形式对比

类型	工艺	包装材料			特点
铝塑	热成型塑料泡罩	硬膜	铝箔		(1) 单剂量包装,稳定可靠、安全、方便
		PVC、PET、PP、PE、COC、ALCAR	PTP		(2) PVC 对人体有影响 (3) PVC 阻隔性不理想
铝塑铝	热成型塑料泡罩 + 冷成型复合铝	硬膜	铝箔	SP 膜	弥补了传统铝塑包装中不阻光、阻水性差的问题
		PVC、PET、PP、PE、COC、ALCAR	PTP	聚乙烯铝塑复合膜	
铝铝	冷成型复合铝	双铝膜			有良好的气密性、防湿性和遮光性
		纯铝箔			

(二) 铝塑包装机

由于塑料膜多具有热塑性,在成型模具上使其加热变软,利用真空或正压,将其吸塑成与待装药物外形相近的形状及尺寸的泡罩,再将单位药物置于泡罩中,以铝箔覆盖后,用热压将无药物处(即无泡罩处)的塑料膜及铝箔挤压粘接成一体。根据药物的常用剂量,将若干粒药粒构成的板块(多为长方形)切割,即完成铝塑包装的过程。

铝塑包装机按成型方式可分为滚筒式和平板式,按热封合方式可分为滚筒式和平板式。平板式正压成型效果好于滚筒式真空成型,滚筒式热压封合在速度、可靠性等方面优于平板式热压封合。根据成型和热封的方法不同,将生产中常用的铝塑包装机分为辊筒式、平板式和辊板式三种铝塑包装机。

微课2

1. 平板式铝塑包装机　泡罩成型和热封合模具均为平板形,结构原理如图 6-1-2-1 所示,完成凹泡成型、加料、打批号、热封、压痕、冲裁等工艺过程(图 6-1-2-2)。在工艺过程中对各工序是间歇过程,就整体讲则是连续的。

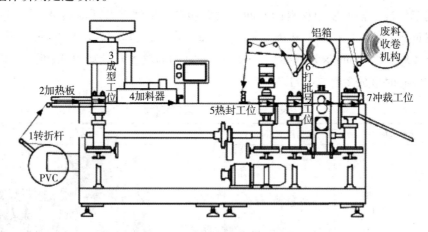

图 6-1-2-1　平板式铝塑包装机结构示意图

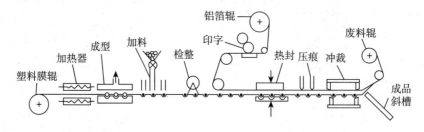

图 6-1-2-2　铝塑泡罩包装机工艺流程

（1）加热装置　塑料硬膜在通过模具板之前先经过加热，加热的目的是使塑料软化，提高其塑性。温度的调节视季节、环境及塑料薄膜的情况，通过电脑预先控制，通常加热温度调控在110～130℃，因为此范围内塑料薄膜具有足够的热强度和伸长率。温度的高低对成型泡罩的质量有影响，后者影响热封工序泡腔吻合，因此要求对温度控制相当准确。加热方式有辐射加热和传导加热（图6-1-2-3）。

（2）成型装置　成型是整个包装过程的重要工序，成型泡罩方式可分吸塑成型（负压成型）、吹塑成型（正压成型）、冲头辅助吹塑成型、凸凹模冷冲压成型四种（表6-1-2-3）。

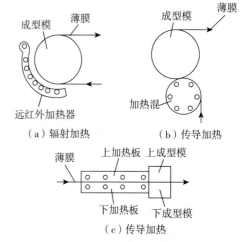

（a）辐射加热　　　（b）传导加热

（c）传导加热

图6-1-2-3　包装机加热方式

表6-1-2-3　泡罩成型方式对比

成型方式	成型基材	成型过程	适用模具	适用机型	特点
吸塑成型（负压成型）	PVC	利用抽真空将加热软化的薄膜吸入成型膜的泡罩窝内而完成泡罩成型	辊式	滚筒式	泡罩尺寸较小，形状简单，泡罩拉伸不均匀，顶部较薄
吹塑成型（正压成型）	复合铝	利用压缩空气将加热软化的薄膜吹入成型模的泡罩窝内而完成泡罩成型	平板式	平板式、辊板式	泡罩壁厚比较均匀，形状挺阔，可成型尺寸较大的泡罩
冲头辅助吹塑成型		借助冲头将加热软化的薄膜压入模腔内，当冲头完全压入时，通入压缩空气，使薄膜紧贴模腔内壁，完成泡罩成型		平板式	泡罩壁厚均匀、棱角挺阔、尺寸较大、形状复杂
凸凹模冷冲压成型		采用凸凹模冷冲压成型方法而完成泡罩成型			适用于刚性较大的复合铝材料（PA/ALU/PVC），泡罩壁厚均匀、棱角挺阔、尺寸较大

（3）药物充填装置　由加料器向成型后的泡罩中填充药物。加料器有带震荡圆盘的轨道加料器和滚筒加料器、软刷（通用）加料器、推板式加料器等（表6-1-2-4）。较普遍使用的是软刷（通用）加料器和轨道加料器。

表6-1-2-4　通用、圆盘式与喂料式加料器对比

类型	适用剂型	适用机型（铝塑包装机）	特点
轨道加料器	胶囊剂、片剂	平板式、辊板式	（1）速度高，更适于辊板式包装机 （2）更换品种或包装规格需更换落料板、扇形板 （3）结构简单 （4）加料器振动，导致素片产尘更适用于胶囊剂和包衣片（考虑素片设备配置3~4级除尘装置） （5）清洗方便（锁紧螺丝都是快捷式设计）
滚筒加料器			（1）速度高，更适于辊板式包装机 （2）更换品种或包装规格需更换道轨、加料辊 （3）结构较复杂 （4）加料器振动，导致素片产尘更适用于胶囊剂和包衣片（考虑素片设备配置3~4级除尘装置） （5）清洗方便（锁紧螺丝都是快捷式设计） （6）这种加料器更适于铝产品
软刷（通用）加料器			（1）速度适中，多用于平板式包装机 （2）更换品种不用更换加料器 （3）结构简单、操作方便 （4）速度调节不当，药物产生细粉，影响热封与美观 （5）清洗方便 （6）不适应用蓬松的片剂
推板式加料器	软胶囊、异型片、片剂		（1）速度低 （2）更换品种需更换推板、固定板、接料座 （3）结构较复杂 （4）速度调节不当，药物产生细粉 （5）清洗方便 （6）不适应用蓬松的片剂

（4）热封装置　当铝箔与塑料相对合后，靠外力加压，同时还需伴随加热过程，利用封合模具将二者压合。为确保压合表面的密封性，结合面上并不是面接触，而是以密点或线状网纹封合，使用较低压力即可保证压合密封，压合方式有双辊滚动热封合和平板式热封合两种形式。双辊滚动热封合，PVC带与铝箔由相互平行的滚筒状热封模具辊和网纹辊，在一定温度和压力作用下作啮合式对滚，完成热压封合。热封模具辊和网纹辊的接触为线性接触，所需要的压力相对较小。平板式热压封合，PVC带与铝箔由相互平行的平板状热封模具板和网纹板，在一定温度和压力作用下在同一平面内，完成热

压封合。热封模具板和网纹板的接触为面状接触，所需要的压力相对较大（图6-1-2-4）。

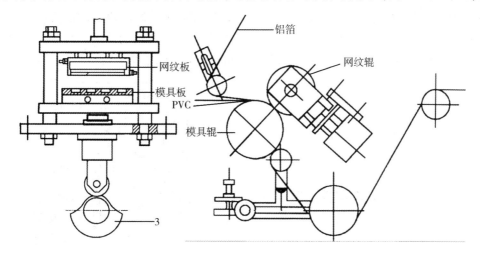

图6-1-2-4　平板式与辊板式泡罩包装机热封装置示意图

（5）冲裁装置　将封合后的带状包装成品冲裁成规定尺寸（即每板大小）的板块称为冲裁工序。为了节省包装材料，希望不论是纵向还是横向冲裁，尽量减少冲裁余边，因为冲裁余边不能再利用。由于冲裁后的包装片边缘锋利，常需将四角冲成圆角，以防伤人（图6-1-2-5），冲裁成品后所余的边角仍是带状，在机器上利用单独的收料辊杆将其收拢。

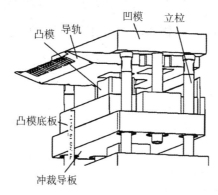

图6-1-2-5　铝塑泡罩包装机冲裁模具示意图

2. 滚筒式铝塑包装机　其结构原理如图6-1-2-6所示，泡罩成型模具和热封模具均为圆筒形，真空吸塑成型、线接触封合、消耗动力小、传导到药片上的热量少、连续包装，不适合深泡窝成型。

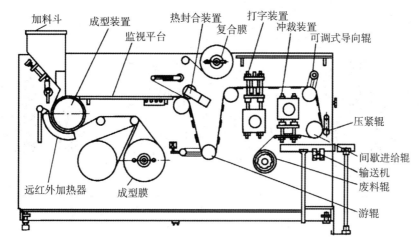

图6-1-2-6　滚筒式铝塑包装机结构示意图

3. 辊板式铝塑包装机 结合了滚筒式和平板式的优点，又克服了两种机型的不足。采用板式正压吹塑成型，泡罩质量好，辊式线封或点封，是目前先进的铝塑泡罩包装机。其结构原理如图 6-1-2-7 所示。辊板式铝塑包装机可以包装不同规格的片剂、胶囊、丸剂等药品，还可以包装小型的糖果等食品，是铝塑包装高速包装线的主流设备，应用广泛。

微课4

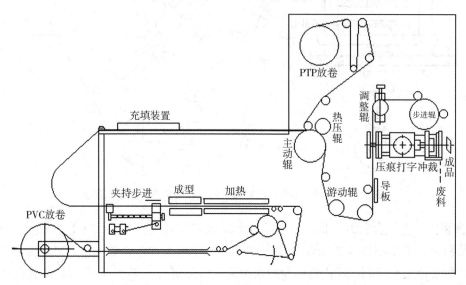

图6-1-2-7 辊板式铝塑包装机示意图

滚筒式、辊板式、平板式三种规格的铝塑包装机的性能特点见表6-1-2-5。

表6-1-2-5 滚筒式、辊板式、平板式三种铝塑包装机性能特点

项目	滚筒式	平板式	辊板式
成型方式	辊式模具，吸塑负压成型	板式模具，吹塑正压成型	板式模具，吹塑正压成型
成型压力	<1MPa	>4MPa	>4MPa
成型面积	成型面积小，成型深度10mm左右	成型面积大，形状复杂，可成型多排泡罩，采用冲头辅助成型，成型深度达36mm	成型面积大，形状复杂，可成型多排泡罩，采用冲头辅助成型，成型深度达36mm
热封	辊式热封，线接触，封合总压力较小	板式热封，面接触，封合总压力较大	辊式热封，线接触，封合总压力较小
薄膜输送方式	连续-间歇	间歇	间歇-连续-间歇
结构	结构简单，同步调整容易，操作、维修方便	结构较复杂	结构复杂
生产能力	生产能力小	生产能力较大	生产能力大，冲裁频率120次/分
图示			

四、能力训练

（一）操作条件

1. 检查内包间温湿度、压差；压缩空气（压力：0.60～0.80MPa）；循环冷却水供给正常。

2. DPP－140A 平板式铝塑包装机。

3. DPP－140A 平板式铝塑包装机标准操作规程。

4. 成品胶囊、周转筐、塑料网篮、PVC、PTP、工具。

微课5

（二）安全及注意事项

1. 泡罩包装机工作时，严禁将手伸入成型、热封、印字、裁切等运动部位，穿 PVC 膜时应注意加热部位，以免烫伤。

微课6

2. 在拆卸收废装置的包材尾料时，须确保收废装置已关闭，避免伤手事故发生。

3. 设备应单人操作，如两人操作，启动设备时，切记告知对方，以防事故发生；切忌多人共同操作一台铝塑包装机。

微课7

4. 发现机器故障，要及时停机处理，并通知维修人员，不得私自拆机。

（三）操作过程

序号	步骤	操作方法及说明	质量标准
1	卷筒材料安装	（1）组装 PVC 承料辊 （2）固定 PVC 承料辊 （3）PVC 卷材穿过加热、热封装置 （4）PVC 卷材安装顺序 （5）PVC 穿过收料折返杆 	（1）PVC 放料承料辊组装顺序：内紧固螺母、锥形压板、套筒、活动锥形压板、外调节螺母 （2）PVC 放料承料辊紧固手法：左手逆时针、右手顺时针用力，固定牢固，无轴向窜动现象 （3）加热板处于打开状态，操作者手部切记不要碰触加热板，以防烫伤 （4）PVC 穿过各工位顺序：放料重力摆杆、转折辊（导向辊）、加热成型工位、填充热风工位、印字牵引裁切工位、废料收卷机构 （5）废料转折辊、收料摆辊穿插方法顺序：收废转折辊1、收废重力摆辊、收废转折辊2、废料收卷承料辊

续表

序号	步骤	操作方法及说明	质量标准
1	卷筒材料安装	（6）安装收废料装置 （7）组装铝箔放料承料辊 （8）穿插铝箔转折辊、放料摆杆 	（6）废料穿过穿杆，安装外挡板，外挡板定位顶丝紧固，左右间隙各5mm左右 （7）铝箔放料承料辊组装同PVC （8）铝箔转折辊、放料摆杆穿插方法顺序：放料转折辊1（上）、放料重力摆辊、放料转折辊2（上）、放料转折辊3（上）、铝箔导向辊（下）、热封装置
2	开机操作	（1）开启空压，调节冷却水 （2）开启电源，设置参数 （3）调节加料电机速度，开启设备	（1）压缩空气阀全开，压力：0.60～0.80MPa，调节冷却水阀，使出水口水流成线 （2）开启电源，操作屏进入操作页面，按工艺指令单设置温度、主电机速度，开启加热1、加热2、加热3、电源和加料按键 （3）按工艺指令单调节加料电机速度，先点动后启动，开启设备
3	设备调试	（1）调整PVC及定位 （2）微调PVC定位情况 （3）调整铝箔定位 （4）微调铝箔定位情况 	（1）根据PVC成型情况，调节PVC放料承料装置，使成型泡罩大致处于PVC带中央 （2）调整放料转折辊上限位环的位置，使成型板块处于PVC带中央 （3）同样的方法调节铝箔放料承料装置，铝箔平整、大致覆盖PVC （4）调整铝箔微调旋钮，使铝箔平整、覆盖PVC

续表

序号	步骤	操作方法及说明	质量标准
3	设备调试	（5）调整泡腔吻合 （6）调整冲裁工位 （7）正常生产	（5）调整热风下模块位置，成型泡罩落于热风下模模腔内，晃动成型下模，泡腔吻合，紧固下模固定块 （6）前后调节冲裁装置箱体，使成品铝箔板前后热封边距相当 （7）放料阀全开，铝塑包装机正常生产
4	设备维护	开机检查： ①设备内部 ②油位 ③紧固螺栓 （2）点润滑 	（1）开机前检查 ①设备内部保持清洁：无油污、无细分、无杂物 ②油槽中保持油位 ③按点检查检查示意图，检查各部位紧固螺栓，有无松动现象 （2）每班按点润滑示意图用食用级润滑油对 A 类润滑点进行润滑

续表

序号	步骤	操作方法及说明	质量标准
4	设备维护	（3）锁紧凸轮箱 （4）清理网纹板 （5）检查电气箱	（3）调整凸轮箱完毕后，要将箱体锁紧 （4）关机时，加热状态下，用铜丝刷清理网纹板 （5）定期吹扫电气箱，检查接线，发现异常或松动及时处理

【问题情境一】DPP140A 铝塑泡罩包装机在正常工作过程中，突然发现成型装置有啸叫现象，而且远离 PVC 加热装置的成型泡罩偏小。请思考并分析原因和解决办法。

【问题情境二】批号为 GT200315（规格：10mg）的吡罗昔康肠溶片，在 DPH260 生产线上进行生产，发现泡罩中存在漏粉现象。请思考并分析原因和解决办法。

【问题情境三】DPP140A 铝塑泡罩包装机成型装置调整完成后，重新开机，发现有压泡现象。请思考并分析原因和解决办法。

【问题情境四】在 DPP140A 铝塑泡罩包装机上，一批 0.15g 的罗红霉素胶囊（1#胶囊）包装完成，更换为 0.25g 的克拉霉素胶囊（2#胶囊），在调试设备过程中，发现铝箔错位。请思考并分析原因和解决办法。

【问题情境五】世界著名的发明家爱迪生曾说过："天才是百分之一的灵感，百分之九十九的血汗。"一个仅受过中等教育的农家子弟，从泥泞的乡村走出，刻苦自学发明了国内首创的多功能辊板式自动泡罩包装机，并获得三项国家专利，在科技界引起强烈反响。他，

微课8

就是瑞安市江南包装机械厂厂长杨益君。通过扫描二维码阅读《他从乡村走来》，结合杨益君的故事，谈谈你对"工匠精神"的理解。

（四）学习结果评价

序号	评价内容	评价标准	评价结果（是/否）
活动一	成型工位调试	成型凸轮处于上止点	
		四个盖形螺母沿对角线均匀加压	
		无明显漏气现象	

续表

序号	评价内容	评价标准	评价结果（是/否）
活动二	热封工位调试	泡罩成型质量良好	
		热封气缸处于上止点	
		热封凸轮处于上止点	
		避免用手触动热封下模	
		铝箔平衡辊调节旋钮均匀调节	
		铝箔均匀张紧、平整无皱	
		泡腔吻合	
活动三	冲裁工位调试	成品铝箔板出板流畅	
		铝箔板前后热封边距相当	
		锁紧冲裁凸轮箱	

五、目标检测

习题　　　　　答案

（一）单选题

1. 药品的铝塑包装中，铝箔板出现下列问题时，可能导致药品不安全的是（　　）

　　A. 个别批号浅或距离下边缘过近　　　　B. 铝箔印字有磨痕

　　C. 网纹过浅　　　　　　　　　　　　　D. PVC 泛白或有折纹

　　E. 边缘有毛刺

2. 某药厂板蓝根含片的泡罩包装采用的是铝箔（PTP）－聚氯乙烯（PVC）硬片，此包材的选择可能并非最佳方案，原因在于（　　）

　　A. PTP 的铝箔层厚度不够　　　　　　　B. PTP 的黏合层黏和强度不够

　　C. PTP 的保护层涂布不均匀　　　　　　D. PVC 阻隔水蒸气的性能不理想

　　E. PTP 阻隔水蒸气的性能不理想

3. 高速铝塑泡罩包装机如果热封时间太短，PTP 与 PVC 之间就会热封不充分。为此，国家标准规定的热封时间为（　　）

　　A. 0.5 秒　　　　　　　　B. 0.8 秒　　　　　　　　C. 1 秒

　　D. 1.2 秒　　　　　　　　E. 1.5 秒

4. 要达到理想的热封强度，就要设置一定的热封压力。如果压力不足，不但不能使产品的 PTP 层与 PVC 充分黏合热封，甚至会使气泡留在两者之间，达不到良好的热封效果。国家标准规定的热封压力为 $0.2 \times 10Pa$，DPP－140A 铝塑泡罩包装机热封压力来源于（　　）

　　A. 弹簧　　　　　　　　　B. 压缩空气驱动气缸　　　　C. 真空泵

　　D. 电机　　　　　　　　　E. 模具自身重量

（二）判断题

1. 成型板、热封合板及网纹板表面的异物应及时清除，模具清理应该用木制或竹制品刮除。为保证热封质量和避免损坏模具，可以用尖锐金属器件刮铲。（　　）

2. 在使用中，成型出来的泡不符合工艺要求，可以不断提高加热板温度。（　　）

3. 在调整冲裁时，应将压力调整至死点，以保证冲裁动作完成。调整至死点对设备无影响。（　　）

4. 设备发生故障后，自己不能排除的应立即与负责该区域的维修人员联系，在排除故障时，不能离开工作岗位，应与维修工一起分析及调整，并详述故障的发生的原因。（　　）

（三）多选题

1. 影响铝箔热封的主要因素有（　　）

    A. 铝箔　　　　　　　　　B. 热封压力　　　　　　　　　C. 热封时间

    D. 热封温度　　　　　　　　E. 硬片

2. 在铝塑包装过程中需关注的注意事项有（　　）

    A. 注意冲切位置要正确、批号及有效期要清晰、压合要严密，点线密合纹清晰

    B. 包好的铝塑板注意不要过分挤压，以免刺破铝箔

    C. 在成型操作过程中，必须要有 PVC 片和铝箔在热封下模和热封上模（网纹板）之间才可以打开热封开关，否则会损坏主动辊模具

    D. 无论发生任何故障，必须先关闭电源再进行检查，排除故障后，先点动试机，正常后方可开机

    E. 为保证设备操作工进行日常维护保养，规定每班工作结束前和节假日放假前的一定时间内，要求操作工进行设备保养

（四）思考题

按下图所示设备，用红色带箭头线条标出 PVC 的穿布图，用蓝色带箭头线条标出铝箔的穿布图。

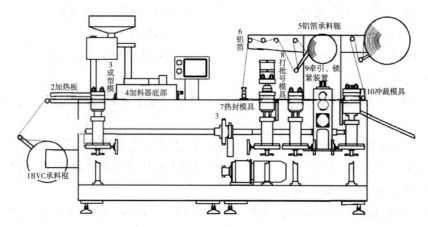

工作任务 6.2　制剂瓶包装

职业能力 6.2.1　能按规程调试、操作、维护数粒机

PPT

一、核心概念

1. 瓶包装　用瓶子作为容器进行药物包装的方法，瓶子通常由玻璃或塑料制成，具有一定的耐压和耐腐蚀性能，可根据包装需求进行不同形状和容量的定制，同时需要配备相应的密封和开封装置。

2. 数粒机　在制剂包装过程中对片剂、胶囊、中药丸剂等固体制剂进行计数、装瓶的设备。

二、学习目标

1. 能表述数粒机的结构、工作原理及异同。

2. 能按照标准操作规程调试、操作、维护 CF – 1220 型多通道光电式电子数粒机。

3. 能解决光电式数粒机使用过程中的常见问题。

三、基本知识

数粒机在固体制剂瓶装包生产线中承担着药粒的计数功能。根据计数原理不同，可分为机械筛动式数粒机、光电式数粒机和基于视觉检测技术的视觉数粒机三种。其中机械筛动式数粒机是经典和基础数粒设备，多通道光电式电子数粒机技术成熟，计数快而准，国内外普遍应用；视觉数粒机是新型数粒设备，可进行高速、高效、高精度的在线计数检测。

（一）筛动式模板数粒机

筛动式模板数粒机采用模板上预制一组与被计量药品形状相同的孔进行计数。

筛动式模板数粒机主要由数粒圆盘（由带围边的平底圆盘和数粒模板组成）、接料通道、落料斗、电机及传动部分等组成［图 6 – 2 – 1 – 1（a）］。数粒圆盘倾斜安装，圆盘内安装数粒模板，模板上的扇形区内开有小孔，每组的孔数依每瓶的装量数决定［图 6 – 2 – 1 – 1（b）］。工作时，数粒圆盘在偏心振动机构的带动下进行筛动填充，使每个小孔填充一粒药，同时在传动电机的带动下，数粒圆盘按相反方向旋转药粒到接料通道处，落入药瓶完成分装。为提高分装速度，数粒圆盘一般做成两个，称为两头筛动式模板数粒机［图 6 – 2 – 1 – 1（c）］。

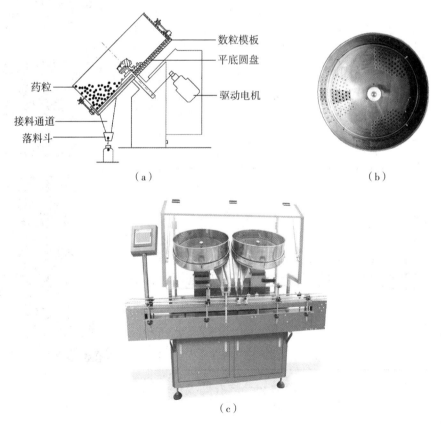

图 6 – 2 – 1 – 1　筛动式模板数粒机示意图

（二）多通道光电式电子数粒机

多通道光电式电子数粒机整体结构如图 6 - 2 - 1 - 2 和图 6 - 2 - 1 - 3 所示，其主要功能部件见表 6 - 2 - 1 - 1。

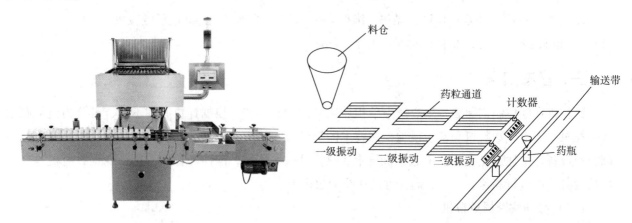

图 6 - 2 - 1 - 2　多通道光电式电子数粒机　　　　图 6 - 2 - 1 - 3　多通道光电式电子数粒机结构示意图

表 6 - 2 - 1 - 1　光电电子数粒机结构组成及功能

结构组成	功能	图示
升降系统	调整落料口与瓶口之间的间隙，保证药粒在进入瓶子的过程中不会溅出或漏掉	
料仓	储存药粒，正面有观察窗，用来观察仓内药粒位置，以决定是否加料。正面底部是仓门，其开口大小可调	
三级振动供给系统	主要由三个依次连接的振动轨道组成，调整每一级的振动频率，使物料到达数粒头时，能以单列无间隙较快速度跌入检测通道。振动频率越高，物料的运行速度越快	

续表

结构组成	功能	图示
计数装置	主要由光电检测系统、通道阀门等组成。基于光电效应原理，进入光电接收器的光纤被遮断，则表明一个药粒通过了检测区，把一次遮断记录为一个产品，从而计录落下的药粒数量	
落料系统	主要由下料斗、料杯、落料阀门组成，将计量好的药粒送入药瓶中	
瓶子定位气动控制系统	瓶子定位气动控制系统主要由两个正位气缸及其定位调节装置组成。完成挡瓶和放瓶，实现瓶子的定位和放行	
光电传感器	也称测物电眼，安装在料仓内和输送轨道上方，分别用于检测料仓内药粒量和瓶子的状态，实现缺料报警和倒瓶不罐装	

2. 工作原理　如图6-2-1-4所示，工作时，人工或自动将药粒装入料仓，通过调整三级振动给料器的振动频率，使药粒沿槽板轨道有序运动，连续不断地下滑并落入检测通道内。每个检测通道安装一个检测计数器（检测电眼），通过计数并收集在下料阀门（料门）上。达到设定装瓶量时，通道阀门关闭，同时下料阀门打开，使下料斗内的药粒通过料杯落入停在其下的药瓶内。之后下料阀门关闭，通道阀门打开，驱动挡瓶气缸使

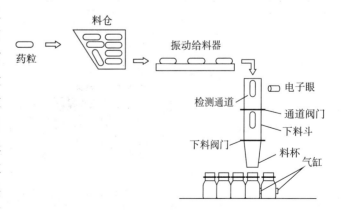

图6-2-1-4　电子数粒机的工作原理

药瓶下移一个瓶位，如此循环，完成药粒的计数装瓶过程。

3. 特点

（1）准确率高、适用范围广，可以对片剂（包括异型片）、胶囊、软胶囊（透明、不透明）、丸剂进行计数装瓶。

（2）振动式下料不损伤药品。

（3）智能化程度高，具有无瓶不数、故障自检等多项检测报警控制功能。

（4）更换品种方便，可自动升降，拆卸清场不需任何工具，方便快捷。

筛动式模板数粒机和多通道光电式数粒机的性能特点比较见表6-2-1-2。

表6-2-1-2 筛动式模板数粒机和多通道光电式数粒机的性能特点比较

项目	筛动式模板数粒机	多通道光电式数粒机
数粒方式	空位法筛动式数粒，数粒模板每组孔的数量决定装瓶量	光电式数粒，装瓶量可根据要求在一定范围内任意设定
核心部件	数粒圆盘	光电计数传感器
结构特点	结构简单、更换品种时需更换数粒圆盘等模具	结构复杂、智能化程度高、更换品种时无须更换模具
生产能力	转盘转速有限制，数粒速度较慢	数粒速度快，通道不同数粒速度不同
应用范围	圆形片剂、硬胶囊剂等固体制剂	片剂（包括异型片）、硬胶囊剂、软胶囊（透明、不透明）、丸剂
应用特点	对药品有磨损，容易出现缺粒现象。适合于产量小、品种单一、批量大的产品	对药品无损伤、无污染。应用灵活，适合于小批量、多品种生产模式

四、能力训练

（一）操作条件

1. 操作间温湿度、压差符合D级洁净区要求，介质仪表应均在校验合格周期内，压力表指针正常；压缩空气（压力：0.60~0.80MPa），滤芯更换状态卡应在有效期内。

2. CF-1220型电子数粒机、包装材料、待包装药粒。

3. CF-1220型电子数粒机标准操作规程。

（二）安全及注意事项

1. 设备运转时，防护门、罩等均不得打开。

2. 设备运转时禁止触碰设备运动部分。

微课

3. 开机前，必须仔细检查设备，清除机上所有杂物，尤其要确保运转部位无夹杂物和障碍物。

（三）操作过程

表6-2-1-2 CF-1220型电子数粒机的操作过程

序号	步骤	操作方法及说明	质量标准
1	开机前准备与设备调试	（1）打开气源开关阀门，接通气源 （2）打开电源开关，接通电源，点击复位按钮，使设备恢复初始状态 （3）调节料杯位置	（1）压缩空气压力值为0.6MPa左右 （2）电源指示灯亮 （3）使料杯口与瓶口中心线对齐，落料时瓶口进入料杯口内

续表

序号	步骤	操作方法及说明	质量标准
1	开机前准备与设备调试	（4）调节挡瓶装置间距 （5）调节倒瓶电眼 （6）点击操作界面上"点动"按钮，试运行 （7）将操作界面调至参数设置，设置各参数值	（4）挡瓶装置之间的距离与瓶子直径相等 （5）瓶子躺倒或倒立时电眼应闪烁红灯，瓶子正立时电眼应闪烁绿灯 （6）无卡顿、无异常振动和声音 （7）符合生产指令要求
2	开机生产	（1）加入待包装药粒 （2）点击操作界面上的"启动"键，开机生产	（1）物料覆盖测物电眼 （2）开始数粒分装
3	停机	（1）停止包材供应，点击操作界面上的"停止"键，清出物料 （2）关闭电源和压缩空气阀门	（1）各部分停止工作 （2）电源指示灯灭、压力表回零
4	维护保养	（1）生产前，检查上一班设备运行记录，以便排除故障隐患 （2）检查压缩空气阀是否有异常 （3）各机构是否有异常振动或声响 （4）检查紧固件是否松动 （5）严格按照数粒机清洁规程进行设备清洁	（1）设备运行记录填写完整 （2）压力达标 （3）无异常振动和异常声音 （4）无松动 （5）符合数粒机清洁标准操作规程要求

【问题情境一】某药企在进行中药丸剂塑瓶包装时，数粒机出现倒瓶现象，应如何解决？

【问题情境二】某药企在进行胶囊剂的塑瓶包装时，数粒后胶囊在料杯内堵塞，无法下料至瓶内，应如何解决？

【问题情境三】某药企在进行中药丸剂塑瓶包装时，丸剂数粒不准确，可能是什么原因造成的？应如何解决？

【问题情境四】在生产过程中，操作人员不可擅自更改数粒机的工作参数，以免造成多计数、双重检测、产品重叠等计数错误。对此要求你是怎么理解的？

（四）学习结果评价

序号	评价内容	评价标准	评价结果（是/否）
活动一	设备调试	料杯与瓶口的中心线重合，落料时，瓶口进入料杯口内	
		两个挡瓶装置之间的距离与瓶子直径相等	
		瓶子躺倒或倒立时倒瓶电眼应闪烁红灯，瓶子正立时电眼应闪烁绿灯	
		点动试运行	

续表

序号	评价内容	评价标准	评价结果（是/否）
活动二	生产操作	加料时料仓内物料量覆盖电眼	
		生产过程平稳、安全	
		停机后，关闭气源、电源	
活动三	维护	压缩空气管路无老化、泄漏，压力达标	
		设备运行无异常振动和声音	

五、目标检测

习题　　答案

（一）单选题

1. 光电式电子数粒机中三级振动装置的作用是（　）

　A. 将计量好的药粒送入瓶中

　B. 检测并计录落下的药粒数量

　C. 使药粒沿输送轨道以一定的速度呈一条直线下行

　D. 实现瓶子的定位和放行

　E. 调整落料口与瓶口之间的间隙

2. 光电式电子数粒机的电眼是基于（　）原理进行计数的

　A. 光电效应　　　　　　　　B. 机械振动

　C. 高速摄像　　　　　　　　D. 温度效应

　E. 空化效应

3. 筛动式数粒机装瓶粒数由（　）决定

　A. 数粒转盘的大小　　　　　B. 转盘上总开孔数量

　C. 圆盘上每组开孔数量　　　D. 转盘上开孔组数

　E. 瓶子

4. 光电式药粒计数结束后，（　）打开，药粒进入瓶中

　A. 气缸　　　　　　　　　　B. 电眼

　C. 落料杯　　　　　　　　　D. 通道阀门

　E. 落料阀门

（二）判断题

1. 光电式电子数粒机的两个挡瓶装置之间的距离应与瓶子直径相等。（　）

2. 光电式电子数粒机在对药粒计数时，通道阀门和下料阀门均需关闭。（　）

3. 光电式数粒机在改变装瓶数量时无须更改设备零件。（　）

4. 筛动式数粒机的转速越快，分装速度越快、效率越高。（　）

（三）多选题

1. 下列因素中，会造成光电式电子数粒机数粒不准的有（　）

　A. 料仓闸门开启过大　　　　B. 料门闸门开启过小

　C. 排料时间过短　　　　　　D. 通道阀门故障

　E. 计数传感器线路故障

2. 转盘式数粒机改变装瓶粒数时需更换和调整的有（　）

　A. 数粒转盘　　　　　　　　B. 落料斗下口位置

　C. 定瓶器位置　　　　　　　D. 机架

　E. 电动机

（四）思考题

高速视觉数粒机是基于视觉检测技术的新型数粒机，请查阅相关资料比较其与光电式电子数粒机的异同，并完成下表。

项目	光电式电子数粒机	高速视觉数粒机
主要结构		
工作过程		
优点		
缺点		

职业能力 6.2.2 能按规程调试、操作、维护贴标机

PPT

一、核心概念

1. 贴标机 在制剂包装过程中将成卷的标签贴在塑料瓶或玻璃瓶上并印上产品批号、生产日期和有效期等信息的设备。

2. 不干胶标签 以薄膜、纸张或特种材料为面料（标签正面，可印刷图文），背面涂有黏合剂，以涂硅底纸为保护纸的一种复合材料，经过印刷、模切等加工工序后完成的成品标签。

二、学习目标

1. 能表述立式圆瓶不干胶贴标机的结构及工作过程。
2. 能按照标准操作规程调试、操作、维护 S - 700 高速回转式贴标机。
3. 能排除 S - 700 高速回转式贴标机常见故障。

三、基本知识

药品在进行塑料瓶或玻璃瓶分装之后需要贴上标签，标签是药品包装的一部分，用于标识药品的品名、厂家、批号、生产日期、有效期等基本信息。药品包装过程中最常用的标签是不干胶标签，以成卷的形式制作，标签在底纸上定距排列，绕成卷状，使用时标签与底纸剥离，标签即贴到瓶上（图 6 - 2 - 2 - 1）。

不干胶贴标机的形式有多种，下面主要介绍立式和卧式圆瓶贴标机。

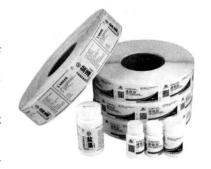

图 6 - 2 - 2 - 1 不干胶标签卷示意图

（一）立式圆瓶不干胶贴标机

1. 主要结构 立式圆瓶不干胶贴标机主要由输送机构、分瓶装置、供标装置、滚贴装置、传感器及微机控制系统等组成（图 6 - 2 - 2 - 2）。

微课 1

（1）**输送装置** 常见的输送方式有传送带直线式输送和星盘回转式输送两种（图 6 - 2 - 2 - 2，图 6 - 2 - 2 - 3）。输送机构的作用是将产品输送到贴标位置，贴标后，再输送到滚贴装置（覆标机构）。

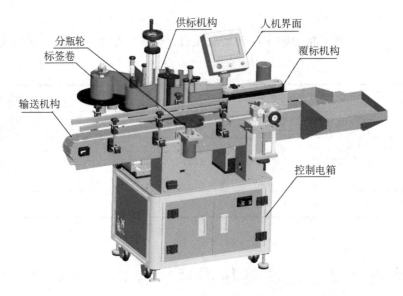

图 6 - 2 - 2 - 2　直线式立式圆瓶不干胶贴标机结构示意图

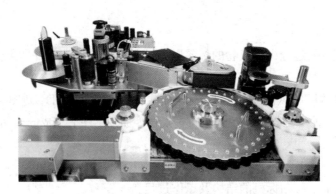

图 6 - 2 - 2 - 3　S - 700 高速回转式贴标机

（2）分瓶装置　有分瓶轮和分瓶螺杆两种形式，直线式贴标机常用分瓶轮，回转式常用分瓶螺杆。其作用是调整瓶子间距，避免瓶子在贴标过程中漏贴标签。

（3）供标装置　也称贴标头，为贴标机的核心部件，完成标签输送、信息打印和底纸回收等功能（图 6 - 2 - 2 - 4）。其组成及各部分功能见表 6 - 2 - 2 - 1。

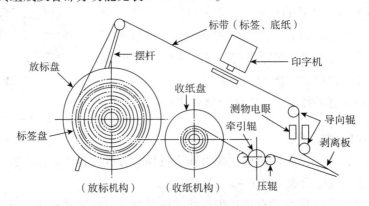

图 6 - 2 - 2 - 4　供标装置结构示意图

表6-2-2-1　供标装置组成及各部分功能

序号	名称	功能
1	放标盘	用于放置卷装标签
2	摆杆	摩擦制动装置（刹车）的一部分，控制放标盘的转动
3	导向辊	绕行标签，自动导正标签，防止跑偏
4	测物电眼	检测标签，发出信号以控制牵引机构的工作
5	剥标板	剥离标签
6	牵引辊	牵引标带底纸，提供剥标动力
7	收纸机构	回收标签底纸
8	打印机	打印批号、有效期等信息

在瓶子到达与标签相切位置时，步进电动机启动，带动牵引辊拉动底纸，当标带上的拉力大于摆杆末端的弹簧拉力时，摆杆顺时针摆动。由于摆杆顺时针摆动，刹车带与放标盘中心轴脱离，放标盘在标带的拉动下转动。当一个标签完全经过时，测物电眼发出步进电动机停转信号，此时由于摆杆末端的弹簧拉力作用使摆杆复位，刹车带重新抱紧放标盘中心轴，放标盘停转。

（4）滚贴装置　又称覆标机构，对圆瓶进行搓滚式覆标，将脱离底纸的标签均匀、平整地贴敷在圆瓶上。

（5）传感器及微机控制系统　传感器及微机控制系统也是贴标机的重要组成部分，传感器分别检测瓶子和标签信号，并将信号传送至微机控制系统以实现瓶子的检测、打印装置及牵引机构的启动、控制标带的张力、显示瓶子的数量、协调各电动机之间的速度关系和安全报警等工作。

2. 工作原理　瓶子由理瓶机送入贴标机传输带后，经过分瓶轮后间隔适当的距离。当瓶子经过测物电眼时，电眼发出信号，信号经过处理后，在瓶子到达与标签位置相切时，牵引机构启动，标带向前运动，同时打印机工作，在标签上打印日期。如图6-2-2-5所示，当处于张紧状态的标带经过剥离板时，由于标带上的标签较硬，它不易沿剥离板急转弯，因此当标带的底纸急转弯时，标签由于惯性继续向前运动，与底纸分离，顺势与输送到位的瓶子粘贴，并进入覆标装置进行滚压，贴到

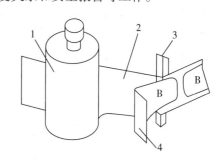

图6-2-2-5　立式圆瓶不干胶标签贴标示意图
1. 瓶体；2. 底纸；3. 剥离板；4. 标签

容器瓶上。当测标电眼检测到一个标签完全经过时，牵引机构停止工作，完成一个贴标工作过程。

3. 立式贴标机的特点　直立贴标，贴标切换灵活，操作简单，使用过程安全稳定，广泛应用于制药、食品、健康食品等行业圆形瓶的不干胶贴标。

（二）卧式圆瓶不干胶贴标机

与立式圆瓶不干胶贴标机的结构和工作过程大同小异，卧式圆瓶不干胶贴标机主要由分料机构、输送机构、贴标头、滚标机构、触摸屏、收料机构、电箱等组成（图6-2-2-6）。其贴标流程为：产品输送→分瓶→产品检测→贴标→滚贴→收产品。

微课2

卧式圆瓶不干胶贴标机瓶子"躺平"贴标，主要用于小型玻璃瓶、塑胶瓶等直径较小、直立不稳的产品，例如口服液瓶、滴眼剂瓶等。

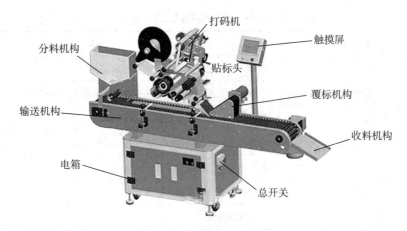

图 6 - 2 - 2 - 6   卧式圆瓶不干胶贴标机结构示意图

四、能力训练

（一）操作条件

1. 不干胶标签卷、待贴标半成品。

2. S - 700 高速回转式贴标机。

3. S - 700 高速回转式贴标机标准操作规程。

微课 3

（二）安全及注意事项

1. 开机前应清除机器上所有杂物。

2. 设备运转时，防护门、罩等均不得打开。

3. 标签印字后需要烘干加热，注意防止烫伤。

4. 设备运转时禁止触碰设备运动部分。

5. 在机器运行时，操作者（任何一个）若发现有异常情况应及时按下急停开关，并告知其他操作者。

（三）操作过程

序号	步骤	操作方法及说明	质量标准
1	开机前准备与设备调试	（1）打开总电源开关 （2）打开触摸屏开关 （3）打开压缩空气开关 （4）根据瓶子规格更换相应规格件	（1）电源指示灯亮 （2）可进入操作界面 （3）压力指示到 0.6MPa （4）各输送模块规格与瓶规格匹配，螺丝等紧固件无松动，确保各模块顺利衔接，无卡顿和异常摩擦、声音，瓶子能顺利输送，不拥挤

续表

序号	步骤	操作方法及说明	质量标准
1	开机前准备与设备调试	（5）调整倒瓶电眼的高度与位置 （6）按照标签绕行图示安装标签和回收纸 （7）根据当批产品瓶子规格设置出标长度等参数 （8）调整滚贴机构与瓶子之间的距离 （9）安装墨盒 （10）设置打印内容 （11）打开印字烘干开关 （12）出标测试，检查喷印信息	（5）倒瓶电眼高出瓶盖 3～5mm，光点位于瓶盖中心，两个倒瓶电眼之间的距离为瓶装直径的 1.5 倍，能识别倒瓶和缺瓶 （6）按照标签绕行图示安装标签并固定好底纸，标签处于张紧状态 （7）操作符合工艺规程要求 （8）瓶被压紧并能顺利向前输送 （9）打开墨盒保护盖安装墨盒，根据瓶子和标签规格调整墨盒位置 （10）符合批包装指令要求 （11）烘干装置启动 （12）喷印信息完整清晰
2	开机生产	点击操作界面上的"启动"键，开机生产	贴标生产开始
3	停机	（1）点击操作界面上的"停止"键 （2）关闭电源	（1）各部分停止工作 （2）电源指示灯灭
4	维护保养	（1）检查传送链板有没有破损 （2）检查所有机构、模具的螺丝是否已紧固 （3）检查传感器是否正常 （4）检查散热风扇运转是否正常 （5）检查电柜内部的接线端子应无松动	（1）传送链板完好、无破损 （2）紧固件无松动 （3）传感器可正常触发，信号正常 （4）风扇运转正常，无异响 （5）接线端子无松动

【问题情境一】贴标过程中出现断标现象，试分析原因及解决方法。

【问题情境二】贴标过程中出现漏贴，试分析原因及解决方法。

【问题情境三】贴标过程中出现翘签现象，试分析其原因及解决方法。

【问题情境四】贴标过程中出现喷码模糊现象，试分析其原因及解决方法。

【问题情境五】2021 年 1 月 27 日，FDA 官网公布一封某制药公司的注射剂召回通告。召回决定是基于一起产品投诉调查。投诉显示，一批批号为 C11507A 的产品，其小盒标识为苯磺顺阿曲库铵注射液（小盒中包含 10 个西林瓶），但发现部分小盒中的小瓶标签为盐酸去甲肾上腺素（100mg/10ml）。谈谈你对此事件的看法与认识。

（四）学习结果评价

序号	评价内容	评价标准	评价结果（是/否）
活动一	设备安装与调试	各输送模块规格与瓶子规格匹配、安装位置正确、无松动	
		按照标签绕行图示安装标签并固定好底纸，标签正反方向正确，处于张紧状态	
		根据实际情况调整滚贴机构与瓶子之间的距离，瓶子受到压紧力又不影响正常运动	
		墨盒无松动	
活动二	生产操作	生产过程平稳、安全	
		停机后，关闭气源、电源	
活动三	维护	输送链板无破损	
		各机构、模块紧固元件无松动	
		散热扇正常运转	

五、目标检测

习题　　答案

（一）单选题

1. 不干胶贴标机的核心部件是（　　）

　　A. 输送机构　　　　　　　B. 分瓶机构　　　　　　　C. 供标装置

　　D. 滚贴机构　　　　　　　E. 控制系统

2. 不干胶贴标机中滚贴机构的作用是（　　）

　　A. 标签的供送　　　　　　B. 涂抹黏合剂　　　　　　C. 回收底纸

　　D. 将标签贴在瓶上　　　　E. 牵引标签

3. 下述不干胶贴标机的贴标流程，正确的为（　　）

　　A. 产品输送→分瓶→产品检测→贴标→滚贴→收产品

　　B. 产品输送→分瓶→产品检测→滚贴→贴标→收产品

　　C. 产品输送→产品检测→分瓶→贴标→滚贴→收产品

　　D. 产品输送→分瓶→贴标→产品检测→滚贴→收产品

　　E. 产品输送→分瓶→滚贴→贴标→产品检测→收产品

4. 下列不属于供标装置组成的是（　　）

　　A. 放标盘　　　　　　　　B. 导向辊　　　　　　　　C. 牵引机构

　　D. 测物电眼　　　　　　　E. 分瓶轮

（二）判断题

1. 不干胶贴标机采用的是搓滚式贴标。（　　）

2. 口服液瓶常用卧式贴标机贴标。（　　）

3. 剥离板的作用是分离标签和底纸。（　　）

4. 贴标过程中标签连续向前运动。（　　）

（三）多选题

1. 不干胶贴标机的主要组成有（　　）

　　A. 输送机构　　　　　　　B. 分瓶机构　　　　　　　C. 供标装置

D. 滚贴装置 　　　　　　　　　E. 传感器和控制系统

2. 下列因素中，会造成贴标机漏贴的因素有（　　）

　　A. 测标电眼损坏 　　　　　　　　B. 测标电眼灵敏度较低

　　C. 标签走偏，不在电眼检测区域 　　D. 滚贴机构滚贴压力不足

　　E. 标签有刮伤

（四）思考题

药品包装过程中还有哪些工位需要贴标？试分析这些工位的贴标方法和设备与圆瓶贴标机之间的异同点。

PPT

职业能力 6.2.3　能按规程操作、维护瓶包联动线

一、核心概念

1. 瓶包联动线　又称数粒瓶装生产线，用来分装粒装药品，由理瓶机、数粒机、塞干燥剂（纸）机、旋盖机、封口机、贴标机等单机组成，适用于片剂、胶囊剂、丸剂等固体制剂的包装。

2. 理瓶机　将杂乱无章的瓶子经理瓶机构整理成瓶口朝上，并整齐有序地输送至下位机的设备。

3. 旋盖机　通过自动理盖、自动落盖、戴盖、旋盖等工序将瓶盖旋紧在瓶口上的设备。

4. 电磁感应铝箔封口机　通过电磁感应加热原理使铝箔瞬间产生高热，熔化复合在铝箔上的高分子材料，并使铝箔和瓶口粘连在一起的设备。

二、学习目标

1. 能表述瓶包联动线的组成及工作过程。

2. 能按照标准操作规程操作、维护瓶包联动线。

3. 能解决瓶包生产过程中的常见问题。

三、基本知识

瓶包装是药物制剂的主要包装形式，瓶包联动线一般由理瓶机、多通道电子数粒机、旋盖机、塞干燥剂机、电磁感应铝箔封口机、立式圆瓶贴标机等组成（图 6-2-3-1）。

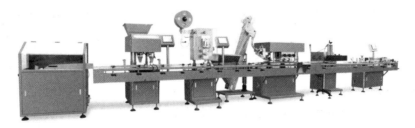

图 6-2-3-1　药品瓶包生产线

（一）理瓶机

理瓶机按照瓶子的形状可分为圆盘式理瓶机和直线式理瓶机。圆盘式理瓶机主要用于圆瓶理瓶。直线式理瓶机可用于圆瓶、方瓶及异形瓶等瓶容器。

1. 圆盘式理瓶机　主要由理瓶装置、拨瓶装置、出瓶装置、机架及电气控制系统等部件组成（图

6-2-3-2）。瓶子经提升机输送至理瓶机，理瓶转盘通过旋转将瓶子向出瓶口输送，由翻瓶装置自动将瓶口朝下瓶底朝上的瓶子进行翻转，将瓶子理成瓶口向上输出。理瓶过程中拨瓶装置常转，将未进入转盘半圆槽的瓶子扫除，以保证工作过程中瓶子不在出瓶口卡死。

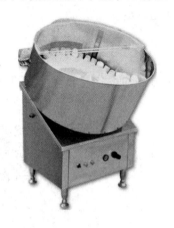

（a）实物图

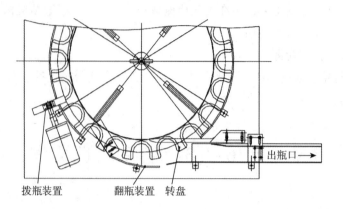

（b）拨瓶、翻瓶装置示意图

图6-2-3-2　圆盘式理瓶机

2. 直线式理瓶机　主要由储料舱与提升机构、料桶与转盘系统、分瓶机构、理瓶机构、正瓶出瓶机构、电气控制系统等组成（图6-2-3-3，图6-2-3-4）。人工或自动将产品装入储料舱，通过提升机构导入料筒，料筒底部转盘以一定的速度旋转，将产品沿筒壁导入分瓶机构，再经理瓶输送带进入理瓶机构理顺瓶口方向，最后由扶正机构将产品翻转至正确方向，导出进入下道工序。

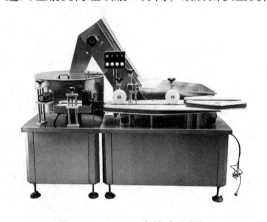

图6-2-3-3　直线式理瓶机

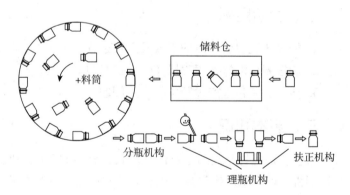

图6-2-3-4　直线式理瓶机工作过程示意图

（二）数粒机

数粒机的分类、结构与原理见本工作领域职业能力6.2.1相关内容。

（三）干燥剂塞入机

在瓶内放入干燥剂，可防止瓶内药品受潮。干燥剂按包装方式可分为柱状式和袋包式。其中袋包式干燥剂采用硅胶高活性吸附材料，化学稳定性好，吸附性高，无毒、无味、无污染，应用最为广泛。

1. 主要结构　袋包装干燥剂塞入机主要由送瓶机构、袋盘架机构、袋包装传送机构、剪刀机构、导入机构、机箱及电气控制系统等组成（图6-2-3-5）。

2. 工作过程　送瓶机构中的挡瓶装置将瓶子挡在填塞干燥剂包的位置，等待填塞干燥剂包。送袋机构上的盘条状干燥剂包由袋包传送机构向剪切机构传送，袋包长定位机构通过控制干燥剂包长度确定剪切位置，剪刀将干燥剂包剪断，通过导入机构的导管塞入瓶内。

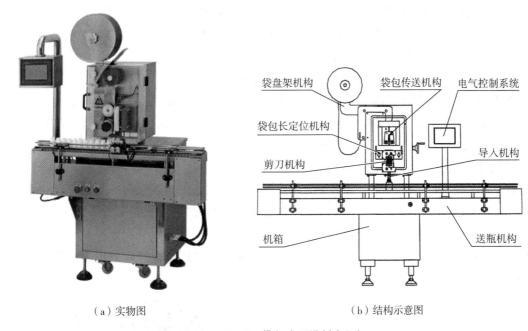

（a）实物图   （b）结构示意图

图 6 - 2 - 3 - 5 袋包式干燥剂塞入机

（四）旋盖机

按旋盖方式，旋盖机可分为压旋式、爪旋式和搓旋式三种。三者的基本功能大致相同，都可以完成理盖、戴盖、旋盖。压旋式和爪旋式旋盖机价格低廉，更换瓶盖规格时需要更换不同的旋盖部件，生产速度相对较慢。搓旋式旋盖机更换规格时只需进行简单的调整，生产速度快，能满足高速生产线的需求，已成为瓶包生产线的主配套设备。

1. 主要结构 搓旋式旋盖机采用直线式进瓶，自动理盖、自动落盖、不间断旋盖等工艺（图6 - 2 - 3 - 6）。旋盖机由送瓶机构、理盖机构、送盖机构、夹瓶机构、旋盖机构、机箱、电气控制机构和检测剔废机构等组成。

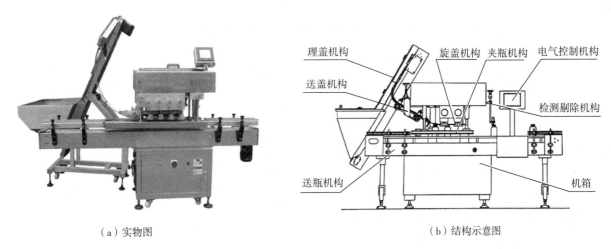

（a）实物图   （b）结构示意图

图 6 - 2 - 3 - 6 搓旋式旋盖机

（1）理盖机构 由盖斗、阶梯上盖装置和理盖装置等组成，利用瓶盖重心偏移原理将盖子整理成盖口朝上的状态。

（2）送盖机构 由落盖轨道和戴盖装置组成，将整理好的盖子输送到瓶子位置并戴在瓶口上。

（3）夹瓶机构 瓶子需在夹紧状态下才能旋盖。夹瓶装置为一对相向运动的同步带，在整个旋盖区域，瓶子始终被皮带夹持着向前移动，使戴盖和旋盖过程顺利进行。

（4）旋盖机构　由压盖部件和旋盖轮组（两对/三对耐磨橡胶轮）组成。压盖装置将瓶盖压紧在瓶口，旋盖轮组高速转动，模拟人双手搓动瓶盖完成旋盖过程。

（5）检测剔废机构　对旋盖不合格或盖内无铝箔的瓶子予以剔除。

2. 工作过程　瓶盖经理盖机构整理，盖口朝上的瓶盖源源不断地送到落盖轨道，在落盖轨道尾部遇到被两边的夹瓶装置夹紧并向前移动的瓶子，戴盖装置将盖子戴在瓶口，压盖装置将瓶盖压紧在瓶口达到预紧状态，接着在成对的高速旋转耐磨橡胶轮的作用下，瓶盖被紧紧地旋在瓶口上。

（五）铝箔封口机

为保证药瓶内的药品完好、防止药物受潮，除在药瓶内塞入干燥剂包外，一般还要进行封口。药瓶封口主要采用电磁感应铝箔封口机。这是一种非接触式的密封过程，铝箔和封口效果如图 6 - 2 - 3 - 7 所示。电磁感应铝箔封口机按对电磁感应装置（感应头）冷却的方式分为水冷式和风冷式两种。水冷式采用封闭水箱的循环水对电磁感应装置进行冷却。风冷式采用仪表风扇对电磁感应装置主要功能部件进行冷却。

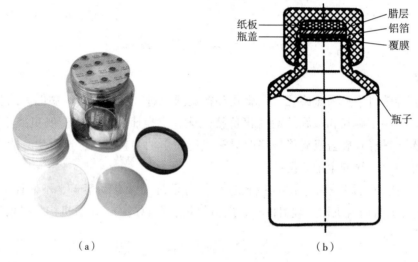

（a）　　　　　　　　　　　　　　（b）

图 6 - 2 - 3 - 7　铝箔和药品封口效果示意图

1. 主要结构　电磁感应铝箔封口机主要由电磁感应装置、升降机构、送瓶机构、电气控制系统和机箱等组成（图 6 - 2 - 3 - 8）。

（1）电磁感应装置　又称感应头，是电磁感应封口机的核心部分。内置感应线圈，工作时通入高频脉冲电流产出电磁感应现象。

（2）升降装置　根据瓶子的高度旋转升降高度手轮，可以改变电磁感应装置的高度。电磁感应装置与瓶盖的距离不应大于 2.5mm。

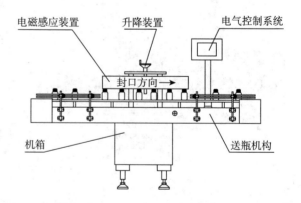

图 6 - 2 - 3 - 8　电磁感应铝箔封口机

2. 工作原理　与电磁炉一样，电磁感应铝箔封口机应用了物理学里的"旋流效应"。高频变化的电流流过线圈会产生高速变化的磁场，当磁场内的磁力线穿过铝箔时，在铝箔表面产生无数小涡流，涡流使铝箔上的铝分子高速无规则运动，分子互相碰撞、摩擦而产生热能。复合在铝箔上的覆膜受热融化，由于盖子的旋紧力作用使铝箔和瓶口封合在一起。

（六）不干胶贴标机

不干胶贴标机的分类、结构与原理见本工作领域职业能力 6.2.2 相关内容。

四、能力训练

（一）操作条件

1. 操作间温湿度、压差符合 D 级洁净区要求，介质仪表应均在校验合格周期内，压力表指针正常，压缩空气压力为 0.60~0.80MPa，滤芯更换状态卡应在有效期内。

2. CVC – 36 理瓶机、CF – 1200 电子数粒机、CVC – 1205 旋盖机，CLM3345 – 04 电磁感应铝箔封口机、包装材料、待包装药粒。

3. 瓶包生产线标准操作规程。

（二）安全及注意事项

1. 设备运转时，防护门、罩等均不得打开。

2. 设备运转时禁止触碰设备运动部分。

3. 开机前，必须仔细检查设备，清除机上所有杂物，尤其要确保运转部位无夹杂物和障碍物。

微课1

4. 维护设备、清场、清洁设备时，必须切断电源。

5. 停止生产时，不可直接关闭总电源和气源，应先停机且退出操作软件，再关掉总电源和气源。

6. 严谨将手深入电磁感应装置下，避免高温伤人。

（三）操作过程

序号	步骤	操作方法及说明	质量标准
1	开机前准备	（1）开启总电源 （2）打开总气源 （3）打开理瓶机电源 （4）打开理瓶机显示屏，进入操作界面，启动理瓶机 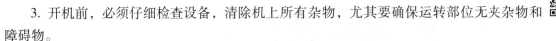 （5）开启电子数粒机电源 （6）开启电子数粒机压缩空气阀门	（1）自动稳压器指示灯亮红色，电压表指示为 220V （2）压缩空气压力值为 0.6MPa 左右 （3）理瓶机电源指示灯亮起 （4）理瓶机显示屏开启，理瓶机运行 （5）电子数粒机电源指示灯亮起 （6）压缩空气压力值为 0.6MPa 左右

序号	步骤	操作方法及说明	质量标准
1	开机前准备	（7）进入数粒机操作界面，启动数粒机 （8）打开旋盖机电源 （9）打开旋盖机显示屏，启动旋盖机 （10）打开电磁感应铝箔封口机电源 （11）检查电磁感应铝箔封口机冷却水水箱水位 （12）设置电磁感应铝箔封口机输出能量值 （13）设置生产参数，联机调试	（7）电子数粒机显示屏开启，电子数粒机运行 （8）旋盖机电源指示灯亮起 （9）旋盖机显示屏开启，旋盖机运行 （10）电磁感应铝箔封口机电源指示灯开启 （11）水位达到水箱水位的80%以上，不足补充纯化水 （12）操作符合工艺规程 （13）操作符合工艺规程，整线生产连续畅顺
2	开机生产	（1）加入药粒和包装材料 （2）开启所有主机开关	（1）物料覆盖料仓测物电眼 （2）开始装瓶生产
3	关机	（1）停止包材供应，点击操作界面上的"停止"键，清出物料 （2）关闭电源和压缩空气阀门	（1）各部分停止工作 （2）电源指示灯灭，压力表回零
4.	维护保养	（1）检查压缩空气罐上下壳体及其接头、阀门、过滤排水器、滤芯是否处于正常状态 （2）各机构是否有异常振动或声响 （3）检查紧固件是否松动 （4）严格按照瓶包线清洁规程进行设备清洁	（1）确定压缩空气过滤器工作中压力明显降到0.1MPa时，可判断可以更换滤芯 （2）无异常振动和异常声音 （3）无松动 （4）符合数粒机清洁标准操作规程要求

【问题情境一】某药企在进行中药丸剂塑料瓶包装时，旋盖机旋盖不紧。试分析原因及解决方法。

【问题情境二】 某药企在进行胶囊剂的塑料瓶包装时，出现瓶盖扣斜（歪盖）问题。试分析原因及解决方法。

【问题情境三】 某药企在使用电磁感应铝箔电磁封口机封口时，发现垫片与铝箔黏连在一起。试分析原因及解决方法。

【问题情境四】 某药企在使用电磁感应铝箔电磁封口机封口时，封口不严。试分析原因及解决方法。

【问题情境五】 和食品等行业的包装一样，药品包装也存在过度包装现象。2022 年 9 月，国务院办公厅印发的《关于进一步加强商品过度包装治理的通知》中就对药品包装与规格进行了相关规定，明确提出引导药品生产者优化药品包装规格。9 月底，上海市发布《药品包装物减量指南　片剂和胶囊剂》团体标准，该项标准的发布填补了限制药品过度包装的技术空白，成为全国首个药品领域包装物减量相关的团体标准。结合阅读材料《药品包装"瘦身"》谈谈你对药品优化药品包装的看法。

微课 2

（四）学习结果评价

序号	评价内容	评价标准	评价结果（是/否）
活动一	开机前	压缩空气压力调至 0.6MPa 左右	
		按操作规程依次打开各设备电源	
		按工艺规程设置生产参数	
		电磁感应铝箔封口机冷却水符合要求	
		联机运行平稳	
活动二	生产操作	加料时料仓内物料量覆盖电眼	
		生产过程平稳、安全	
		停机后，关闭气源、电源	
活动三	维护与保养	压缩空气管路无老化、泄露，压力达标	
		设备运行无异常振动和声音	
		各紧固件无松动	

五、目标检测

习题　　答案

（一）单选题

1. 将杂乱无章的瓶子经理瓶机构整理成瓶口朝上，并整齐有序地输送给下位机的设备是（　）

　　A. 理瓶机　　　　　　　　B. 数粒机　　　　　　　　C. 塞干燥剂机

　　D. 旋盖机　　　　　　　　E. 电磁感应铝箔封口机

2. 搓旋式旋盖机工作时瓶子在夹瓶装置的夹持下由（　）把盖子旋紧在瓶上

　　A. 输送带　　　　　　　　B. 同步带　　　　　　　　C. 压盖装置

　　D. 成对耐磨橡胶轮　　　　E. 落盖轨道

3. 下列不属于旋盖机功能的是（　）

　　A. 自动理盖　　　　　　　B. 自动落盖　　　　　　　C. 自动戴盖

　　D. 自动旋盖　　　　　　　E. 自动夹盖

4. 下列不属于电磁感应铝箔电磁封口机结构组成的是（　）

　　A. 升降装置　　　　　　　B. 电磁感应装置　　　　　C. 电气控制系统

　　D. 送瓶装置　　　　　　　E. 夹瓶装置

（二）判断题

1. 药瓶内常用的干燥剂是袋包式干燥剂。（　）

2. 药品瓶装生产线主流旋盖方式是压旋式。（　　）

3. 搓旋式旋盖机的旋盖装置是两对/三对耐磨橡胶轮。（　　）

4. 电磁感应铝箔封口机的电磁感应装置与瓶盖距离越远，封口效果越好。（　　）

（三）多选题

1. 下列因素中，会造成旋盖机旋盖不紧的有（　　）

　　A. 夹瓶同步皮带过松　　　　B. 夹瓶同步皮带过紧　　　　C. 两个旋盖轮距离过大

　　D. 两个旋盖轮距离过小　　　　E. 旋盖轮高度与瓶不匹配

2. 下列因素中，会造成铝箔电磁封口机封口不严的有（　　）

　　A. 封口头过高　　　　B. 封口头输出能量值较低　　　　C. 瓶输送速度太慢

　　D. 瓶盖未旋紧　　　　E. 封口头过低

（四）思考题

下图为药品瓶装生产线的工作过程，根据此过程写出瓶包过程中各步骤主流设备的名称。

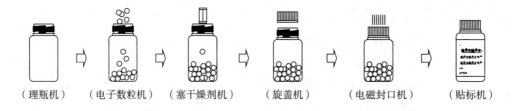

（理瓶机）　　（电子数粒机）　　（塞干燥剂机）　　（旋盖机）　　（电磁封口机）　　（贴标机）

工作任务 6.3　制剂外包装

职业能力 6.3.1　能按规程调试、操作、维护自动制托入托机

PPT

一、核心概念

1. 步进电机　又称为脉冲电机，是一种将电脉冲信号转换成相应角位移或线位移的电动机。步进电动机的结构形式和分类方法较多，一般按励磁方式分为磁阻式、永磁式和混磁式三种；按相数可分为单相、两相、三相和多相等形式。

2. 伺服电机　是指在伺服系统中控制机械元件运转的发动机，是一种补助马达间接变速装置。可以控制速度，位置精度准确，可将电压信号转化为转矩和转速以驱动控制对象。伺服电动机分为直流和交流两大类，其主要特点是当信号电压为零时无自转现象，转速随着转矩的增加而匀速下降。

步进电机与伺服电机异同比较见表 6-3-1-1。

表 6-3-1-1　步进电机与伺服电机异同比较

	步进电机	伺服电机
启动速度	200～400 毫秒	数毫秒
低频特性	步进电机在低速时易出现低频振动现象	平稳
过载能力	不具备	具备

续表

	步进电机	伺服电机
控制精度	低	高
价格	性价比高	贵
反馈方式	开环	闭环

3. 制托入托机　利用真空正压或负压，将 PVC 膜吹（吸）塑成安瓿瓶、西林瓶、口服液瓶等各类规格小圆瓶的形状，并将安瓿瓶、西林瓶、口服液瓶等各类规格小圆瓶装入的机器（图 6 - 3 - 1 - 1）。可用于安瓿瓶、口服液瓶、西林瓶、卡式瓶等各类规格小圆瓶制托入托使用。

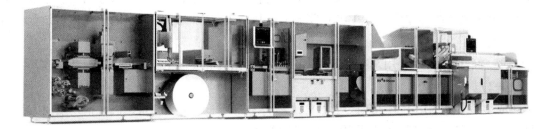

图 6 - 3 - 1 - 1　BLU400 型自动制托入托机

二、学习目标

1. 能表述制托入托机各部分结构和工作原理。
2. 能说明 BLU400 型自动制托入托机的性能特点。
3. 能按照标准操作规程调试、操作、维护 DPP—350 型自动制托入托机。

三、基本知识

（一）包装材料

常用包材	常用厚度（mm）	图示
PVC 硬片	0.25 - 0.50	
PTP 铝箔	0.02 - 0.035	
透析纸	50 - 100g	

（二）自动制托入托机

自动制托入托机是制托机（平板式泡罩包装机）与入托机的整合，自动在线完成安瓿瓶等各类小圆瓶的托盒成型（制托）、加瓶（入托）、冲裁输出等多种功能在同一台机器上完成的高效包装设备。主要适用于医药、保健品、食品等生产企业的口服输液瓶、安瓿瓶、西林瓶等直径较小的圆柱形物体的自动入瓶托。设备前段可与贴标机、后段可与装盒机连线使用，完全实现整线自动化，亦可单独使用。

（三）自动制托入托机

自动制托入托机主要由PVC膜放料装置、加热成型装置、监测装置、牵引机构、待包装物入托装置、冲裁装置等机构组成。安装在PVC膜支撑架上的卷装PVC膜经过放卷，通过加热成型装置加热软化受压成型，在光电监测的作用下检测PVC膜成型质量，成型合格的PVC膜由塑托输送装置输送到加瓶入托工位，待瓶子入托后进行压瓶操作，最后经冲裁机构后成品输出。

1. PVC膜放料装置 主要用来支撑PVC膜，在放料摆杆和驱动电机的配合下，完成自动放料过程（图6-3-1-2）。

2. 加热成型装置 采用上下加热板对PVC预热、加热，采用正压成型，机械辅助成型，泡罩坚挺饱满（图6-3-1-3）。成型下模具采用插入式装置，模具更换、定位操作简便。

3. 监测装置 采用光电检测系统，是一种将光信号转化为电信号的器件（图6-3-1-4）。该装置可进行制托成型检测和产品装量不足自动显示、报警和自动剔出，保证出料口为合格成品输出，并自动计数显示在屏幕上。

4. 待包装物入托装置 采用翻转辊90°翻转机构，瓶子由立式转为卧式，再由真空吸附机构手转移至托盒（图6-3-1-5）。

5. 牵引装置 采用伺服驱动螺杆，连接气缸牵引，调节行程时，只要在触摸屏上输入数字即可，使其更准确，稳定，省时，不浪费包材（图6-3-1-6）。

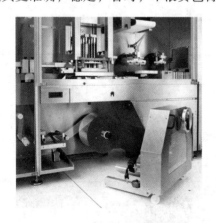

图6-3-1-2 PVC膜放料装置

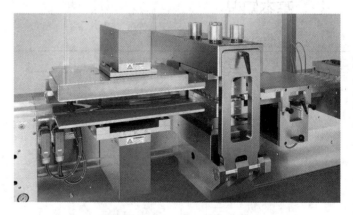

图6-3-1-3 加热成型装置

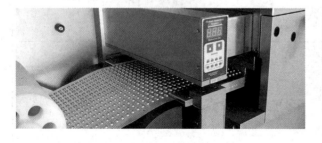

图6-3-1-4 光电检测装置

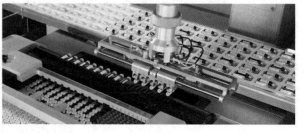

图6-3-1-5 待包装物入托装置

6. 冲裁装置　冲裁上模安装有成品推板装置，使成品不会滞留在模腔相互挤压，避免造成成品受损（图6-3-1-7）。

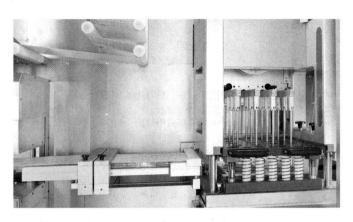

图6-3-1-6　牵引装置

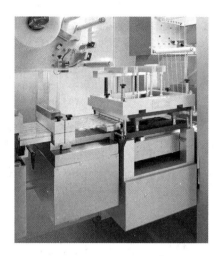

图6-3-1-7　冲裁装置

（四）制托入托机特点

1. 机器对版加热、正压成型（制托）、自动印字、自动下料（入托）、自动冲裁版块。

2. 配置感应式自检剔装置，自动剔除缺瓶的托盒。

3. 成型、热封、打批号压痕、冲裁等装置全部采用制有齿条的心轴定位，摇动摇手柄，各种装置均能在心轴上轻松自如地移动，机台装有标尺，校正方便，定位迅速准确。

4. 设备前段可与贴标机、后段可与装盒机连线使用，完全实现整线自动化（还可根据需要配置各种规格的制托模具）。

5. 主传动部分采用平行轴斜齿轮减速箱，成型、热封、压痕等模具采用真空固定、定位，换模方便，节省包材。

四、能力训练

（一）操作条件

1. 检查内包间温湿度、压差；压缩空气（压力：0.60～0.80MPa）；循环冷却水供给正常。

2. BLU400型自动制托入托机。

3. BLU400型自动制托入托机标准操作规程。

4. 产品安瓿瓶（西林瓶等）、PVC、PTP、工具。

微课1

（二）安全及注意事项

1. 机器工作时，严禁将手伸入成型、热封、印字、裁切等运动部位，穿PVC膜时应注意加热部位，以免烫伤。

2. 在拆卸收废装置的包材尾料时，需确保收废装置装置已关闭，避免伤手事件。

微课2

3. 设备应单人操作，如两人操作，启动设备时，切记告知对方，以防事故发生，切忌多人共同操作一台机器。

4. 发现机器故障，要及时停机处理，或通知维修人员，不得私自拆机。

（三）操作过程

序号	步骤	操作方法及说明	质量标准
1	包装材料的安装	安装 PVC 膜到放料装置	把 PVC 膜安装并固定在放料装置，并按指定的路线安装好 PVC 膜
2	开机操作	（1）开启电源开关，开启压缩空气、冷却水和加热板开关 （2）设定加热温度等参数 （3）开机调试	（1）正确开启电源开关，调节好压缩空气压力等 （2）按工艺参数要求设置好加热温度、转速等参数 （3）按工艺生产指令要求，先点动后启动，开启设备
3	设备调试	（1）PVC 位置调整。按调试按钮（或点动按钮），调试 PVC 膜制托情况 （2）压缩空气压力和加热温度调整。根据 PVC 膜成型情况，调整压缩空气压力和加热板温度 （3）待包装物入托装置调整 （4）冲裁位置调整 （5）正式生产	（1）根据 PVC 膜加热制托成型情况，调整 PVC 在输送轨道中心位置，使成型托处于 PVC 膜中心位置 （2）根据 PVC 膜成型情况，调整压缩空气压力和加热板温度 （3）调节翻转辊和真空吸盘的动作时间同步，使真空吸盘刚好能把待包装物吸至托盒 （4）调整切模位置，使切模平整、对齐切开 （5）待试包装正确无误后，正式开机生产
4	设备维护	（1）检查设备各零部件及传动机构 （2）添加润滑油 （3）检查电气箱	（1）检查各零部件无松动，传动机构紧凑，无异物 （2）给个传动机构、部件添加润滑油（润滑脂） （3）检查电气箱接线，发现松脱及时处理

【问题情境一】DPP - 350 型自动制托入托机在正常工作过程中，突然发现制托成型装置有异响，且 PVC 膜成型不良（偏大或偏小）。请思考并分析原因和解决办法。

【问题情境二】DPP - 350 型自动制托入托机在正常工作一段时间后，发现 PVC 膜和铝箔（或透析纸）密封错位。请思考并分析原因和解决办法。

【问题情境三】DPP - 350 型自动制托入托机在正常工作时出现口服液瓶入托不顺，且密封时会出现压碎瓶的情况。请思考并分析原因和解决办法。

【问题情境四】广药集团第一个全国劳模陈雨池，坚守一线，推动疟疾丸国产化。1956 年，光华涌现了第一位全国劳动模范陈雨池。在上世纪 50 年代，光华在生产国家急需的疟病丸的时候，遇到主要原料奎宁粉靠进口，而用国产的原料又无法解决药丸破裂的问题。他主动承担技术攻关，带领攻关小组经过多次试验与实践，终于攻破难题，成功生产出国产化的疟疾丸，满足了国家的需要，为国家节约了外汇。因为陈雨池在技术攻关中的杰出成就和多年来兢兢业业的工作态度，他出席了 1956 年的全国先进生产者代表大会，并当选全国劳动模范。结合全国劳模陈雨池的故事，谈谈你对"劳模精神"的理解。

（四）学习结果评价

活动	评价内容	评价标准	评价结果（是/否）
1	PVC 膜的安装	PVC 膜安装的位置正确	
		PVC 膜安装的路线正确	
2	开机操作	开启电源开关，开启压缩空气、冷却水和加热板开关	
		设定加热温度等参数	
		开机调试	
3	设备调试	调节 PVC 位置	
		调节压缩空气压力和加热温度	
		调整待包装物到入托装置位置	
		调整冲裁位置	
		正式开机生产	

续表

活动	评价内容	评价标准	评价结果（是/否）
4	设备维护	检查设备各零部件及传动机构	
		添加润滑油	
		检查电气箱	

五、目标检测

习题　　　　答案

（一）单选题

1. 下列属于自动制托入托机正确工艺流程的是（　　）

　　A. 放卷 – 预热 – 托盒成形 – 托盒检测 – 产品入托盒 – 冲裁 – 输出

　　B. 放卷 – 预热 – 托盒成形 – 产品入托盒 – 托盒检测 – 冲裁 – 输出

　　C. 放卷 – 预热 – 托盒检测 – 托盒成形 – 产品入托盒 – 冲裁 – 输出

　　D. 放卷 – 预热 – 托盒成形 – 托盒检测 – 冲裁 – 产品入托盒 – 输出

　　E. 放卷 – 预热 – 托盒成形 – 产品入托盒 – 冲裁 – 托盒检测 – 输出

2. 关于自动制托入托机，下列说法错误的是（　　）

　　A. 该机主要由对版加热、正压成型（制托）、自动印字、自动下料（入托）、自动冲裁版块等工作过程

　　B. 该机成型、热封、压痕等模具采用螺钉链接来定位

　　C. 该机配置感应式自检剔装置，自动剔除缺瓶的托盒

　　D. 该机主要用于口服输液瓶、安瓿瓶、西林瓶等直径较小的圆柱形物体的自动入瓶托

　　E. 该机前段可与贴标机、后段可与装盒机连线使用，完全实现整线自动化

3. 下列不属于自动制托入托机包装的产品是（　　）

　　A. 西林瓶　　　B. 安瓿瓶　　　C. 塑料袋　　　D. 卡式瓶　　　E. 口服液瓶

（二）判断题

1. 步进电机所用的电源是脉冲电源，所以也称脉冲电机或脉冲马达。（　　）

2. 伺服电机按励磁方式分，可分为磁阻式、永磁式和混磁式三种。（　　）

3. 制托时加热板加热温度过高不会对制托成型效果产生影响。（　　）

4. 待包装物入托装置采用翻转辊90°翻转机构，瓶子由立式转为卧式，再由真空吸附机构手转移至托盒。（　　）

（三）多选题

1. 全自动制托入托机主要由（　　）等机构组成

　　A. PVC 膜放料装置　　　　　　　　B. 加热成型装置

　　C. 塑托传送装置　　　　　　　　　D. 监测装置与牵引机构

　　E. 冲裁装置　　　　　　　　　　　F. 待包装物入托装置

2. 自动制托入托机在制托时出现成型托不良，其原因主要有（　　）

　　A. 压缩空气压力偏大　　　　　　　B. 压缩空气压力偏小

　　C. 加热温度偏高或偏低　　　　　　D. 加热器不加热

　　E. 辅助压板有问题

职业能力 6.3.2 能按规程调试、操作、维护枕包机

PPT

一、核心概念

枕式自动包装机是一种多功能包装机，它是将塑料复合膜制成包装容器，在一台设备上自动完成制袋成型裹包、封切等全过程的自动包装设备。枕式包装机的包装纸膜卷安装于轴辊上，被包装物件放置于加料器中（对于无规则形状的物件需用手工加料），输送带自动将被包装物件输送到包装位置，包裹在包装膜中；然后经过加热后压合成筒状，送至横封切刀处热合横封、切断，再由输送带输出成品。

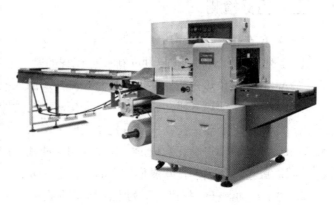

图6-3-2-1　枕式包装机

由于进行包装袋的形态呈枕状，因此通常称作称为枕式包装机。枕式包装机大致分为卧式与纵式两种。卧式包装机的包装工序水平进行，主要使用于固形物的单个及多个物品等的包装。纵式包装机是从上向下进行的包装的装置，主要使用于液体、粉袋、流体等的包装。卧式包装机，是一种自动连续收缩包装的设备。其包装能力非常强，且适于多种规格的食品、医药、化工、日用品及其他行业的连续式包装。它不但能用于无商标包装材料的包装，而且能使用预先印有商标图案的卷筒材料进行高速包装。

二、学习目标

1. 能表述枕包机各工序结构和工作原理及不同方式的异同。
2. 能说明枕包机的性能特点。
3. 能按照标准操作规程调试、操作、维护枕包机。

三、基本知识

（一）枕包机工作流程

根据包装的产品，先设置好包装用膜的尺寸。常用塑料膜作为主要包装材料，有时也使用以纸及铝箔等为基材的膜。薄膜由供膜辊送出，在制袋成型器卷成筒状；同时，物料输送装置的推杆将待包装的块状包装物推入已成型的筒状包装材料内；拉膜牵引辊将之夹紧并不断的向前推送至纵封器的对缝进行封合，然后由横封器完成横封和切断工序，实现块状包装物料的枕形袋包装，最后由成品输出装置输出（图6-3-2-2）。

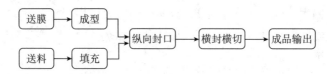

图6-3-2-2　枕式包装机工艺流程图

（二）枕包机工作原理

枕式包装机是利用塑料薄膜作为包装材料，通过加热、封口、切割等步骤将待包物品包装起来。具体来说，即薄膜通过供膜辊牵引进入制袋成型器，当待包装物品经过输送带进入机器时，机器会将塑料薄膜裁切成合适的长度和宽度，并通过热封棒将薄膜进行封口，使物品被包裹在内后，机器会根据需要切割成适当的长度，再由输出机输出（图6-3-2-3）。

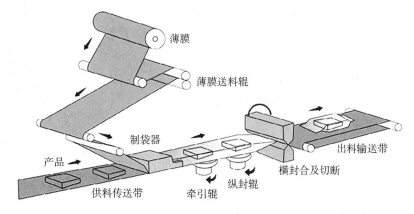

图6-3-2-3　枕式包装机工作原理

（三）枕包机基本结构

枕式包装机主要由送料装置、送膜装置、制袋成型器、拉膜牵引装置、纵封器、横封器、成品输出装置、控制系统组成（图6-3-2-4）。

1. 送料装置　可采用链式或带式传送装置，链式传送用于包装相同长度物料，应用较多；带式传送用于包装不同长度物料，应用较少。输送链条上安装一定数量的推杆，推杆与链条铰接在一起（图6-3-2-5），在移动过程中借助导轨定向，置于链条上的块状物料，由随链条运动的推杆推送向前移动，当推杆走到终点时，将物料推入包装膜内。

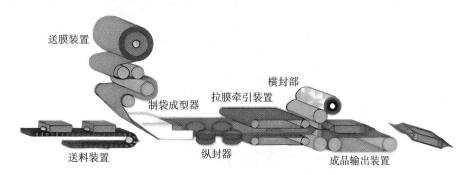

图6-3-2-4　枕式包装机基本结构组成

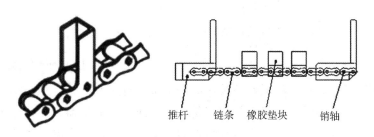

图6-3-2-5　链式传送局部示意图

2. 送膜装置 一般包括卷筒状材料的支撑装置、导向装置、牵引输送装置等组成。卷盘薄膜放置在支撑轴上，绕经导向辊导向，再由牵引输送辊（即驱动辊和压膜胶辊）牵引，使薄膜向前输送（图6-3-2-6）。

3. 制袋成型器 是一可供宽窄调整与包膜仰角调整的折袋器。根据被包装品是否属于专用包装、还是兼用包装，制袋器的形状发生变化。

一般情况下，在专用包装中使用时，使用宽度及高度尺寸与被包装品尺寸一致的固定化的专用型制袋器，在兼用包装中使用时利用制袋器的宽度与高度能够根据被包装品的尺寸调整的制袋器。

4. 拉膜牵引装置与纵封器 薄膜材料经制袋成型器绕卷成筒状，并产生封接边，由等速相向回转运动的拉膜辊，靠膜辊与封接边之间的摩擦力，进行料袋的拉膜牵引，导入另一做等速相向回转运动的辊式加热轮内，

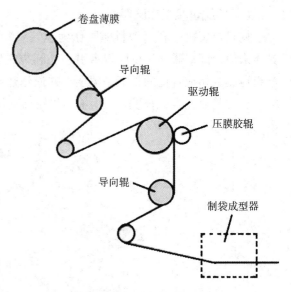

图6-3-2-6 送膜装置

对薄膜加热并进行纵向封口，形成一道密封的纵缝，并继续牵引薄膜向前运动，完成薄膜材料的施压、加热、封边及拉膜牵引动作。在热封期间，热量由辊筒内的热电阻通电后供给，辊式拉膜、辊式加热纵封，可实现薄膜材料的连续拉膜和纵封（图6-3-2-7，图6-3-2-8）。

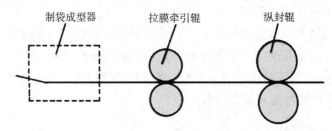

图6-3-2-7 拉膜牵引装置

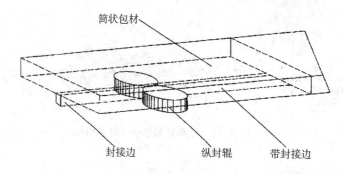

图6-3-2-8 纵封示意图

常用的纵封器有两种，辊式加热与板式加热（图6-3-2-9）。辊式加热结构简单，但热封质量不佳，因为纵封辊既兼顾牵引、加热、压封三种功能；与第一种不同的是，加热部分不在辊轮内，而是在牵引辊与封合辊之间的加热板内。其工作原理是：卷筒薄膜经成型器成筒状进入牵引辊牵引，经过加热板加热；再进入封合辊滚纹压封，起封合纵封的作用，在停机或失电时薄膜与加热板分离，不至于烧焦塑料薄膜。

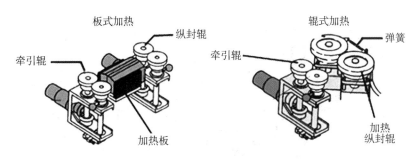

图 6-3-2-9 纵封器结构示意图

5. 横封器 是将经纵封器纵向热封后的筒状包装材料，按照工艺要求对一定长度的包装袋进行横向封口和切断。按照横封器运动形式的不同，可分为旋转式横封器和往复式横封器两种（图6-3-2-10，图6-3-2-11）。两种横封器性能特点见表6-3-2-1。

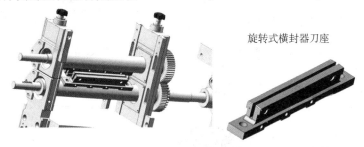

图 6-3-2-10 旋转式横封器结构图

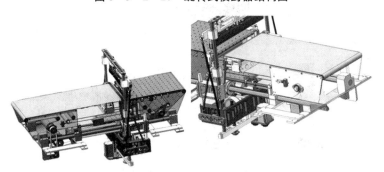

图 6-3-2-11 往复式横封器结构图

表 6-3-2-1 旋转式、往复式横封器性能特点

类型 项目	运动轨迹	横封、切断频率	适用对象	特点
旋转式	自转	一周一次	厚度较小的扁平状物品	①结构简单 ②速度快
往复式	"D"型公转，工作段为直线运动		厚度较大的块状物品或封口时间较长的薄膜材料	①横封和切断时其速度与薄膜的线速度相等 ②速度较慢

6. 控制系统 三伺服枕式包装机，送料、送膜以及横封横切轴三轴同步配合（图6-3-2-12）。采用运动控制器中的电子凸轮功能替代原先的机械凸轮（图6-3-2-13），控制系统接受光电传感器反馈信号，完成设备中横封横切与拉膜牵引以及送料的配合，横切的位置能精确定位在包装袋色标处。

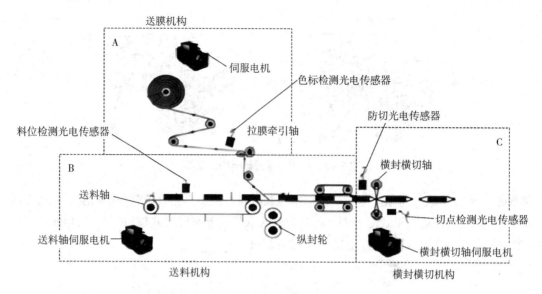

图 6 - 3 - 2 - 12　枕式包装驱动系统示意图

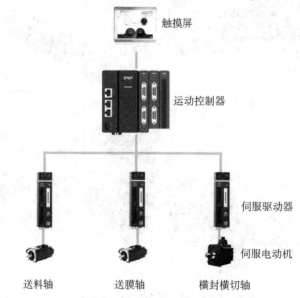

图 6 - 3 - 2 - 13　枕式包装控制系统示意图

（四）枕包机优点

1. 高效快速　枕式包装机采用先进的自动化系统和计量控制技术，可以在较短的时间内完成大量的包装作业。

2. 包装质量高　通过精确的计量和定位控制技术，可以使每个袋子包装出来的产品数量均等且重量合适，达到更好的包装效果。

3. 生产线操作简单　枕式包装机不需要复杂的人工操作，并且能与生产线上的其他设备进行紧密结合，从而提高生产效率。

4. 适应性强　枕式包装机具有良好的适应性，可以根据不同的包装要求，选择不同的包装材料，并对包装过程进行不同的调整。

四、能力训练

（一）操作条件

1. 检查内包间温湿度、压差；压缩空气（压力：0.60 ~ 0.80MPa）；循环冷却水供给正常。

2. ZS－100 自动枕式包装机。

3. ZS－100 自动枕式包装机标准操作规程。

4. 待包装产品（药片、胶囊、口服液等）、PVC、工具。

微课1

（二）安全及注意事项

1. 开机前请先用手转动大手轮使机器运转几圈，确保无任何故障后，方可通电开机。

2. 操作者注意自己的头发、手套及衣物不要被卷入机器。

3. 下走纸枕式包装机制袋品及进入角度的调整。在供料输送机出口端有两块尖形导板，被包装物须平滑地经过供料输送机和尖形导板进入制袋器。

4. 夹运输送机构的调整。夹运输送机是由一对输送机构成，用其中部的手柄调整输送机的上下位置，用输送机固定的两个滚花调整螺钉调节上夹运输机的水平，上夹运输机的皮带速度比包装膜运动速度快0.4%。

5. 横、纵封密封器的调整。横、纵封密封器的封合压力由弹簧压力调节螺钉调节，顺时针旋转增大压力，逆时针旋转减少压力，调整时要注意两个螺钉一起同幅度调整。

6. 偏心机构的调整。当包装物由长变短时，偏心量应向"＋"的方向调整，当包装物由短变长时，偏心量向"－"的方向调整；在运行中，横密封轴的速度比包装物的运行速度慢造成包装皱起时，这时的偏心量应向＋的方向调整。

7. 机器工作时，纵密封器和横密封器的温度可达200℃甚至更高。请不要触摸密封器，以免被烫伤或切伤。

8. 机器在运行过程中出现其他异常情况，应立即停机检查。

（三）操作过程

序号	步骤	操作方法及说明	质量标准
1	开机操作	（1）打开电源开关和加热开关 （2）设定温度和袋长。根据包装材料和工艺要求设定温度和袋长（两相邻色标之间的直线距离，单位为毫米） （3）安装包装材料。把包装膜按流程安装好后，按点动按钮，调试包装袋的成型及封口情况。按下启动按钮，使光标开关至少经过五个色标后，看显示终端上显示的追踪方向，向与显示的追踪方向相反的方向拧光标锁定旋钮，使色标锁定在正确的位置上	（1）电源指示灯和加热指示亮 （2）根据工艺要求设定温度和袋长 （3）装上包装膜，使其走顺，调整好横封刀座的啮合中心、横封刀座速度等
2	设备调试	（1）调整色标 ①按点动按钮或按下前追或后追按钮（即正追或反追），使横封切刀正好切在色标上 ②按下启动按钮，使光标开关至少经过五个色标后，看显示终端上显示的追踪方向，向与显示的追踪方向相反的方向拧光标锁定旋钮，使色标锁定在正确的位置上 ③按下启动按钮，启动机器，制出几个袋子，检查纵封及横封的封合效果，若包装膜两边不齐，则调整包装膜中心调整旋钮，顺时针旋转，包装膜向里移动，反之则向外移动；若纵封压力或横封压力不当 （2）调整料位。在供料输送机上放1~2件包装物，按点动按钮，待包装物到横封前停车，查看包装物是否在两色标之间，并注意切刀是否切到包装物若包装物在袋子的中间靠后的位置，则打开离合器杆，并同时向前移动拨叉至合适位置，反之则向后移动拨叉至合适位置，反复调试，直至包装物在袋子的中间位置 （3）正式运行后，微电脑操作面板上的光电指示灯应每经过一个色标闪烁一下	（1）设备启动后能跟色标正常运行 （2）开启加料手柄阀门，能正常添加物料 （3）封切时不会切刀袋子中间导致物料漏出来 （4）按下启动按钮，设备正常运行 （5）开启打开加料阀门手柄，物料正常下落到包装袋中 （6）封口裁切位置正常

续表

序号	步骤	操作方法及说明	质量标准
3	停机与维护保养	(1) 先关闭加料手柄，然后按下停机按钮，最后切断电源 (2) 检查各零部件和传动机构是否正常，有无松动等异常情况 (3) 给各传动机构添加润滑油 (4) 检查电气箱、加热装置情况	(1) 能正确按步骤停机切断电源 (2) 检查零部件松动情况，如有松动能及时拧紧等 (3) 给传动零部件添加润滑油 (4) 检查电气箱和加热装置导线连接情况，如有异常，及时上报

【问题情境一】ZS - 100 自动枕式包装机在正常工作过程中，遇到纵向（或横向）封口不良。请思考并分析原因及解决办法。

【问题情境二】ZS - 100 自动枕式包装机在正常工作过程中，遇到横封切包装物。请思考并分析原因及解决办法。

【问题情境三】ZS - 100 自动枕式包装机在正常工作过程中，突然出现跟色标追踪不正常。请思考并分析原因及解决办法。

【问题情境四】创新维修结硕果，踔厉奋发争朝夕。扫一扫下面二维码，阅读广药集团敬修堂"化学医药系统大国工匠"荣誉称号获得者苏建明的事迹。谈谈你对"大国工匠"的理解。

微课2

（四）学习结果评价

活动	评价内容	评价标准	评价结果（是/否）
1	开机操作	按正确步骤打开电源开关	
		按工艺要求设置加热温度和袋长等参数	
		按正确步骤安装包装材料	
2	开机调试	按步骤正确调整设备跟色标运行	
		能正确安装加料斗并调整加料斗位置	
		能正确调整加料量	
		能检查封口对齐及严密情况	
		能正常开机生产操作	
3	停机与维护保养	能按步骤正确关机	
		能检查设备零部件松动情况	
		能给传动结构加注润滑油	
		能检查电气箱及电路连接情况	

五、目标检测

习题　　　答案

（一）单选题

1. 下列不属于枕包机主要结构的是（　　）

　　A. 制袋装置　　　B. 中封装置　　　C. 端封装置　　　D. 传送装置　　　E. 牵引装置

2. 下列不属于枕包机优点的是（　　）

　　A. 包装速度快　　B. 包装质量高　　C. 适用范围广　　D. 操作复杂　　E. 生产效率高

3. 下列不属于枕包机密封不理想原因的是（　　）

　　A. 封口温度不高　　　　　B. 加热器不加热　　　　　C. 包装膜质量太差

　　D. 端封弹簧压力不足　　　E. 填充物料太多

4. 下列不属于枕包机切断位置偏离色标原因的是（　　）

  A. 色标跟踪没开启　　　　　B. 薄膜色标颜色太淡　　　　　C. 薄膜驱动打滑

  D. 电眼监测灵敏度太低　　　E. 包装速度太快

（二）判断题

1. 制袋器是一个只可以调整包装袋长度的折袋器。（　　）

2. 中封装置主要由拉纸轮、加热块、压合轮、离合手柄等组成。（　　）

3. 在对端封刀座和切刀的调整时，如果压痕纹路清晰，刀路位置准确，则不需要调整。（　　）

4. 在啮合正确、温度合适前提下，若封口质量不理想，可调节定位螺钉来限定封轮啮合压力。（　　）

（三）多选题

1. 下列机构中属于枕包机主要结构的是（　　）

  A. 送纸机构　　　　　　　　B. 制袋器　　　　　　　　　C. 中封装置

  D. 端封装置　　　　　　　　E. 进料机构　　　　　　　　F. 冲裁装置

2. 下列不属于枕包机封口不牢或漏封原因的是（　　）

  A. 封口温度太低　　　　　　B. 封口压力小　　　　　　　C. 封口速度太快

  D. 包膜内层热封性差　　　　E. 包装材料质量太差

职业能力 6.3.3　能按规程调试、操作、维护装盒机

PPT

一、核心概念

1. 装盒机　是一种能自动将产品装入包装盒中，并通过折叠、封口等方法完成产品包装过程的设备。其通常为直接由预成型的折叠盒片进行开盒充填封口，这种包装盒密封性较差，直接装载细粉物品时容易产生渗漏，对块状和颗粒度比较大的物品则能够直接进行装盒包装。所用包装盒主要有盒底、盒体、盒盖三者连接为一体的折合封盖式纸盒，包装盒底部两端各有三面，分别连接两片小舌和一片大舌，当折合两边小舌并插接或胶接上大舌后，构成包装盒的底和盖。

  装盒机根据自动化程度不同可分为全自动装盒机和半自动装盒机。装盒机能够提高生产效率，保证包装质量，减少人工成本，主要用于食品、药品、化妆品、日用品等行业。

2. 全自动装盒机　是集电、光、机、气等于一体的装盒机，能自动完成产品的传送、说明书的折叠与传送、纸盒成型与传送、产品与说明书装入纸盒内、纸盒两端折舌封装等工序，并对不合格产品进行自动去除，并且能够在出现装盒错误等状况时自动停机报警（图 6 - 3 - 3 - 1）。

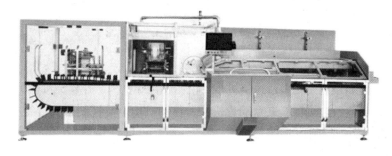

图 6 - 3 - 3 - 1　CM - 260 装盒机

二、学习目标

1. 能表述装盒机各工序结构和工作原理及不同方式的异同。

2. 能说明装盒机的分类特点。

3. 能按照标准操作规程调试、操作、维护自动装盒机。

三、基本知识

(一) 装盒机分类

装盒机类型较多，可根据其结构、性能以及应用领域进行划分（表6-3-3-1）。

表6-3-3-1　常见装盒机类型

分类标准	二级分类	主要特点及适用场合
结构	卧式装盒机	适用于多种产品装盒，包括食品、药品、五金、汽配等，具有较大的包装范围和灵活性
	立式装盒机	主要用于装盒速度较快的产品，适用于特定范围的包装需求，如药板等单一产品
性能	连续式装盒机	采用连续传送机构，适用于高速生产线，能够实现连续装盒作业，提高生产效率
	间歇式装盒机	装盒过程中存在暂停或停顿，适用于某些需要精细调整或者特殊处理的产品
应用领域	自动贴盒机	用于将事先折叠好的纸盒自动贴合在产品上，适用于食品、药品、化妆品等行业
	全自动装盒机	通过自动送料、成型和封底等功能，实现全自动完成装箱过程，适用于快速生产线
	手动装盒机	需要操作人员手动放置产品并封底，适用于小批量生产或者某些特殊要求的产品

(二) 装盒机工艺流程

包装物品为块状物品、玻璃瓶和说明书，包装盒为横卧状态，说明书经折叠以后与玻璃瓶水平方向推入包装盒中，再将盒底和盒盖封合上。常见的包装工艺过程为：物料和纸盒在水平面内作直线运动，两者的路线互相平行，折叠盒片放置在供盒架上，经吸盒、开盒后，放到纸盒输送装置上，包装物品被横向推进包装盒当中，有的附带产品说明书，说明书经折叠以后与内装物一起推入盒中，然后依次完成折小舌、折大舌、插大舌、剔废等工作过程（图6-3-3-2）。

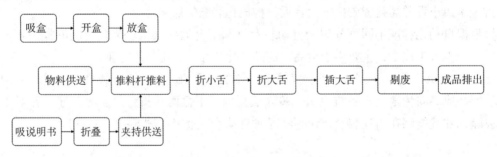

图6-3-3-2　装盒机的工艺流程图

(三) 装盒机结构及原理

装盒机主要由托盒进料机构、物料输送链机构、说明书传导机构、开盒头机构、纸盒输送机构、推杆机构、纸盒压杆机构、夹盒定边机构、夹盒动边机构、传动机构以及控制系统等组成（图6-3-3-3）。现以CM-260装盒机为例进行阐述。

1. 托盒进料机构

（1）主要结构　进料机构主要由慢速带、拉速带、挡料装置、压带装置、拨料装置、过渡板、转向器等组成（图6-3-3-4）。

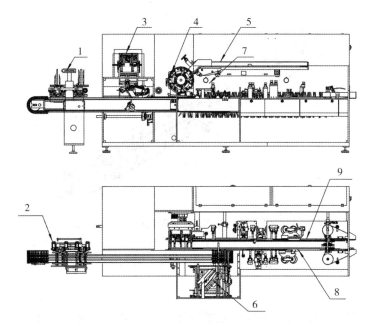

图 6 - 3 - 3 - 3　CM260 装盒机的结构示意图

1. 托盒进料机构；2. 物料输送链机构；3. 说明书传导机构；4. 开盒头；5. 纸盒输送链机构；
6. 推杆机构；7. 纸盒压杆机构；8. 夹盒定边机构；9. 夹盒动边机构

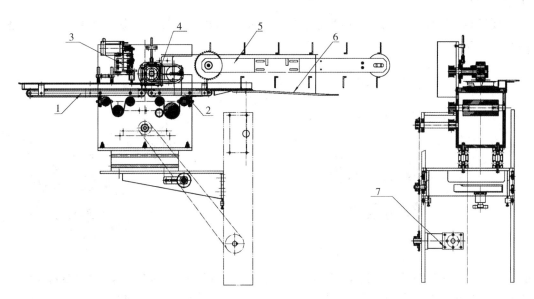

图 6 - 3 - 3 - 4　托盒进料机构结构示意图

1. 慢速带；2. 拉速带；3. 挡料装置；4. 压带装置；5. 拨料装置；6. 过渡板；7. 转向器

（2）工作原理　托盒在慢速带上，传感器感应到多个托盒后，挡料装置放行，使托盒进入到拉速带上，压带装置为了托盒运行稳定，与拉速带同步；托盒运行至拨料装置，让托盒开始进入料仓。

2. 物料输送链机构

（1）主要结构　物料输送链机构主要由船链板、说明书夹链条组件、说明书导向板、主动链轮、调节张紧链轮、说明书夹动力链轮、说明书夹闭合时间调节装置等组成（图 6 - 3 - 3 - 5）。

（2）工作原理　主动链轮带动船链板起到物料运输的作用，同时链条带动说明书夹链轮组件使它和船舱同时运动；通过调节说明书夹闭合时间装置，说明书夹到指定位置张开。

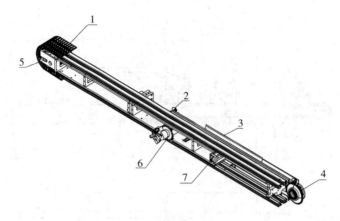

图 6 - 3 - 3 - 5 物料输送链机构结构示意图

1. 船链板；2. 说明书夹链条组件；3. 说明书导向板；4. 主动链轮；5. 调节张紧链轮；

6. 说明书夹动力链轮；7. 说明书夹闭合时间调节装置

3. 说明书传导机构

（1）主要结构 说明书传导机构主要由张紧链轮、主动链轮、说明书夹、随动靠说明书装置、说明书导向板、折纸机安装板等组成（图 6 - 3 - 3 - 6）。

（2）工作原理 通过主动链轮带动中间过渡传动，使夹靠说明书装置运动。

4. 开盒头机构

（1）主要结构 开盒头机构主要由气缸、气路进口、凸轮、连杆、吸盘、侧翻机架、气路出口等组成（图 6 - 3 - 3 - 7）。

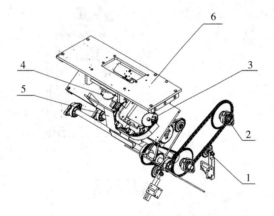

图 6 - 3 - 3 - 6 说明书传导机构结构示意图

1. 张紧链轮；2. 主动链轮；3. 说明书夹；4. 随动靠说明书装置；

5. 说明书导向板；6. 折纸机安装板

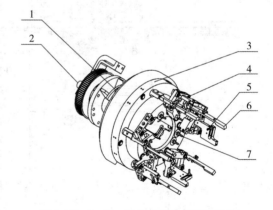

图 6 - 3 - 3 - 7 开盒头机构结构示意图

1. 气缸；2. 气路进口；3. 凸轮；4. 连杆；

5. 吸盘；6. 侧翻机架；7. 气路出口

（2）工作原理 主气路通气后，通过气缸控制真空开关时间，达到吸盘吸放纸盒，同时靠凸轮带动连杆打开纸盒。

5. 纸盒输送机构

（1）主要结构 纸盒输送机构主要由气缸、高度调节装置、纸盒钩、外侧宽度调节装置、传送带、内侧宽度调节装置等组成（图 6 - 3 - 3 - 8）。

（2）工作原理 气缸带动输送带，纸盒向前运行，直到到达开盒头机构。

6. 推杆机构

（1）主要结构 推杆机构主要由过载气缸、活动导轨、分道拨叉、拨叉气缸、主动轴、推头、压

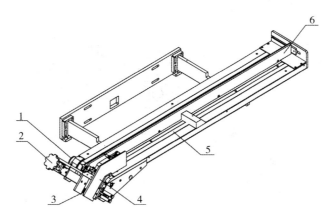

图6-3-3-8 放纸盒输送机构结构示意图

1. 气缸；2. 高度调节装置；3. 纸盒钩；4. 外侧宽度调节装置；5. 传送带；6. 内侧宽度调节装置

板、压板导向板等组成（图6-3-3-9）。

（2）工作原理 伺服电机带动主轴转动，链条带动推杆使推杆在导轨中运行，将说明书与产品一起推入盒内。

7. 纸盒压杆机构

（1）主要结构 纸盒压杆机构主要是由纸盒压杆支撑组件、调节手轮、传动链轮、连杆等组成（图6-3-3-10）。

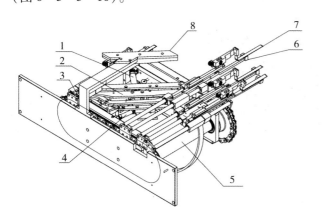

图6-3-3-9 推杆机构结构示意图

1. 过载气缸；2. 活动导轨；3. 分道拨叉；4. 拨叉气缸；

5. 主动轴；6. 推头；7. 压板；8. 压板导向板

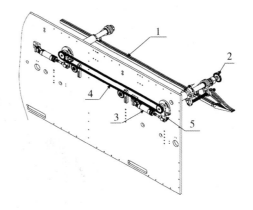

图6-3-3-10 纸盒压杆机构结构示意图

1. 纸盒压杆支撑组件；2. 调节手轮；

3. 气缸；4. 传动链条；5. 连杆

（2）工作原理 气缸带动连杆，连杆带动轴使纸盒压杆支撑组件在需要压住纸盒时向下动作，否则就从压住动作回到原点。在推杆将说明书与产品一起推入纸盒内时，压住纸盒，不让纸盒有所移动。

8. 夹盒定边机构

（1）主要结构 夹盒定边机构主要由定边从动涨紧链轮、夹盒链、定边拨舌、定边导向调节组件、手动手轮、定边塞盒引导组件、定边塞盒组件、定边整形出盒、链轮传动组件、操作面打码等组成（图6-3-3-11）。

（2）工作原理 通过夹盒链输送打开的纸盒，通过导向装置将右侧翼折叠，定边拨舌将左侧翼折叠，到达操作面打码位置进行打码，最后对大叶片进行折叠塞盒。通过一些列定边小工位达到塞盒打码的作用。

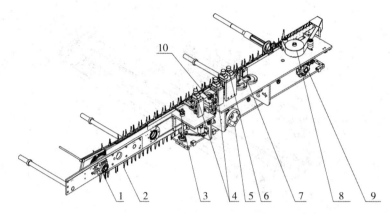

图 6 - 3 - 3 - 11　夹盒定边机构结构示意图

1. 定边从动涨紧链轮；2. 夹盒链；3. 定边拨舌；4. 定边导向调节组件；5. 手动手轮；

6. 定边塞盒引导组件；7. 定边塞盒组件；8. 定边整形出盒；9. 链轮传动组件；10. 操作面打码

9. 夹盒动边机构

（1）主要结构　夹盒动边机构主要由动边从动涨紧链轮、夹盒链、动边拨舌、动边导向调节组件、非操作面打码、动边导向调节组件、动边塞盒引导组件、动边塞盒组件、动边整形出盒、气缸空盒剔除等组成（图 6 - 3 - 3 - 12）。

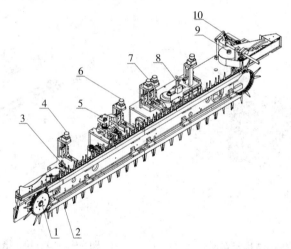

图 6 - 3 - 3 - 12　夹盒动边机构结构示意图

1. 动边从动涨紧链轮；2. 夹盒链；3. 动边拨舌；4. 动边导向调节组件；5. 非操作面打码；

6. 动边导向调节组件；7. 动边塞盒引导组件；8. 动边塞盒组件；9. 动边整形出盒；10. 气缸空盒剔除

（2）工作原理　通过夹盒链输送打开的纸盒，通过导向装置将右侧翼折叠，动边拨舌将左侧翼折叠，到达非操作面打码位置进行打码，最后对大叶片进行折叠塞盒；物料输出过程中经传感器感应对空盒进行剔除。通过一些列动边小工位达到塞盒打码空盒剔除的作用。

四、能力训练

（一）操作条件

1. 检查内包间温湿度、压差；压缩空气（压力：0.60~0.80MPa）。

2. CM - 260 装盒机。

3. CM - 260 装盒机标准操作规程。

（二）安全及注意事项

1. 工作时，严禁将手伸至运动部位，以免轧伤。
2. 在安装或调试前确保电源已关闭，避免发生事件。
3. 工作时禁止将防护罩拆下，以免发生意外。
4. 调压阀的压力在出厂前已根据用户的板型及运转进行了设定，不可随意调节更改。
5. 发现机器故障，要及时停机处理，或通知维修人员，不得私自拆机。

（三）操作过程

序号	步骤	操作方法及说明	质量标准
1	生产前准备	（1）检查电源电压、压缩空气压力情况 （2）手动检查设备各传动零部件、执行机构异物情况和松动现象	（1）电源接220V 50Hz交流电源，压缩空气压力≥0.6MPa （2）手动检查各转动零部件间异物，及时排除以免造成零部件损坏
2	开机操作	（1）打开电源开关，检查PLC操作面板提示情况 （2）点动开机检查设备的运行情况，排除异常现象	（1）接通电源，检查操作面板并确认无错误或故障提示，如有则按提示排除 （2）点动开机检查设备情况，排除异常现象。
3	设备调试	（1）关闭吸纸、吸盒按钮，点动机器，确认无异常后开机生产 （2）将说明书和纸盒扩药板放入库中，其中纸盒中的高度要超过下限，袋装产品在料斗中高度应高于传感器的下限 （3）打开"吸纸"，点动机器，直至说明书在走纸链上排列至竖板上的说明书检测开关处 （4）打开"吸盒"，继续点动机器，直至有成品从成品输送带送出 （5）检查装盒质量，确认合格后点击PJC操作面板上的运行，开始连续生产。定期检查设备运行情况，及时添加说明书、纸盒	（1）点动开机检查设备运行无异常。 （2）说明书、纸盒放置好后，设备限位感应器显示正常 （3）点动开机，吸纸操作能正常使说明书在走纸链上排列至竖板上的说明书检测开关处 （4）点动开机，吸盒操作能使成品从成品输送带送出 （5）定期检查设备运行情况及说明书和纸盒的装量
4	设备维护	（1）要保持设备工作区域清洁，经常擦拭、润滑转动零件 （2）定期给传动机构、滑动部件加注润滑油，给真空泵除尘 （3）检查设备正常可靠接地，检查传动链张紧情况和传动零部件紧固程度	（1）按规程对设备进行清洁 （2）正确选用润滑油给传动零部件进行润滑 （3）检查设备接地情况并检查传动链和零部件的紧固情况

【问题情境一】CM-260装盒机启动后吸气嘴不能吸下说明书。请思考并分析原因及解决办法。

【问题情境二】CM-260装盒机在正常生产过程中，吸气嘴能吸下多张说明书。请思考并分析原因及解决办法。

【问题情境三】CM-260装盒机在正常生产过程中，折纸机折好的说明书从机内跑出或说明书位置不正。请思考并分析原因及解决办法。

【问题情境四】东汉时期医圣张仲景编撰《伤寒杂病论》中记载了"小柴胡汤"经方及"去滓再煎"古法制药工艺，是治疗感冒、流感及各种变异流感等伤寒疫症之主方。此经方已有近两千年的历史，一脉传承至广药白云山光华公司，结合先师岭南经方研究和应用的基础，制成药性更平和，更适应现代大众自诊、自购用药的现代颗粒冲剂——白云山小柴胡颗粒。小柴胡制剂方法2009年被列入广州市非遗项目，2012年被列入广东省非遗项目，2015年被收载于广州市地方志。谈谈如何利用现代制药技术和设备，传承和发扬传统中药制剂，弘扬中医药文化，增强民族自信。

（四）学习结果评价

活动	评价内容	评价标准	评价结果（是/否）
1	生产前准备	检查电源电压、压缩空气压力情况	
		手动检查设备各传动零部件、执行机构异物情况和松动现象	
		检查 PLC 操作面板提示情况	
2	开机操作	接通电源，点动开机检查设备情况，排除异常现象	
		说明书装置、说明书链、产品链、推杆对好基准位置	
3	设备调试	吸纸操作能正常使说明书在走纸链上排列至竖板上的说明书检测开关处	
		吸盒操作能使成品从成品输送带送出	
		定期检查设备运行情况及说明书和纸盒的装量	
4	维护保养	按规程对设备进行清洁	
		正确选用润滑油给传动零部件进行润滑	
		检查设备接地情况并检查传动链和零部件的紧固情况	

五、目标检测

习题　　　答案

（一）单选题

1. 下列不属于自动装盒机功能的是（　　）

   A. 统计产品数量　　　　　　B. 故障报警装置　　　　　　C. 自动调节生产速度

   D. 自动控制温度　　　　　　E. 提供过载和失控保护

2. 全自动装盒机的工作流程是（　　）

   A. 自动完成产品的传送——说明书的折叠与传送——纸盒成型与传送——产品与说明书装入纸盒内——纸盒两端折舌封装

   B. 自动完成产品的传送——产品与说明书装入纸盒内——纸盒两端折舌封装——说明书的折叠与传送——纸盒成型与传送

   C. 自动完成产品的传送——纸盒成型与传送——产品与说明书装入纸盒内——说明书的折叠与传送——纸盒两端折舌封装

   D. 说明书的折叠与传送——纸盒成型与传送——自动完成产品的传送——产品与说明书装入纸盒内——纸盒两端折舌封装

3. 关于下盒机构，下列说法错误的是（　　）

   A. 下盒机构由纸盒库和吸盒机构两部分组成

   B. 纸盒库用来存放纸盒，其前后两个部分分别安装在前板和中间板上

   C. 纸盒库不能根据纸盒不同长度进行调整，因此纸盒的不同规格时需要更换纸盒库

   D. 吸盒机构的作用是将盒在特定的时间内吸下来放置在链条上，并将位于中间板上的盒检测开关压下

   E. 整个吸盒机构由一套曲柄摆杆控制，因此时间分配可以按要求调整

4. 下列关于装盒机的说法，错误的是（　　）

   A. 装盒机分自动装盒机和半自动装盒机两种

   B. 全自动装盒机是集光、机、电、气、液等于一体的装盒机

   C. 自动装盒机产品具有很高的控制精度、可靠性

   D. 全自动装盒机主要由机械部分和电气控制系统两部分组成

E. 装盒机主要是完成产品装盒、说明书装盒和将纸盒封盒

（二）判断题

1. 全自动装盒机是一种集光、机、电、气、液等于一体的多功能装盒机。（　　）

2. 装盒机结构按工艺不同，有纸盒先制作好、做好做成平板状和盒装生产线 3 种形式。（　　）

3. 出口传送带的作用是让盒在出口处有一个加速，以免走盒链条在转动过程中将盒刮坏。（　　）

4. 为了确保旋转纸夹每次可以在同一位置上夹住说明书，在说明书出口传送带的前端增加了一个由步进电机来控制的挡纸机构。（　　）

（三）多选题

1. 自动装盒机功能包括（　　）

  A. 统计产品数量   B. 故障报警装置   C. 显示生产速率

  D. 自动控制温度   E. 动态检测报警   F. 过载和失控保护

2. CM－260 装盒机启动后吸气嘴不能吸下说明书的原因可能有（　　）

  A. 吸气嘴的位置或纸盘的角度不对

  B. 吸气嘴接触说明书时没有真空产生

  C. 吸气嘴吸力不够

  D. 吸气嘴与分纸叉没能将吸气嘴吸住的最后一张说明书分隔出来

  E. 纸盘角度不合适

职业能力 6.3.4　能按规程调试、操作、维护热收缩包装机

PPT

一、核心概念

1. 热收缩包装机　也称收缩机、收缩包装机，主要作用是将产品用热收缩薄膜裹包后进行加热，使薄膜收缩，将产品紧紧包裹起来。

2. 热收缩膜　遇热会收缩，从而紧紧地包裹在产品上的薄膜。所用材料主要为各种热缩性薄膜，最初以 PVC 材料为主，随着技术进步和市场需求变化，PE、PP、PET、OPP 等各种材料的热缩膜发展迅速，成为市场主流。

二、学习目标

1. 能表述热收缩包装机工作原理及异同。

2. 能按照标准操作规程正确调试、操作、维护热收缩包装机。

3. 能够解决热收缩包装机在使用过程中的常见问题。

三、基本知识

（一）热收缩包装机的类别与模式

1. 依据所用薄膜种类分类　分为 PE 膜和 POF 膜，两种收缩包装机的比较见表 6－3－4－1。

表 6 - 3 - 4 - 1　PE 膜收缩机和 POF 膜收缩机的比较

	PE 膜收缩机	POF 膜收缩机
适用收缩膜	可适用 PE、POF、PVC 三种收缩膜	适用 POF、PVC 两种薄膜收缩
温度	PE 膜较厚，所需的温度达 170℃左右	只需 130～140℃左右
结构	带冷却风扇装置，用来收缩后的冷却	

2. 依据产品的包装形状分类　可分为两端开放式（袖口式）、一端开放式和全封闭式。

（1）两端开放式（袖口式）　先用筒状膜（图 6 - 3 - 4 - 1）或平膜（图 6 - 3 - 4 - 2）将被包装物包裹在一个套筒里，然后再进行热收缩作业，包装完成后在包装物两端均有一个收缩口。

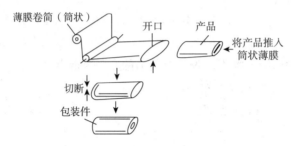

图 6 - 3 - 4 - 1　两端开放式（筒状膜）

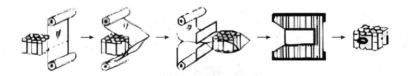

图 6 - 3 - 4 - 2　两端开放式（平膜）

（2）一端开放式　常见于托盘收缩包装，先将薄膜制成方底大袋，再将大袋自上而下套在堆叠商品托盘上，然后进行热收缩。

（3）全封闭式　将产品四周用平膜或滚筒膜包裹起来，接缝采用搭接式密封，用于要求密封产品的包装（图 6 - 3 - 4 - 3 至图 6 - 3 - 4 - 6）。一般 POF 膜包装产品均使用这种常见包装方式。

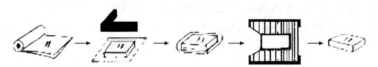

图 6 - 3 - 4 - 3　四面密封式 L 型封口

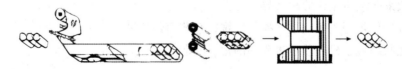

图 6 - 3 - 4 - 4　四面密封枕型袋式

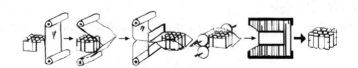

图 6 - 3 - 4 - 5　四面密封式（用双张平膜）

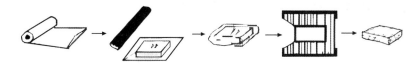

图6-3-4-6 四面对面密封式（用筒状膜）

3. 依据产品包装方式分类 可分为自动叠层式和分道式。

4. 依据加热方式分类 可分为恒温收缩、热收缩、石英管加热式、不锈钢加热式等。

5. 依据机器调速方式分类 可分为电子调速和变频调速。

（二）热收缩包装机的结构与原理

1. 结构 分裹膜部分、传动系统、上膜系统和切膜刀四部分（图6-3-4-7）。

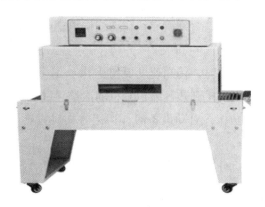

图6-3-4-7 热收缩包装机

（1）裹膜部分 功能是在分隔好的产品向前运行的同时将薄膜的一端压在产品下面，另一端包装产品一周后回到产品的下面形成对产品的裹包。

裹膜部分一般由一个伺服电机驱动链条带动一定数量的裹膜杆构成。裹膜杆高度可以由机械部分来调整，速度由伺服电机的运动来控制，此部分的调整非常重要，既要保证裹膜杆在产品进入时位于产品的后面，产品离开时绕到产品前面，并不和产品发生干涉；同时又要保证薄膜裹到产品上的紧度及相应，这一环节的工作质量直接影响最终的成品包装效果。为保证产品包装及薄膜的完整，在产品进口、包装上方和产品离开的部位都设有光电开关分别检查进入产品是否完整，薄膜是否在产品上和进入下道工序的产品形状是否符合要求，如果此阶段工作参数调整不好，会造成设备停机。

（2）传动系统 主要由一台变频驱动电机的一组推杆来完成，其功能是将上道工序完成的包装形式送到裹膜区。在主电机的末端装有一个编码器来控制机器的所有脉冲。在推杆的一个轴上装有离合器或接近开关，当主推杆过载时，该离合器脱开，机器停止。此部分的要求是平稳运行，对于高速机器来说，这一性能尤为重要。

（3）上膜系统 是将薄膜从膜卷上展开并送到裹膜区域的部分。现在一般的热收缩包装机都设有两个膜辊，其中一个作为备用。在膜棍上装有刹车装置以保证膜的送出和张紧，如果膜不能很好的张紧就会影响到下一工序的切割，因此选择良好的刹车装置非常重要。

（4）切膜刀 对切膜刀的更换，首先松开压紧切刀的固定夹，取出切刀，清洗刀槽，安装上新的刀片，放置槽内并压紧，把刀片两端固定在刀片固定夹头内，压紧弹簧拧紧即可。

2. 工作原理 通过炉室内部石英发热管或不锈钢加热管产生热量，在循环风机和风道的配合下使加热炉室达到设定温度，并均匀输送热风，由温度控制仪控制炉内温度到恒温状态。物品通过链条式输送带送入炉室，配合出口强大的冷风散热，收缩膜迅速收缩并紧贴物品表面达到包装效果。

四、能力训练

（一）操作条件

1. 检查包装车间温湿度、压差。

2. L 型封切热收缩包装机。

3. L 型封切热收缩包装机标准操作规程。

4. 待包装药品、热收缩包装 PE 膜、工具。

5. 机器的规定电压是三相 380V 的电源，必须要输入零线，即标准的三相四线制。否则，设备不能正常运行，而且极易损坏内部电器部件。

6. 热收缩包装机一定要水平安装，否则将导致输送线偏离中心，缩短电热管的使用寿命。

（二）安全及注意事项

1. 在向热收缩包装机内传送药品时，传送速度要匀速。

2. 在取药品时不要太早，也不要碰到热收缩包装机的内壁，以免烫伤手臂。

3. 设备应单人操作，如两人操作，启动设备时，切记告知对方启动设备，以防事故发生，切忌多人共同操作一台热收缩包装机。

4. 发现机器故障，要及时停机处理，或通知维修人员，不得私自拆机。

（三）操作过程

序号	步骤	操作方法及说明	质量标准
1	开机	接通电源，打开热风开关及加热开关	热收缩包装机指示灯点亮
2	设定温度以及设定压力	按动温度显示屏下的温控开关，即可设定温度一般为并将温控温度设定 170℃。将电压调整旋钮调至最大位置，此时电压表显示 220V	根据薄膜类型和厚度设置加热温度
3	调节运输速度	打开输送开关，并调节输送旋钮，将输送速度调至合适档位	一般调节到中速
4	预热	以上操作完成后，温度达到设定值后，运行机器 5 ~ 10 分钟。可以进行药品收缩工作	温度达到设定温度
5	运行	待药品塑封完好后，并被传出热收缩包装机时，将塑封好的药品从传送带上取下 	产品整齐、光滑、无褶皱
6	关机	包装结束后，关闭温控开关，停止加热，并让塑封机与风机继续运行 10 分钟左右，然后再关闭电源开关	机器停止运行

【问题情境一】操作工在进行热收缩包装前，对加热装置进行升温加热操作，包装部位升温缓慢或不能达到标准包装温度。请分析原因并提出解决办法。

【问题情境二】包装工人李师傅对成品进行热收缩包装时，发现电机不转，在未关闭电源情况下，进行机器维修，但机器又突然运转，再次将其手绞入机器，幸亏同事立即关闭电源，未造成严重事故。

根据上述案例，请分析电机不转的原因并提出解决办法，此外，请大家思考在工作过程中若机器发生故障，应该如何正确操作。

【问题情境三】新近开发了一种手动预拉伸缠绕膜，请检索并分析这种新技术收缩膜的环保背景及应用特点。

（四）学习结果评价

序号	评价内容	评价标准	评价结果（是/否）
活动一	温度设定	是否根据薄膜的种类设定加热温度	
活动二	试运行	参数设定完毕，是否进行试运行	
活动三	热缩包装运行	包装产品是否整齐、光滑、无褶皱	

五、目标检测

习题　　答案

（一）单选题

1. 以下不属于热收缩膜材料的是（　　）

　　A. PVC　　　　B. PP　　　　C. OPP　　　　D. PET　　　　E. PEG

2. 热收缩包装机在包装生产的时包装部位温度应达到（　　）

　　A. 100℃　　　B. 120℃　　　C. 140℃　　　D. 80℃　　　E. 180℃

3. 依据使用的薄膜，可以将热收缩机分为（　　）

　　A. PE 膜、POF 膜热收缩包装机　　　　B. 轴口式、全封闭式

　　C. 自动叠层式、分道式　　　　D. 恒温收缩包装机、热收缩包装机

　　E. 电子调速、变频调速

4. 下列不属于按加热方式分类的是（　　）

　　A. 恒温收缩包装机　　　　B. 热收缩包装机

　　C. 英管加热收缩机　　　　D. 不锈钢加热收缩机

　　E. 自动叠层式热收缩机

（二）判断题

1. 收缩包装后皱纹过多，可减低输送速度或提高加热温度。（　　）

2. PE 膜比较厚，所以所需温度需达到 130 ~ 140℃左右。（　　）

3. 收缩包装工作前，应先预运行 5 ~ 10 分钟　（　　）

4. PE 膜收缩机，可适用 PE、POF、PVC 三种收缩膜。（　　）

（三）多选题

1. 热收缩包装机收缩室无加热现象或加热温度上不去的原因包括（　　）

　　A. 检查输入电源是否正常，是否缺相　　B. 温控仪失灵，维修或调换

　　C. 交流接触器损坏、调换　　　　D. 室内电线老化断路，调换电线

　　E. 电热管损坏、调换

2. 热收缩包装机主要由（　　）组成

　　A. 传送带　　　　B. 收缩炉　　　　C. 控制系统

　　D. 电子温控系统　　　　E. 电热管

3. 以下属于热收缩包装机按加热方式分类的有（　　）

　　A. 恒温收缩包装机　　　　B. 热收缩包装机

　　C. 英管加热收缩机　　　　D. 不锈钢加热收缩机

　　E. 自动叠层式热收缩机

4. 关于热收缩包装机的分类，下列说法正确的有（　）

A. PE 膜、POF 膜热收缩包装机　　　　B. 轴口式、全封闭式

C. 自动叠层式、分道式　　　　D. 恒温收缩包装机、热收缩包装机

E. 电子调速、变频调速

（四）思考题

试分析热收缩包装机在包装生产的时候，包装部位升温缓慢或不能达到标准包装温度（160℃以上）的原因。

PPT

职业能力 6.3.5　能按规程调试、操作、维护裹条机

一、核心概念

裹条机又称捆轧机，是近几年医药行业集盒装箱打包领域新兴起的一种高效、节能型环保包装设备。主要采用叠加包装的形式应用于众多医药企业，其包装方式可代替盒中盒，从而降低了成本。

二、学习目标

1. 能表述裹条机的结构和工作原理。

2. 能按照标准操作规程正确调试、操作、维护裹条机。

3. 能够解决裹条机在使用过程中产生的常见问题。

三、基本知识

（一）裹条机结构

裹条机主要由输送带、控制面板、上料、下料、出料口以及出料平台等装置组成（图 6 - 3 - 5 - 1）。

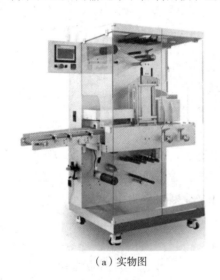

（a）实物图

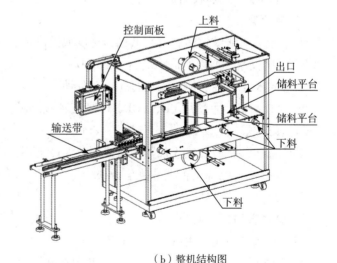

（b）整机结构图

图 6 - 3 - 5 - 1　裹条机

（二）裹条机工作原理

自动直线从进出料→输送→翻盒→伺服分料推料→上下放膜→封切、锁膜→压料→捆扎到包装成品全部一次性完成。占地面积小，推料过程中不影响立盒，包装物顺序不错乱。

1. 输送 将一定数量的产品堆放在出料器中，并有序落在裹条机的工作台上，然后通过自动输送系统将产品送入裹条机（图6-3-5-2）。产品由传动电机单独传动，速度可调，运行稳定。

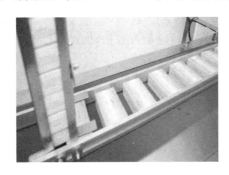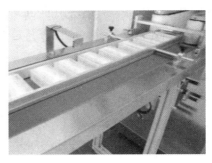

图6-3-5-2 产品输送

2. 翻盒、伺服分料送料 通过自动输送系统将产品送入裹条机，首先设备采用皮带翻盒，然后利用伺服器电机推料，并将产品送到热收缩工位，进行产品捆扎（图6-3-5-3）。

3. 上下放膜 此机构可自动根据被包装物品的大小调整放膜量，放膜过程由PLC全自动控制。收缩膜穿放在一根轴上，两侧由挡膜轴固定在中间，电机带动放膜辊转动，完成上下放膜动作（图6-3-5-4和图6-3-5-5）。

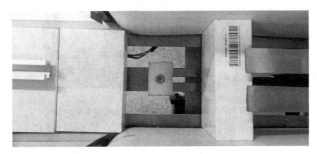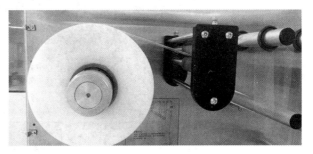

图6-3-5-3 翻盒 图6-3-5-4 上放膜

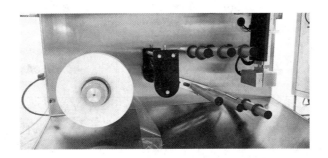

图6-3-5-5 下放膜

4. 封切、锁膜 系统由上、下两部分组成，下部是恒温刀部分，采用智能温度仪表控制，上部是压力部分。通过上、下刀咬合进行封切。封切刀为恒温加热。封切时间为0.2~0.8秒。封切质量好，刀片使用寿命长，上、下锁膜机构在封切过程中，使包装物捆得更紧更稳定。

5. 出料压板 压住集包，防止封切时散包及被包装物松动，可根据被包装物高度调节高低。

四、能力训练

（一）操作条件

1. 检查包装间温湿度、压差、压缩空气。

2. ZKZ400 薄膜困扎机。

3. 裹条机（捆轧机）标准操作规程。

4. 完成最小包装成品药品、裹条所用的 PE 材料、工具。

5. 使用裹条机（捆轧机）之前，应检查其是否正常运转，是否有松动、老化、断裂等状况。

微课

（二）安全及注意事项

1. 封切状态下，不可用手接触，以防电击、烫伤手臂等。

2. 调试气缸动作时防止伤手。

3. 电器元件应定期检查，防止接线处松动虚接。

4. 装膜时请勿打开急停开关，以防危险。

（三）操作过程

序号	步骤	操作方法及说明	质量标准
1	调整导轨宽度	（1）通过旋转导轨两侧螺母，调节输送轨道宽度及挡板位置 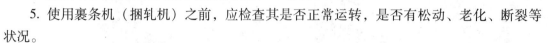 （2）调整导轨宽度	（1）与产品包装盒宽度一致，挡板挡住第二个盒一半位置 （2）两侧皮带加紧盒子
2	调整毛刷高度	调整毛刷高度	毛刷从左到右，高度逐渐降低

序号	步骤	操作方法及说明	质量标准
3	调整压料	旋转压料开关，调整压料高度 	高度与药盒相平，保证出料
4	调整包装总长	调节控制面板包装物总长，是规定数量的产品顺利完成裹条 	使黑色滑块运动时位于左边第二盒中间位置
5	穿膜封切	（1）开启气涨轴，上下穿膜 （2）封切：穿膜完成后进行封切 	（1）需保证膜在滚轴的中间位置 （2）手动封切
6	运行自动封切	参数调整完毕，启动运行按钮	顺利完成输送、翻盒、前推、封切等操作

【问题情境一】工人在开启后试运行时，发现封切刀封切效果不理想。请解析问题出现的原因。

【问题情境二】对产品进行裹扎过程中，发现裹扎不紧。请解析问题出现的原因。

【问题情境三】在试运行时，工人手动调整设备按下推料按钮，不推送，伺服电机不动。请解析问题出现的原因。

【问题情境四】生产中通过薄膜捆轧机的产品，膜位置发生偏离。请解析问题出现的原因。

【问题情境五】裹条机属于外包装设备。跟内包装相比，外包装工序在环境洁净度要求、人员净化、物料管理、工艺质量都有一定的差异。有观点认为，裹条机的生产工艺流程、质量控制、记录表格、物料流转等没有必要严格限制，尤其是没有必要按照 SOP 操作，可以根据个人习惯和效率选择个性化的工作方式。您是否认同这种观点？请思考并说明原因。

（四）学习结果评价

评价内容		评价标准	评价结果（是/否）
活动完成情况	活动一：调整轨道	轨道宽度与药盒宽度一致	
		两侧皮带加紧药盒，顺利翻盒	
		挡板位于第二盒中间位置	
	活动二：毛刷高度	毛刷高度从左到右，一次升高，完成推料	
	活动三：压料高度	压料挡板底部与药盒顶部相平，保证顺利出料	
	活动四：包装总长	黑色滑块位于左边第二盒中间位置，确保要求将一定数量产品，扎捆	
	活动五：穿膜	穿膜时，薄膜在滚轴的中间位置	

五、目标检测

习题　　答案

（一）单选题

1. 裹条机开机后，需要将气源压力调整至（　　）MPa

   A. 0.6　　　　　　　B. 0.7　　　　　　　C. 0.8

   D. 0.9　　　　　　　E. 6

2. 开启裹条机后，需要将温度设定在（　　）℃

   A. 80 ~ 100　　　　　B. 100 ~ 120　　　　C. 120 ~ 140

   D. 160 ~ 200　　　　　E. 100 ~ 150

3. 下面关于裹条机开机操作的说法，错误的是（　　）

   A. 首先打开空气压缩机或气源开关

   B. 需要调节机器内部气动板上的三联体，调整气源压力

   C. 装好收缩膜，无须试运行

   D. 收缩膜切封，需检查焊口

   E. 检查输料机工作是否正常

4. 关于裹条机的使用，以下说法错误的是（　　）

   A. 操作前检查工作室内清洁情况

   B. 设备上应挂有"待清洁""完好"和"待用"标志

   C. 工作结束后，应先切断电源开关

   D. 关机后，应停压缩机或打开气管

   E. 停机时气缸推板回到原位

（二）判断题

1. 被包装物散包的主要原因可能是被包装物尺寸过小。（ ）

2. 传动轴承和传动链条要定期加润滑油。（ ）

3. 切封系统由上下两部分组成，上下都是恒温部分。（ ）

4. 放膜量的大小主要是根据被包装物品的大小来调整。（ ）

（三）多选题

1. 裹条机封切刀封切不理想的原因有（ ）

    A. 气压不正常   B. 压力小于 0.5MPa   C. 封切刀接触不好

    D. 上下放膜时间及速度配合不好   E. 封切膜的压力太大

2. 自动运行时设备不运行的原因包括（ ）

    A. 急停按钮按下   B. 压缩空气压力不够   C. 上下后磁性开关不导通

    D. 推料后磁性开关不导通   E. 退料后磁性开关不导通

（四）思考题

请分析切封刀切封不理想的主要原因。

职业能力 6.3.6　能按规程调试、操作、维护药品追溯赋码系统

PPT

一、核心概念

1. 药品溯源　是指药品生产或经营企业用适宜的方法识别药品、确认药品的类别和状态，对药品流向进行控制，实现药品流向可追溯的一项管理技术，是药品行业独特的一种管理系统，也是一种重要的管理工具。

2. 追溯码　基于一物一码、多位加密的原理，编制的用于产品识别追踪的编码规则，又称药品电子监管码。申领追溯码后，应将码和商品建立一一对应关系，并将该数据上传至平台，追溯码被赋码并激活后，才能进入流通环节被扫码和查询。

二、学习目标

1. 能按照标准操作规程使用扫码机完成产品溯源工作任务。

2. 能及时发现溯源过程中的问题并有效解决。

三、基本知识

1. 溯源的意义　溯源药品作为一种特殊的商品，其质量至关重要。药品溯源是集信息技术、网络技术和编码技术于一身，给予药品唯一编码，这个特殊的身份证可实现药品从包装环节到流通环节的全程追踪，是药品追溯体系的重要核心环节。药品"一件一码"，具有唯一性，通过药品追溯码能够进行全程追踪，从而保障用药安全。

2. 药品追溯分类　追溯码分为一级追溯码（药品最小销售包装）、二级追溯码（药品中包装）、三级追溯码（药品最外层包装，以此类推）。药品追溯码的管理程序如下：

药品追溯码获得：企业在使用药品追溯码前下载药品追溯平台企业端，获得数字证书，根据产品剂型、包装规格等进行药品追溯的申请、下载、解密等工作，并将获得需要进行印刷的追溯码交包材印刷企业负责部门并导入生产操作系统

药品追溯码赋码：导入生产操作系统内的药品追溯码，在进行药品包装过程中对每件药品都有唯一的药品追溯码，一般一级药品追溯码在最小销售包装（小盒）上印刷有药品追溯码，包装后进行一级药品追溯码的扫描，系统自动识别数量，到达设置包装要求后自动生成二级药品追溯码，依次类推生成三级药品追溯码

药品追溯码关联关系：药品在生产过程中，将一级、二级、三级的药品追溯码建立关联关系，并将关联关系数据上传至药品追溯码平台

药品追溯码出入库：整批药品包装生产结束后系统自动生成入库单，并将数据上传至药品追溯码平台上；药品出库时，设置出库标号、批号等信息后用手持扫描枪扫取粘贴在外包装箱上的二级或三级药品追溯码，信息采集后数据同样需要上传到药品追溯码平台

四、能力训练

（一）操作条件

1. 相关操作规程：《外包岗位操作规程》《贴标机安全操作规程》《贴标机清洁操作规程》《贴标机维护保养操作规程》《喷码机安全操作规程》《喷码机清洁操作规程》《喷码机维护保养操作规程》《扫码机安全操作规程》《扫码机清洁操作规程》《扫码机维护保养操作规程》《批包装记录》。

2. 与外包相关的操作及仿真视频。

3. 外包车间、暂存间等。

4. 贴标机、喷码机、扫码机及计算机管理系统。

5. 待包装产品及外包装材料（标签、纸盒、纸箱等）。

（二）安全及注意事项

1. 包材领用时，须认真核对标签、箱贴、说明书的产品名称、规格与"批包装记录－包装指令单"内容一致。

2. 喷印时，根据"批包装记录－包装指令单"核对包装材料上所喷印的生产日期、生产批号、有效期是否正确。

3. 贴标前，根据"批包装记录－包装指令单"核对待包装品和所用包装材料的名称、规格、数量是否一致，质量状态是否合格。

4. 如发生偏差，立即通知班组长，及时采取必要措施。

5. 机器运行过程中，禁止用手或拿清洁用品伸入压合、冲切等运动部件中清理污、异物。

（三）操作过程

序号	步骤	操作方法及说明	质量标准
1	印字	（1）喷码机各零部件检查无误后开机，按数字键输入信息，输入完毕后保存当前界面	（1）依据"批包装记录－包装指令单"录入产品批号、生产日期、有效期等信息

序号	步骤	操作方法及说明	质量标准
1	印字	（2）打开分页机，试打印一个包装材料（纸盒、箱贴、合格证等） （3）复核人员确认无误后，开始批量打印 （4）打印完成后，关闭分页机、喷码机电源	（2）生产日期、生产批号、有效期等打印信息确认无误后，交于复核人员再次确认 （3）在打印过程中须对包装材料上的喷印信息逐一检查，观察并确认喷码位置符合标准，如偏离标准，应用手微调喷头位置 （4）分页机、喷码机正确关闭
2	贴标	（1）按喷码机数字键对喷码机进行调试，录入信息 （2）将标签安装于贴标机上，将进签电机和出签电机卡扣关闭 （3）点击出标测试键，开始试喷 （4）标签喷印信息留样 （5）接收待包装品并核对信息 标签发放领取记录 | 年		名称	批号	规格	件数	标签存档	发放人	领取人
月	日							
									  （6）打开贴标机电源开关，启动输送带及自动贴标，开始贴标 （7）贴标结束后，关闭贴标机	（1）确认标签上喷码信息与"批包装记录－包装指令单"信息一致 （2）标签安装位置及方向正确，并确保输送带上无任何异物 （3）检查并确认标签喷印信息正确，在试喷过程中须将不合格的标签集中收集存放于废弃标签粘贴处 （4）将试喷合格的第一张签交予扫码人员复核，无误后贴于"批包装记录－包装记录"背面 （5）核对待包装品和所用包装材料的名称、规格、数量以确认一致，质量合格 （6）贴标过程中，须检查标签喷印信息以确认清晰可辨，位置合适 （7）贴标机正确关闭

续表

序号	步骤	操作方法及说明	质量标准
3	溯源	（1）录入标签条形码采集信息 （2）打开扫码机轨道开关，扫码机开始最小销售包装上的标签进行一级扫码 （3）数据采集成功的最小销售包装进行装盒 （4）对包装完成后的纸盒条形码进行二级扫码并确认关联 （5）随时观察条形码采集数据，装箱后对箱贴条形码进行三级扫码并确认关联，如未关联成功，则系统报警 （6）整批药品包装生产结束后系统自动生成入库数据文件并上传	（1）依据"批包装记录-包装指令单"录入扫码信息，完成后由看码人员进行复核 （2）扫码过程中要随时观察数据采集显示情况 （3）包装时，要时刻关注最小销售包装采集的先后顺序，避免包装后出现窜码 （4）随时观察条形码采集数据，确保经过扫码设备的纸盒条形码信息关联成功，如未关联成功，则系统报警 （5）确保经过扫码设备的箱贴条形码信息关联成功 （6）上传时注意核对信息
4	处置	（1）认真清点剩余标签、箱贴、说明书等包材的数量 （2）将未喷印信息的标示材料作退库处理，并记录 （3）将剩余印有批号及试喷或残损标示材料，由包装负责人及标示材料发放人员共同销毁处理 （4）对标签、箱贴、说明书等进行物料平衡	（1）剩余标签、箱贴、说明书等包材的数量清晰准确 （2）退库处理有记录 （3）剩余印有批号及试喷或残损标示材料销毁处理规范 （4）标签、箱贴、说明书等要求限度物料平衡为100%

【问题情境一】假如您是外包装车间的 QA，请您规划在外包装生产过程中需要抽查的重点环节。

【问题情境二】假如您是赋码岗位的资深师傅，请您归纳和总结药品在赋码时的常见问题及解决方法，用于培训新入职的实习生。

【问题情境三】外包装生产结束后，生产现场需要清理，剩余包装材料的需要处理，请您阐释处置过程。

【问题情境四】药品追溯码肩负"追溯药品质量安全，规范药品流通管理"的作用，请思索并阐释药品追溯码在药品产业链管理中的好处。

（四）学习结果评价

序号	评价内容	评价标准	评价结果（是/否）
1	贴标	能按标准操作规程完成贴标操作 能正确处理贴标过程中出现的问题	
2	印字	能按标准操作规程完成印字操作 能正确处理印字过程中出现的问题	

续表

序号	评价内容	评价标准	评价结果（是/否）
3	溯源	能按标准操作规程完成药品溯源 能正确处理溯源过程中出现的数据偏差	
4	处置	能按标准操作规程完成剩余包材处置 能对标签、箱贴、说明书等进行物料平衡	

五、目标检测

习题　　　　答案

（一）单选题

1. 下列关于药品追溯码的说法，错误的是（　　）

　　A. 药品溯源集信息技术、网络技术和编码技术于一身

　　B. 又称药品电子监管码

　　C. 药品"一件一码"，具有唯一性

　　D. 追溯码分为一级追溯码、二级追溯码、三级追溯码

　　E. 基于多物一码，多位加密的原理

2. 关于贴标，下列说法错误的是（　　）

　　A. 人工贴标速度较慢

　　B. 人工贴标适合标签数量少和形状规则的贴标

　　C. 贴签时位置准确、压紧、无褶皱

　　D. 适合数量较多、形状规则标签的贴标

　　E. 机器贴标主要包括不干胶药用瓶贴标机、不干胶外盒贴标机、转鼓式贴标机、龙门式贴标机

3. 下列关于药品追溯码设备操作安全及注意事项的说法，错误的是（　　）

　　A. 包材领用时，须认真核对标签、箱贴、说明书的产品名称、规格与"批包装记录－包装指令单"内容一致

　　B. 喷印时，根据"批包装记录－包装指令单"核对包装材料上所喷印的生产日期、生产批号、有效期是否正确

　　C. 贴标前，根据"批包装记录－包装指令单"核对待包装品和所用包装材料的名称、规格、数量是否一致，质量是否合格

　　D. 如发生偏差，影响不大，可以继续生产

　　E. 机器运行过程中，禁止用手或拿清洁用品伸入压合、冲切等运动部件中清理污、异物

4. 以下关于监管码无法扫描的主要原因，说法错误的是（　　）

　　A. 首先在赋码系统"监管码管理"中查询是否包含无法扫描的监管码

　　B. 若够查询到此监管码，另需要查看包装规格是否相符

　　C. 有可能是条码印刷的问题

　　D. 条码的印刷精度、尺寸大小及条码在变码印刷过程的转换度等对扫描器数据的读取影响较小

　　E. 如果监管码不存在于系统中，只需导入即可

（二）判断题

1. 进行包装生产时，打印机出现意外情况，如条码用完或色带用完，或者是人为或非人为的损坏条码，都需要补打印条码。（　　）

2. 剩余印有批号或残损的标示材料，由包装负责人及标示材料发放人员共同销毁处理。（　　）

3. 条码的印刷精度、尺寸及条码在变码印刷过程的转换度不会影响到扫描器数据的读取。（　　）

4. 机器运行过程中，禁止用手或手持清洁用品伸入压合、冲切等运动部件中清理污、异物。（ ）

（三）多选题

1. 包装生产过程中需要抽查的重点环节包括（ ）

    A. 包装操作间内的环境及设备运行情况

    B. 包装设备的感应器触点

    C. 标示材料上的条形码赋码信息

    D. 各级码的数量和装箱数量

    E. 所包装产品与包装材料

2. 以下关于溯源的说法，正确的有（ ）

    A. 标签条形码采集信息录入

    B. 打开轨道开关，扫码机开始对最小销售包装上的标签进行一级扫码

    C. 数据采集成功的最小销售包装进行装盒

    D. 对包装完成后的纸盒条形码进行二级扫码并确认关联

    E. 装箱后对箱贴条形码进行三级扫码并确认关联

（四）思考题

在生产过程中如果出现扫描遗漏，应采取的处理方式有哪些？

职业能力 6.3.7　能按规程调试、操作、维护自动装箱设备

PPT

一、核心概念

自动装箱机：指能自动将包装物整形排列，装入打开的纸箱中，并完成不干胶封口等动作的装箱设备，所有动作均为全自动完成。

二、学习目标

1. 能表述自动装箱设备工作原理及异同。
2. 能按照标准操作规程正确使用自动装箱设备。
3. 能够解决自动装箱设备在使用过程中的产生的问题。

三、基本知识

（一）自动装箱设备的主要结构

自动装箱设备主要由开箱机、封箱机、撑箱机构、夹具、装盒设备、纸箱定位机构、皮带输送机、整线控制系统等组成（图6－3－7－1）。

（二）设备原理

成箱装置的箱坯架在上方，充填装置在成箱装置正下方，整列装置在充填装置的前方，封箱装置在充填装置的后方。采用PLC＋触摸显示屏控制。设有缺瓶报警停机，无瓶不装箱安全装置。大大方便操作、管理、减少生产人员和劳动强度，是自动化规模生产必不可少的设备。

（三）操作流程

1. 下料　首先从落料装置送入传送带，微机将命令传送给折页机和吸箱装置。

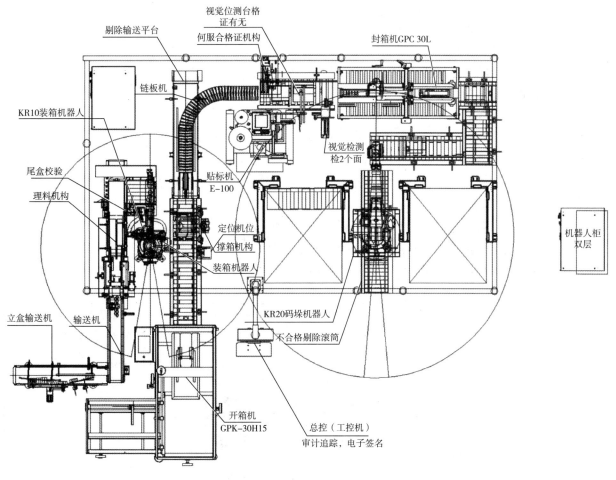

剔除输送平台

视觉位测台格
证有无

何服合格证机构

封箱机GPC 30L

链板机

KR10装箱机器人

尾盒校验

理料机构

视觉检测
检2个面

贴标机
E-100

定位机位

撑箱机构

装箱机器人

立盒输送机

输送机

机器人柜
双层

KR20码垛机器人

不合格剔除滚筒

开箱机
GPK-30H15

总控（工控机）
审计追踪，电子签名

图6-3-7-1　自动装箱设备平面布局图

2. 下盒　吸箱装置取出箱库中的箱，放在移动导轨上。

3. 开盒　导轨夹具固定纸箱，推板将纸箱推开，两个随纸箱移动的夹板从导轨两侧升起，从前后方向夹紧纸箱的侧面，使纸箱成直角打开，向前移动到装盒区。

4. 装盒　自动装盒机的传动带运送物料，推杆将物料推入装载区的空盒中。

5. 合盖　物料被推杆推入箱内后，纸盒将进入导轨驱动的合盖工位。在合上合盖之前，会先弯曲纸盒的插舌，推板会推动合盖弯曲，使插舌能够插入盒内。

四、能力训练

（一）操作条件

1. 检查包装车间温湿度、压差。

2. 自动装箱岗位标准操作规程、使用手册。

3. 成品药物、纸箱、不干胶带。

4. 为了保证装箱效果，需要提前准备好要装箱的物品，包括型号、规格、数量等详细信息。

微课

（二）安全及注意事项

1. 操作注意事项

（1）每次生产前用湿毛巾把和纸板接触的输送链板清理干净。

（2）每次全线大清洗时，应清理干净机器上（包括传送带上）灰尘等杂物。

（3）设备在运行中若有异常现象和声音应立即停机检查。

（4）不要在运动部件运行时注油。

（5）在电气设备上工作之前，保证电源断开。

（6）只有在回路没有压力时才可在气动部件上进行工作。

（7）设备周围环境卫生保持清洁干燥，无杂物、污垢、物料堆放整齐。

2. 气动部件注意事项

（1）务必保证气源清洁度。

（2）提供足够的气源，以保证元件动作，同时将压力设定至 $5kg/cm^2$。

（3）气压缸：经常擦拭动轴部件，以防尘埃渗入活塞，产生漏气。

（4）气压管路保养：气压管路若需拆卸保养，待装回定位时，必须检查是否有折管情况，若有，应迅速将其导顺，以防阻气。

（5）检查油量，若不足，需添加，并采用气压专用油，但浓度不可太高。

（6）经常检查滤水杯水量，若积水过多必须排水。

（7）在停机状态或在维修作业中，可利用泄压阀将回路中残余空气排放，以利人员安全。

（三）操作过程

序号	步骤	操作方法及说明	质量标准
1	自动开箱、撑箱、封底	（1）折叠抓起式：自动纠正直角度 （2）供箱装置：大小纸箱 （3）利用撑箱气缸自动撑箱 （4）自动折合纸箱下盖，自动胶带粘接底部 装箱成型——————胶带封底————开箱封底完成	（1）准确无误地将箱子推开 （2）准确地将箱子放入 （3）将折叠箱子撑开 （4）胶带封底清洁，准确，轻触
2	积盒理料	（1）根据盒子大小尺寸调整输送挡条，使药盒沿同一方向输送 （2）松开调节螺母，调整输送挡条位置 （3）该输送机构为变频调速	（1）输送挡条的宽度与药盒一致 （2）两侧挡条距离大于药盒 5 ~ 8mm （3）根据进料速度进行调整
3	装盒设备	（1）下盒：产品由皮带运输到装箱系统中的产品槽中，由动力滚筒线输送纸箱，并由挡板1定位 （2）装盒：产品槽打开，挡箱板下降后纸箱继续向前移动并由挡箱板2定位，皮带继续工作，准备第二次装箱 	（1）当产品数量达到设定的数值时，皮带暂停工作 （2）产品装入纸箱前端 将设定的产品数量运输到产品槽内

续表

序号	步骤	操作方法及说明	质量标准
3	装盒设备	（3）混匀；通过两次装箱已将设定数量的产品装入纸箱，挡箱板 2 收缩使纸箱继续前进，挡箱板 3 上升使纸箱定位在震荡器中。震荡器工作带动纸箱左右晃动，将纸箱内产品晃动均匀 	（3）纸箱定位在震荡器中 纸箱内产品晃动均匀
4	自动封箱	（1）自动折盖 （2）胶带封箱 	（1）纸箱对纸箱竖起的四个上盖自动折平 （2）自动折纸箱上盖，可上下自动贴上胶带，快速、平整、美观

【问题情境一】自动装箱机运行时出现纸箱不能吸下去的情形。请解析问题产生的原因。

【问题情境二】自动装箱机运行时出现皮带间隙停机或直接停机的情形。请解析解决问题的思路。

【问题情境三】包装工人在工作过程中发现装盒机出现传送带停机、偶尔停顿，工人切断电源查看故障。请解析解决问题的思路。

【问题情境四】检索并归纳自动装箱设备的发展史，思考其对"中国制造""制药强国"的意义。

（四）学习结果评价

评价内容		评价标准	评价结果（是/否）
1	自动开箱、撑箱、封地	准确无误地将箱子推开	
		准确地将箱子放入	
		将折叠箱子撑开	
		胶带封底清洁，准确，轻触	
2	积盒理料	输送挡条的宽度与药盒一致	
		两侧档条距离大于药盒 5～8mm	
		根据进料速度进行调整	
3	装箱	是否顺利完成产品装箱	
4	封箱	自动折叠	
		自动封箱	

五、目标检测

习题　　　答案

（一）单选题

1. 两侧档条间距应大于药盒尺寸（　　）

　　A. 5~8mm　　　B. 15~18mm　　　C. 3~8mm　　　D. 6~8mm　　　E. 8~15mm

2. 关于装箱机器人的操作，下列叙述错误的是（　　）

　　A. 打开机器人总电源找到主程序 main　　　　　B. 左下角选定 T1 手动下让程序启动

　　C. 将示教器上方钥匙逆时针旋转 90°　　　　　D. 选择 AUT 将钥匙旋转回原来状态

　　E. 机器人关机采用软关机方式

3. 关于气动部件使用过程中的注意事项，下列说法错误的是（　　）

　　A. 必须保持气源清洁　　　　　　　　　　　B. 提供足够气源，以保证元件动作

　　C. 防止尘埃渗入活塞，产生漏气情况　　　　D. 检查油量是否足够

　　E. 滤水杯水量对设备运转无影响

（二）判断题

1. 在设备运动时发现注油部件缺油应及时注油。（　　）

2. 只有在回路没有压力时才可在气动部件上进行工作。（　　）

（三）多选题

1. 自动装箱设备为组合结构，包括（　　）

　　A. 开箱装置　　　　　　　　B. 撑箱装置　　　　　　　　C. 封地装置

　　D. 理料装置　　　　　　　　E. 封箱装置

2. 下列关于气动部件使用注意事项，说法正确的是（　　）

　　A. 气动部件使用与保养最重要的是清洁度

　　B. 提供足够的气源

　　C. 气压管必须注意是否有折管

　　D. 滤水杯积水过多需要排出

　　E. 在停机或维修时，需将回路中残存空气排放

（四）思考题

试分析自动装箱机的纸箱不能吸下去的原因。

工作领域七 公用系统配置

工作任务7.1 制水生产

职业能力7.1.1 能按规程调试、操作、维护纯化水制备系统

PPT

一、核心概念

1. 制药用水生产设备 制药用水通常指制药工艺过程中用到的各种质量标准的水。制药用水生产设备包括纯化水生产设备和注射用水生产设备。纯化水制备系统一般由前端的预处理系统和后端的纯化系统两部分组成。纯化水生产设备包括反渗透制水设备、离子交换制水设备、电渗析制水设备、电去离子制水设备。注射用水生产设备包括气压式蒸馏水器和多效蒸馏水器。多效蒸馏水器有盘管式多效蒸馏水器、列管式多效蒸馏水器。

2. 纯化水 为饮用水经蒸馏法、离子交换法、反渗透法或其他适宜的方法制得的水，不含任何添加剂。纯化水可用于口服制剂、外用制剂配料、洗瓶，注射剂、无菌冲洗剂瓶子初洗，非无菌原料药精制，制备注射用水的水源等。

3. 注射用水 是指以纯化水为原料经蒸馏所得的水，可用于注射剂、无菌冲洗剂配料，注射剂、无菌冲洗剂洗瓶（经0.45μm滤膜过滤后使用），无菌原料药精制等。注射用水必须在防止细菌内毒素产生的设计条件下生产、贮藏及分装。

二、学习目标

1. 能表述二级反渗透纯化水生产设备的结构及工作原理。
2. 能正确操作、清洁以及维护保养二级反渗透制水设备。
3. 能说明其他纯化水制水设备的特点。

微课1

三、基本知识

（一）制药用水生产工艺

制药用水生产较为常用的制水工艺有二级反渗透、二级反渗透组合离子交换、二级反渗透组合电去离子技术三种生产工艺（表7-1-1-1）。

表7-1-1-1 制药用水生产工艺

制水生产工艺	工艺相同部分	工艺不同部分	
二级反渗透	原水→原水箱→原水泵→石英砂过滤器性→炭过滤器→软化器→保安过滤器→	一级高压泵→一级反渗透装置→中间水箱→二级高压泵→二级反渗透装置→紫外线灭菌器→	纯水箱
二级反渗透组合电去离子技术			电去离子装置→纯水箱
二级反渗透组合离子交换		反渗透装置→混床→紫外线灭菌器→纯水箱	

（二）纯化水生产设备

纯化水设备是一种纯水制备机器，又称纯化水机，主要包含预处理系统和纯化系统两部分。其中，预处理系统包括原水箱、原水泵、多介质过滤器、活性炭过滤器、软化器再生系统、保安过滤器、热交换器、温度传感器、压力计传感器、流量计。纯化系统包含热一级高压泵、一级反渗透装置、二级高压泵、二级反渗透装置、连续电除盐装置（CEDI）、氢氧化钠加药系统、流量计、电导率传感器、温度传感器、压力传感器、在线 pH 检测仪、手动和自动阀门、电气柜（图 7 - 1 - 1 - 1）。

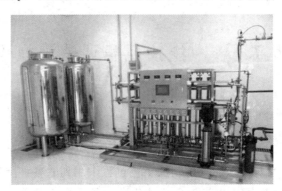

图 7 - 1 - 1 - 1　纯化水设备实物图

1. 预处理系统　纯化水是指饮用水经蒸馏法、离子交换法、反渗透法或其他适宜的方法制得的水，不含任何添加剂。由于大部分制药企业都采用市政供水作为原水，因此原水水质应达到饮用水标准方可作为制药用水或纯化水的起始用水，如果原水达不到饮用水标准，那么就要将原水首先处理到饮用水的标准。

原水水质是指原水和水中杂质共同表现出来的综合特征。水质指标是判断水质是否满足某种特定要求的具体衡量尺度，表示水中杂质的种类和数量。水质的质量标准是指针对水质存在的具体杂质或污染物提出相应的最低数量或浓度的限度和要求。

常用水质指标包括物理指标、化学指标和生物指标。物理指标主要由固定物质、浊度、污染指数、温度、臭和味、色度、电导率等组成。化学指标主要由 pH、酸碱度、硬度、总含盐量、总需氧量、生化需氧量、化学需氧量、总氮和有机氮、有毒物质的组成。生物指标主要由细菌总数和总大肠埃希菌数等组成。

预处理系统的目的是为终处理系统提供高品质饮用水作为原料水。预处理系统可有效降低终处理设备的运行与维修故障。在预处理过程中清除影响终处理工序可靠运行的杂质，这取决于所选的终处理工序和终处理工序对杂质的容忍度。

典型的预处理装置包括原水箱、多介质过滤器、活性炭过滤器与软化器等，部分制备工艺还可能会将絮凝加药、阻垢加药、紫外线脱氯、超滤、反渗透与电法去离子等装置纳入到预处理系统，用于去除浊度、余氯、深度除盐、软化、去除特定离子并进一步减少颗粒物等工艺。

（1）原水箱　作为整个系统的原水缓冲水箱，容积的配置应与系统产能匹配，并具备一定的缓冲时间来保证整套系统的连续运行。原水箱的材质没有具体要求，只要不产生溶出物或与添加药剂发生反应即可。由于原水箱具有一定缓冲时间导致流速较慢，存在微生物滋生风险。在原水箱进水前加入一定量的次氯酸钠溶液，能有效地降低微生物滋生风险。

（2）多介质过滤器　主要由外壳、精制石英滤料及配套管道阀门组成（图 7 - 1 - 1 - 2）。其主要作用是去除水体中不溶解的悬浮颗粒、胶体等杂质，降低水的浊度。多介质过滤器在运行过程中，原水中的杂质会逐渐被截留在滤料的上方，使过滤阻力逐渐增大，因此需定期反洗。反洗时水流从过滤器的底部进入，使杂质在水流的搅动下与滤料分离，并随水流排出。过滤器的反洗周期根据原水的水质不同一般为 7 ~ 15 天（在实际操作时，常根据过滤器的进出水压差的大小判断，当压差大于 0.1MPa

时即需反洗)。

(3) 活性炭过滤器 主要由外壳、颗粒活性炭及配套管道阀门组成 (图 7 − 1 − 1 − 3)。其主要作用是去除原水中的部分有机物及余氯,进一步降低水体的浊度。活性炭过滤器是利用活性炭的多孔结构具有的吸附特性去除水中的有机物等杂质,当活性炭吸附饱和后,即失去吸附作用,需及时更换。更换周期视原水的水质情况,一般为 1~2 年。

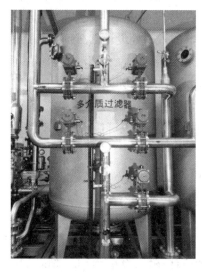

图 7 − 1 − 1 − 2 多介质过滤器实物图

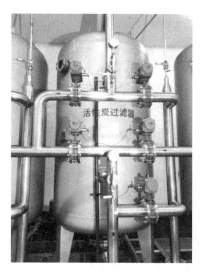

图 7 − 1 − 1 − 3 活性炭过滤器实物图

(4) 软化器 也称钠离子交换器,通常由盛装树脂的容器、树脂、阀或调节器以及控制系统组成。介质为树脂,目前主要是用钠型阳离子树脂中有可交换的钠离子来交换出原水中的钙、镁离子而降低水的硬度,以防止钙、镁离子在反渗透膜表面结垢,使原水变成软化水后出水硬度能达到 1.5mg/L 以下。软化器中的软化树脂饱和失效后,采用 NaCl 可进行再生恢复,通过 PLC 控制系统来对软化器进行自动控制。容器的筒体部分通常由玻璃钢或碳钢内部衬胶制成,通常使用 PVC、PPABS 或不锈钢材质的管材和多接口阀门对过滤器进行连接 (图 7 − 1 − 1 − 4)。

(5) 精密过滤器 又称保安过滤器,由外壳及熔喷滤芯组成 (图 7 − 1 − 1 − 5),其主要作用是截留上道工序遗留下来的颗粒状杂质,以防损害反渗透膜。滤芯的过滤精度为 5μm。滤芯为一次性使用,其更换周期一般视水质情况为 3~5 个月,在具体操作时一般根据过滤器进出口压力损失情况而定。新滤芯的压力损失一般不超过 0.02MPa。随着过滤器的运行,该压差将逐渐增大,当增加至 0.1MPa 时应及时更换。

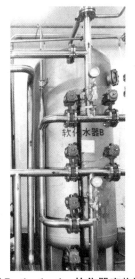

图 7 − 1 − 1 − 4 软化器实物图

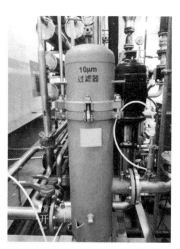

图 7 − 1 − 1 − 5 精密过滤器实物图

（6）加药装置　在制药用水系统中，加药装置是必不可缺的组成部分。稳定的加药装置设计是最终水质要求达标的重要保障。常用的加药装置为絮凝剂PAC（聚合氯化铝）、氧化剂（次氯酸钠）、还原剂（亚硫酸氢钠）、阻垢剂、pH调节剂（氢氧化钠）。

絮凝剂聚合氯化铝是一种由氢氧根离子的架桥作用和多价阳离子的聚合作用而产生分子量较大、电荷较高的无机高分子水处理药剂。它的净化原理主要通过压缩双电层、吸附电中和、吸附架桥、沉淀物网补等机制作用，使水中细微悬浮粒子和胶体粒子凝聚、絮凝、混凝、沉淀，最终通过石英砂滤层后，截留下来，达到净化的效果。在水系统中，通常在过滤器的入口处设计絮凝剂加药系统。

（7）紫外线脱氯装置　在纯化水制备系统中，反渗透膜无法耐受余氯的氧化，当前除了采用活性炭吸附法、$NaHSO_3$还原法在预处理阶段去除余氯外，紫外线除氯技术也慢慢得到了关注。在这个过程中（紫外线光化学分解），余氯可以被彻底去除紫外线将自由氯光化学分解为大约80%的离子和20%的酸根离子。在反渗透膜前，紫外线照射可用于氯/氯胺的去除。紫外灯也可用于降低微生物负荷。通过紫外线照射，自由氯被降解为氧分子和氯离子，从而对原水进行脱氯。

紫外线脱氯的效率与进水水质条件有关，如pH、有机物浓度、余浓度、紫外线穿透率等。成功去除余氯的关键在于紫外线剂量，它是紫外线反应腔体内平均辐照强度和接触时间的一个函数，这个过程需考虑紫外线设备进水的余氯浓度（PPm水平）。

2. 纯化水制备系统　纯化水系统的处理工艺主要经过了3个发展阶段。第一阶段采用"预处理＋离子交换法"工艺，运行中需要大量的酸碱来再生阴阳离子树脂；第二阶段采用"预处理＋反渗透"工艺，反渗透技术的应用极大低降低了制水过程中的酸碱的耗量，但是不能制备较低电导率的纯化水；第三阶段采用"预处理＋反渗透＋EDI"工艺，有效避免了再生时的酸碱耗量，同时能制备较低电导率的纯化水。图7-1-1-6为纯化水制备方法示意。

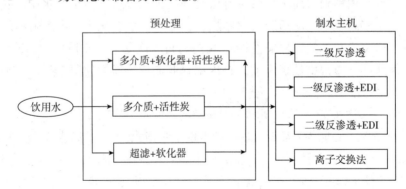

图7-1-1-6　纯化水制备方法

（1）反渗透制水设备　其原理通过反渗透膜将水分子从原料水中分离出来。膜分离设备用于超滤、微孔过滤、反渗透、电渗析、气体渗透分离、气体蒸发膜蒸馏等膜分离操作的设备。反渗透制水设备工作原理示意图如图7-1-1-7所示。

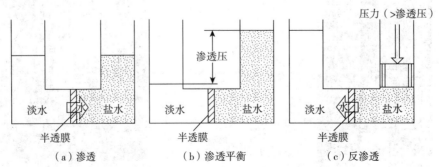

图7-1-1-7　渗透与反渗透原理示意图

反渗透设备是本系统中最关键的设备。它不仅能连续去除水中绝大部分的无机盐离子，还能去除水中几乎全部的有机物、细菌、热原、病毒、微粒等。反渗透装置主要由高压泵、反渗透膜组件、检测仪表及控制系统组成。核心部件为反渗透膜组件，当前使用的膜材料主要为醋酸纤维素和芳香聚酰胺类。膜组件的结构可分为螺旋卷式、中空纤维式、管式和板式。在制药用水生产中螺旋卷式、中空纤维式两种组件较为常用。

1）螺旋卷式膜组件　是在两张膜片之间插入多孔支撑材料（即滤液隔网），材质通常是聚丙烯。然后将两张膜的三个边缘用环氧胶或聚氨酯胶黏结密封，第四个未黏结的边则固定在开孔的中心管上。这样，两张膜片和一张滤液隔网就形成一边开口、三边密封的膜袋。膜袋的开口正对中心管的孔，透过膜的滤液就可以被收集到中心管内，反渗透卷式膜组件结构如图 7 - 1 - 1 - 8 所示。膜的正面衬上料液隔网，料液隔网与膜袋绕中心管卷绕成螺旋卷状。

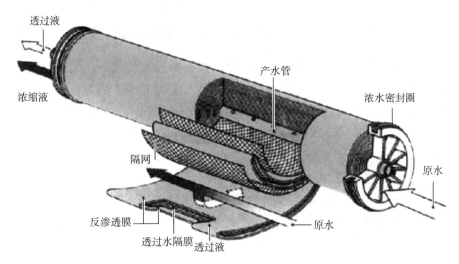

图 7 - 1 - 1 - 8　反渗透卷式膜组件结构示意图

2）中空纤维式膜组件　由数万至数十万根中空纤维组成，其端部用环氧树脂固接封头（图 7 - 1 - 1 - 9）。用于纯化水制备时，高压盐水流过纤维外壁，而纯化水由纤维中心流出。

（2）二级反渗透设备机组　主要由原水箱、多介质过滤器、活性炭过滤器、软化器、保安过滤器、一级反渗透装置、中间水箱、二级反渗透装置、紫外线灭菌器和纯水箱等组成。二级反渗透主体设备如图 7 - 1 - 1 - 10 所示，生产工艺流程见图 7 - 1 - 1 - 11。

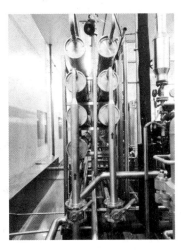

图 7 - 1 - 1 - 9　中空纤维式膜组件实物图

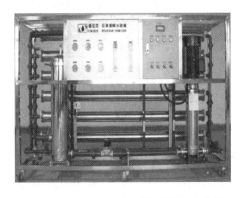

图 7 - 1 - 1 - 10　二级反渗透设备实物图

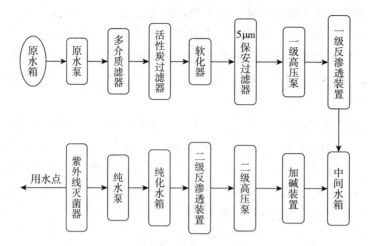

图7-1-1-11 二级反渗透设备制备纯化水工艺流程图

二级反渗透设备中填充的就是反渗透膜，该反渗透设备的透水量很大，具有很高的脱盐率，一般不小于98%；对有机物、胶体、微粒、细菌、病毒与热原等具有非常高的截留去除功能；能耗低，水利用率很好，运行成本低；分离过程不存在相变，稳定性好；体积小，操作简便，维护方便，适应性良好，耐用。该设备广泛应用于纯化水等的净化以及制药等工业中纯水或者超纯水的制备。

（3）离子交换制水设备　主体是离子交换柱，常用有机玻璃或内衬橡胶的钢制圆筒制成。一般产水量在5m³/h以下时，常用有机玻璃制造，其柱高与柱径之比为5～10。产水量较大时，材质多为钢衬胶或复合玻璃钢的有机玻璃，其柱高与柱径之比为25。在每只离子交换柱的上、下端分别有一块布水板，此外，从柱的顶部至底部分别设有进水口、上排污口、树脂装入口、树脂排出口、下出水口、下排污口等（图7-1-1-12）。

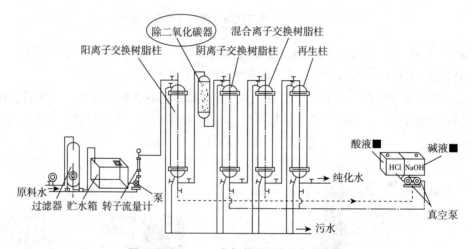

图7-1-1-12 成套离子交换设备示意图

阳柱及阴柱内离子交换树脂的填充量一般占柱高的2/3。混合柱中阴离子交换树脂与阳离子交换树脂通常按照2∶1的比例混合，填充量一般为柱高的3/5。新树脂投入使用前，应进行预处理及转型。当离子交换器运行一个周期后，树脂交换平衡，失去交换能力，则需活化再生。所用酸、碱液平时储存在单独的储罐内，用时由专用输液泵输送，由出水口向交换柱输入，由上排污口排出。

由于水中杂质种类繁多，故在进行离子交换除杂时，既备有阴离子树脂也备有阳离子树脂，或是在装有混合树脂的离子交换器中进行。

离子交换的工作原理是溶液与带有可交换离子的不溶性固体物接触时，溶液中的离子与固体物中的离子发生交换。离子交换的进行必须借助于离子交换剂，有机合成的离子交换剂称为离子交换树脂。纯化水制备常用的树脂有两种：一种是阳树脂，另一种是阴树脂。其工作原理是：水经过离子交换树脂时，依靠阳离子、阴离子交换树脂中含有的氢离子和氢氧根离子，与原料水中电解质解离出的阳离子（Ca^{2+}、Mg^{2+}等）、阴离子（Cl^-、SO_4^{2-}等）进行交换，原料水的离子被吸附在树脂上，而从树脂上交换下来的氢离子和氢氧根离子结合，生成水，最后得到去离子的纯化水。

此法的主要优点是原料水的除盐率高，化学纯度高，设备简单，节约能量，成本低；但在去除热原方面，不如重蒸馏法可靠。缺点则是离子交换树脂再生时会产生大量的废酸、废碱，严重污染环境，破坏生态平衡。

（4）电渗析制水设备 电渗析是利用离子交换膜和直流电场的作用，从水溶液和其他不带电组分中分离带电离子组分的一种电化学分离过程。

电渗析器主要由电极与极框组成的电极部分、离子交换膜与隔板组成的膜堆部分、紧固装置、附属设备等组成（图7-1-1-13）。

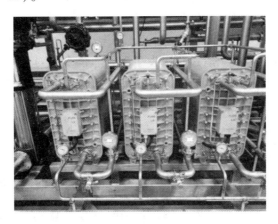

图7-1-1-13 电渗析器实物图

（5）电去离子制水设备（EDI） 结合了两种成熟的水纯化技术（电渗析和离子交换组合），是一种新的水处理技术。

EDI主要结构包括淡水室、浓水室、极水室、绝缘板和压紧板、电源以及水路连接等（图7-1-1-14）。

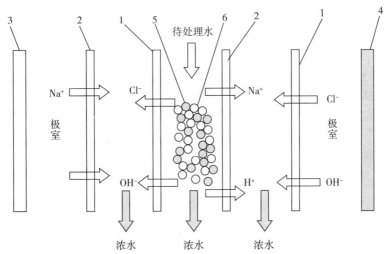

1.阴离子交换膜；2.阳离子变换膜；3.正电极；4.负电极；
5.阴离子交换树脂；6.阳离子交换树脂

图7-1-1-14 电去离子设备工作原理示意图

工作时，淡水室内填充混合离子交换树脂，原料水中的离子由该室除去，淡水室和浓水室之间装有阴离子交换或阳离子交换膜，淡水室中阴（阳）离子在两端电极作用下不断通过阴（阳）离子交换膜进入浓水室，水分子在直流电能的作用下分解成 H^+ 和 OH^-，使淡水室中混合离子交换树脂时刻处于再生状态，因而一直保持有交换容量，而浓水室中的含阴阳离子的浓水不断地排走。因此，EDI 在通电状态下，可以不断地制出纯水，其内填的树脂无须使用工业酸、碱进行再生。EDI 的每个制水单元均由一组树脂、离子交换膜和有关的隔网组成。每个制水单元串联起来，并与两端的电极组成一个完整的 EDI 设备。

EDI 与常规的离子交换床的不同之处主要在于再生方法。前者借助直流电使水分子分解成 H^+ 和 OH^-，使树脂随时处于再生状态，后者需使用传统的工业酸碱再生，要使用一套单独的酸碱再生系统。

EDI 在使用过程中，浓水室中水的电导率会很快超过 $300\mu S/cm$，为了促进水的流动，浓水室的水通过离心泵进行循环，称为浓水循环。同时为了防止浓水中难溶盐达到沉积状态，需要连续地从浓水室中排掉一部分水，而从 EDI 给水中补充进一部分。调节浓水循环的流量，可确定 EDI 装置的回收率。从浓水循环中排出的水可以返回至 RO 预处理的入口。

（6）后处理设备　如图 7-1-1-15 所示。

1）臭氧发生器　用于制取臭氧。通过臭氧发生器产生的臭氧对纯水箱及纯水管道进行灭菌消毒。按臭氧产生的方式划分，目前的臭氧发生器主要有三种：高压放电式、紫外线照射式、电解式。高压放电式发生器是纯水系统中较为常用的类型，该类臭氧发生器是使用一定频率的高压电流制造高压电晕电场，使电场内或电场周围的氧分子发生电化学反应，从而制造出臭氧。

2）紫外线灭菌器　过流式（管道式）紫外线灭菌器主要由紫外线灯管、石英玻璃套管、镇流器电源、不锈钢机体、时间累计显示仪、紫外线强度监测仪、控制箱等组成。它利用紫外线破坏水中各种病毒、细菌以及其他致病体的 DNA 结构，使 DNA 中的各种结构键断裂或发生光化学聚合反应，从而使各种病毒、细菌以及其他病原体丧失复制繁殖能力，达到灭菌的效果。

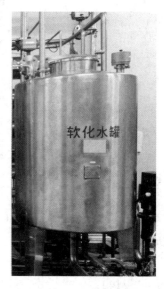

3）终端过滤器　采用过滤精度较高的精密过滤器，进一步处理紫外线灭菌器与灭菌后的纯水。

图 7-1-1-15　软化水罐实物图

四、能力训练

（一）操作条件（设备型号：RO+EDI-2T/H）

1. 严格控制进水质量，确保不符合指标的水源不得进入纯化水设备，否则极易造成纯化水设备膜元件的污堵，严重影响出水质量。

2. 进水温度控制，应根据实际用水量，取临界压力（进水压力低于该值脱盐率产生明显下降的压力值）不能满足产水与水质要求的最低温度作为该时间段内的进水温度，这样可以降低膜水量的衰减。

微课2

3. 纯化水设备使用时，纯化水设备的过滤器前进水球阀需开启，多介质过滤器、活性炭过滤器以及软水器控制阀处于能正常工作的状态，纯化水设备的供电电压和供水压力需正常。

4. 操作之前一定要确保所有安装正确、电控系统连接正确、预处理设备已冲洗干净。

（二）安全及注意事项

1. 纯水设备和供电线路的周围，不能存在易燃或易爆的危险品。

2. 线路和电气设备如果出现故障，应由专业维修人员进行维修和调整操作。

3. 不可在水路不通畅的时候打开高压泵和增压泵，否则会发生爆管的情况。

4. 纯水设备内部管道如有漏水，不可继续进行操作，务必把电源切断，再作处理。

5. 开启纯水设备前要确保机器上的设备和元件都是干燥的。

6. 高压泵和增压泵在没有水的时候不可运转。

7. 在原水压力不足时，不可对高压泵进行强制性启动。

8. 关机的时候要注意关闭原水增压泵前要先关闭高压泵。

9. 纯水设备的操作人员需经过专业培训，一定要遵守设备操作规范，定期对设备进行维护和保养，避免危险事故的发生。

10. 纯化水每一个用水点在休假日首次上班时第一次用水先弃掉约 2kg 的水，每天上午上班及午休后上班时第一次用水先弃掉约 1kg 的水。纯化水贮罐如果循环泵停机超过 24 小时，则需将贮罐里的纯化水排掉，不能继续使用。

（三）设备调试

纯水设备在正式投入使用前，需要对纯水设备进行调试，调试结束，并将问题处理后才可将纯化水设备用于制备纯化水，调试纯化水设备的主要步骤如下。

1. 检测、分析纯化水设备的进水是否符合要求，才可进行设备的通水调试。

2. 调整供水泵的压力控制的水质自动监测系统。

3. 检查纯化水设备内的管道连接是否完善，同时调节供水量大于纯化水设备的进水量。

4. 开启纯化水设备的排放、回流阀，并启动预处理装置，同时调节供水量大于纯化水设备的进水量。

5. 开启各压力表开关、总水阀、各进水阀、浓水出口阀和淡水排放阀。

6. 关闭水泵的排放阀，等到组件内充满后关闭纯化水设备的总进水阀。

7. 当水泵进口压力大于 0.2MPa 时，冲洗 15 分钟，同时检查高低压管路。

8. 调整纯化水设备的进水阀、浓水出口阀，使进水的压力达到 0.15~1.5MPa，浓水排放量即为产水量。

9. 检测纯化水电导率，如果电导率符合要求即可开启出水阀，并关闭排水阀。

（四）操作过程

序号	步骤	操作方法及说明	质量标准
1	原水预处理开机前准备	（1）多介质过滤器反冲 10 分钟，然后正冲 10 分钟。冲洗周期每 24 小时一次，冲洗后出水水质浊度达到：当进水 10~20mg/L 时，出水浊度 2~5mg/L；当进水 <10mg/L 时，出水浊度 <2mg/L （2）活性炭过滤器反冲 10 分钟，然后正冲 10 分钟，冲洗周期每 24 小时一次，冲洗后出水水质余氯降到 0.05PPm，COD 降到 1.5PPm （3）检查多介质过滤器，活性炭过滤器等的全部阀门，并使相应的阀门处于工作位置	（1）经过多介质过滤器的水质的浊度达到定制标准 （2）经过活性炭过滤器水质的余氯降到 0.05PPm，COD 降到 1.5PPm （3）多介质过滤器，活性炭过滤器等的全部阀门处于工作位置
2	原水预处理	原水经原水箱、原水输送泵、絮凝剂加药系统、多介质过滤器、活性炭过滤器、阻垢剂后，使进入反渗透系统的水质达到规定要求	进入反渗透系统的水质达到规定要求
3	反渗透（RO）机制备纯化水	（1）RO 系统手动运行操作步骤 ①使一级 RO 系统阀门处于正常工作位置 ②合上 RO 机上电控箱内所有断路开关，将手动选择按钮拨到手动位置。按总启动按钮至启动位置，启动原水泵开关	（1）应确保泵顺时针旋转，否则会引起泵损坏和压力降低

续表

序号	步骤	操作方法及说明	质量标准
3	反渗透（RO）机制备纯化水	③原水泵起动后，观察低压信号指示灯。若灯熄了再启动RO机高压泵开关，5~15秒后高压泵启动。此时，打开精密过滤器的排气阀，待精密过滤器内气体排尽，从排气阀射出水流时，关闭排气阀 ④注意仪表屏上的压力表，调节浓水排放阀、产水出水阀，记录各压力表初始参数，使RO泵出口压力达到设计要求（高压最大值≤1.8MPa），膜进出口压差应≤3kg/cm² ⑤化学加药：絮凝剂加药装置与原水泵联动，当原水泵起动后，加药装置自动启动。阻垢剂加药装置与一级高压泵联动，当高压泵起动后，加药装置自动启动 （2）RO系统自动运行操作步骤：本系统全自动控制RO的整个工作过程。在自动状态下，检测前后水箱处于工作区域内。自动开启相关的阀门，并自动启动反渗透前提升泵，高压泵当自动检测到由提升泵送来的水压达设定值后，自动启动高压泵，在系统每次启动和停止时自动对反渗透膜进行冲洗3分钟 （3）关机：将RO机控制箱上系统总停止按钮按下	（2）正确启动原水泵开关 （3）检查水量是否达到要求，且纯水量与浓水量达到一定比例（约1：1） （4）正确关闭RO机系统
4	后处理系统	（1）EDI启动前的准备：模块所有进出水口都与系统管道连接好；电源、水的预处理系统可以连续运行；管道冲洗干净；现场电器接线已经测试完毕；所有的阀门全部关闭；泵和整流器都处于关闭状态；安全设备已经安装并可以使用 （2）手动启动步骤：打开EDI进水水泵，用符合进水条件的水充满系统；设定产水流量为2T/h左右；设定浓水流量为0.2T/h左右；设定极水流量为0.01T/h左右；设定进水压力为0.4MPa；设定浓水压力为0.2MPa；启动整流器 （3）手动停机步骤：将整流器的电源关闭；关闭进水水泵 （4）自动启动步骤：自动启动前必须按手动启动的步骤开启一次，然后在阀门的开启状态和开启度不变的情况下启动自动按钮，系统进入自动运行状态 （5）自动停机：当EDI进水流量、压力、出水水质等参数达不到设计值时将自动关闭整流电器电源，并关闭进水水泵，从而使系统停止运行	进入后处理系统反渗透（RO）水的水质满足要求制得的水，电导率为4~30μS/cm；pH 6.0~8.0；温度25℃±10℃；进水口压力4bar（60psi）-最大值，1.5bar（25psi）-最小值；出水口压力：浓水和极水出口的压力比产品水出口压力小；硬度（如CaCO₃）：最大值1.0PPm；有机物：最大值0.5PPmTOC；氧化剂：最大值0.05PPm（CL2）；金属：最大值0.01PPmFe；二氧化硅：最大值0.5PPm。RO排放水一般为50~150ppb

（五）设备的维护

1. 原水罐采用机械方法对原水罐内外壁进行刷洗，最后用饮用水及一级RO淡水冲洗干净，频率为每月1次。

2. 多介质过滤器每班进行正洗，每天反洗一次，直到出水澄清为止，一般30分钟以上；多介质过滤器内的石英砂每2年更换一次（要求石英砂粒径约2.5mm，填装量约为容器的4/5）。

3. 活性炭过滤器活性炭过滤器的消毒周期：机组运行时，每周用85℃的热水对活性炭过滤器内的活性炭进行消毒；不连续运行时（停机时间超过7天），每次生产前用85℃的热水进行消毒。

4. 精密过滤器精密过滤器滤芯的更换频率：每3个月更换一次。

5. 呼吸器每年更换一次呼吸器滤芯，更换前滤芯必须进行完整性检测。

6. 中间水箱采用机械方法对中间水箱内外壁进行刷洗，最后分别用饮用水及一级 RO 淡水冲洗干净，频率为每月 1 次。

7. RO 系统正常运行情况下，每年对 RO 系统清洗一次。

【问题情境一】制药用水机组在正常工作过程中出现泵腔内叶轮空转现象，并伴随着巨大"嗡嗡"声。请分析原因并提出解决措施。

【问题情境二】审核一段时间制药纯化水设备的运行数据记录，发现设备的产水状况不正常。设备运行一段时间后，出现产水电导率较快上升的情形。请分析原因并提出解决措施。

【问题情境三】纯化水机刚生产的纯化水是合格的，但流经运输管道后检测出微生物超标。请分析原因并提出解决措施。

【问题情境四】运输管道内壁出现微生物生物膜，流经管道的纯化水检测出微生物数量超标。请分析原因并提出解决办法。

【问题情境五】周建民在工具钳工这个平凡岗位上坚守 40 年，完成了 15000 余项专用量规生产制造任务，尝试工艺创新项目 1100 余项，累计为公司创造价值 3100 余万元。他秉承精益求精、精雕细琢的工作态度，实现 15000 余件微米级专用量规未出现一件质量事故的奇迹。他用工匠担当，组织团队破解位置量规、无人机内外轴、中国现代第一枪电磁枪等工厂、国家乃至世界级的机械制造难题。面对一次次高薪诱惑，他选择了坚守工具钳工这个平凡岗位，真正做到道技合一、敬业奉献，成为一名国家级技能大师。结合周建民的故事和制药岗位工作，谈谈你对"工匠精神"的理解。

（四）学习结果评价

序号	评价内容	评价标准	评价结果（是/否）
活动一	纯化水二级反渗透装置开机准备	出水水质余氯降到 0.05PPm，COD 降到 1.5PPm	
		相应的阀门处于工作位置	
		进入反渗透系统的水质达到规定要求	
活动二	纯化水二级反渗透装置开机、停机操作	一级反渗透（RO）系统阀门处于正常工作位置	
		确保原水泵顺时针旋转	
		检查水量是否达到要求，且纯水量与浓水量达到一定比例（约 1：1）	
		正确关闭反渗透（RO）系统	
		EDI 模块所有进出水口都与系统管道连接好	
		正确关闭 EDI 系统	

五、目标检测

习题　　答案

（一）单选题

1. 膜组件的结构根据反渗透膜的形式不包括 （　　）

    A. 锚式　　　　　　　　　B. 螺旋卷式　　　　　　　　　C. 中空纤维式

    D. 管式　　　　　　　　　E. 平板式

2. 反渗透膜渗透的特点是 （　　）

    A. 只允许透过阴离子　　　　　　　　B. 只允许透过阳离子

    C. 只透过水，基本不透过溶质　　　　D. 只透过溶质，不透过水

    E. 不透过水和溶质

3. 下列关于反渗透的叙述，错误的是 （　　）

    A. 属于膜分离技术　　　　B. 借助一定的推力迫使原料水中的水分子通过反渗透膜

    C. 反渗透的核心是反渗透膜　　　　D. 反渗透膜是一种全透膜

E. 与自然渗透的方向相反

4. 纯化水制备通常不包括（　　）

    A. 前处理　　　　　　　　　B. 后处理　　　　　　　　　C. 反渗透

    D. 脱盐　　　　　　　　　　E. 预处理

（二）判断题

1. 水中的硬度大小就是指水中 Ca^{2+}、Mg^{2+} 的含量。（　　）

2. EDI 单元不能去除水中所有的污染物，主要是去除离子的或可离子化的物质。（　　）

3. 反渗透不能完全去除水中污染物，很难去除小分子已溶解有机物。但能大量去除水中细菌、内毒素、胶体和有机大分子。（　　）

4. 反渗透装置，引起膜退化的主要原因是膜单元的氧化和加热退化。膜一般来说不耐氯，通常要用活性炭和 $NaHSO_3$ 去除氯。（　　）

（三）多选题

1. 原水预处理常用的机械过滤器有（　　）。

    A. 多介质过滤器　　　　　　　　　　　B. 活性炭吸附器

    C. 软化器　　　　　　　　　　　　　　D. 保安过滤器

    E. 石英砂过滤器

2. 离子交换制水设备的常见故障包括（　　）。

    A. 工作交换容量低　　　　　　　　　　B. 出水量减少

    C. 出水硬度超标或不稳定　　　　　　　D. 运行及清洗过程中有树脂损失

    E. 软化水氯离子含量增加

职业能力 7.1.2　能按规程操作、维护多效蒸馏水机

PPT

一、核心概念

1. 多效蒸馏水机　是制药行业生产无菌注射用水的重要设备。它采用多级蒸馏技术，可以高效地去除水中的杂质和离子，从而制取高纯度的注射用水。其工作原理是让经充分预热的纯化水通过多级蒸发和冷凝，排除不凝性气体和杂质，从而获得高纯度的注射用水。水被加热到沸腾，产生蒸汽，蒸汽经过冷凝器冷却后，变成液态水，其中一部分被回收，另一部分则被送入下一级蒸馏器。这样，经过多级蒸馏，水中的杂质和离子被逐步去除，得到高纯度注射用水。

2. LD500/4　型号按 YY/T 0216—1995 的规定编制。LD500/4 型：表示注射用水产量为 500L/h 的 4 效列管式多效蒸馏水机。

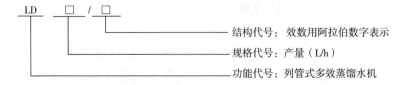

3. 蒸发器　蒸发器是多效蒸馏水机的核心部件，也是处理污水的起点。在蒸发器内，水被加热并蒸发，形成水蒸气，而污物则被留在了蒸发器内。蒸发器的结构通常分为直立式和横式两种，不同结构的蒸发器，其蒸发效率也有所不同。在使用多效蒸馏水机时，需根据实际需求和场地条件，选择合

适的蒸发器。

二、学习目标

1. 能表述多效蒸馏水机各部件结构和工作原理及常见多效蒸馏水机的特点。
2. 能正确操作、清洁以及维护保养多效蒸馏水器。
3. 能说明其他蒸馏水器的特点。

三、基本知识

（一）多效蒸馏水机的特点

多效蒸馏水机直接利用加热蒸汽的蒸发器称为第一效蒸馏。以后，将前一效蒸发出的二次蒸汽作为后一效的加热蒸汽，前一效的浓缩水作为后一效原水再次被加热蒸发，依次类推。由于前一效的操作压力和温度均高于后一效，多效之间串联时，效间的流体流动不需要用泵输送。

（二）注射用水生产设备

注射用水是无菌生产工艺中最为重要、应用最为广泛的一种原料，同时，在设备、包装材料的清洗过程中，注射用水也会大量使用。采用蒸馏法制备注射用水的注射水设备主要有单效蒸馏水机、多效蒸馏水机、热压式蒸馏水机。蒸馏是通过气液相变法和分离法来对原料水进行化学和微生物纯化的工艺过程。

我国主要通过蒸馏水器电加热自来水，利用液体遇热气化、遇冷液化的原理制备蒸馏水。生产中使用的蒸馏水器一般都是采用优质的不锈钢材料，经过特殊处理后加工而成，这样不仅充分保证了蒸馏水的质量，而且也大大提高了设备的使用寿命。

1. 气压式蒸馏水器　主要由蒸发冷凝器及压缩机构成，另外还有换热器、泵等附属装置（图7 – 1 – 2 – 1）。

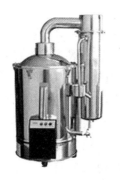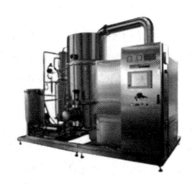

图 7 – 1 – 2 – 1　气压式蒸馏水器

气压式蒸馏水器的工作原理：将原水加热，使其沸腾气化，产生二次蒸汽，把二次蒸汽压缩，其压力、温度同时升高；再使压缩的蒸汽冷凝，其冷凝液就是所制备的蒸馏水。蒸汽冷凝所放出的潜热作为加热原水的热源使用。

气压式蒸馏水器主要优点是自动化程度较高。蒸发室内蒸汽压高，蒸汽与冷凝管内温差大，有利于清除热原。缺点是有传动和易磨损部件，维修量大，而且调节系统复杂，启动较慢（45 分钟），有噪声，占地面积大。

2. 单效蒸馏水机　主要由蒸发室、分离室、冷凝器组成，原料水通过蒸发室加热成蒸汽后，通过分离室进行分离，再进入冷凝器，最终的冷凝水即成为注射用水。通常情况下产量较低，主要用于实验室或科研机构的注射用水制备。由于单效蒸馏只蒸发一次，加热蒸汽消耗量较高，能源浪费比较大，所以在我国属于被淘汰的产品。目前国内药厂多选用节能、高效的多效蒸馏设备用于注射用水的生产。

3. 多效蒸馏水机 通常由两个或更多蒸发换热器、分离装置、预热器、两个冷凝器、阀门、仪表和控制部分等组成（图 7 - 1 - 2 - 2）。一般多效蒸馏水机有 3 ~ 8 效，每效包括一个蒸发器、一个分离装置和一个预热器。多效蒸馏水器具有耗能低、产量高、产水质量优和具有自动控制系统等优点，是广泛应用的制备注射用水的重要设备。

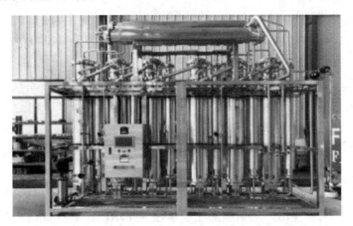

微课1

图 7 - 1 - 2 - 2　多效蒸馏水机

在一个多效蒸馏设备中，经过每效蒸发器产生的二次蒸汽（纯蒸汽）都将用于加热原料水，并在后面的各效中产生更多的纯蒸汽，纯蒸汽在加热蒸发原料水后经过相变冷凝成为注射用水。由于在分段蒸发和冷凝过程中，只有第一效蒸发器需要外部热源加热，经最后一效产生的纯蒸汽和各效产生的注射用水的冷凝是用外部冷却介质来冷却的，所以在能源节约方面效果非常明显，效数越多，节能效果越好。在注射用水产量一定的情况下，要使蒸汽和冷却水消耗量降低，就得增加效数，但是这样就会增加投资成本。

多效蒸馏水机的工作原理是原料水（纯化水）经过冷凝器（根据设备大小，进一个或两个冷凝器）的管程后，串联进入各效预热器。此时，原料水被加热进入第一效蒸发器，在布水盘的作用下，纯化水均匀地从蒸发器的列管内壁流下，在蒸发列管内形成均匀的液膜，同时与列管外壁流动的工业蒸汽进行热交换，迅速蒸发成为蒸汽和部分未蒸发的原料水，在压力差的作用下向蒸发器下部运动，未蒸发的原料水被压入下一效蒸发器。蒸发产生的纯蒸汽通过分离装置后作为下一效的热能对未蒸发的原料水进行加热蒸发，纯蒸汽冷却后变成蒸馏水。依次类推，直到最后一效产出的纯蒸汽与前面产出蒸馏水一同进入冷凝器，在原料水和冷却水作用下，成为设定温度的蒸馏水，经电导率仪在线检测合格的蒸馏水作为注射用水输出，不合格的蒸馏水将自动排放。

（1）盘管式多效蒸馏水器　盘管式多效蒸馏水器在制取蒸馏水时因各效重叠排列，又称为塔式多效蒸馏水器。设备结构属于垂直串接式多效蒸馏水器（图 7 - 1 - 2 - 3）。该设备采用三效并流加料，每一效蒸发出的二次蒸汽经冷凝后即成为注射用水。为了提高蒸馏水的质量，在每一效的二次蒸汽通道上均装有隔沫器，以除去二次蒸汽中所夹带的雾沫和液滴。

工作时，原料水在冷凝器内经热交换预热后，分别进入各效蒸发室。加热蒸汽从底部进入第一效加热室蛇管，使原料水在130℃下沸腾气化。第一效产生的二次蒸汽进入第二效的蛇管作为加热蒸汽，使第二效中的原料水在120℃下沸腾气化。同理，第二效的二次蒸汽作为第三效的加热蒸汽，使第三效中的原料水在110℃下沸腾气化。从第三效上部出来的二次蒸汽，进入冷凝器被冷凝成冷凝水，与第一效、第二效加热蒸汽被冷凝成的冷凝水一起在冷凝器中冷却降温，得到质量较高的注射用水。

（2）列管式多效蒸馏水器　列管式五效蒸馏水器主要由 5 个预热器、5 个蒸发器和 1 个冷凝器组成（图7-1-2-4）。预热器多外置，呈独立工作状态，5个蒸发器水平串接，每个蒸发器均为列管式，以等面积分布，等压差运行，采用降膜式蒸发及丝网式汽水分离，蒸馏水生产工艺流程（图7-1-2-5）。

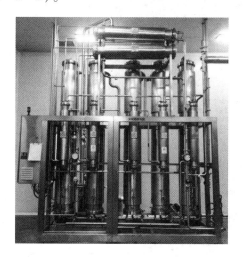

图7-1-2-3　盘管式多效蒸馏水器

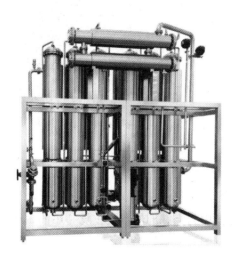

图7-1-2-4　多效蒸馏水机实物图

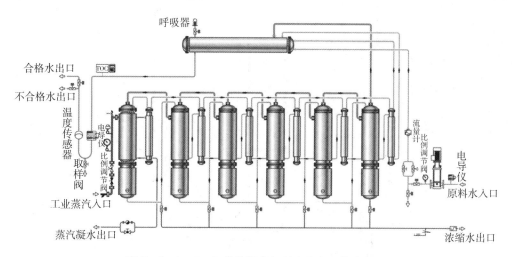

图7-1-2-5　多效蒸馏水机制水生产工艺流程图

4. 热压式蒸馏水机　也称蒸汽压缩式蒸馏水机，主要利用电机作为动力对蒸汽进行二次压缩、提高温度和压力后蒸发原料水而制备注射用水。蒸汽压缩是一种蒸馏方法，水在蒸发器的管程里面蒸发，蒸发列管水平或垂直方向排列，水平设计一般是通过再循环泵和喷嘴进行强制的循环类型，而垂直设计是自然循环类型。系统的主要组成部分有蒸发器、压缩机、热交换器、脱气器、泵、电机、闸门、仪表和控制部分等。

热压式蒸馏水机的主要结构分为蒸发器、压缩机和预热单元三部分。蒸发器的主要功能是将热压式蒸馏水机的进水和经压缩机压缩后的蒸汽进行换热。蒸发器中蒸汽的温度要高于进水温度，它会在蒸发器中冷凝并释放汽化潜热，而进入热压式蒸馏水机的原水温度较低，会吸收蒸汽冷凝时释放的汽化潜热，从而被蒸发为蒸汽。按蒸发器的安装形式划分，热压式蒸馏水机分为立式与卧式两种（图7-1-2-6）。

在热压式蒸馏水机中，进料水在列管一侧被蒸发，产生的蒸汽通过分离空间后再通过分离装置进入压缩机，通过压缩机的运行使被压缩蒸汽的压力和温度升高，然后高能量的蒸汽被释放回蒸发器和冷凝器中，在这里蒸汽冷凝并释放出潜在的热量，热量通过列管的管壁传递给水，水被加热蒸发得越

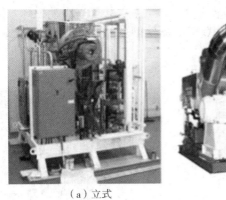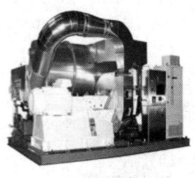

（a）立式　　　　　　　　（b）卧式

图 7 - 1 - 2 - 6　热压式蒸馏水机的类型

多，产生的蒸汽就越多，此工艺过程不断重复。流出的蒸馏物和排放水流用来预热原料水，这样可节约能源。因为潜在的热量是重复利用的，所以没有必要配置一个单独的冷凝器。热压式蒸馏水机的工作原理见图 7 - 1 - 2 - 7。

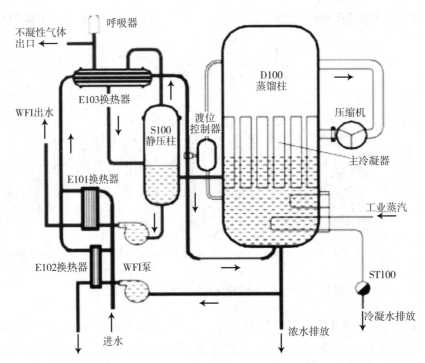

图 7 - 1 - 2 - 7　热压式蒸馏水机结构与原理

　　热压式蒸馏水机的汽水分离靠重力作用，即含细菌内毒素及其他杂质的小水珠依靠重力自然沉降，而不是依靠离心来实现分离。热压蒸馏水机在材料、管道安装表面处理与自控等方面与多效蒸馏水机的基本要求类似。热压蒸馏水机的蒸发器属于常压容器，不在压力容器监检范围。热压蒸馏水机只需要 3bar 工业蒸汽，设计良好的热压蒸馏水机可以将饮用水直接制备成注射用水。

　　与多效蒸馏水机相比，热压蒸馏水机具有工业蒸汽能耗低、产水温度可调（常温或高温）、单机产量大、原水水质要求低、红锈滋生风险低等优势，热压蒸馏水机还可实现单机小产量的应用（如100L）。热压蒸馏水机的核心部件是蒸汽压缩机，因此，压缩机的定期维护保养尤为关键。

四、能力训练

（一）操作条件

1. 检查原料水供给充足并且电导率 $<2\mu S/cm$，生蒸汽供给充足并且压力 $>0.3MPa$，冷却水供给充足并且压力 $>0.1MPa$，压缩空气供给充足并且压力在 $0.4\sim0.6MPa$ 范围内。

2. NLD1000 – 5 型五效蒸馏水器标准操作规程。

3. NLD1000 – 5 型五效蒸馏水器。

（二）安全及注意事项

1. 必须经过本工种专业和安全、技术培训、取得合格证后方可持证操作。

2. 使用前要先给水，后送电；停止使用时要先断电，五分钟后再关闭水门，不得同时停水断电。

3. 给水后，要检查回水是否畅通，如有不正常情况，要及时检查排除。

4. 使用中要经常检查电闸情况，如有发热现象及时处理。

（三）操作过程

序号	步骤	操作方法及说明	质量标准
1	开机前准备	（1）检查原料水供给情况 （2）检查生蒸汽供给情况	（1）检查原料水供给是否充足并且电导率 $<2\mu S/cm$ （2）检查生产蒸汽供给是否充足并且压力 $>0.3MPa$ （3）检查冷却水供给是否充足并且压力 $>0.1MPa$ （4）检查压缩空气供给是否充足并且压力在 $0.4\sim0.6MPa$ 范围内 （5）开启蒸汽管道总阀门，开启纯水泵及管道阀门，开启冷却水管道阀门，开启空气压缩机并将压力升至 $0.6MPa$ （6）拨上控制箱内断路器开关接通电源后，电源红色指示灯亮，各仪表通电工作
2	开机操作	（1）打开蒸汽进气阀门 （2）蒸汽表显示稳定的压力值时，开电源锁使水泵转动，此时运行灯亮 （3）调节手动阀门使流量计浮子上升，待蒸汽压力稳定在规定值、给水量达到定值时，再等待几分钟，如果各效视镜水位没有上升，可适当增加进水量，没有出现问题即可进行正常运行 （4）运行监测 ①开机后，待蒸汽压力、进水量、蒸馏水温度三项条件稳定后方可接水，并测定产水量 ②机器运行时，要随时观察其各项指标是否处于正常范围 ③关机：缓慢关闭进料水阀，关闭蒸汽进气阀门，关冷凝水排水阀及冷却水入水阀，关电源锁，运行周期结束	（1）蒸汽压力、进水量、蒸馏水温度达到稳定条件（恒定 $95℃$） （2）按规定检测水质 （3）各效视镜水位不过 $1/2$ （4）正确关闭电源锁 （5）如果气压波动较大，可能会造成一效蒸发器视镜大面积积水，但不能超过上限
3	设备的维护与保养	（1）定期清洁、检查各管道接口，检查各线路 （2）设备在正常运行过程中，每班操作者在交接班后应对设备外表面发现的水花、灰尘和杂质随时清除擦拭，用柔软的清洁布或优质卫生纸，顺板纹理擦拭 （3）定期检查控制箱内电器及各阀门、仪表、水泵运行情况是否良好，出现异常应及时停机检修 （4）定期检查各执行机构的开启、关闭使用状况，发现异常或泄漏应及时维护或更换	（1）每天生产保持机器表面始终处于洁净状态，发现表面有污物应及时清理，电动部件严禁用水冲洗 （2）一般每年清洗一次原料水及蒸汽过滤器、流量计，清洗后用纯化水冲洗至冲洗液 pH 为中性 （3）一般每 2 年清洗一次蒸发器、预热器、冷凝器内水垢 （4）每周直接用刷子刷洗储罐内壁一次，再用注射用水冲洗一遍即可 （5）罐内如有储存超过 12 小时的注射用水，应先放掉积水，再用注射用水冲洗，才可用于储存新鲜注射用水 （6）每半年用刷子蘸清洁液刷洗储罐内壁一次，用粗滤饮用水冲洗，再用纯化水冲洗至洗液中无氯离子，最后用注射用水冲洗一遍即可 （7）每半年对输送管路、输送泵清洗一次 （8）按规定时间进行在线灭菌 （9）如果发生泄漏应停机重新紧固连接或更换密封垫圈 （10）如有异常应及时更换破损、老化的电线和气管，确保电路不产生断路、缺相、缺气而产生人身事故和设备运行事故

【问题情境一】多效蒸馏水机长期使用容易在蒸汽向沉积结垢，使设备内部不清洁，蒸发面积减少，降低内部热交换能力，影响出水量和质量，严重时可造成管道堵塞。请提出解决办法。

【问题情境二】很长一段时间正常使用的多效蒸馏水机突然发现细菌内毒素不合格，请分析问题及提出解决方法。

【问题情境三】多效蒸馏水机在使用过程中出现蒸馏水产量不足、产水效率降低的现象，请分析原因，提出处理方法。

【问题情境四】列管式多效蒸馏水机产水过程中，出现的积液的现象，针对这个问题分析其原因，总结解决办法。

【问题情境五】多效蒸馏水机出水温度达不到正常的高温，请分析多效蒸馏水机出水温度上不去问题原因及处理方法。

【问题情境六】刘某住院做了阑尾炎切除手术。术后，护士给他输液，几分钟后，刘某大汗淋漓，面色惨白，呼吸困难，紧急救助之后脱离了危险。事后查明，刘某呈现的是一种注射用水引起的热原反应，热原是微生物死亡之后尸体解体形成的 1~5nm 大小的脂多糖、糖蛋白颗粒，可在短时间内使机体快速发热，严重时会导致休克甚至死亡。《中国药典》规定注射用水用蒸馏法制备，因此蒸馏水机制备注射用水是经典方法。在注射用水生产过程中，热原的含量检查是关键指标。结合本能力点的学习，谈谈生命至上，严谨、细致、规范地用蒸馏水机制备注射用水，防范热原侵入的意义。

（四）学习结果评价

序号	评价内容	评价标准	评价结果（是/否）
活动一	五效蒸馏水器的开机准备	空气压缩机压力正确升至 0.6MPa	
		拨上控制箱内断路器开关接通电源后，电源红色指示灯亮，各仪表通电工作	
活动二	五效蒸馏水器的开机操作	在蒸汽压力、进水量、蒸馏水温度（恒定95℃）三项条件稳定后接水	
		各效视镜水位不超过1/2	
		正确关闭进料水阀，关闭蒸汽进气阀门，关冷凝水排水阀及冷却水入水阀，关电源锁	

五、目标检测

习题　　答案

（一）单选题

1. 五效蒸馏水机直接利用外来蒸汽作为热源的蒸发器是（　）

    A. Ⅰ效   B. Ⅱ效   C. Ⅲ效

    D. Ⅳ效   E. Ⅴ效

2. 多效蒸馏水器最常用的蒸发方式有（　）

    A. 板式换热蒸发   B. 真空   C. 列管式换热蒸发

    D. 电加热蒸发   E. 自然蒸发

3. 对多效蒸馏水机特点说法错误的是（　）

    A. 耗能低   B. 产量高   C. 质量优

    D. 不需冷凝水   E. 各蒸馏水器可以垂直串接，也可水平串接

4. 以下不属于蒸馏水机组成的是（　）

    A. 蒸发锅   B. 除沫装置   C. 冷凝器   D. 离子交换柱   E. 水泵

（二）判断题

1. 蒸馏水机产纯蒸汽时，纯蒸汽的温度或者电导率满足设定条件就会产出合格的纯蒸汽。（　）

2. 从一效蒸发器到六效蒸发器的蒸汽温度是越来越高。（　）

3. 从一效预热器到六效预热器的原料水的出口温度是越来越高。（　）

4. 蒸馏水机在运行过程中，应注意一效蒸发器底部的液位，保证液位处于视镜中线以下。（　）

（三）多选题

1. 下列关于多效蒸馏水机叙述，正确的有（　　）。

　　A. 多效蒸馏水机通常用来制备纯化水

　　B. 多效蒸馏水机通常用来制备注射用水

　　C. 在制备注射用水时，通入多效蒸馏水机的原料水应是纯化水

　　D. 多效蒸馏水机具有热利用率高、运行稳定、水质好、操作简单、产水量大等特点

　　E. 纯水机的成本比蒸馏水机高

2. 多效蒸馏水器根据换热单元结构又可分为（　　）

　　A. 盘管式　　　　B. 列管式　　　　C. 板式　　　　D. 水平式　　　　E. 垂直式

职业能力 7.1.3　能按规程操作、维护水分配、消毒系统

PPT

一、核心概念

1. 制药用水的储存与分配系统　纯化水与注射用水的储存与分配系统在制药工艺中是非常重要的，因为它们将直接影响到药品生产质量合格与否。制药用水的储存与分配系统包括储存单元、分配单元和用水点管网单元。制药用水分配系统的设计形式多种多样，基本理念是在合理的成本下最大限度降低运行风险和微生物风险。

微课

2. 制药用水的消毒系统　是指以化学剂或者物理方法消灭制药用水中所有活的微生物，包括所有细菌的繁殖体、芽孢、真菌及病毒，从而达到制药用水要求的过程。而消毒是用物理或者化学方法或清除传播媒介上的病原微生物，使其达到无害化。

二、学习目标

1. 能表述制药用水分配、消毒系统各工序结构和工作原理及不同方式的异同。

2. 能说明常见制药用水分配、消毒系统的性能特点。

3. 能按照标准操作规程的操作、维护制药用水分配、消毒系统。

三、基本知识

（一）储存单元

储存系统用于调节高峰流量需求与使用量之间的关系，使二者合理地匹配。储存系统必须维持进水的质量以保证最终产品达到质量要求。储存的原则最好是用较小的、成本较低的制备系统来满足高峰时的需求。较小的制备系统的操作更接近于连续及动态流动的理想状态。对于较大的生产厂房或用

于满足不同厂房的系统，可以用储罐从循环系统中分离出其中的一部分和其他部分来使交叉污染降至最低。

影响储存能力的因素包括：用户的需求或使用量，持续时间，时间安排、变化，平衡预处理和最终处理水之间的供应，系统是不是再循环。考虑到实际运行情况和投资成本，设备选型时应从总的用水量来考虑设备大小，而不应从峰值用量来选型。

储存单元常见部件如下。

1. 储罐 用于储存制药用水。储罐可分为立式与卧式两种形式，其选择原则需结合罐体容积、制水间空间罐体刚性要求、投资要求和现场就位实际情况等综合因素考虑。如果把储罐放在生产设备的附近，在维护时会比较方便，因此在有通道且这个区域保持清洁的情况下，可以考虑把储罐放在公用系统区域。

通常情况下，立式设计的罐体应优先考虑，这主要是立式罐体有一个"最低排放点"，完全满足"全系统可排尽"的 GMP 要求，同时，相同的停泵液位时，立式设计的罐体内残留的水比卧式设计的罐体少很多。

由于储罐的内表面水流速度缓慢，容易滋生微生物膜，特别是储罐的顶部是一个盲区。因此对于循环系统来说，储罐的消毒和保证罐内水的连续循环是非常重要的。罐的设计应当包括内部的喷淋球以确保所有的内表面始终处于润湿的状态来对微生物进行控制。从控制微生物滋生的角度来看，储罐越小越好，这样系统循环率会较高。

2. 压力表 安装于储罐上用于观察储罐内压力。

3. 液位传感器 监测储罐中液位的高度（液位高度常与补水阀和输送泵联锁控制）；液位传感器是制药用水储罐的一个重要工程参数监测仪表，罐内的纯化水或注射用水液位将通过 PLC 进行监测和控制，其功能主要是为制水设备提供启停信号并防止后端输送泵发生气蚀或空转。液位传感器种类繁多，包括简单的浮球开关、音叉开关、超声波液位计、雷达液位计、电容液位计、静压液位计以及差压液位计等。

4. 温度传感器 监测储罐内液体温度。

5. 呼吸器 用于保持储罐与外界压力平衡；呼吸器用于纯化水、注射用水储罐上以减少来自空气的污染。应当对用于注射用水和纯化水储罐的呼吸过滤器做完整性测试，但是无需像无菌过滤器一样进行验证。

6. 爆破片 指罐体内部压力出现异常时的爆破保护装置。

（二）分配单元

制药用水系统分配单元是整个储存与分配系统中的核心单元。分配系统的主要功能是将符合药典要求的制药用水输送到工艺用水点，并保证其压力、流量和温度符合工艺生产或清洗等的需求。分配单元大多数为循环管路式设计。

分配系统采用流量、压力、温度、TOC、电导率等在检测仪器来进行水质的实时监测和趋势分析，并通过周期性消毒或灭菌的方式进而有效控制水中微生物负荷，储存与分配系统的消毒灭菌方式有化学消毒、巴氏消毒、纯蒸汽灭菌、过热水灭菌。按照质量检测的有关要求，整个分配系统的总送与总回管网处需安装取样阀进行水质的取样分析。

分配单元常见部件如下。

1. 输送管道 用于输送制药用水。

2. 输送泵 常带变频控制。

3. 压力传感器　监测循环管路中压力（常与输送泵联锁控制）。

4. 温度传感器　监测循环管路制药用水的温度，常与换热器蒸汽或冷水阀联锁控制。

5. 电导率仪　安装于回水位置，监测循环管路制药用水的电导率。

6. TOC 仪　安装于回水位置，监测循环管路制药用水的 TOC。

7. 流量传感器　安装于回水位置，监测回水流量。

8. 喷淋球　安装于储罐回水口，保证制药用水回流储罐时处于喷洒状态以润湿储罐。

（三）消毒系统

1. 消毒与灭菌技术　是制药用水储存及分配系统控制微生物指标最常规、最主要的技术，也是快速降低制药用水系统微生物负荷的有效手段。消毒通常是指杀死病原微生物的繁殖体，但不能破坏其芽孢，所以消毒是不彻底的，不能代替灭菌。

制药用水储存及分配系统中的微生物指标会随着时间的推移而增长，使用者需采取合适的微生物抑制手段进行消毒或灭菌，以保证纯化水系统与注射用水系统中微生物符合药典与生产质量的限度要求。纯化水的消毒方式主要有巴氏消毒法、臭氧消毒法、紫外杀菌法、纯蒸汽杀灭法及化学灭菌等。注射用水的灭菌方式主要有纯蒸汽灭菌和过热水灭菌两种（表 7 - 1 - 3 - 1）。

表 7 - 1 - 3 - 1　制药用水系统常用消毒与灭菌措施

类型	纯化水系统	注射用水系统
正常运行时 微生物抑制措施	臭氧消毒 紫外线消毒 低温储存（20℃左右）	70℃以上储存 低温储存（20℃以下）
周期性 灭菌与消毒措施	过氧化氢消毒 巴氏消毒 臭氧消毒 流通蒸汽消毒	纯蒸汽灭菌 过热水灭菌

（1）**热力消毒原理**　防止细菌生长最有效和最可靠的方法是在高于细菌易存活的温度下运行。高温能使微生物的蛋白质和酶变性或凝固，丧失其功能，使新陈代谢受到障碍而死亡，从而达到消毒与灭菌的目的。如果分配系统维持在热状态下，常规的消毒可以取消。在热力消毒分为湿热（如高压灭菌）与干热（包括燃烧或焚烧）两大类。系统在不低于 70℃ 的温度下运行，有很多的历史数据表明在这种条件下能防止微生物生长。

（2）**化学消毒原理**　一是酚类、醇类、醛类和重金属等，能使蛋白质凝固或变性，使病毒的生长繁殖受抑制而死亡。二是重金属盐能与微生物的巯基酶结合，干扰酶系统使其活性降低或消失，从而影响病原菌的代谢。氧化剂、卤素类也能氧化微生物体内的某些酶系统。三是使细胞膜通透性增加，清洁剂能降低病原菌细胞膜表面张力，使细胞膜通透性增加，菌体内物质外漏，引起死亡。

（3）**紫外线消毒原理**　紫外线照射能破坏及改变微生物的 DNA 结构，使细菌当即死亡或不能繁殖后代，达到杀菌的目的。紫外线的强度、紫外线光谱波长和照射时间是紫外光线消毒效果的决定因素。紫外线辐照能量低，穿透力弱，仅能杀灭直接照射到的微生物。进行微生物控制的紫外线灯通常安装在制备系统中，诸如活性炭单元的下游，因为此处需要进行微生物水平的控制。

（4）**臭氧**　臭氧是一种广谱杀菌剂。臭氧作用于细胞膜后，使膜构成成分受损伤而导致新陈代谢障碍，臭氧会继续渗透穿透膜并破坏膜内脂蛋白和脂多糖，改变细胞的通透性，通过氧化作用破坏其核糖核酸 RNA 或脱氧核糖核酸 DNA 物质，从而导致细胞溶解、死亡。

臭氧能有效杀灭水中的微生物并有效降解已经形成的轻微生物膜，经紫外灯破除后的臭氧完全无残留，它属于非常理想的水系统化学消毒剂。随着常温膜法制备注射用水的不断推广与应用，臭氧消毒法将有望成为我国常温制药用水储存与分配系统的另一种主要消毒措施，可用于常温纯化水与注射用水储存与分配系统的消毒。

（5）初始消毒（常温系统）　蒸汽消毒有成功的历史，可能是最可靠的消毒方法。然而，在纯水或注射用水系统中没有要求用蒸汽消毒。建议用下列程序作为常温系统热水消毒的一个选择。在钝化后（不锈钢系统），系统应立即用高温工艺水冲洗，所有的阀门要打开，对使用点进行冲洗。通过《中国药典》化学检测确定工艺水质量的化学特点，然后在每个组件、使用点和储罐后进行微生物取样。初始的取样应表明分配系统的任何取样点没有可繁殖细菌污染。完成后，系统应降低到它的运行温度，并要稳定温度。

2. 建造材料　在进行消毒系统设计过程中，应合理选择建造材料。最广泛使用的储罐和管道的材料通常是 316L 不锈钢。这种材料能适应大多数消毒方法的要求，加热、紫外线或臭氧等消毒措施可以无限制地用于不锈钢系统。当选择的原料符合要求时，为避免对不锈钢分配系统产生腐蚀，必须考虑化学消毒过程中浓度、pH 和温度等因素的影响。在不锈钢系统中，必须检查所使用的垫片与消毒方法的相容性。目前，广泛使用的垫片材质是 PTFE 或 EPDM，这都有较好的热弹性和极好的耐高温、臭氧、化学消毒杀菌剂。其他垫片材质必须检查与消毒方法的相容性，确保不会有物质渗漏到水中。关键是要认识到建造材料应不反应、无添加及不改变药品的安全性、同一性、强度、质量或纯度而超过官方或其他标准的要求。

3. 影响因素

（1）死角　在制药用水系统中，任何死角的存在均可能导致整个系统的污染。死角过大所带来的风险主要如下：①为微生物繁殖提供了"温床"并导致"生物膜"的形成，引起微生物指标、TOC 指标或内毒素指标超标，导致水质指标不符合药典要求。②系统消毒灭菌不彻底导致的二次微生物污染。③系统清洗不彻底导致的二次颗粒物污染或产品交叉污染。

（2）坡度　制药用水系统的坡度须符合相关法规的要求，如果发生坡度不够或无坡度，则制药用水系统存在的质量风险主要包括：①系统残存铁渣，影响再钝化效果。②药液和清洗用水不可自排尽，影响系统清洗效果。③纯蒸汽灭菌后的冷凝水残留，系统灭菌不彻底，从而引发制药用水系统发生严重的生物膜微生物污染。④残留水渍引起制药用水系统发生严重的红锈等颗粒物污染。

4. 灭菌技术

（1）过热水灭菌　注射用水系统的过热水灭菌主要是将储存及分配系统中的注射用水加热到121℃，然后在此温度下循环 0.5 小时，完成对注射用水储存及分配系统的灭菌。过热水灭菌时的加热对象为注射用水，不需要另加其他材料，无污染风险，安全性高。注射用水的水量多少对加热时间和蒸汽耗量及系统运行安全有较大影响，因此加热前需要对储罐中的水量进行控制。如果水量过多，加热时间和蒸汽耗量会增加，增加了运行成本；如果过少，当注射用水加热后容易造成循环泵汽蚀，损坏循环泵密封。

过热水灭菌的加热方式为储罐夹套加热和换热器加热两种，由于采用储罐加热方式时间长，温度均匀性差，目前新建系统中多采用换热器加热。灭菌用的换热器可通过增大维持系统 70℃ 循环的换热器来满足灭菌要求。

过热水灭菌主要控制加热注射用水的温度，检测方便，准确性高，控制过程简单，消毒效果稳定。过热水灭菌性能曲线如图7－1－3－1。因此，过热水灭菌法是目前注射

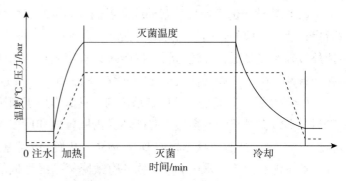

图 7－1－3－1　过热水灭菌的性能曲线

用水储存和分配系统中使用最多的灭菌方式。

（2）纯蒸汽灭菌 注射用水系统的纯蒸汽灭菌首先须排空整个系统，并在所有的低点安装疏水装置和温度检测单元，然后通入纯蒸汽（＞121℃），监测控制疏水点温度。灭菌过程操作比较繁琐。因此目前的注射用水系统以过热水灭菌为主。

5. 制药用水系统消毒灭菌方式 消毒灭菌方式的选择是制药用水系统设计的重要组成部分。不同车间、不同环境的系统应根据具体情况选择适合的消毒灭菌方式。对于车间供应工业蒸汽的系统，建议选择巴氏消毒和过热水灭菌。如车间没有工业蒸汽的纯化水系统，建议选择臭氧消毒。

四、能力训练

（一）操作条件

1. 检查内包间温度、湿度、压差；压缩空气（压力 0.5 ~ 0.7MPa），工业蒸汽（压力 0.4 ~ 0.6MPa）；注射用水供给正常。

2. 储存单元、分配单元、用水点管网单元。

3. 注射用水分配系统和消毒系统标准操作规程。

4. 消毒灭菌设备和材料。

（二）安全及注意事项

1. 水处理设备及其输送系统的设计、安装、运行和维护应当确保制药用水达到设定的质量标准。水处理设备的运行不得超出其设计能力。

2. 纯化水、注射用水储罐和输送管道所用材料应无毒、耐腐蚀；储罐的通气口应当安装不脱落纤维的疏水性除菌滤器；管道的设计和安装应当避免死角、盲管。

3. 纯化水、注射用水的制备、贮存和分配应当能够防止微生物的滋生。纯化水可采用循环，注射用水可采用70℃以上保温循环。

4. 纯化水、注射用水的制备、储存和分配应当能够防止微生物的滋生。纯化水可采用循环，注射用水可采用70℃以上保温循环。

5. 应当按照操作规程对纯化水、注射用水管道进行清洗消毒，并有相关记录。发现制药用水微生物污染达到警戒限度、纠偏限度时应当按照操作规程处理。

（三）操作过程

序号	步骤	操作方法及说明	质量标准
1	注射用水分配系统开机操作	（1）打开电源 （2）开水泵阀门 （3）打开阀门 （4）打开机内蒸汽阀门 （5）调节压力	（1）翻开电源锁送电，指示灯指示相应工作状态，温度显示仪显示根本室温 （2）将原料水泵和冷却水泵前阀门翻开 （3）将机外蒸汽阀门略开，并翻开排污阀进行排污，将控制开关和排不合格水开关按下，相应指示灯亮启动冷却水泵，同时将冷却水阀门略开 （4）缓缓翻开机内蒸汽阀门，当蒸汽压力超过0.2MPa时，纯水进水系自动启动此时将进料水阀门略开（600~700L/h）。待各效温度稳定后，且第Ⅳ效温度超过100℃时，逐步翻开大蒸汽阀，使蒸汽逐渐上升，并根据蒸汽压力升高逐渐增加纯水进水量，配比汽压纯水水流量0.2~0.25MPa 700~850L/h，0.25~0.30MPa 850~1000L/h，0.3~0.35MPa 1000~1100L/h，蒸馏水进入正常工作后，应经常根据蒸汽压力的变化和各效下面视镜水位（调节进料水流量。） （5）根据蒸馏水温度调节冷却水压力，使蒸馏水控制在90~98℃范围内，开机10分钟后，将记录仪的测量、记录开关接通，然后关掉排不合格水开关。此时蒸馏水机进入完全正常工作状态

续表

序号	步骤	操作方法及说明	质量标准
2	关机	停机	(1) 关掉记录仪的记录、测量开关 (2) 关闭蒸汽阀门（机内和机外），同时关闭进料水阀门 (3) 待蒸馏水温度降至90℃以下时，关掉冷却水泵，同时将其阀门关闭 (4) 将Ⅰ效排水阀和蒸馏水取样阀翻开，将机内余水排掉 (5) 关闭机器电源锁 (6) 关掉原料水泵，关闭冷却水泵前阀门 (7) 记录仪数据判读
3	系统消毒	注射用水管道消毒	(1) 采用蒸汽进行消毒，首先打开蒸汽阀门和一号车间二层注射用水管阀门，关闭进水阀门 (2) 打开2个回注射用水阀门，其中二层回注射用水阀门对二层进行消毒，当回注射用水口有蒸汽流出时，测出水口温度，达121℃时，通蒸汽约20分钟 (3) 二层消毒结束后，对一号车间一层消毒，打开蒸汽阀门和一号车间一层注射用水管阀门，关闭进水阀门 (4) 再打开2个回注射用水阀门中的一层回注射用水阀门，当回注射用水口有蒸汽流出时，测出水口蒸汽温度，达121℃时，通蒸汽约20分钟
		注射用水储罐消毒	(1) 采用蒸汽消毒，打开排污阀门和一号车间一层、二层注射用水管阀门 (2) 关闭2个回注射用水阀门，并打开回注射用水阀门上方进罐阀门，对储罐消毒；若排污阀门口有蒸汽流出时，测出水口蒸汽温度，达121℃时，通蒸汽15～30分钟

【问题情境一】如果由于水不流动或受到空气中微生物的污染而导致不合格，如何预防？

【问题情境二】注射用水管道通常都采用焊接、循环配水的模式，这种模式不仅能使系统内的微生物处于不利于其滋生繁殖的环境条件，最大程度地限制生物膜的形成，如何设置清洗和灭菌模式？

【问题情境三】如果发现热水再循环系统里发生了污染，应如何处理？

【问题情境四】制药纯化水分配系统会出现微生物污染问题，可能是什么原因？应如何处理？

【问题情境五】很多制药专业的学生刚到制药企业岗位学习时，发现岗位操作文件记录要求很高的规范性和真实性，数据与单位要精准、完整，比如制药用水岗位的运行记录，电导率记录 $4.0\mu s/cm$（20℃），请分析这种做法的意义。

（四）学习结果评价

序号	评价内容	评价标准	评价结果（是/否）
活动一	注射用水分配系统开机操作	打开电源锁送电	
		打开原料水泵和冷却水泵前阀门	
		打开蒸汽阀、排污阀，进行排污	
		开机内蒸汽阀门，当蒸汽压力超过0.2MPa时，纯水进水系自动启动此时将进料水阀门打开	
活动二	关机操作	关掉记录仪的记录、测量开关	
		关闭蒸汽阀门，同时关闭进料水阀门。	
		关掉冷却水泵，同时将其阀门关闭	
		将Ⅰ效排水阀和蒸馏水取样阀翻开，将机内余水排掉	
		关闭机器电源锁	
活动三	系统消毒	打开蒸汽阀门	
		打开两个回注射用水阀门	
		打开蒸汽阀门	
		测出水口蒸汽温度，达到121℃时，通蒸汽15～30分钟关闭	

五、目标检测

（一）单选题

1. 注射用水电导率纠偏限是（　　）

    A. ≥1μS/cm   B. ≤2μS/cm   C. ≥2μS/cm   D. ≥2μS/cm   E. 都不是

2. 注射用水分配系统灭菌设定的最低排放液位是（　　）

    A. 500cm   B. 800cm   C. 1000cm   D. 1200cm   E. 都不是

3. 纯化水、注射用水的贮存和分配应当能够防止微生物的滋生，纯化水可采用（　　）以上保温循环

    A. 50℃   B. 60℃   C. 70℃   D. 80℃   E. 90℃

4. 注射用水系统的灭菌温度和时间分别为（　　）

    A. 115℃ 30 分钟   B. 121℃ 30 分钟   C. 121℃ 40 分钟

    D. 115℃ 40 分钟   E. 121℃ 60 分钟

（二）判断题

1. 注射用水储罐电热呼吸器加热保持温度设定值是85℃以上。（　　）

2. 注射用水分配系统灭菌以全回路所有温度监控点达到121℃开始计时。（　　）

3. 注射用水灭菌过程中因工业蒸汽压力波动造成短时间温度低于121℃，不影响灭菌效果。（　　）

4. 纯化水储罐及注射用水储罐呼吸器滤芯的更换周期是1年。（　　）

（三）多选题

1. 注射用水分配系统的回水关键参数有（　　）

    A. 温度   B. 电导率   C. 流量   D. pH   E. 体积

2. 注射用水系统采用的灭菌方法包括（　　）

    A. 过热水灭菌   B. 纯蒸汽灭菌   C. 巴氏消毒法

    D. 臭氧消毒法   E. 高压灭菌

工作任务7.2　空气净化

职业能力7.2.1　能按规程操作、维护冷冻循环水系统

PPT

一、核心概念

1. 循环冷却水系统　以水作为冷却介质，并循环运行的一种给水系统，由换热设备、冷却设备、处理设施、水泵、管道及其他有关设施组成。

2. 风冷式水冷机　将常温的水通过冷水机的压缩机制冷到一定的温度以强化冷却模具或机器，作为单机使用，散热装置为内置风扇，主要由三个相互联系的系统——制冷剂循环系统、水循环系统、电器自控系统组成。

3. 压缩机　是一种将低压气体提升为高压气体的流体机械，是制冷系统的心脏。从吸气管吸入低温低压的制冷剂气体，通过电机运转带动活塞对其进行压缩后，向排气管排出高温高压的制冷剂气体，为制冷循环提供动力。

二、学习目标

1. 能表述工业冷水机各工序的结构和工作原理，以及不同方式冷水机的异同。
2. 能说明螺杆式冷水机、涡旋式冷水机、蒸发冷式冷水机的性能特点。
3. 能按照标准操作规程操作、维护循环型冷水机组。

三、基本知识

（一）冷水机组

微课1

冷水机组是一个多功能机器，通过用人工的方法在一定的时间和一定的空间内将某物体或流体冷却，使其温度降低到环境温度以下并保持这个低温。

冷水机组又称为冷冻机、制冷机组、冰水机组、冷却设备等。根据压缩机不同又分为螺杆式冷水机组、涡旋式冷水机组、活塞式冷水机组；根据冷凝方式的不同，冷水机组分为风冷式冷水机组、水冷式冷水机组、蒸发式冷水机组；因各行各业的使用比较广泛，所以对冷水机组的要求也不一样。

冷水机组包括冷水机主体及管道等附属设备，其主要作用是对整个制药企业生产区提供冷量。目前制药企业所用的冷水机组主要以螺杆式冷水机、涡旋式冷水机及蒸发冷式冷水机组为主。不同规格的冷水机出温差异较大，标准机型出温范围5～20℃；冷风机可出温−35℃；超低温机组可达−100℃以下。

蒸发器中的液态制冷剂吸收水中的热量并开始蒸发，最终制冷剂与水之间形成一定的温度差，液态制冷剂亦完全蒸发变为气态，然后被压缩机吸入并压缩（压力和温度增加），通过冷凝器（风冷/水冷）释放热量，重新凝结成液体。通过膨胀阀（或毛细管）节流后变成低温低压制冷剂进入蒸发器，完成制冷剂循环过程。水泵负责将冷却水从水箱中抽出泵到用户处对用户进行冷却，同时冷却水温度升高，再回到冷冻水箱中。冷水机组主要部件如表7-2-1-1所示。

表7-2-1-1　冷水机组主要部件

主要部件	图示	参数
压缩机		视型号不同在输出功率在23～216kW不等
翅片式冷凝器		翅片管由一根内径较小的管子和许多外径较小的翅片组成。翅片管的内径通常为6～12mm，外径为16～30mm
壳管蒸发器/冷凝器		内部管直径4～10mm

续表

主要部件	图示	参数
冷凝器、蒸发器换热管	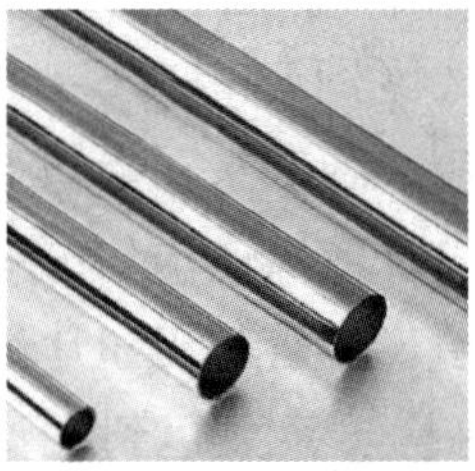 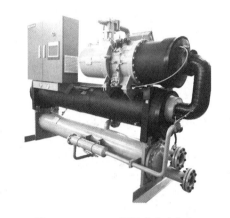	目前我国列管式换热器标准中采用19mm×2mm、25mm×2mm、25mm×2.5mm 等规格

（二）螺杆式冷水机组

螺杆式冷水机是以各种形式的螺杆压缩机为主机的冷水机组（图7-2-1-1）。主要包括水冷和风冷两类，二者的主要区别在于冷却方式。水冷螺杆式冷水机组主要包括螺杆压缩机、蒸发器、壳管式冷凝器、PLC 控制系统和热力膨胀阀等部件（图7-2-1-2）；风冷螺杆式冷水机组主要包括螺杆压缩机、蒸发器、翅片式冷凝器、PLC 控制系统、外转子风机和热力膨胀阀组成等（图7-2-1-3）。冷凝器和蒸发器是制冷机组最重要部件，其品质及制造工艺决定机组的换热效率和使用寿命。

图7-2-1-1 螺杆式冷水机组

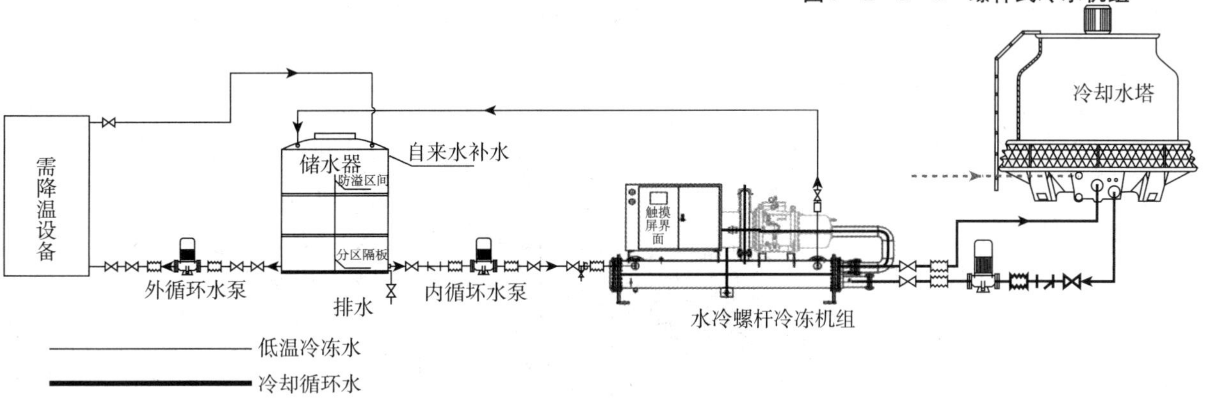

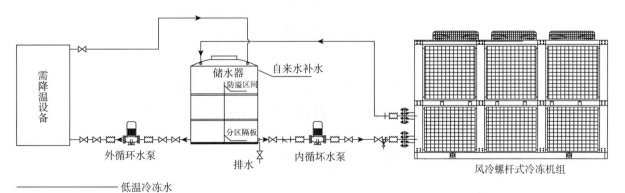

图7-2-1-2 水冷螺杆式冷水机组

图7-2-1-3 风冷螺杆式冷水机组

（三）涡旋式冷水机组

涡旋式冷水机也称水箱式冷水机组（图7-2-1-4），采用全封闭涡旋压缩机，同样可分为水冷式和风冷式两种。通常水冷式（图7-2-1-5）采用冷媒系统冷凝器，风冷式（图7-2-1-6）采用翅片式冷凝器。翅片式冷凝器采用亲水铝箔，降低水在铝箔上的附着，大大提高换热效率。铜管套铝翅片的设计使风速均匀，铜管排列成V形可以提高换热效率，降低风机噪音。铜管与铝翅片经过严密的机械涨接，性能高，换热稳定，确保换热系数达到设计要求。

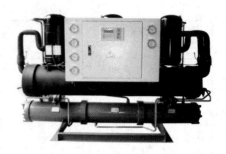

图7-2-1-4 涡旋式冷水机组

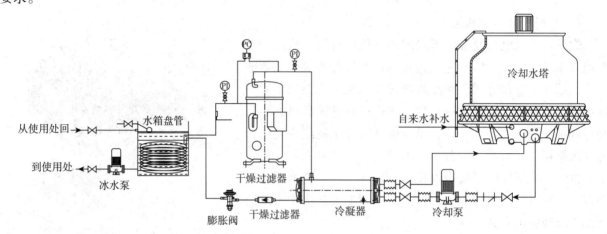

图7-2-1-5 涡旋式水冷冷水机组

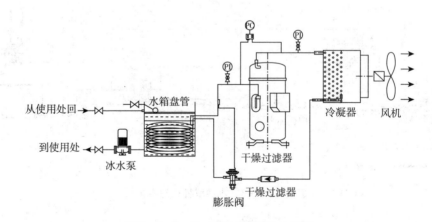

图7-2-1-6 涡旋式风冷冷水机组

（四）蒸发冷式冷水机组

蒸发式风冷冷水机组系统（图7-2-1-7）由直接蒸发冷却器和传统风冷冷水机组组成，其中风冷冷水机组也由压缩机、蒸发器、膨胀阀和冷凝器构成（图7-2-1-8）。机组工作原理是传统式风冷冷水机组的冷凝器进风通过直接蒸发冷却器进行预处理之后，再流经风冷冷水机组的冷凝器，带走机组的冷凝热后，排入周围环境，可有效提高机组性能系数。

（五）水冷式冷水机组

水冷式冷水机组主要由压缩机、冷凝器、膨胀阀、蒸发器等组成，还需外置一个冷却塔将冷却水降温（图7-2-1-9）。水冷式冷水机基本原理是利用壳管蒸发器使水与冷媒进行热交换，冷媒系统在吸收水中的热负荷使水降温产生冷水，通过压缩机的作用将热量带至壳管式冷凝器，由冷媒与水进行热交换，使水吸收热量后通过水管将热量带出外部的冷却塔散失（水冷却）。

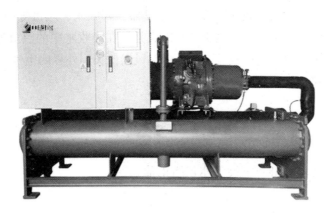

图 7 - 2 - 1 - 7 蒸发式冷水机组

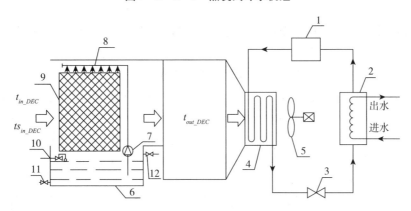

图 7 - 2 - 1 - 8 蒸发式冷水机组示意

1. 压缩机；2. 蒸发器；3. 膨胀阀；4. 冷凝器；5. 冷凝风机；6 水槽；7. 循环喷水泵；
8. 喷水管；9. 填料；10. 补水管；11. 排污管；12. 溢水管

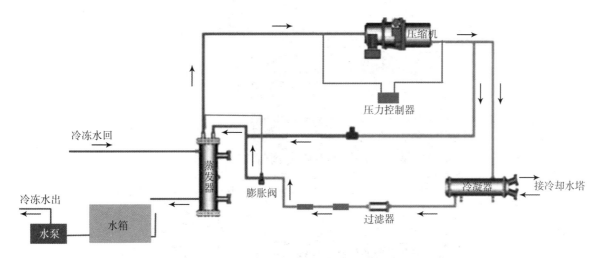

图 7 - 2 - 1 - 9 水冷式冷水机组结构示意

工作过程：开始时由压缩机吸入蒸发制冷后的低温低压制冷剂气体，然后压缩成高温高压气体送至冷凝器。高温高压气体经冷凝器冷却后变为常温高压液体。当常温高压液体流入热力膨胀阀，经节流成低温低压的湿蒸汽，流入壳管蒸发器，吸收蒸发器内冷冻水的热量使水温度下降；蒸发后的制冷剂再吸回到压缩机中，重复下一个制冷循环，从而实现制冷目的。

（六）风冷式冷水机组

风冷式冷水机组主要由压缩机、翅片冷凝器、蒸发器、膨胀阀、风机等组成。风冷式冷水机组基本原理是利用壳管蒸发器使水与冷媒进行热交换，冷媒系统在吸收水中的热负荷使水降温产生冷水后，通过压缩机的作用使热量带到翅片式冷凝器，再由散热风扇散失到外界的空气中。风冷式冷水机组又可分为风冷螺杆机组、风冷箱型机组和风冷模块机组等。

四、能力训练

（一）操作条件

1. 检查车间进水、出水压力正常，冷却水供给正常。

2. 冷水机组。

3. 冷水机组运行管理标准操作规程。

微课2

（二）安全及注意事项

1. 检查机组进出水口、补水口、溢水口、排水口冷却水进出水口是否已安装连接（风冷式冷水机无冷却水要求）。

2. 检查机组电源是否连接及是否规范，电源相序是否正确。

3. 风冷式冷水机组请确定机组两侧1m空间内无物品遮挡，机组顶部2m以上无遮挡，并且机组四周通风良好。

4. 若机组安置在室外，请注意做好防雨防尘防晒措施，并在开机前确定电源、水源安全，严格按照操作说明书操作与使用。

（三）操作过程

序号	步骤	操作方法及说明	质量标准
1	开机操作	（1）在初始登录画面中，点击触摸屏任意位置，即可进入密码输入画面，在"密码输入"画面中输入用户操作密码，并点击"进入"按钮，即可进入主画面 （2）在主画面中，观察系统有无报警保护（若机组当前存在报警保护，会在主画面右上角闪烁提醒，并点开报警按钮查看机组当前故障，点击故障复位），则可点击"启动"或"停止"按钮对机组进行启停操作 （3）在主画面中点击"启动"按钮后，会弹出"确认启动?"窗口。在弹出窗口中点击"确认"按钮，机组将投入运行 （4）按"返回"键，可以退回到初始登录画面。退回初始登录画面的目的是防止非法用户操作机组 （5）查看流程图及数据	在主画面中点击"流程图"会出现查看电流、热源侧出水、热源侧回水、冷凝温度、冷凝压力以及使用侧出水

续表

序号	步骤	操作方法及说明	质量标准
2	设置参数	开启电源，设置参数 | 项目	参数 | |---|---| | 电流 | 124A | | 使用侧出水温度 | 6.9℃ | | 使用侧回水温度 | 9.9℃ | | 热源测出水温度 | 25.6℃ | | 热源测回水温度 | 25.3℃ | | 冷凝压力 | 1752MPa | | 冷凝温度 | 40.1℃ |	开启电源，操作屏进入操作页面，设置参数
3	历史数据查询	冰水机组运行记录 	（1）在主画面中点击"趋势图"会出现左图，进入"趋势图"页面。此页面可查询使用侧回水、出水温度历史数据 （2）冰水岗位员工每天开机后检查历史数据是否正常，并在"冰水机组运行记录"中进行记录，如有异常，需说明，并按"偏差管理程序"处理 （3）每两小时巡查并记录冰水机组运行情况。填写"冰水机组运行记录"
4	紧急停机	紧急停机操作：在紧急情况下，按下机组电控箱箱门上红色蘑菇形状按钮，以切断控制系统电源。紧急情况解除后，请将该按钮顺时针旋转半圈，使其复位 	正常停机时，压缩机先卸载30秒，再停止压缩机运行；紧急停机时，压缩机瞬间停止运行
5	设备维护	（1）检查空滤 （2）检查管路	（1）开机前检查 ①设备内部保持清洁：无油污、无细粉、无杂物 ②机组各运动部件有无杂音、运行是否正常 ③按点检查示意图，检查各电气各接端的紧固螺栓，有无松动现象 （2）压缩机润滑油是否正常，是否需添加润滑油；如有脏物或已变质，应更换润滑油，并清洗或更换油过滤器，同时更换干燥过滤器滤芯 （3）制冷系统的高、低压力值是否正常 （4）各电机的运行电流、机组的绝缘电阻是否正常 （5）定期吹扫电气箱，检查接线，发现异常或松动及时处理 （6）每天开机后岗位操作人员检查整机运行是否正常，有无异响等情况 （7）冷水机组的维修保养应填写"冷水机组设备维护保养记录"

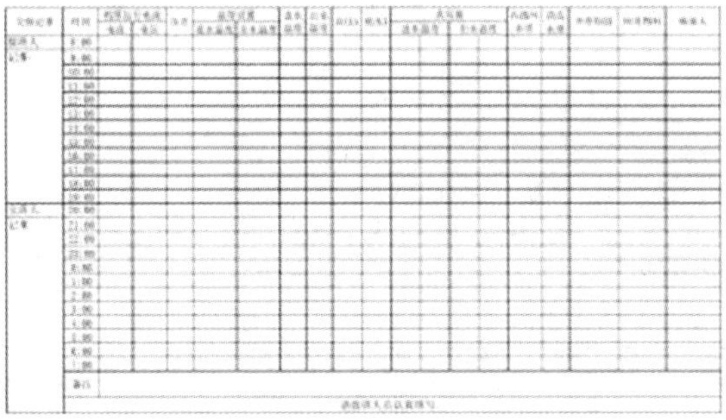

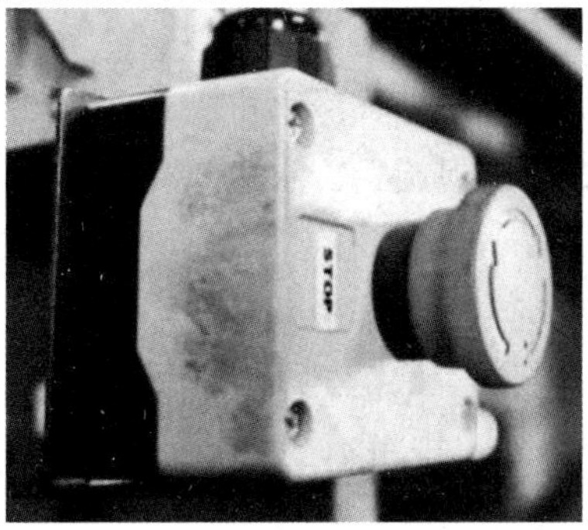

【问题情境一】螺杆式冷水机使用时出现高压报警的状况，请分析原因。

【问题情境二】冷水机组使用时出现低压报警，请分析其原因并找到解决方法。

【问题情境三】冷水机使用过程中出现油压报警的状况，请分析原因。

【问题情境四】冷水机使用过程中压缩机出现热保护的现象，请分析原因。

【问题情境五】传统制冷设备中使用的制冷剂会对环境带来威胁，如传统氟利昂制冷剂会破坏大气臭氧层，且大部分制冷剂都具有温室效应，过度使用会加剧全球变暖。结合传统制冷设备中所用制冷剂的问题，谈谈你对环境保护的理解。

（四）学习结果评价

序号	评价内容	评价标准	评价结果（是/否）
活动一	开停机	开机前准备是否到位	
		开机顺序	
		停机操作	
活动二	机组调试	设备内部保持清洁	
		机组各运动部件有无杂音、运行是否正常	
活动三	管路调试	制冷系统的高压力值是否正常	
		制冷系统的低压力值是否正常	

五、目标检测

习题　　　答案

（一）单选题

1. 下列设备不属于冷水机组的是（　　）

   A. 水冷螺杆式冷水机　　　　B. 风冷螺杆式冷水机　　　　C. 高效过滤器

   D. 水冷涡旋式冷水机　　　　E. 风冷涡旋式冷水机

2. 下列说法错误的是（　　）

   A. 系统要定期更换冷冻水系统的循环水

   B. 系统要定期清洗机组散热器

   C. 在冬季冷冻机组不使用时需将系统内部水排净

   D. 长时间关机后不需要提前送电预热

   E. 机组若长时间不使用请将总电源关闭

3. 标准机型出温范围是（　　）

   A. $-5 \sim 5℃$　　　B. $0 \sim 15℃$　　　C. $5 \sim 20℃$　　　D. $10 \sim 25℃$　　　E. $15 \sim 35℃$

4. 为制冷循环提供动力的是（　　）

   A. PLC 控制系统　　　　B. 压缩机　　　　C. 蒸发器

   D. 冷凝器　　　　E. 热力膨胀阀

（二）判断题

1. 循环冷水机组需要定期更换冷冻水系统的循环水。（　　）

2. 操作前需要检查机组电源是否连接及规范，电源相序是否正确。（　　）

3. 若机组安置在室外，不需要做好防雨防尘防晒措施。（　　）

4. 机组若长时间不使用，下次开机之前需提前送电20小时以上预热。（　　）

（三）多选题

1. 水冷螺杆式冷水机组的部件主要包括（　　）

   A. 螺杆压缩机　　　　B. 蒸发器　　　　C. PLC 控制系统

D. 壳管式冷凝器　　　　　　　　　E. 热力膨胀阀

2. 风冷螺杆式冷水机组的部件主要包括（　）

A. 螺杆压缩机　　　　　　B. 蒸发器　　　　　　C. PLC 控制系统

D. 翅片式冷凝器　　　　　　E. 热力膨胀阀

职业能力 7.2.2　能按规程操作、维护净化型空调机组

PPT

一、核心概念

1. 初效空气过滤器　设置于空气净化系统机组的初始段，主要用于过滤粒径 5μm 以上尘粒。有平板式、袋式、自动卷绕式、油浸式等。

2. 中效空气过滤器　设置于空气净化系统机组的中间段，位于高效过滤器的前端，主要用于空气经过初效过滤后进一步过滤，过滤粒径 1μm 以上尘粒，结构与初效过滤器相似。

3. 高效空气过滤器　设置于药品生产洁净室类的送风系统，主要用于捕集粒径 0.3μm 以上的尘粒。按结构分为隔板和无隔板两类。

二、学习目标

1. 能表述空调净化系统的结构和运行原理。

2. 能说明初效、中效和高效空气过滤器的性能特点。

3. 能按照标准操作规程操作、维护净化空调设备，清洗各级净化过滤器。

三、基本知识

（一）洁净厂房

药品生产企业厂房设施主要包括：厂区建筑物实体（含门、窗），道路，绿化草坪，围护结构；生产厂房附属公用设施，如洁净空调和除尘装置，照明，消防喷淋，上、下水管网，洁净公用工程（如纯水、注射用水、洁净气体的产生）等。对以上厂房的合理设计，直接关系到药品质量。

微课1

洁净厂房是指生产工艺有空气洁净要求的厂房，是通过空气净化技术实现的。洁净室是指根据需要对空气中尘粒（包括微生物）、温度、湿度、压力和噪声进行控制的密闭空间，并以其洁净度等级符合 GMP 规定为主要特征。无菌洁净室是指对空气中的悬浮微生物按无菌要求管理的洁净室。洁净区是指由洁净室（含通道）组成的区域。空气净化是指去除空气中的污染物质，使空气洁净的过程，由处理空气的空调净化设备、输送空气的管路系统和用于生产的洁净室三大部分组成。

（二）空气洁净度级别

空气洁净度是指洁净环境中空气含尘量和含菌量多少的程度。药品生产所需的洁净区可分为 A、B、C、D 4 个级别。GMP 规定，应当根据药品品种、生产操作要求及外部环境状况等配置空调净化系统，使生产区有效通风，并有温湿度控制和空气净化过滤，保证药品的生产环境符合要求。

洁净区与非洁净区之间、不同级别洁净区之间的压差应不低于 10 帕斯卡。必要时，相同洁净度级别的不同功能区域（操作间）之间也应当保持适当的压差梯度（图 7-2-2-1）。

口服液体和固体制剂、腔道用药（含直肠用药）、表皮外用药品等非无菌制剂生产的暴露工序区域及其直接接触药品的包装材料最终处理的暴露工序区域，应当参照"无菌药品"附录中 D 级洁净区的要求设置。

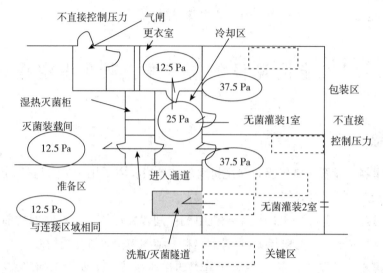

图 7-2-2-1　洁净区压差示意图

（三）净化空调机组功能段及组合方式

常见净化空调机组一般包括以下几个功能段：新风段、初效段、回风段、表冷段、风机段及若干中间段等。药物制剂生产洁净度要求较高，机组内要设置高中效过滤段、亚高效过滤段或高效过滤段。若用于有低湿度或低噪声要求的场所，还须设置去湿段或消声段。新风口即新风的入口，是系统的最初始端。新风口的取点设置直接影响系统空气处理设备负荷大小及过滤器寿命长短（图 7-2-2-2）。

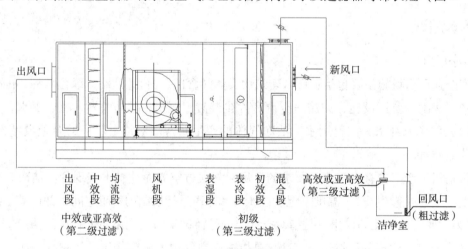

图 7-2-2-2　净化空调机组功能段及组合方式示意图

在净化空调的各部分组成中，初效段多用作对新风及大颗粒尘埃的过滤控制，主要对象是大于 $10\mu m$ 的尘粒。表冷段用于对净化空调系统的新风、回风进行降温冷却处理。加热段用于净化空调系统的新风、回风进行升温加热处理。加湿段用于对空气进行加湿处理。风机段是净化空调机组中较大的一个功能段，其长度较长可以产生高达 $1500\sim1800Pa$ 的风压。

（四）空气净化设备

空气净化设备是净化空调系统中非常重要的组成部分，其性能直接决定制剂生产的成败（图 7-2-2-3）。

微课 2

1. 空气过滤器净化的原理　空气过滤器是空调净化设备的核心部分，过滤器对空气形成阻力，随着过滤器积尘的增加，过滤器阻力将随着增大。当过滤器积尘太多，阻力过高，将使过滤器通过风量降低，或者过滤器局部被穿透，所以，当过滤器阻力增大到某一规定值，过滤器将报废。

空气过滤器工作原理：空气汇总的尘埃粒子，随气流做惯性运动或无规则布朗运动或受某种场力的作用而移动，当微粒运动撞上其他物体，物体间存在的范德华力（分子与分子、分子团与分子团之间的力）使微粒粘到纤维表面。进入过滤介质的尘埃有较多撞击介质的机会，撞上介质就会被粘住，从而起到过滤的作用。

空气过滤方式主要有以下三种（图 7 - 2 - 2 - 4）。

（1）静电吸附除尘　滤尘使含尘空气流经电场，致使尘粒带电，被阴极吸住除去，将空气净化。

（2）干式纤维过滤除尘　用于过滤粒径大于滤材孔径的尘粒，使空气净化。药品生产普遍采用。

（3）黏性填料过滤器除尘　含尘空气通过填料（滤材）空隙的曲折通道时，尘粒碰到黏性填料被粘住，而使空气净化。

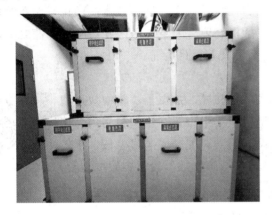

图 7 - 2 - 2 - 3　空调机组

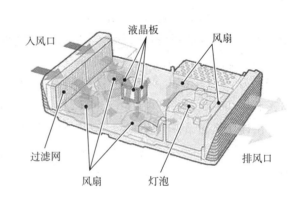

图 7 - 2 - 2 - 4　空气过滤示意图

2. 种类　空气过滤器主要有初效过滤器、中效过滤器和高效过滤器等（表 7 - 2 - 2 - 1）。

表 7 - 2 - 2 - 1　空气过滤器主要种类

空气过滤器	图示	主要作用
初效过滤器		过滤粒径 5μm 以上的尘粒
中效过滤器		过滤粒径 1μm 以上的尘粒

续表

空气过滤器	图示	主要作用
高效过滤器	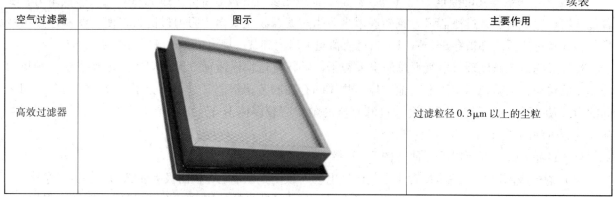	过滤粒径 0.3μm 以上的尘粒

（五）净化空调系统的分类

净化空调系统是空调工程中的一种，它不仅对室内空气的温度、湿度、风速一定的要求，而且对空气中的含尘数、细菌浓度等都有较高的要求，因此相应的技术成为空气洁净技术。净化空调系统由加热或冷却、加湿或去湿以及净化设备组成；辅助系统包括将处理后的空气送入各洁净室并使之循环的空气输送设备及其管路和向系统提供热量、冷量的热、冷源及其管路系统。

1. 集中式净化空调系统

（1）结构 集中式净化空调系统主要由风机、冷却器、加热器、加湿器、初中效过滤器、传感器和控制器等组成（图 7-2-2-6）。净化空调机组集中设置在空调机房内，用风管将洁净空气送给各个洁净室。净化型空调机组一般设有新回风混合段与过滤段、粗效过滤段、二次回风段、表冷挡水段、蒸汽加热段、电加热段、干蒸汽加湿段、中效过滤段、均流段、消声段、风机送风段等功能段。

微课3

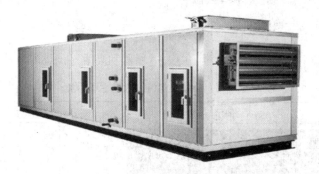

图 7-2-2-6 组合式空调机组

（2）工作原理 当风机开动后，室内的回风和室外的新风都被吸入送风室中，空气首先经过初效过滤器，以除去大部分尘埃和细菌；过滤后的空气通过表面冷却器，使空气温度下降，并让空气中的水分冷凝除去。然后通过挡水板除去雾滴，再通过风机，使空气经过蒸汽加热器，进一步调节空气温度和降低湿度，再通过蒸汽加湿器（或水加湿器）调节空气湿度，然后再经过中效过滤器，将洁净空气由各送风管送往操作室，在送风末端通过高效过滤器后进入操作室。室内的空气可经回风管送回送风室，与新风混合后，循环使用；新风应经初效过滤器过滤后进入送风室。

2. 分散式净化空调系统 在集中空调的环境中设置局部净化装置（微环境或隔离装置、空气自净器、层流罩、洁净工作台、洁净小室等）构成分散式送风净化空调系统，也可称为半集中式净化空调系统。在分散式柜式空调送风的环境中设置局部净化装置（高效过滤器送风口、高效过滤器风机机组、洁净小室等）构成分散式送风的净化空调系统。

微课4

四、能力训练

（一）操作条件

1. 检查净化型空调机组检查各段压差。

2. 净化空调系统。

3. 净化型空调机组运行管理标准操作规程。

（二）安全及注意事项

1. 严禁在空调风机送、回风管关闭的情况下启动；严禁在空调风机停止运行状态下，开启冷、热水和加湿蒸汽阀门；严禁在检修门开启状态下启动风机。

2. 试车或运转中发生异常振动和噪音等现象应立即停车，查明原因并及时处理。

3. 严冬季节若室内温度低于0℃，停车时应放尽表冷器中的冷却水，以免冻坏设备。

4. 停车处理问题时，启动按钮处应挂"禁止开启"警示牌。

5. 在运转时切勿将手伸入机体内处理故障，如处理故障应停车。

（三）操作过程

序号	步骤	操作方法及说明	质量标准
1	开机操作	（1）开机前检查，送、回风管阀门开启，电源连接正确，检修门关闭 （2）合上电源开关，触摸屏送电 （3）进入触摸屏参数设置界面 （4）返回登录界面，点击触摸屏上启动按钮送风机启动，独立排风启动 （5）正常生产情况下，空调机组不停机，岗位人员下班后把空调机组调至值机模式，空调机组进入值机状态	（1）检查调整触摸屏上送风机变频设定值，确认温湿度设置正确，送风量机组设定34000m³/h，温度设定18~26℃范围内，湿度设定35%~75%范围内 （2）确认机组风机运转，初中效压差指示正常 （3）机组启动后，观察并确认监控系统显示正常，每两小时对空调机组记录运行工况进行记录包括回风温湿度，冷热水管路压力，蒸汽压力，初、中效压差等
2	设置参数	开启电源，设置参数 | 项目	参数
---	---
送风量	34000m³/h
温度	18~26℃
湿度	35%~75%		开启电源，操作屏进入操作页面，设置参数
3	紧急停机	紧急停机操作：在紧急情况下，按下机组电控箱箱门上红色蘑菇形状按钮，以切断控制系统电源，紧急情况解除后，请将该按钮顺时针旋转半圈，使其复位	正常停机时，压缩机先卸载30秒，再停止压缩机运行；紧急停机时，压缩机瞬间停止运行
4	设备维护	（1）检查进排风：初、中效过滤器更换操作：①提前通知生产部协调更换时间。②空调机组停机、断电、挂牌（检修中）。③机组压差显示归零时，再打开机组检修门。④先拆下旧过滤器，对安装边框用干净抹布擦拭干净后，更换新过滤器。⑤安装完毕后检查安装是否紧密，用抹布擦拭机组初、中效段箱体后退出。⑥关闭机组检修门，开启空调机组，记录初始压力，填写《初、中效更换记录》	（1）初、中效过滤器更换标准：初效定期更换为每3个月或压差为初始压力两倍时必须更换，预警值为初始压力的1.5倍时，增加巡视时间。中效定期更换为每6个月或压差为初始压力的2倍时必须更换，预警值大于初始压力的1.5倍时，增加巡视时间。若车间较长时间处于停产状态，可以不及时更换，但必须在恢复生产前，提前更好，做好相应工作准备

续表

序号	步骤	操作方法及说明	质量标准
4	设备维护	 （2）高效过滤器更换操作：①通知生产部协调更换时间；②更换高效时空调机组不停机，风机频率降至30Hz。③拆下散流板，拆下破损高效。④用洁净抹布擦拭静压箱及散流板。⑤安装新高效，进行紧固。安装过程中轻拿轻放，避免手碰触滤芯处。⑥安装完成后恢复空调正常生产频率。⑦安装完成进行高效PAO检漏，PAO检漏按高效过滤器检漏标准操作规程进行。⑧填写《高效过滤器检漏记录》 （3）检查电气箱	（2）高效过滤器更换标准：①每五年进行定期更换；②每年定期进行高效检漏，如有泄漏及时更换；③环境监测超出纠偏限时，经检查高效堵塞或高效泄漏应进行更换 （3）初、中、高效过滤器更换完成后必须对洁净区进行臭氧消毒。臭氧消毒按臭氧消毒程序进行

【问题情境一】 净化空调系统机组使用时出现停机请分析其原因并找到解决方法。

【问题情境二】 1976年7月，在美国费城某饭店召开的宾州地区美国军团年会期间，参会人员以及住在同一饭店的其他人员中暴发一种发热、咳嗽及肺部炎症的疾病，共计有221人发病，死亡34人，病死率高达15%。调查发现，来自空调系统冷却塔水的细小水汽雾中含有一种新型的革兰阴性杆菌，称为军团菌，随空调小水汽雾弥散于饭店内的空气中传播。请由此案例请分析和思考空气净化系统的重要性。

【问题情境三】 据文献报道，2004~2011年，由于微生物污染被美国FDA召回的事件多达642起，且呈现逐年递增的趋势，其中药品占比26%，包括无菌和非无菌药品。请由此案例请分析和思考微生物的污染预防和空气净化的必要性。

【问题情境四】 2017~2019年广东省药品生产企业GMP认证检查缺陷中涉及空调净化系统的，有137家次药品生产企业188项缺陷，认证剂型包括38家次无菌药品，占28%；76家次普通制剂（即不包括原料药、中药饮片、医用氧的其他非无菌制剂），占55%；18家次原料药，占13%；5家次中药饮片，占4%。上述188项空调净化系统的缺陷，按风险等级分，严重缺陷0项；主要缺陷5项，占比2.6%；一般缺陷183，占比97.4%。请由此案例请分析和思考上述缺陷产生的原因及空气净化系统设计的基本原则。

【问题情境五】 几年来的统计数据表明，高层建筑物不仅能耗高，同时碳排放引发的空气污染也会造成环境破坏，其中很大一部分能耗和碳排放来源于空调系统。面对能源危机和环境问题的压力和挑战，正确、合理选用中央空调系统也能减少能耗、减少碳排放、降低环境污染。由此案例请分析和思考空气净化系统和环保的关系。

（四）学习结果评价

序号	评价内容	评价标准	评价结果（是/否）
活动一	开停机	开机前准备是否到位	
		开机顺序	
		停机操作	

续表

序号	评价内容	评价标准	评价结果（是/否）
活动二	空滤调试	设备内部保持清洁	
		机组各运动部件有无杂音、运行是否正常	
活动三	进、出风调试	进风系统是否正常	
		出风系统是否正常	

习题　　　答案

五、目标检测

（一）单选题

1. 下列设备不属于过滤器的是（　）

　A. 初效过滤器　　　　　　B. 中效空气过滤器　　　　　C. 冷凝器

　D. 中高效空气过滤器　　　E. 高效空气过滤器

2. 主要用于过滤粒径 $5\mu m$ 以上尘粒的是（　）

　A. 初效过滤器　　　　　　B. 中效空气过滤器　　　　　C. 冷凝器

　D. 中高效空气过滤器　　　E. 高效空气过滤器

3. 主要用于过滤粒径 $1\mu m$ 以上尘粒的空气过滤器是（　）

　A. 初效过滤器　　　　　　B. 中效空气过滤器　　　　　C. 冷凝器

　D. 中高效空气过滤器　　　E. 高效空气过滤器

4. 主要用于捕集粒径 $0.3\mu m$ 以上尘粒的空气过滤器是（　）

　A. 初效过滤器　　　　　　B. 中效空气过滤器　　　　　C. 冷凝器

　D. 中高效空气过滤器　　　E. 高效空气过滤器

（二）判断题

1. 根据车间洁净度要求选择中效过滤和高效过滤净化流程。（　）

2. 空调机组操作规程是开启、降温、升温、送风、停止。（　）

3. 车间温湿度调节设备是组合式空调机组，通过制冷机和蒸汽调温，采用蒸汽调节车间湿度。（　）

4. 亚高效或高效过滤器一般设于最末端，这是净化系统区别于一般空调系统的最主要特征。（　）

（三）多选题

1. 集中式净化空调系统主要由（　）部分构成

　A. 风机　　　　　　　　B. 冷却器　　　　　　　　C. 加热器

　D. 加湿器　　　　　　　E. 中效过滤器

2. 常见的净化空调机组一般包括（　）

　A. 新风段　　　　　　　B. 初效段　　　　　　　　C. 回风段

　D. 表冷段　　　　　　　E. 风机段

PPT

职业能力 7.2.3　能按规程操作、维护空气过滤和层流净化系统

一、核心概念

1. 洁净工作台　是一种设置在洁净室内或一般室内，可根据产品生产或其他用途的要求，在操作台上保持高洁净度的局部净化设备。主要由预过滤器、高效过滤器、风机机组、静压箱、外壳、台面

和配套的电气元器件组成。

2. 层流罩 是垂直单向流的局部洁净送风装置，局部区域的空气洁净度可达 A 级或更高级别的洁净环境，洁净度的高低取决于高效过滤器的性能。层流罩按结构分为有风机和无风机、前回风型和后回风型；按安装方式分为立（柱）式和吊装式。其基本组成有外壳、预过滤器、风机（有风机的）、高效过滤器、静压箱和配套电器、自控装置等。

二、学习目标

1. 能表述洁净工作台的结构和工作原理。
2. 能说明不同空气过滤器的主要特点。
3. 能按照标准操作规程操作、维护层流罩，清洗各级净化过滤器。

三、基本知识

（一）空气过滤器

当流过的气体湿度提高时，微粒容易穿透纤维滤层，过滤效率下降。随着纤维表面沉积的微粒增多，容尘量增大时，通常过滤效率将随之提高，但由于纤维滤层积尘的阻碍，过滤器的阻力会增大。所以在过滤器实际的应用中均按未积尘时的过滤效率考虑。

1. 空气过滤的分类 洁净室用空气过滤器种类繁多，根据过滤器不同使用目的，采用不同的过滤材料、不同的过滤效率和不同的结构形式，空气过滤器也有不同的分类方法或不同的称谓。

（1）按使用目的分类

1）新风处理用过滤器 用于处理净化空调系统的新风即室外新鲜空气，通常采用粗效、中效、高中效、亚高效，有时还用高效过滤器处理新风，若产品生产要求去除化学污染物时，还需设化学过滤器等。

2）室内送风用过滤器 通常用于净化空调系统的末端过滤，常采用亚高效、高效、超高效或超高效＋化学过滤器或高效＋化学过滤器等。

3）排气用过滤器 为防止洁净室内产品生产过程中产生的污染物（包括各种有害物质如有害气体、微生物、病毒、细菌或致敏物质等）对大气环境的污染，常在洁净室的排气管道上设置性能可靠的排气过滤器，排气经过滤处理达到规定的排气标准后才能排入大气。一般采用亚高效、高效或高效＋化学过滤器等。

4）洁净室设备内装过滤器 是指洁净室内通过内循环方式达到所需空气洁净度等级使用的空气过滤器，一般采用高效、超高效或高效＋化学过滤器或超高效＋化学过滤器。

5）制造设备内装过滤器 是指与产品制造设备组合为一体的空气过滤器，通常采用高效、超高效或高效＋化学过滤器或超高效＋化学过滤器。这些过滤器与制造设备密切相关，而制造设备的要求差异很大，所以一般均为"非标准型"过滤器。

6）高压配管用空气过滤器 通常用于压力 > 0.1MPa 的气体输送过程，此类过滤器与上述过滤器在滤材、结构形式上等均有很大差异。

（2）按过滤材料分类

1）滤纸过滤器 这是洁净技术中使用最为广泛的一种过滤器，目前滤纸常用玻璃纤维、合成纤维、超细玻璃纤维以及植物纤维素等材料制作。根据过滤对象的不同，采用不同的滤纸制作成 0.3μm 级的普通高效过滤器或亚高效过滤器，或作成 0.1μm 级的超高效过滤器。

2）纤维层过滤器 这是用各种纤维填充制成的过滤层，所采用的纤维有：①天然纤维，是一种自然形态的纤维如羊毛、棉纤维等；②化学纤维，采用化学的方法改变原料的性质制作的纤维；③人造纤维（物理纤维），采用物理的方法将纤维从原材料分离的纤维，其原料性质没有改变。纤维层过滤器属于低填充率的过滤器，阻力降低较少，通常用作中等效率的过滤器。例如应用无纺布制作的纤维层过滤器。

3）泡沫材料过滤器　是一种采用泡沫材料的过滤器，此类过滤器的过滤性能与其孔隙率关系密切，不同厂家制作的泡沫材料的孔隙率差异很大，制成的过滤器性能不稳定，现已很少使用。

（3）按过滤器结构状况分类　仅以滤纸过滤器为例，有多种结构形式和多种分类方法。包括折叠形和管状，而折叠形滤纸过滤器可按有无分隔板分类为有分隔板、斜分隔板和无分隔板，应用较多的是无分隔板和有分隔板两种；按过滤微粒对象 $5\mu m$、$1\mu m$、$0.3\mu m$、$0.1\mu m$ 等划分；以外框材料是木板、塑料板、铝合金板、普通钢板和不锈钢板进行分类；以外形可分为平板形、V 形等。

（4）根据过滤器的过滤效率分类　通常可分为粗效、中效、高中效、亚高效和高效空气过滤器等。

微课 1

1）粗效空气过滤器　从主要用于净化空调系统的新风首道过滤器考虑，它应该截留大气中大粒径微粒，过滤对象是 $5\mu m$ 以上的悬浮性微粒和 $10\mu m$ 以上的沉降性微粒以及各种异物，防止其进入系统，所以粗效过滤器的效率以过滤 $5\mu m$ 为准。一般粗效过滤器采用易于清洗和更换的粗中孔的无纺布滤料等。严禁采用油浸式过滤器。

2）中效过滤器　由于其前面已有预过滤器截留了大粒径微粒，又可作为一般空调系统的最后过滤器和净化空调系统中高效过滤器的预过滤器，所以主要用于截留 $1\sim10\mu m$ 的悬浮性微粒，其效率是以过滤 $1\mu m$ 为准。

3）高中效过滤器　可用作一般净化程度的系统的末端过滤器，也可为提高净化空调系统净化效果，更好地保护高效过滤器，而用作中间过滤器，所以主要用于截留 $1\sim5\mu m$ 的悬浮性微粒，其效率也以过滤 $1\mu m$ 的微粒为准。

4）亚高效过滤器　既可以作为洁净室末端过滤器使用，根据要求达到一定的空气洁净度等级，也可作高效过滤器的预过滤器，进一步提高和确保送风的洁净度。还可作为净化空调系统新风的末级过滤，提高新风品质。所以和高效过滤器一样，主要用以截留 $1\mu m$ 以下的亚微米级的微粒，其效率应以过滤 $0.5\mu m$ 的微粒为准。

5）高效过滤器　是洁净室的最主要的末级过滤器，以实现各级空气洁净度级别为目的，其效率习惯以过滤 $0.3\mu m$ 的微粒为准。如果进一步细分，若以实现 $0.1\sim0.3\mu m$ 的空气洁净度等级为目的，则效率以过滤 $0.12\mu m$ 的微粒为准，习惯称为超高效过滤器。

2. 空气过滤器的选用和配置　洁净室的净化空调系统根据大气含尘浓度、大气中各种污染物浓度和产品生产工艺特点及要求配置各类空气过滤器——粗效、中效、高中效、亚高效和高效、超高效以及化学过滤器等。具体净化空调系统中空气过滤器的配置和选用应根据洁净室的空气洁净度等级和产品生产工艺的特殊要求（当工艺无特殊要求时，一般都是按空气洁净度等级配置）合理配置和选用，对于 6 级和比 6 级洁净度差的洁净室的净化空调系统通常采用三级空气过滤，即粗效、中效和高效过滤器；粗效、中效（或中高效）过滤器，通常设在空气处理装置（AHU）内，且将中效或中高效设在正压段；高效或亚高效过滤器一般设在洁净室内净化空调系统的末端，也有将高效过滤器集中设在空气处理装置内的，但此时应对送风管道提出严格的清洁要求，以避免净化后的空气被污染。对于 5 级和更严格的洁净室的净化空调系统中空气过滤器的配置，应根据洁净室的总体设计方案及采用的净化空调系统的要求配置各类过滤器，比如有的集成电路生产用 4 级（$0.1\mu m$）和更严要求的洁净室采用新风集中处理。为了严格去除大气中的微粒和各种污染物，通常在新风处理装置中设置粗效、中效（中高效）、亚高效甚至高效过滤器和化学过滤器或水喷淋装置等；在洁净室的循环风系统还设有高效、超高效和化学过滤器等；有的集成电路生产用洁净室还在生产过程的某些生产区、生产工序或工艺设备设微环境装置，以确保产品生产所需的空气洁净度要求。近年来，由于大气质量的下降，特别是除大气尘以外的一些化学污染物或微生物等的增加，某些工业产品生产环境的更为严格的要求，在许多情况下仅仅采用"三级过滤器"的空气净化处理的概念已不能满足需要，因此在进行洁净室的净化空调系统设计时，应认真了解产品生产工艺要求和当地的大气质量情况，实事求是地进行空气过滤器的配置。

空气过滤器的额定风量是过滤器在一定的滤速下，过滤器效率和阻力合理选择时的风量；所以在确定空气过滤器型号规格时，一般应按小于或等于额定风量选用。有时在具体工程设计中经过技术经济比较和实际可能，常常小于额定风量选用过滤器，使阻力降低，可使空调系统的运行能量消耗下降。

中效过滤器宜集中设在系统的正压段，这是考虑到若设在负压段时，易使没有经过中效空气过滤器过滤的污染物较多的空气漏入系统中，增加后续的高效过滤器等的负荷，缩短高效过滤器等的使用寿命。净化空调系统中的高效过滤器作为末端过滤器时，宜设在净化空调系统的末端，一般设在洁净室顶棚上；对可能产生有害气体或有害微生物的洁净室，其高效过滤器的设置应尽量靠近洁净室，以防这些有害污染物污染管道或由于管道漏风使未经过滤的脏空气污染生产环境。超高效过滤器必须设置在净化空调系统的末端，以确保洁净室所需的空气洁净度等级。为便于洁净室内风量分配及室内平面风速场的调整，一般将阻力、效率相近的高效过滤器安装在同一洁净室或洁净区，使系统阻力容易平衡。

洁净室设计者在进行空气过滤器选型时，最为关注的是过滤器在额定风量下的效率、阻力等主要性能参数。

3. 空气过滤器具体形式　空气过滤器按其结构形式可分为平板式、折褶式、袋式、卷绕式等；按过滤器的滤料更换方式分为可清洗式、可更换和一次性使用式。过滤器的基本规格以处理能力 $1000m^3/h$ 为 1 号，每增加 $500m^3/h$ 递增 0.5 号。根据防火要求，有防火要求者为 H 型，过滤器的代号规格见表7－2－3－1。

表 7－2－3－1　空气过滤器性能规格代号

序号	项目名称	含义	代号
1	产品名称	空气过滤器	K
2	高中效过滤器	粗效过滤器	C
		中效过滤器	Z
		高中效过滤器	G
		亚高效过滤器	Y
3	形式类别	平板式	P
		折褶式	Z
		袋式	D
		卷绕式	J
4	更换方式类别	可清洗、可更换、一次性使用	K
			Y
5	规格代号	额定风量 $1000m^3/h$ 1.0	1.0
		$1500m^3/h$ 1.5	1.5
		$2000m^3/h$ 2.5	2.0
		$2500m^3/h$ 2.5	2.5
		$3000m^3/h$ 2.5	3.0
		以下类推	以下类推
6	要求防火	有	H

空气过滤器的过滤材料，对于粗、中效过滤器主要有玻璃纤维无纺布、化纤无纺布、聚丙烯超细纤维滤料以及泡沫塑料等。玻璃纤维无纺布是粗效、中效和高中效过滤器性能优越的过滤材料。

（1）袋式过滤器　过滤效率有粗效或中效型，过滤材料常采用化纤滤料，有无纺布、纤维毡等形式。特点是可更换水洗、阻力小、结构简单、安装方便等。

（2）板式过滤器　过滤效率有粗效、中效两种，采用玻璃纤维薄毡，外框为硬纸板，具有质量轻、结构紧凑、通用性强等优点。

（3）密褶式过滤器　这是一种新式的中效、高中效、亚高效过滤器，其特点是有效过滤面积大、阻力小、结构紧凑、占用空间小；采用超细聚丙烯纤维滤料和玻璃纤维滤纸；外框采用塑料、镀锌钢板，分隔物为热溶胶；工作温度在 - 20 ~ 80℃。

（4）管式高中效过滤器、亚高效过滤器采用滤管结构，由面板（塑料、五合板）和滤管组成。滤管直径 75mm，结构简单，更换滤管方便。过滤器可独立安装，也可插入管道安装。

4. 高效空气过滤器　随着洁净技术的发展，高效空气过滤器的过滤材料、结构形式、密封材料、外框材质以及检测方法等变化发展很快，尤其是集成电路生产的日新月异，要求生产环境达到控制微粒直径为 0.05 ~ 0.1μm，空气洁净度等级要求 1 级甚至更为严格，并且还要控制生产环境中的分子级化学污染物、重金属污染物等。为满足各种工业产品微细化、高精密度的要求，除了从洁净室的布置、围护和室内装饰以及净化空调系统的形式、气流流型等方面采用可靠的技术措施外，关键技术措施之一便是选用符合要求的高效空气过滤器（HEPA）、超高效空气过滤器（ULPA）。

（二）洁净工作台

高级别的洁净工作台在企业内部也称无菌隔离器（图 7 - 2 - 3 - 1），应该具备如下功能。

1. 采用足够的送风量、合适的气流流型，选择可靠的过滤装置，确保所需的空气洁净度等级。

2. 工作台内操作面上的气流分布应均匀可调。

3. 有排风装置时，应选用必要的排气处理装置或技术措施，达到对室内外的环境不污染或达到允许的排放要求。

4. 噪声低、振动小，满足相关标准、规范的要求。

5. 操作面相关表面光滑、平整、无凹凸，防止积尘。

6. 工作台内的过滤器拆装方便。

7. 工作台的工作和空气洁净度以及其他特殊要求等宜采用自动控制进行操作，至少应装设必要的显示仪表显示工作台的工作状态。

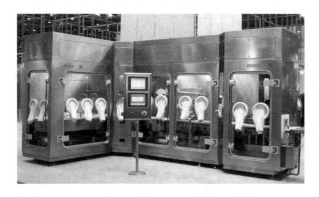

图 7 - 2 - 3 - 1　洁净工作台

（三）层流罩

层流罩可以分为无源和有源，无源层流罩由洁净室外的送风系统（洁净空调）供风，可调节内部的温湿度；回风多与厂房内部共用，共同回到送风系统内部；特点是受洁净室内部环境（温湿度）影响少。有源层流罩主要利用室内循环回风，带独立的送风动力单元；特点是可独立调节各点风速，控制及安装方便。非完全密闭的洁净层流主要应用于人为干预较多和不确定位置的区域（老设备）；利用PVC软帘作隔离形成单向流，制作简单、安装方便。

四、能力训练

（一）操作条件

1. 检查清洁度。

2. 无菌隔离器岗位标准操作规程。

3. 配套工具。

4. 净化过滤器。

微课2

（二）安全及注意事项

1. 更换过滤器时必须在不生产或生产间隙更换。

2. 生产同一品种，回风滤材每月进行换洗；对各洁净室（区），如长期不使用超过一个月，则在使用前进行换洗。

3. 前后端压差小于初阻力时应及时更换。

（三）操作过程

序号	步骤	操作方法及说明	质量标准
1	开机操作	（1）打开隔离器上的电源开关，位于隔离器前端的控制面板进入 长白山制药股份有限公司 层流罩控制系统 规格：3911*2080*425 洁净度：100级　效率：99.99% 功率：1.08KW　风速：0.3-0.6m/s 风速控制方式：变频器 苏州华泰空气过滤器有限公司 地址：江苏省苏州市相城区 苏渭路21号 服务电话：0512-65408836 灯控制　洁净灯 OFF　杀菌灯 OFF 风速调节方式：手动　自动 设定风速：0.35 m/s 实际风速：-0.25 m/s 变频器频率：0.0 Hz 变频器控制：升频　降频　关闭 （2）点击进入登录对话框点击方框出现软键盘，输入初始用户名：TL及初始密码（123），登录后可在"用户管理"中进行更改，点击"确定"进入主界面，主界面包括"自动运行""手动运行""参数设置""系统管理""用户管理"五个可选项。点击"自动运行"按钮，进入集成VHPS自动模式 （3）点击"集成VHPS自动模式"界面上的"开始"键，同时"开始"键切换为"停止"，点击"停止"键，即停止当前的运行状态。点击"返回"，运行停止且返回至主界面	VHPS灭菌箱即按照"VHPS参数设置"中设置的相应参数依次运行

序号	步骤	操作方法及说明	质量标准
2	设置参数	开启电源，设置参数 | 项目	参数
---	---
风速	0.35m/s
风量	1200m³/h		
3	紧急停机	紧急停机操作：在紧急情况下，按下机组电控箱箱门上红色蘑菇形状按钮，以切断控制系统电源，紧急情况解除后，请将该按钮顺时针旋转半圈，使其复位	紧急停机时，机器瞬间停止运行
4	设备维护	（1）检查进排风 （2）检查发雾口、上游采样口 	（1）使用环境应保持一定的清洁，尽可能在尘粒较少的环境中使用 （2）舱门长时间开启会造成环境中的尘粒进入舱内，破坏舱内的洁净环境，所以舱门尽量少开启，如特殊情况需较长时间开启舱门时，使用前要进行通风，通风时，舱门要微开，同时舱内要保持正压，这样可使舱内的带有尘粒空气顺利排出舱外 （3）舱体内清洁时，要用非发尘性软布轻轻擦拭，尽量减少舱内的尘粒 （4）工作中应避免尖锐物品擦碰薄膜舱体、袖套、手套、连接套等软性材料制品，以免划破，造成泄漏 （5）舱内严禁酒精灯及其他高温物品进入，以免损坏舱体及其他软性材料制品 （6）严禁易挥发、有腐蚀性的物品置于舱内，以免直接影响高效过滤器、搅拌轴流风机及其他零件的使用寿命

【问题情境一】层流罩在正常工作过程中能耗较高。请分析问题出现的原因并提出解决办法。

【问题情境二】高效过滤器在正常使用过程中发现生霉。请分析问题出现的原因并提出解决办法。

【问题情境三】高效过滤器在正常使用过程中发现过滤器内出现尘埃粒子。请分析问题出现的原因并提出解决办法。

【问题情境四】高效过滤器在正常使用过一段时间后发生滤芯堵塞等情况。请分析问题出现的原因并提出解决办法。

【问题情境五】空气净化产品，包括净化器、消毒设备、口罩等重要防疫物资市场需求量剧增，热度不断攀升。与此同时，产品质量及市场监管也成为焦点、难点与痛点。2020年8月国家空气净化产品质量监督检验中心由钟南山院士和广州市科技局向国家市场监督管理总局推荐筹建，联合广州市微生物研究所、广州医科大学呼吸疾病国家重点实验室、深圳大学等科研力量共建标准化实验室，规范现有空气净化器行业标准，为空气净化器市场提供专业检测服务，让国家质量技术监督系统为空气净化产品行业保驾护航。结合国家空气净化产品质量监督检验中心的成立，谈谈你对精益求精精神的理解。

（四）学习结果评价

序号	评价内容	评价标准	评价结果（是/否）
活动一	过滤器	清洁时间	
		清洁要求	
		更换要求	
活动二	层流调试	设备内部保持清洁	
		机组各运动部件有无杂音、运行是否正常	
活动三	进、回风调试	进风系统是否正常	
		回风系统是否正常	

五、目标检测

习题　　答案

（一）单选题

1. 常用高效空气过滤器的过滤介质是（　）

　　A. 泡沫塑料　　　　　　　B. 压缩棉花　　　　　　　C. 微孔膜

　　D. 超细玻璃纤维　　　　　E. PVC 软帘

2. 高效过滤器的前级过滤器是（　）

　　A. 初效过滤器　　　　　　B. 亚高效过滤器　　　　　C. 中效过滤器

　　D. 微孔膜过滤器　　　　　E. 泡沫材料过滤器

3. 中效过滤器截留颗粒的大小是（　）

　　A. $0.5 \sim 5\mu m$　　　　　　B. $1 \sim 10\mu m$　　　　　　C. $5 \sim 10\mu m$

　　D. 大于 $10\mu m$　　　　　　E. 小于 $0.5\mu m$

4. （　）效过滤器既能过滤空气中的飘尘与油滴，也能保护高效过滤器，延长高效过滤器的使用寿命，所以，（　）效过滤器广泛使用于空气净化工程中。（　）

　　A. 初　　　　　　　　　　B. 中　　　　　　　　　　C. 亚高

　　D. 高　　　　　　　　　　E. 超高

（二）判断题

1. 空气经中效过滤器过滤后可视为无菌空气。（　）

2. 中效过滤器与初效过滤器的结构不同，过滤介质相同。（　）

3. 在制药企业采用离心分离法制净化空气的设备是旋风分离器。（　）

4. 空气过滤器有初效过滤器、中效过滤器和高效过滤器，根据车间洁净度要求选择不同规格的过滤器。（　）

（三）多选题

1. 以下属于空气过滤设备的有（　）

　　A. 初效过滤器　　　　　　B. 中效过滤器　　　　　　C. 高效过滤器

　　D. 亚高效过滤器　　　　　E. 旋风分离器

2. 洁净工作台主要由（　）组成

　　A. 预过滤器　　　　　　　B. 高效过滤器　　　　　　C. 风机机组

　　D. 静压箱　　　　　　　　E. 电气元器件

工作任务 7.3 工艺用气制备

职业能力 7.3.1 能按规程操作、维护空气压缩机组

PPT

一、核心概念

1. 空气压缩机组 是指空气压缩系统，一般由空气压缩机、储气罐、干燥机、过滤器等组成。外界空气经空气压缩机吸入压缩后成为具有较高压力的压缩空气，存放于储气罐中，再经干燥机、过滤器除去压缩空气中的水分、油分和其他杂质等污染物后送入用气工位。

2. 空气压缩机 是利用空气压缩原理将空气制成超过大气压力压缩空气的机械。此机是气源装置中的主体，将原动机（通常是电动机）的机械能转换成气体压力能，是压缩空气的气压发生装置。

3. 螺杆压缩机 是指在两个带有螺旋型齿轮的转子的相互啮合下，两个转子啮合处体积由大变小，从而将气体压缩并排出的装置。此机属于回转容积式压缩机。

二、学习目标

1. 能表述空气压缩机组的结构原理及与不同类型的空气压缩机的特点。

2. 能按照标准操作规程操作、维护空气压缩机组。

3. 能解决空气压缩机组在使用过程中经常产生的问题。

三、基本知识

（一）压缩空气的应用

医药生产中使用的工艺用气以压缩空气最为常见，压缩空气是经过空气压缩机做机械功使空气体积缩小、压力提高后得到的气体，通常通过对室外或室内的空气进行净化过滤处理后得到。

压缩空气在医药生产企业应用广泛，如粉体、液体物料的输送、压缩空气吹料、气动式元件的控制等。常用压缩空气系统有两种：一种为油性润滑压缩机系统，供仪表的气动元件所用，不与药品直接接触；另一种为无油压缩空气系统，与药品直接接触。由于与药品直接接触的压缩空气的品质直接影响产品质量，因此目前医药生产企业使用最多的是无油压缩系统。在制剂生产中主要涉及以下环节。

1. 与药品直接接触，如固体制剂中的湿法高速制粒机、加浆机、胶囊填充机、高速压片机等。

2. 与药品间接接触，如中药提取所用的多功能提取罐、小容量注射剂中的脉冲灭菌柜、全自动灯检机以及对设备的吹扫、除水等。

3. 不与药品接触，仅为洁净室（区）内设备的气动元件提供驱动动力，如包装机、印字机等。

（二）空气压缩机组的应用

空气压缩机组通常由空压机、储气罐、C级过滤器、冷冻干燥机、T级过滤器、A级过滤器等组成（图 7-3-1-1）。

1. 储气罐 基本功能是储存空气，满足用气设备的平稳用气需求，同时可用于冷却空气、析出空气中的水分，也可有效减少空压机电能浪费，打满气之后即自动停机。

2. C级过滤器 也称主管路过滤器，能除去大量液体及 $3\mu m$ 以上的固体微粒，最低残留油分含量可达5PPm，仅残留少量水分、灰尘和油雾。用于空气压缩机后部冷却器之后，其他过滤器之前，做一

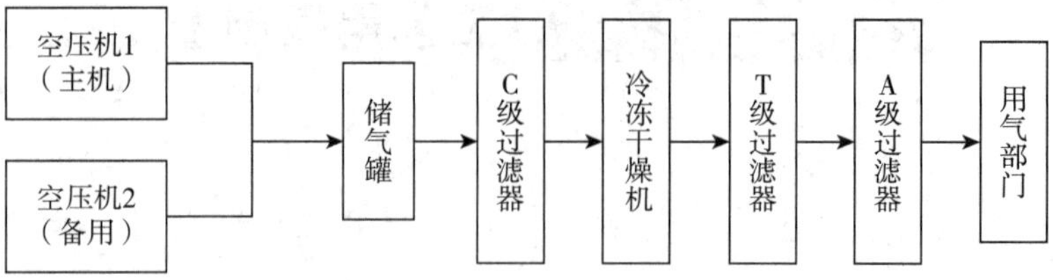

图 7-3-1-1　压缩空气流程图

般保护作用；或用于冷冻干燥机之前，用作前处理装置。

3. 冷冻干燥机　冷冻干燥是利用升华的原理先将被干燥物在低温下快速冻结，再在适当真空环境下，使冻结的水直接升华成为水蒸气逸出的过程。空气压缩机组中的冷干机是根据冷冻除湿原理，将压缩空气强制通过蒸发器进行热交换而降温，使压缩空气中气态的水和油经过等压冷却，凝结成液态的水和油，并夹带尘埃，通过自动排水器排出系统外，从而获得清洁的压缩空气。

4. T级过滤器　也称空气管路过滤器，能滤除小至 1μm 的液体及固体微粒，达到最低残油分含量至 0.5PPm，仅残存微量水分、灰尘和油雾，进一步提高空气质量。

5. A级过滤器　也称超高效除油过滤器，能滤除小至 0.01μm 的液体及固体微粒，达到最低残油含量至 0.001PPm，几乎所有的水分、灰尘和油都被去除。

（三）空气压缩机的类型

空气压缩机作为一种动力能源的消耗产品，其应用范围及行业非常广泛，按工作原理分为容积型和速度型两种类型。

1. 容积型空气压缩机　工作原理是压缩气体的体积，使单位体积内气体分子的密度增加以提高压缩空气的压力。容积型可分为活塞式、螺杆式、滑片式三种。

螺杆式空气压缩机结构尺寸小，仅需轻型基础，具有无脉动气流、震动噪声低、维修量小、自控水平高等特点，在医药生产中应用广泛。

2. 速度型空气压缩机　工作原理是提高气体分子的运动速度，使气体分子具有的动能转化为气体的压力能，从而提高压缩空气的压力。速度型可分为离心式、轴流式两种。

常见空压机的工作原理、优缺点比较见表 7-3-1-1。

表 7-3-1-1　常见空气压缩机对比

常见类型	工作原理	优缺点
活塞式	气缸、气阀和在气缸中作往复运动的活塞所构成的工作容积不断变化来完成	价格便宜，维修简单和便宜。但是容易坏，而且排气不连续，气流压力脉动，振动和噪音大，设备安装基础要求高
螺杆式	汽缸内装有一对互相啮合的螺旋形阴阳转子，两转子都有几个凹形齿，两者互相反向旋转	产气量大，可靠性高，操作维护方便，动力平衡性好，仅需轻型基础，体积小，节省占地面积，适应性强，无脉动气流。但运转噪音较大，一般需要安装消声降噪设备。震动噪声低，自控水平高，但造价相对较高，不能用于超高压场合
滑片式	主要由转子和定子两部分组成，转子在电机的带动下旋转，此时，由转子、定子、大小端盖、滑片所构成的封闭腔的容积，随着滑片滑出量的变化发生由小到大和由大到小的变化，空气在容积腔变大的时候吸入，变小的时候压缩，随着转子的持续旋转，从而完成空气持续吸入和压缩的过程	耐用，维修少。但滑片与转子气缸之间有很大的机械摩擦，产生较大的能量损失，因此效率较低。被广泛应用于新能源客车、电车领域

续表

常见类型	工作原理	优缺点
离心式	主要由转子和定子两部分组成，当叶轮高速旋转时，气体随着旋转，在离心力作用下，气体被甩到后面的扩压器中去，而在叶轮处形成真空地带，这时外界的新鲜气体进入叶轮。叶轮不断旋转，气体不断地吸入并甩出，从而保持了气体的连续流动	输气量大而连续，运转平稳。但效率不及轴流式压缩机和往复式压缩机；稳定性差，有喘振现象发生。设备技术含量高，维护费用较大
轴流式	主要由动叶片和静叶片两部分组成，通过动叶片对气体做功，提高气体的压能与动能，然后再通过静叶片的扩压作用，使气体所具有的动能进一步转换成压能	结构简单，运行维护方便，单位面积的气体通流能力大，在相同加工气体量的前提条件下，径向尺寸小。适用于要求大流量的场合

（四）螺杆空气压缩机的结构

螺杆空气压缩机的主机中平行配置着一对相互啮合的螺旋形转子，通常把节圆外具有凸齿的转子（横截面）称为阳转子（阳螺杆），把节圆内具有凹齿的转子（横截面）称为阴转子（阴螺杆）。一般阳转子作为主动转子，由阳转子带动阴转子转动。转子上的球轴承使转子实现轴向定位，并承受压缩机中的轴向力。转子两端的圆锥滚子推力轴承使转子实现径向定位，并承受压缩机中的径向力和轴向力。在压缩机主机两端分别开设一定形状和大小的孔口，一个是吸气口，另一个是排气口（图7-3-1-2）。

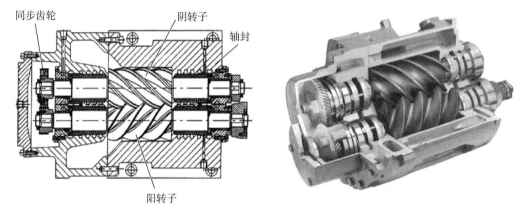

图7-3-1-2　螺杆式空压机结构图

（五）空气压缩机的工作原理

空气从螺杆空气压缩机的进气口端吸入后充满封闭的齿间容积，转子通过旋转啮合使封闭的齿间容积逐渐缩小，从而压缩其内部的空气。随着转子转动压缩空气从排气口端排出，转子不断旋转，不断产生压缩空气。螺杆压缩机的工作循环可分为吸气过程、封闭过程、压缩过程和排气过程（图7-3-1-3）。

微课1

1. 吸气过程　随着转子的运动，齿的一端逐渐脱离啮合而形成了齿间容积，随着阳转子的齿不断地从阴转子的齿槽中脱离出来，齿间容积不断地扩大，在其内部形成了一定的真空，此时该齿间容积与吸气口连通，气体便在压差作用下流入其中。随着转子的旋转，当齿间容积达到最大值时，齿间容积与吸气口断开，吸气过程结束。

2. 封闭过程　吸气过程结束的同时阴阳转子的齿峰与机壳密封，齿槽内气体和油被转子齿和机壳包围在一个封闭空间中，即封闭过程。

3. 压缩过程　随着转子的旋转，齿间容积由于齿的啮合减少，密封在齿间容积中的气油混合物占据的体积也随之减少，导致气体压力升高，实现气油混合物的压缩。

4. 排气过程　齿间容积与排气口连通后开始排气过程，具有压力的气油混合物通过排气口被排出，此过程持续到齿末端的型线完全啮合为止，气体通过排气口被完全排出，封闭的齿间容积将变为零。

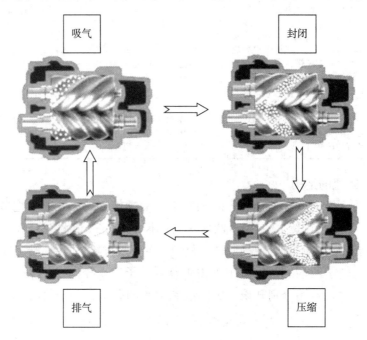

吸气   封闭

排气   压缩

图 7 - 3 - 1 - 3   螺杆式空压机工作原理图

四、能力训练

（一）操作条件

1. 螺杆式空气压缩机。

2. 螺杆式空气压缩机标准操作规程。

3. 检查供气管路是否畅通，所有螺栓、接头是否紧固。

4. 检查油气分离器中润滑油的容量，正常运行后，油位计中油面在上限和下限中间之上为最佳。

5. 检查低压配电柜上的各种仪表指示是否正确，电器接线是否完好。

微课2

（二）安全、注意事项及质量控制标准

1. 空气压缩机应存放在远离蒸汽、气体和灰尘飞扬处。进气管应配备过滤器。空气压缩机就位后，衬垫应对称楔入。

2. 始终保持储气罐外部清洁。禁止在储气罐附近进行焊接或热作业。储气罐应每年进行一次水压试验，试验压力应为工作压力的1.5倍。气压计和安全阀应每年检查一次。

3. 操作人员应经过专门培训，必须充分了解空气压缩机和辅助设备的结构、性能和作用，熟悉操作和维护程序。

4. 启动空气压缩机前，应按规定进行检查和准备，并注意打开储气罐的所有阀门。柴油机启动后，必须在低速、中速和额定转速下加热。请注意，在带负荷运行之前，每个仪表的读数都是正常的。空气压缩机应逐渐增加负荷启动，各部件正常后才能满负荷运行。

5. 空气压缩机运行过程中，注意仪表读数，发现异常立即停机检查。储气罐内的大气压力不得超过铭牌上规定的压力。每运行2~4小时，打开中冷器和储气罐的冷凝水和排气阀一次或两次。

6. 空气压缩机停机时，逐渐打开储气罐排气阀，缓慢减压，相应降低柴油机转速，使空气压缩机低速空载运行5~10秒。停止后，柴油发动机将继续低速运行5秒钟，然后再次停止。当温度低于5℃时，应在停机后排放不含防冻剂的冷却水。

7. 发现机器故障，要及时停机处理，通知维修人员，不得私自拆机。

（三）操作过程

序号	步骤	操作方法及说明	质量标准
1	开启冻干机	按下冻干机启动按钮	预冻 3~5 分钟
2	开机前检查	（1）检查油润滑油 （2）检查手动排污阀 	（1）油位至观察孔中部 （2）排污阀处于关闭状态
3	开机	（1）按下启动键 （2）开车 10 分钟后应检查油位 （3）观察仪表及指示灯 （4）检查声音、漏油情况	（1）电源指示灯亮，机组自动运行 （2）油位应接近"TO"位置，一般"+30"左右 （3）压力、温度正常 （4）无异常声音、无漏油现象
4	停机	（1）按下空气压缩机停车按键 （2）关闭冻干机	（1）空气压缩机经延时卸载以后机组停 （2）冻干机停止运行

【**问题情境一**】空气压缩机组在正常工作过程中，出现系统停机现象。请分析问题出现的原因并提出解决办法。

【**问题情境二**】空气压缩机组在正常工作过程中，空气压缩机主机出现报警现象。请分析问题出现的原因并提出解决办法。

【**问题情境三**】空气压缩机组在正常工作过程中，系统出现排气压力低现象。请分析问题出现的原因并提出解决办法。

【**问题情境四**】空气压缩机组在正常工作过程中，压缩空气出现含水量高现象。请分析问题出现的原因并提出解决办法。

微课3

【**问题情境五**】作为新时代的青年，根据本能力点内容，结合二维码链接——《中国：工业压缩机的鼻祖》内容，谈谈你的感想。

（四）学习结果评价

序号	评价内容	评价标准	评价结果（是/否）
活动一	空气压缩机组活动完成情况	空气压缩机开机前，冻干机3～5分钟	
活动二		检查油位计至"TO"处，手动排污阀关闭	
活动三		正常开机设备无异常	
活动四		空气压缩机延时停机	

五、目标检测

习题　答案

（一）单选题

1. 螺杆式空气压缩机属于（　　）结构形式
   A. 速度式　　　　　　B. 容积式　　　　　　C. 往复式
   D. 动力式　　　　　　E. 活塞式

2. 下列属于速度式压缩机的是（　　）
   A. 单螺杆式空压机　　B. 活塞式压缩机　　　C. 轴流式空压机
   D. 滑片式空压机　　　E. 双螺杆式空压机

3. 螺杆式空压机压缩阶段随着转子的旋转，齿间容积由于齿的啮合，密封在齿间容积中的气油混合物占据的体积随之，导致气体压力，实现气油混合物的压缩。（　　）
   A. 减少、减少、升高　　B. 减少、增大、升高　　C. 增大、增大、降低
   D. 增大、减少、降低　　E. 增大、减小、升高

4. 空气滤芯可用（　　）进行清理
   A. 干燥的压缩空气　　B. 清洁剂　　　　　　C. 除炭清洗剂
   D. 洗衣粉　　　　　　E. 强酸

（二）判断题

1. 空压机控制面板内数据可允许任何人进行修改。（　　）

2. 空气压缩机停机后，应关闭冷却水阀门，打开放气阀，放出各级冷却器和储气罐内的油水和存气，方可离岗。（　　）

3. 空气压缩机的维修必须在卸压后进行。（　　）

4. 空气压缩机停机时直接按急停按钮。（　　）

（三）多选题

1. 空气压缩机组一般由（　　）组成

A. 空气压缩机　　　　　B. 储气罐　　　　　　　C. 冷干机

D. 过滤器　　　　　　　E. 引风机

2. 螺杆式空压机的工作过程可分为（　　）

A. 吸气过程　　　　　　B. 封闭过程　　　　　　C. 压缩过程

D. 干燥过程　　　　　　E. 排气过程

（四）思考题

查阅资料比较活塞式空压机与螺杆式空压机、冷冻式干燥与吸附式干燥两类设备异同，并填写下表。

设备类型＼项目		应用原理	优点	缺点	主要应用领域
空压设备	活塞空压				
	螺杆空压				
干燥设备	冷冻干燥				
	吸附式干燥				

职业能力 7.3.2　能按规程操作、维护制氮机组

PPT

一、核心概念

1. 制氮机　是一种通过分子分离技术，将空气中的氧气和氮气分离出来，分别各自应用的设备。制氮机相当于一台空气分析仪，可以分析空气中的气体，如氧气和氮气，并将其分离。适用于需要高纯度氮气的场合，如半导体、电子、医药、化工、冶金、食品等行业。

2. 压缩机　是将空气从大气中抽取并增加其压力的设备。压力提高后的空气称压缩空气，是一种重要的动力源。通过压缩，空气的分子间距离减小，能够为后续的分离过程提供条件。

3. 冷凝器　用于冷却和压缩空气，将其冷却至冷凝点（露点）温度以下。冷凝器可以将水蒸气凝结成液体并去除。

4. 氧氮分离技术　制氮机组中常用的分离技术有膜分离法和吸附法两种。膜分离法采用特殊材料制成的膜，根据气体分子大小、溶解度和扩散速度的不同，实现氧气和其他气体如氮气的分离。吸附剂法则利用吸附材料的选择性吸附性能，将氧气等其他气体吸附在吸附剂上，而将氮气分离出来。

二、学习目标

1. 能表述制氮机组结构组成和工作原理。

2. 能说明制氮机组的性能特点。

3. 能按照标准操作规程操作、维护制氮机组。

三、基本知识

（一）结构组成

制氮机组是一种利用碳分子筛作为吸附剂，从空气中制取氮气的工艺。它是通过控制吸附塔的交替和压力来实现连续生产高品质氮气的制氮机组。制氮机组的工作原理是将压缩空气中的氮分子与氧

分子分离，从而得到纯净的氮气供应。可以使用膜片制氮机或连接至压缩机的 PSA（变压吸附）制氮机来生产氮气。

制氮机组主要由空气压缩机、压缩空气净化设备（冷干机或吸附式干燥机）、空气储罐、氧氮分离器、氮气缓冲罐等组成（图 7-3-2-1）。

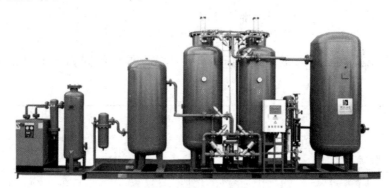

图 7-3-2-1　制氮机组

1. 压缩空气净化系统　碳分子筛是决定制氮机组生产能力的重要因素。空压机提供的压缩空气通常含有微量的油、水和灰尘颗粒，这些杂质，尤其是油会降低碳分子的吸附能力。因此压缩空气在进入氧氮分离系统之前必须除去油、水和灰尘。首先，空气被压缩机压缩，进入空气净化系统。管道过滤器去除水、油和灰尘中的大部分杂质，然后冷冻干燥机冷却去除水并使压力达露点（2~10℃）。可用精滤器、超精滤器、活性炭脱脂装置再次过滤，得到压力 0.75~1.0MPa、压力露点 2~10℃ 的洁净压缩空气，其含油量≤0.01PPm。压缩空气净化系统由管道过滤器、冷冻干燥机、细过滤器、超细过滤器、活性炭脱脂剂、自动排水阀、球阀等组成。

2. 储气罐系统　作用是保证氧氮分离系统用气量稳定，防止氧氮分离系统切换时瞬间气流速度过快，影响空气净化效果。提高进入吸附器的压缩空气质量，延长分子筛寿命。同时，在切换吸附塔时，大量压缩空气供给 PSA 氧氮分离器，短时间内压力迅速上升，因此吸附塔内压力迅速上升。根据工作压力保证设备运行的可靠性和稳定性。储气罐系统由储气罐、安全阀、截止阀、球阀、压力表等组成。

3. 氧氮分离系统　是空气分离的核心，其主体是两个填充有碳分子筛的吸附塔。当清洁的压缩空气进入吸附塔时，O_2、CO_2 和微量水被吸附在碳分子筛上。氮气从出口排出，成为产品氮气。当一塔吸附氮气时，另一塔将吸附在分子筛上的 O_2、CO_2 和水减压并从微孔中除去，实现分子筛的再生和解吸。两塔交替吸附再生，连续排放氮气。氧氮分离系统由吸附塔、塔内填充的碳分子筛、气动阀、消声器、节流阀、压缩缸、压力表等组成。

4. 氮气缓冲系统　主要作用是平衡氮氧分离系统分离出的氮气的压力和纯度，保证氮气的持续供应。同时，当吸附塔再生进入吸附开关时，也有助于回填部分吸附塔防护层中储存的合格氮气，增加吸附塔的压力。氮气缓冲系统由缓冲罐、流量计、滤尘器、调压阀、节流阀和安全阀组成。

5. 电气控制系统　主要功能有设备的启停操作、运行状态指示、故障声光报警显示、纯度显示、气动阀按设定程序驱动、遥控显示和控制等。电控系统由可编程控制器 CPU、气源三联件、电磁阀、指示灯、氮气分析仪等组成，主要安装在电控柜内。

（二）工作原理

BPN 系列制氮装置，采用特制的碳分子筛作为吸附剂，运用 PSA 变压吸附制氮技术，在常温、低压条件下直接从空气中制取氮气，是一种简单可靠、经济的方法（图 7-3-2-2）。

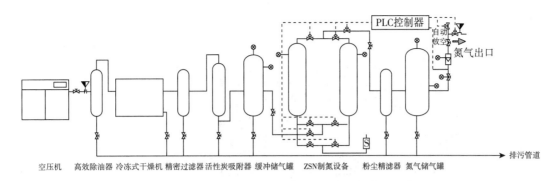

空压机 高效除油器 冷冻式干燥机 精密过滤器 活性炭吸附器 缓冲储气罐 ZSN制氮设备 粉尘精滤器 氮气储气罐

图 7 - 3 - 2 - 2 PSA 制氮设备工艺流程图

经过净化处理后的干燥压缩空气，在变压吸附的作用下，氮氧分离，有效地富集氮气。使用的吸附剂是碳分子筛。由于动力学效应，氧在碳分子筛上的扩散速率高于氮，在吸附未达到平衡时氮气在气相中被富集起来。

（三）维护保养

1. 制氮主机范围属于静态运行设备，只有电气控制气动阀是动态部件，制氮系统的工作效果，很大程度上取决于进入吸附塔的压缩空气的质量，所以应对压缩空气源系统的设备、部件进行严格的维护保养。

2. 制氮机设备周围必须维持清洁，避免杂物堆积。

3. 制氮机每隔一段时间，需要对分子筛进行更换或清洗。分子筛更换时要依照相应规定要求操作，更换后，要实行安全措施，确保分子筛安全连接。

4. 为了保证设备正常运行，定期对整个系统进行检查，包括检查压缩机、过滤器等装置是否有泄漏或故障，确保其安全性能并适时维护和修理或更换。

5. 制氮机在运行时，必须保持设备稳定性及环境的清洁，每隔一段时间，需对设备及周边区域进行清洗或消毒等工作。

6. 制氮机压缩油是制氮机的重要构成部分，须定期更换压缩油，并进行检测和记录，避免因机油变质而导致设备故障。

7. 制氮机在运行过程中，出现异常要立即停工，并进行相应的维护和修理工作，确保设备运行稳定安全。

四、能力训练

（一）操作条件

1. 检查内包间温湿度、压差；压缩空气供给正常。

2. YXN 型变压吸附制氮机组。

3. YXN 型变压吸附制氮机组标准操作规程。

（二）安全及注意事项

微课

1. 操作人员在每次操作之前先检查各管路接头、螺栓是否旋紧，蒸汽阀、压缩空气及计量或压力表是否正常。

2. 检查设备外表及内部应洁净，无污物聚积。

3. 气动系统的空气过滤器应清洁，按规定清洗或更换滤材。

4. 检查气动阀活塞应完好可靠。

5. 检查水冲洗系统无泄漏。

（三）操作过程

序号	步骤	操作方法及说明	质量标准
1	开机前检查	（1）开启空压机 （2）检查压缩空气缓冲罐的压力	（1）空压机正常运行 （2）压力达到空压机设定的压力 0.7~1.0MPa
2	开机	（1）顺时针旋转电控柜上启动旋钮 （2）开启放空阀 （3）测量普氮纯度 （4）关闭放空阀、打开分配阀	（1）制氮机操作屏亮 （2）待氮气储罐压力达到 0.6MPa 后 （3）达到 99.9% 以上 （4）氮气即可使用（流量计为 05.16）
3	停机操作	（1）按下制氮机停止按钮 （2）关闭氮气分配阀 	（1）5 分钟后关闭电源开关 （2）设备正常停机
4	维护保养	（1）空气压缩机保养 （2）冷干机保养：冷干机的散热器，自动排水电磁阀按时保养。确保出气后无水进入制氮机	（1）空压机的后冷器，油滤，空滤，油分，应按时保养，以确保供气正常 （2）高温环境下应每天手动排水 3 次以上

续表

序号	步骤	操作方法及说明	质量标准
4	维护保养	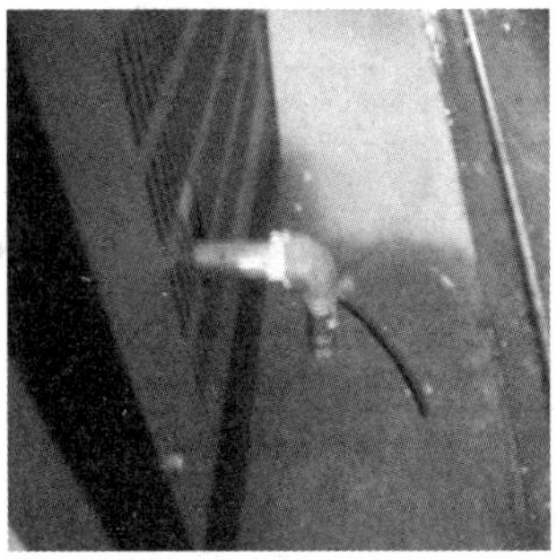 （3）管道过滤器保养 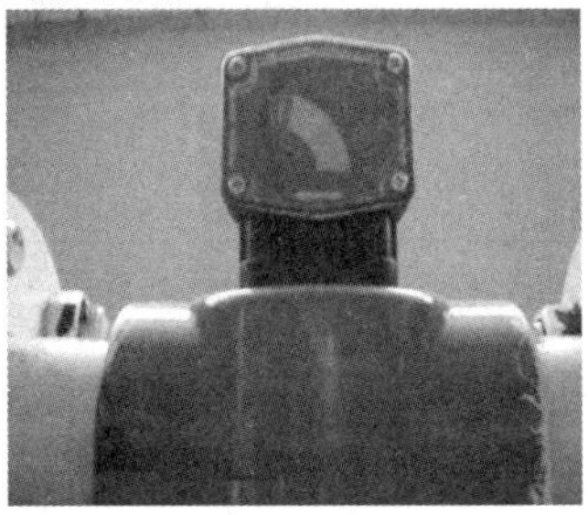 （4）异常原因分析：活性碳后的空气缓冲罐，按时检查，如出现水和黑色水（如下图所示），证明活性碳已经损坏，应立刻检查冷干的处理水能力。此刻氮气机需要停机。防止水进入制氮机，以免造成严重后果 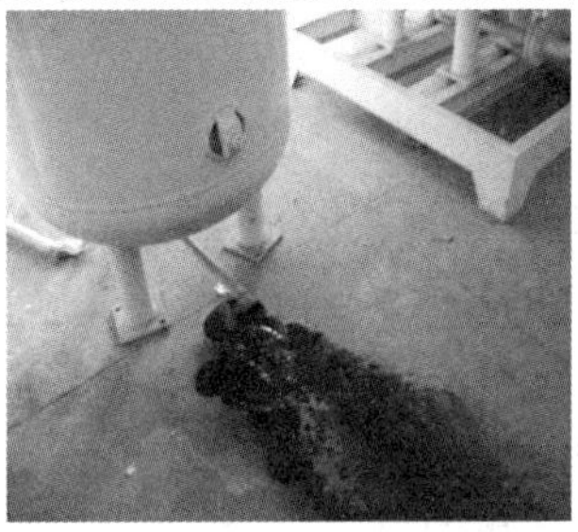	（3）管道过滤器，当指针到红色位置时，提示需要更换里面滤芯 （4）按规程检查和处理

【**问题情境一**】制氮机组在正常工作过程中，突然发现电磁阀不动作，而且还有漏气的情况，请思考并分析原因。

【**问题情境二**】制氮机组在正常工作过程中氮气的纯度有波动，请思考并分析原因，提出处理措施。

【**问题情境三**】某药厂在使用制氮机在制备氮气时出现碳分子筛油中毒现象，请思考并分析主要原因，提出改进措施，并反思生产运动中安全防护的重要性。

（四）学习结果评价

活动	评价内容	评价标准	评价结果（是/否）
1	启动操作	接通电源，先起动冷干机空气开关	
		启动空气压缩机	
		开启空压机或进出气阀门向冷干机送气，并且关闭空气旁通阀	
		打开自动排水器上球阀	
		检查高效除油器	
		启动制氮机	
		待氮气缓冲罐压力平衡后，打开放空装置进行放空	

续表

活动	评价内容	评价标准	评价结果（是/否）
2	运行操作	定期手动排污	
		定期检查压力表压力值并做记录	
		定期检查设备运行情况并做记录	
3	停机操作	接停车通知后，先关空气进口阀，再按红色STOP按钮将冷干机关闭，并切断电源	
		关闭制氮机放空阀	
		按制氮机停止按钮，关闭制氮机，切断所有设备电源	
		打开各排污口排污，尤其是冬季须放尽各设备内的水	
4	维护保养工序	检查空压机储气罐的排污口、散热孔处	
		开机前对压缩空气管路系统进行检查	
		检查机器的润滑情况	
		检查设备的电气箱情况	

五、目标检测

习题　　　　答案

（一）单选题

1. 制氮机的工作原理是利用（　　）方法分离空气中的氮气

    A. 压缩空气和分子筛的吸附和解吸　　　　B. 高温蒸馏空气

    C. 冷凝空气中的氮气　　　　D. 使用化学反应将氮气与其他气体分离

    E. 膜分离

2. 在操作制氮机时，以下安全措施中必要的是（　　）

    A. 佩戴防护眼镜　　　　B. 穿戴防护手套　　　　C. 禁止吸烟和明火

    D. 定期检查设备漏气　　　　E. 戴防毒面具

3. 制氮机中压力调节装置的作用是（　　）

    A. 控制制氮机的输出压力　　　　B. 调节制氮机的温度　　　　C. 过滤空气中的杂质

    D. 限制制氮机的运行时间　　　　E. 调节制氮机湿度

4. 在制氮机的维护保养过程中，以下属于必要的措施是（　　）

    A. 定期更换滤芯和吸附剂　　　　B. 清洁制氮机外壳

    C. 拆卸制氮机进行彻底清洗　　　　D. 添加润滑油以保持机器正常运行

    E. 每日检查系统

（二）判断题

1. 制氮机的输出氮气纯度可以达到100%。（　　）

2. 在操作制氮机时，可以使用明火进行点燃测试。（　　）

3. 制氮机可以长时间连续运行而不需要停机。（　　）

4. 制氮机在运行过程中会产生大量废气，需要妥善排放。（　　）

（三）多选题

1. 制氮机是一种用于生产高纯度氮气的设备，以下常用到制氮机的场合有（　　）

    A. 化工行业　　B. 食品行业　　C. 医疗行业　　D. 制药行业　　E. 电子行业

2. 制氮机组在工作过程中突然出现电磁阀不动作，且存在漏气的情况，其原因可能有（　　）

    A. 电磁铁卡死　　　　B. 线圈断路或电源断电

    C. 电源电压不稳定　　　　D. 进出口气导管错装、管路堵塞

    E. 电磁铁橡胶密封塞过长

参考文献

［1］顾新华．生物制药 CIP 及 SIP 系统方案设计分析［J］．中国设备工程，2023（S1）：151－153.

［2］刘永忠，刘荣华．中药制药设备与车间设计［M］．北京：中国中医药出版社，2022.

［3］董天梅，张玲，王兆君．药物制剂设备［M］．北京：化学工业出版社，2022.

［4］王泽．制药机械［M］．北京：科学出版社，2022.

［5］丁立，王峰，廖锦红．药物制剂技术［M］．北京：中国医药科技出版社，2021.

［6］孙传聪，甄珍，吴翠杨．药剂设备应用技术项目教程［M］．北京：化学工业出版社，2021.

［7］杨宗发，董天梅．药物制剂设备［M］．北京：中国医药科技出版社，2021.

［8］杨宗发，庞心宇，蒋猛．常用制药设备使用与维护［M］．北京：高等教育出版社，2021.

［9］陈宇洲．制药设备与工艺［M］．北京：化学工业出版社，2020.

［10］李连进．包装机械实用手册［M］．北京：化学工业出版社，2019.

［11］孙传聪，翟树林．药物制剂设备［M］．北京：中国医药科技出版社，2019.

［12］全国制药装备标准化技术委员会（SAC/TC 356）（2018）．GB/T 36030－2018．中华人民共和国国家质量监督检验检疫总局，中国国家标准化管理委员会．

［13］韩恩远．制剂设备操作技术［M］．郑州：郑州大学出版社，2018.

［14］王泽．药物制药设备［M］．北京：人民卫生出版社，2018.

［15］周长征．制药工程原理与设备［M］．北京：中国医药科技出版社，2018.

［16］王沛．药物制剂设备［M］．北京：中国医药科技出版社，2016.

［17］董天梅，张维洲．药剂设备应用技术［M］．北京：中国医药科技出版社，2015.

［18］王沛．制药设备与车间设计［M］．北京：人民卫生出版社，2014.

［19］中华人民共和国工业和信息化部．洁净厂房设计规范［M］．北京：中国计划出版社，2013.

［20］何国强．制药工艺验证实施手册［M］．北京：化学工业出版社，2012.

［21］中国建筑科学研究院．洁净室施工及验收规范［M］．北京：中国建筑工业出版社，2010.

［22］中国工程建设标准化协会化工分会．工业循环冷却水处理设计规范［M］．北京：中国计划出版社，2008.